Medical Family Therapy

メディカル
ファミリーセラピー

患者・家族・医療チームをつなぐ統合的ケア
and Integrated Care, 2nd Ed

スーザン・H・マクダニエル＋ウィリアム・J・ドアティ＋ジェリ・ヘプワース [著]
Susan H. McDaniel　　William J. Doherty　　Jeri Hepworth

渡辺俊之 [監訳]

小笠原知子 [訳]
辻井弘美
永嶋有希子
渡辺俊之

Ψ金剛出版

Medical Family Therapy and Integrated Care, Second Edition
by Susan H. McDaniel, PhD, William J. Doherty, PhD, and Jeri Hepworth, PhD

Copyright © 2014 by the American Psychological Association(APA). All rights reserved. Except as permitted under the United States Copyright Act of 1976, no part of this publication may be reproduced or distributed in any form or by any means, including, but not limited to, the process of scanning and disitization, or stored in a database or retrieval system, without the prior written permission of the publisher.

Japanese translation rights arranged with the American Psychological Association through Japan UNI Agency, Inc., Tokyo

日本語版への序

　1992 年から，ロチェスター大学医療センターのスタッフたちはメディカルファミリーセラピーと統合的ケアの集中的な研修（Medical Family Therapy Intensive training）を行ってきました。特別講義，経験的なワークショップ，そしてスモールグループ体験から構成されており毎年 6 月に 5 日間開催されています。参加者は精神科医，家庭医，小児科医といった医師から，臨床心理士，ファミリーセラピスト，看護師，ソーシャルワーカー，そして牧師まで多岐にわたり，経験も学生，研修生，そして大学教授までと幅広いことが特徴です。30 人ほどの参加者は集中的な研修のために，出身地や国が異なる人たちからなるスモールグループに配属されます。

　2002 年のことでした。いつものように私は参加者を迎えるために部屋で準備を進めていました。参加者一人ひとりのプロフィールや出身地を知るのが楽しみでした。彼らが統合的ケアにどんな関心を持っているのか，どんな人たちなのか，どこからやって来るのかに関心があったのです。

　研修が始まりました。会場には，壁を背にして鞄を持って座っている黒い髪の一人の男性がいました。彼はカメラを首に下げて，私ににっこりと微笑みました。それが Toshi（渡辺俊之先生）でした。Toshi は私のグループになりました。スモールグループは 5 日間，9 回も話し合い一緒に行動するので，私たちは互いを良く知り合うようになります。Toshi は好奇心と熱意のある参加者でした。参加者たちは互いの文化的背景，家族の健康に関する信念の違いを話し合い，その話し合いを通して，どのようにして患者や家族を支援することができるのか，あるいはヘルスケアシステムを変えることができるのかを議論しました。MFT Intesive training は，いつでも集中的で密度が濃く

魅力的で感動的です。Toshi が参加した第 9 回の研修は充実していたのを記憶しています。Toshi と私は互いの経験を今後も活かし，互いにこの領域でやっていくことを確認して別れました。

そして翌年の 2003 年，私は，再び MFT Intesive training への参加者名簿に渡辺俊之という名前を見つけました。このときに新たに参加した明るく微笑む日本人がいました。彼女が千葉千恵美先生（ソーシャルワーカー，保育士，当時は福島学院大学講師）であり，その後，彼女は CFHA（Collavorative Family Health Care Association）で 4 回発表しています。今日まで Toshi の紹介もあり，毎年 1 〜 2 名（医師，学生，臨床心理士など）が日本から参加するようになりました。

2006 年，私は彼と連絡をとりあい，当時はまだ大学生だった娘と一緒に日本に向かいました。これが最初の日本への旅でした。私達の書籍である『家族志向のプライマリ・ケア Family-oriented Primary Care』（McDaniel, Campbell, Hepworth, and Lorenz, Springer-Verlag, 2nd Ed, 2005 ／松下明監訳，シュプリンガー・フェアラーク, 2006 ／丸善出版, 2012）を訳してくれたプライマリケア医たちと大阪で会いました。日本のプライマリケア医との交流は示唆に富み，家族志向の医師を育てるためのアイデアについても話しあいました。そして私は，第 23 回日本家族研究・家族療法学（渡辺俊之大会長，高崎健康福祉大学）に出席するために大阪から高崎に向かいました。高崎では医療とメンタルヘルスの協働について熱く論議されました。渡辺俊之先生は彼の著書である『介護者と家族の心のケア』（金剛出版, 2005）をもとにした基調講演を行いました。彼は祖父母との原体験が，メディカルファミリーセラピー，そして高齢者や介護者，介護家族への支援にいかに影響しているかを語りました。それは素晴らしい講演でした。精神科医，臨床心理士，ソーシャルワーカー，看護師との論議も活発で楽しかったことを覚えています。

最初の日本への旅はとても刺激的でした。優れた文化と有能な臨床家との出会いは今日まで受け継がれています。ロチェスターには日本から流れ込むメディカルファミリーセラピーの安定した支流ができました。アメリカで修士をとり 2015 年に 5 日間の MFT Inensive training を研修した辻井弘美先生，そしてロチェスター大学にて家庭医療の臨床研修後，家族療法に焦点を置いたフェローシップを終了された永嶋有希子先生です。地球の向こう側とこちら側にいる二人との交流により，私たちは互いの理論，技法，視野を共有し，メディカルファミリーセラピーと統合的ケアをさらに発展させています。

今，私は3回目の日本への旅の準備をしながらこの序文を書いています。
　渡辺俊之先生のメディカルファミリーセラピーにおけるこれまでの貢献と，家族という文脈や社会的変数を理解し，統合的ケアを目指す日本の臨床家や支援者に「新たな扉」を開いてくれたことにも感謝します。
　ジェリ・ヘプワースとビル・ドアティも，統合的ケアとメディカルファミリーセラピーに関心を抱く日本人のために熱く協力してくれました。ドアティの元で学んだ小笠原知子先生も訳者の一人になってくれました。
　翻訳に携わった聡明で勤勉な訳者たちと，金剛出版に感謝いたします。そして何よりも，本書を手にしてくれたあなたに私は感謝いたします。

スーザン・H・マクダニエル

2016年 夏

序

　1990年代初頭まで，多くの開業医が私たちのヘルスケアシステムの破滅的な断片化の問題に対応してきた。専門医や専門分科の医師による治療に対応して，人々はさらに小さな部分，すなわち器官ごとに分割された。開業医たちは，プライマリケアを作り，実践することで対応してきた。プライマリケアは，これらの裂け目や割れ目を超えた広範な診療を行うことで，この断片化を救うと考えられた。

　その15年前，ジョージ・エンゲル（George Engel）が生物心理社会的モデルを導入し，このモデルは，全体的な存在としての人（身体，心，家族，コミュニティなど）を理解し治療するための確固たる概念的基盤として確立された。1994年に医学研究所（Institute of Medicine）がプライマリケアを擁護する定義を発表し，それは「家族と地域社会の文脈にのった診療」と記述された。とはいえ，この考えの大部分は私たちの手の届く範囲を超えていた。私たちは行動療法の教師や臨床家，心理学者や精神科医，ファミリーセラピストと一緒にトレーニングしたり実践したりしていたが，臨床家，教師，科学者はこの裂け目のそれぞれの側におり，向こう側，つまり対極にいる人たちの概念や方法には不慣れであり，そういうものは自分の実践には使用しにくいと感じていたのである。極めて多くの医学的問題が，きわめて明らかに心理学的要因と家族要因から影響を受けていた！　非常に多くの家族の苦況や心理的問題には身体的症状が伴っていた！　それでもなお，私たちはそれらを縫い目なく統合することを回避していた。私たちは互いにうまく利用することができたのだが，実際に共通の基盤の上に立って仕事をしているわけではなかった。

　その後，1992年に『メディカルファミリーセラピー *Medical Family Therapy*』

の初版が出版され，これによって新事実が啓示された。セラピストたちは，はじめて治療に関する「それらの」概念や原理をどのように医学的問題に適応できるかを知った。そして逆に医師は，はじめて心理学的およびシステム論的な家族の概念や治療の原理を，日々提供している治療にいかに組み入れることができるかを理解した。

　本書は，これら専門分野のスタッフが互いを認め，協力体制を組み，治療を大きく改善することを可能にした。プライマリケアは増大し，一般的な医療も拡大した。ファミリーセラピーと医療心理学は，強力な新しい適用を見つけた。本書は世界的に読まれ，今日も広く使用されている。

　しかし，20年の間に世界は変化した。研究者らは，生物医学的領域と心理社会的領域の相互作用を広範に研究し，健康に対する家族の影響，およびその逆について多くの新しい事柄を学んだ。私たちは，分子，ゲノム，遺伝医学の詳細，および脳の働きについて20年前よりも多くのことを知っている。私たちは，ヘルスケアシステムの間に，ヘルスケアシステムと患者が生活している地域社会との間に，そして患者とより大きなヘルスケアシステムとの間に，新たな断片化があることも知っている。生物学的な実践者と心理学的な実践者を一つにする原理によってこれらの分断は解消されるであろう。今，私たちが住んでいる世界は以前の世界とは異なっており，この世界では，治療費，治療の価値，地域社会における健康，患者が自分自身の治療決定に積極的に参加することが新しい特徴となっている。世界が変わったように，最初の『メディカルファミリーセラピー』を書いた3人の学者もときとともに成長し，より優れた新しい『メディカルファミリーセラピー』を著するに至った。

　この第2版は，根本的に異なる本である。大幅に書き直されている箇所や，新たに書き足された箇所がある。とはいえ，依然，主として，分割された心と体の統合に関心のあるサイコセラピスト，ファミリーセラピスト，心理社会的側面から日々の診療を行っている人々のために書かれた本であることは間違いない。本書は特定の理論を適応させることよりも，一般的な原理を踏襲した本である。断片化を改善するための書籍である。しかも本版は，遺伝学，脳の機能，保健医療制度の危機と進行中の医療制度改革など現代的で新しい問題にも取り組んでいる。統合と地域社会参加のための，臨床的，経済的，集団的基盤を支持する最近のエビデンスをも解釈し紹介している

1992年と同様,『メディカルファミリーセラピー』は今日における啓示である。現代の戦略,スキル,テクニックを借用し,他の目的に利用し,明確な境界が強調されている領域全体に適用することで,セラピストがこれらの原理をすぐに賢く適用できるようにし,教育者と学習者が現在の理論的適応を有用なスキルに容易に翻訳できるようにした。だが,以前と同じように,ここには「医学的」臨床家のためのものも多くある。システム論的な思考を正当とする理由,患者の皮膚の外側にある要因を内側にある要因と同じくらい重要だと考える理由,チームを組んで協力して取り組むための推進力,個人的なスキルセットを生物医学的スキルの範囲外に拡大するためのインスピレーション,米国の崩壊した保健医療制度を包括的で健康な制度に変革するための必須事項の実際的な青写真も見つかるであろう。慢性的な内科的疾患を抱えているほとんどの患者に対して,ここで述べられている原理とメディカルファミリーセラピストのサービスが有益だと思われる。メディカルファミリーセラピストは,複雑な保健医療制度を航行するためのガイド役となり,通訳になることができる。だが,本書はより良い医療を提供するための方法を示すための単なるマニュアルではない。医療変革にも寄与しうる書籍である。本書は,医学の分野とヘルスケアの世界への素晴らしい贈り物である。本当にありがとうございます。

Frank V. deGruy, MD, MSFM
北米プライマリケア研究会会長,コロラド大学教授(デンバー)家庭医療学教授

Macaran Baird, MD
家庭医療における教師の会前会長,ミネソタ大学家庭医療学教授

Thomas Campbell, MD
家庭医療学会前会長,ロチェスター大学家庭医療学教授

Robert Cushman, MD
CFHA会長,コネチカット大学家庭医療学教授

初版へのまえがき

　本書で，私たちは健康問題に取り組んでいる患者および家族の生物心理社会的治療のための新たなパラダイムを提案している。「メディカルファミリーセラピー」と呼ばれる治療に私たちが専念するようになったのは，1970年代の終わりから1980年代の始めである。この間に私たちはみな，ファミリーセラピーで発展したシステムの概念を現代医療に適用するために取り組んでいた。ファミリーセラピーのトレーニングにかかわるだけでなく，私たちの1人ひとりは1980年代の終わりまで，医学部の家庭医療学部門で教えていた。特に，私たちが家族医に教えた考え方を拡大し，医学生たちが家族や他の関連システム（他の医療専門家や社会福祉機関など）のニーズや懸念を医療の考え方や患者のケアに組み入れることができるように重点を置いた。本書では，患者や家族に影響する健康問題に取り組むための新しいモデルを提供することで，仲間であるセラピストに目を向けることを願っている。本書は，生物学と家族力動の接点で生じる広範な医学的問題に対する家族システムアプローチを記述する初めての，現場のセラピストのための本である。

　本書は，私たちの以前の研究をファミリーセラピーの領域まで拡大している。ファミリーセラピストのウィリアム・ドアティと家族医のマカラン・ベアードの協力の結果，1983年に画期的な本，『家族療法と家庭医療 Family Therapy and Family Medicine』が誕生した。スーザン・マクダニエル，家庭医のトーマス・キャンベル，ファミリーセラピストのデーヴィッド・シーバンは，特に家族中心の医療のための語用論を開発するために取り組んだ。その結果できあがったのが1990年の医療提供者のための本であり，それは『家族志向のプライマリ・ケア Family-Oriented Primary Care』というタイトルで

あった。ジェリ・ヘプワースは医師とセラピストの協力について重要なアイデアを開発し，これは学術誌でも発表されている。ジェリは自分が教えている家庭医療科でファミリーセラピーのインターンシップも開始した。この経験とスーザンやビルが一緒に取り組んだトレーニングから，私たちは家族システム，内科的疾患，特に他のセラピストのための医療システムの理解と支援に関するアイディアを開発したいと考えるようになった。

医学部の教育者とファミリーセラピーのトレーナーの両方の経験によって，私たちはシステム論的ファミリーセラピストが健康問題を抱える家族を補助する独自の機会を特定することができた。本書の読者は，ファミリーセラピスト，心理学者，行動医学の専門家，医学および精神医学のソーシャルワーカー，精神科の看護師，精神科医で構成されている。プライマリケアの医師や看護師にも本書は有益であると思われるが，本書の戦略とテクニックは第一にシステム論的ファミリーセラピーについて十分にトレーニングを積んだセラピストに向けたものである。

何人かの同僚と研修生が，医学領域への私たちの関心に警戒と少なからぬ懐疑心をもって反応した。私たちの1人が家庭医療の仕事を承諾した際に，2人以上のセラピストの同僚は，「なぜわざわざ医者のところになんか行くの？」と言ったりした。症例について医師と協働で取り組むことになったセラピストから最もよくきかれる訴えは，「医者がまったくつかまらない」「医者は協働的な治療計画に関心がないようだ」というものであった。私たちのそれぞれにとって興味深いことは，医師もセラピストに対して一緒に仕事をすることに同じ不満をもらしていたのだ。医師のなかには，心理療法が誰かの何かの役に立つのかと問う人もいた。しかし，最も多い苦情は，ケースを紹介してもセラピストから回答がないことだった（「患者を送っても一言も返事がない」）。別々に話を聞くことは，夫婦間のもめごとについてまず夫婦の一方から話を聞き，その後もう一方から聞いているようであった。

争点になっていないのは，患者と家族がより良い，より総合的な医療を受ける必要があるという点である。治療費が高騰し，診断と治療のための新しい技術が出現したことによって，非常に多くの状況で，治療は断片化され，専門化され，非人間的なケアが行われている。患者や家族は，医療システムの迷路のなかでしばしば戸惑い，自分たちを弱い存在だと感じる。消費者グループである彼らは，不満を声に出して言うようになってきている。それに

応じて，小児科，内科，特に家庭医療の分野のプライマリケア医は，患者の一般的な医学的懸念に対してバイオサイコソーシャルアプローチを開発し始めていた。医師たちのグループは，生物心理社会的フレームワーク構築に向けて手探りで進んでいるが，未だ多くのセラピストは遅れをとっており，狭義の「心理社会的」課題に重点を置いたままである。本書は，ヘルスケアの場で，セラピストがより広範な動きで前進できるのを助けるために作成されている。

本書前半で述べたように，ファミリーセラピストは，変容する保健医療の世界で重要な役割を果たすための途方もなく大きい機会を有しているのである。患者と家族が慢性疾患，不妊症，がんなどの問題に直面しているとき，ファミリーセラピストと医療提供者が協力することで，より個別的で，より効果的で，より統合的な治療を提供することができる。どうすればセラピストが医療システムに生産的に参加し影響を与えることができるかについて，本書が話し合いの道を開き，この領域への一層の関心を集めることを願っている。私たちは，情緒および対人関係プロセスと生物医学的事象の間の相互作用についての研究を促進したいとも考えている。そして，最終的に，ファミリーセラピストのドナルド・ウィリアムソンが「意識への呼びかけ」(Williamson, 1991, p. 229) として提案しているように，人々が病気に対してどのように反応し，どのように病気を扱うかについてのさらなる革新と臨床研究を促進したいと考えている。

「メディカルファミリーセラピー」という用語について。慢性疾患，能力障害，健康行動の問題に重点を置いていることを示すために「メディカル」という語を使用している。一方で家族システムのフレームワークを強調するために「ファミリーセラピー」という語を使用している。このネーミングは，「医療人類学」や「メディカルソーシャルワーク」などの他の専門領域と一致している。いかに簡便で，いかに記述的であっても，このラベルに曖昧さがないわけではない。メディカルファミリーセラピーが通常は医師によって実施されるとか，あるいは必ず処方薬を必要とするということを伝えようとしているわけではない。「メディカル」という語と自分を重ね合わせない家族看護を行っている同僚を除外したいわけでもない（「ヘルスケアファミリーセラピー」では煩わしく曖昧である）。したがって，私たちは「メディカルファミリーセラピー」が，私たちがしていることを定義する最も良い用語だと結論づけ

た。

　本書は，真に協働的なプロジェクトを提示している。私たちは一緒に，各章の内容について計画を立てブレンインストーミングを行い，出てきたアイデアについて討論し，個々人が責任を持ってそれぞれの章の初稿を作成した。他の人が作成した章をレビューし，修正し，拡大し，その結果しばしば最初から討論し直し，そうすることで私たちのジョイントビジョンを明らかにすることができた。余談ではあるが，ニューヨーク州，ミネソタ州，コネチカット州に住む3人がこのように協働して取り組めたのは，電子メールの出現のおかげである。本プロジェクト中，平均1日1回，しばしばそれ以上，私たちは互いに「話をした」。このコミュニケーションによって，記述の詳細に注意を払えただけでなく，実際的で，効果的で，効率的な方法でアイディアを生み出し，しかも楽しみながら進めることができた。

　この仕事にかける私たちの情熱を理解し，第三者の立場から励ましてくれた家族にも感謝している。喜び，涙，挑戦を分かち合っている医療提供者の皆さん，つらい時期に私たちが生活に入り込むことを許してくれた患者さんそしてご家族の皆さんに特に感謝の意を表したい。メディカルファミリーセラピーについての現在の私たちが持ち合わせている知識は，医療提供者と家族，この2つのグループから学んだものである。

第2版へのまえがき

　私たちの本,『メディカルファミリーセラピー —— 健康問題を抱えた家族に対する生物心理社会的アプローチ Medical Family Therapy: A Biopsychosocial Approach to Families with Health Problems』が世に出て2年後に,米国は医療改革の荒波に飛び込んだ。1994年,連邦議会がヒラリー・クリントンの医療保障制度について審議し,米国のバラバラの保健医療制度が整備され,国内のすべての人を組み入れるように拡大され,定型化されるのではという期待が国中で高まったのである。

　1994年1月の寒いある日,私たち3人は,ウィスコンシン州ラシーンのフランク・ロイド・ライト設計の家を改装した会議場の,暖かいリビングルームの大きな2層暖炉の前に座っていた。私たちは,10数名の他のセラピスト,医師,保健医療管理者と興奮しながら話をしていた。彼らは,協働的なヘルスケアに関するウィングスプレッド会議のために集まっていた。私たちは,病人のケアのための新しい急進的な方法について構想を練っていた。費用を低く抑えて結果を改善するために,近代的な医療と心理療法の対人スキルを結びつける構想で,改革は私たちにかかっていると思われた。

　私たちは,10年以上にわたってプライマリケア医たちと一緒に取り組んできた。ファミリーセラピーから海を渡ってプライマリケア医療の地にたどり着く間に,私たちは,セラピストとしてのトレーニングではまったく気づかなかったことを発見した。人は体を持っている。人にペニスと膣があるこ

▽註1　この序文のアイディアは,最初「医療改革:セラピストの役割は?」"Fixing Health Care: What Role Will Therapists Play?"(W. J. Doherty, May-June 2007, Psychotherapy Networker, 46, pp. 24-31)で発表された。

とを私たちはもちろん知っているが（セックスセラピーは必修コースであった），脳は生物学の領域というより心理学の領域であった。肝臓，肺，心臓などの他の器官は，私たちの博士課程のプログラムに現れることはなかった。ジェノグラムワークを実施した際に，マレー・ボーエンがすでに述べているすべての事柄を書き込んだが，代々引き継がれるがんと心臓発作は省かれていた。要するに，学校や早期の実践では医学的診断を目にすることはなかったのである。

医療の場で仕事をすることで生じたもう一つの衝撃は，どんな治療をしても患者が良くならない場合がしばしばあることだった。私たちはやり場のない気持ちを抱えてしまった研修医の事例を思い出す。その事例では重篤なクローン病の若い女性が自分の病気に前向きに取り組み，家族と良好な関係を築けるように男性セラピストが手助けした。患者は家族とうまくやり，自分の体を大切にすることができたが，最終的には亡くなった。患者の母親が電話で研修医に患者の死を告げたとき，彼が狼狽したことをそのセラピストは思い出していた。彼は電話があるまでファミリーセラピーは失敗だったと感じていたが，母親は娘が亡くなる前の数か月間，ファミリーセラピーのおかげで娘はここ数年間で最も穏やかなときを過ごし，自分と夫は娘が死ぬ前に不仲であったが，それが癒されたことに感謝していると述べたのだ。セラピストはこうした事実を聞いて気持ちが救われた。それでも，昔から言われている「手術は成功したが，患者は死亡した」ということについて考えずにはいられなかった。その日から，彼はそれまでとは異なるセラピスト，つまり謙虚なセラピストになった。それまでの彼は，セラピー，特にシステム論的ファミリーセラピーは何でも「治す」── 登校拒否の子どもが学校に行き，うつ病の人が明るくなり，カップルが持続的な幸せを見つける ── ことができると万能的に考えていたからだ。

統合的で体系的なヘルスケアの利点

さまざまな側面があるとはいえ，心理社会的見地と身体的見地の両方から病気について考えることで，日常的な利益 ── そしてときに劇的な利益 ── が得られることが，メディカルファミリーセラピストとしての仕事をやり始めた当初から私たちにはわかっていた。世界中のありとあらゆる診断

検査を受けて，それでも原因がわからない重度の頭痛のある9歳の男児のケースでは，私たちの1人が彼の両親と医師に会って男児の発作の状況を探った。彼と話をする中で，仲間のグループ内で心配事や不満があるときに，頭痛が生じることがわかった。新事実が明らかになったことによって部屋のなかの緊張がほぐれた。どうすれば息子が自分の感情に気づき管理できるようになるか，息子が心のなかの経験を語り，頭痛を通して伝えなくてもすむように両親がどのような手助けをできるか，セラピストは彼らに2, 3のヒントを与え，そうすれば発作は消えると伝えた。これを知ったジェイ・ヘイリーは誇りに思うだろう。だが，これは複雑でない事例であり，希有な事例の一つでもなかった。

　頻繁に診療所を受診する人の多くは，すぐにいなくなる一時的な来客ではなく，生涯つき合うことになる問題を抱えて生きている。ここに至るまでに，患者は多くの医療提供者と会っており，医療提供者の側は，患者が自分の体を自分で管理せず，時間やお金をかけすぎることにしばしば不満を抱いている。私たちは，私たちが患者のためにできる最大のことは，患者が持っている「もち札」でより良い生活を送れるように手助けすることであることを学んだ。メディカルファミリーセラピストが医師のためにできる最大のことは，ストレスを抱えている医師を助け，医師が患者と同じ人間性を有していることに気づかせること，そして医師と患者がチームになることを助けることであるということも学んだ。

　当時メディカルファミリーセラピーを実践していた私たちのほとんどは，学術センターで働くという贅沢を許されており，したがって，日常的な医療の財政的制約に縛られることが少なかった。私たちは医療および看護の専門家と協力して取り組む新たな素晴らしい方法を開発したが，それはこの温室のような環境のなかで開発されたものであり，現実社会でうまく成功するかは疑わしいと私たちは知っていた。

　1994年までに，メディカルファミリーセラピーはうまく受け入れられ，統合的なケアシステムがあるミネソタ州のヘルスパートナー（Health Partners）やグループ医療訪問のあるコロラド州の協同的ケアクリニック（Cooperative Care Clinic of the Permanente Medical Group）のような地域主導が全国で展開され，明るい未来が広がっていた。私たちは，鉄と魂の新しい組み合わせ，すなわち科学的な医療の素晴らしいテクノロジーと行動および家族システムアプローチの微

妙な力を組み合わせたのである。恩恵を受ける人の多くは、身体的世界と情緒的世界の敷居をまたいでいる慢性的な問題 —— 糖尿病、がん、肥満、喘息、慢性痛、線維筋痛症 —— を抱えた患者であった。末期疾患に向き合っている人も同様であり、心理社会的介入によって身体的健康が改善するというエビデンスも増えてきていた。たとえば、私たちは家族介入が血圧コントロールを改善し死亡率を減少させ (Morisky, Levine, Green, Shapiro, Russell, & Smith, 1983)、糖尿病コントロールを改善させる (Gilden, Hendryx, Casia, & Singh, 1989) ことを示すジョンズ・ホプキンスの研究についても知っていた。私たちは、精神的な問題を抱える人のほとんどがプライマリケア医を受診するため、プライマリケア医は事実上米国のメンタルヘルスの治療システムであるというリージャーの古典的な所見についても知っていた (Regier, Narrow, Rae, Manderscheid, Locke, & Goodwin, 1993; Kessler & Stafford の 2008 年の更新されたレビューを参照)。この苦労して得た知識を携えて、現在の私たちは大きな変革を望むもっともな理由を有している。それは、統合された体系的なケアについての私たち自身の限られた経験をはるかに超える変革だと思われる。かつてのテクノロジー主導の高度に医療化されたシステムはひどく壊れてしまったことが、ますます米国では明らかになってきている。1990 年代早期に、医療費は年間 2 桁膨らんだ。それにもかかわらず、4,000 万人近くの人たちが、基本的な医療をほとんどあるいはまったく利用できず、さらに 7,000 万人に十分な保険がなかった。国民一人ひとりが収入の約 14% を医療費に費やしており (1970 年には 9% であった)、他の先進国における国民の医療費の 2 倍に近かった。米国人は他の先進国のどこよりも医療費を費やしていながら、乳児死亡率や平均余命などの主要な指標により大きな利益は認められなかったのである (Starr, 2011)。私たちの「ヘルスケアシステム」 —— 非体系的で、部分的に管理された政府プログラムの寄せ集め、民間医療保険、自由市場の無政府状態 —— は、高額な費用と分断化の重荷によって分解しようとしていた。

　民主党員と共和党員は医療制度のオーバーホールの必要性に同意し、ウィングスプレッドの会議の 2 か月前に、ヒラリー・クリントンの医療議案が会議最終日に最終的に議会に提出された。当時、重大な国家的変化が進行中であった。

　あのときのウィングスプレッドは活気にあふれていた。医学と精神療法の接点で長い間働いてきた私たちは、新しい時代が明けようとしていることを

確信していた。やがて新しい種類の制度 —— 普遍的で統合されており，患者と家族を主体とし，セラピスト，医師，看護師，他の専門家チームによって提供される医療制度 —— が出現するのを傍から見るだけでなく，資本主義の不利益な点（過当競争，人よりも利益）と社会主義の競争欠如，費用管理，説明責任の欠如が組み合わさった息が詰まるような保険に支配された治療アプローチを終わらせるのを助けることになるであろう。私たちの新しいモデルは，これまでと比べてずっと安い費用で，必ずや人々をより健康にするであろう。ファミリーセラピーの創設者の一人，ライマン・ウィンが会議の最終セッションで，「ファミリーセラピーが生まれた 1950 年代の最初の会議では，こうなるとは思いもよらなかった」と述べたのを思い出した。これはもっともな話で，ここに至るには行く手を阻むすべての障害を押し流さなければならなかった。

不都合な事態

その後に腹立たしい時代が訪れた。1994 年 9 月までに，ヘルスケアの最良かつ聡明な頭脳によって作られ，民間セクターを通じて普遍的な補償範囲を命じるヒラリー・クリントンの医療保険改革計画は崩壊したのである。討論は広範で極端なものだった（10 年以上後の 2010 年の医療改革についての討論のように）。その後は言わずと知れた，医療保険業界のロビー部門であるアメリカ健康保険協会によって作成されたハリーとルイーズの悪名高い広告が出現した。この広告は改革案に対する大衆の支持を蝕む。この計画の主要な開発者，ポール・スター（Starr, 2004）は，事後分析で，ジェットコースターのような経験として「絶頂感から敗北感まで 1 年であった（中略）クリントン政権の最初の 2 年間の医療保険改革の崩壊は，アメリカの歴史上最大の政治機会喪失の 1 つとなるだろう」(pp. 20-21) とまとめている。

2004 年 11 月，議会の新しい保守的な多数派が，政府を制限し，業界の規制を軽減することを目標に掲げて登場した。HMO（健康維持機構）とマネージド・ケア企業は，費用切り下げ，および例によって心と体の健康の分離にエネルギーを注ぎ込んだ。体のヘルスケアと心のヘルスケアを組み合わせて完全に新しく効果的な治療システムを作り出すのではなく，医療業界は費用を制御するためにメンタルヘルスケアを外注 —— 「切り分けた」のである。

メンタルヘルスケアは，良いものではあるが必ずしも必要なものではなく，余裕がある人の生活の質を改善する，あるいは結婚や個人的成長をより良いものにするための無用の飾りであり，肝移植，透析，糖尿病患者の壊疽性四肢の切断などの現実的な生死にかかわる医学的事柄には，ほとんど無関係なものとして支払者側にはますます定義されるようになった。

医師，特に検査や処置にあまりお金をかけないプライマリケア医はますます追い詰められ，その勢いをそがれていった。こうしたシステムから見捨てられた民間開業医の多くは，大きな医療システムからサービス提供を余儀なく要求されると，拒むことができなくなった。開業医の収入はインフレ状況に対抗できず，一方で生産性の期待（時間当たりの患者数）は増した。ミネアポリスで1990年代半ばに開始した家族医療グループは1つを除いてすべて，大規模なケア組織に身売りしてしまった。医療補償が減少した時代にあって，開業費用を維持することはできなかったのである。持ちこたえたたった1つグループはこの状況で最も幸せな開業医グループであったが，彼らにしても2010年の経費上昇の圧力に屈し，大規模なシステムに加わった。

一方，慢性疾患を抱えた人々は，高額なハイテク医療を受けていたが，しかしそれは標準以下のケアであった。糖尿病などの内科的疾患にはしばしばうつ病や「コンプライアンスの問題」が伴った。食事を変えず，血糖値をモニターせず，担当医が変えるように推奨した他の事柄を実施していなかった。通常，こういったノンコンプライアンス患者はうつ状態になり，悪い食生活を続け，血糖値は急上昇し，つま先を失い，最後にはセラピストに回されるが，セラピストはうつ病に対応することはできても糖尿病の管理については何も知らなかった。このバラバラなケアの結果，患者のうつ病は軽減されるかもしれないが，糖尿病は通常悪化し，最終的には，手術，心臓発作，切断，失明しかけている眼の集中治療のために医療システムと経済に莫大な費用の負担がかかることになる。

これらすべての要因によって医療費は高くなり，サービスをカットすることで，特に貧しい人々の医療制度の費用を切り詰めるようになる。無保険者は完全にほうっておかれ，やがて重度の疾患，ときに末期状態で緊急治療室に運ばれ，慢性疾患の治療が不十分，あるいはまったく治療されてないために費用のかかる合併症を常に伴っている。

1994年から2010年の医療保険改革法では連邦政府は傍観者で，製薬会社

が医療の主な支払者となり，成果はあがらず真の改革の妨げとなった。2005年の著書，『病気を売る —— 世界最大の製薬会社が私たちすべてを患者に変えている Selling Sickness: How the World's Biggest Pharmaceutical Companies Are Turning Us All Into Patients』のなかで，モイニハンとカースルズは批評家の合唱に加わり，市場を最大にしようとして製薬会社は「ますます多くの健康な人を病気だと再定義している」と主張した (p. 3)。彼らは，これは，製薬会社と自分たちが関心を持つ病状を正当化したいいくつかの医療および患者支持団体間の非公式の同盟を通して達成されると主張した。

大製薬会社は，2つの巧妙な方法，すなわち古い製剤の分子を1つまたは2つ変えることで薬物の特許を維持しそれに新しい名前をつけることと，処方薬を直接消費者に宣伝することで，大金を得ていることである。カラフルなスカーフで踊る女性が宣伝しているのは画期的な紫の錠剤，プリロセック（酸逆流への処方薬）で，プリロセックはすぐに国内でトップ3の処方薬の1つとなった。テレビコマーシャルでは，がっしりとした中年の男が，こともあろうに勃起不全で苦しんでおり，バイアグラを求めている。1990年代前半には未就学児への向精神薬の処方が激増したことは言うまでもない (Zito, Safer, dosReis, Gardner, Boles, & Lynch, 2000)。

ほとんどのメンタルヘルスの治療はプライマリケアの診療所で行われ，時間に追われる医師は小児や青年の複雑な行動問題にいかに対応すべきか迷っているときには，処方箋書きに手を伸ばす。昔から言われているように，唯一の道具がハンマーであれば，たくさんの釘も必要になる。

1990年代の米国の医療変革の闘いのなかで，最初の一撃が撃たれる前に，反革命運動が勝利を収めた。医療を統合しようとするメディカルファミリーセラピーの目標は，ケアを断片化しようとする政治と市場からの圧力に対抗した。ノーベル賞を受賞した経済学者兼コラムニストのポール・クルーグマンと同僚のロビン・ウェルスは，2005年，早々に失敗した医療改革の試みを見直し，その状況をまとめ「米国の医療制度の主要な問題は断片化であることを，エビデンスが明確に示している」と報告している (Krugman & Wells, 2006)。

よみがえった夢

1994年のウィンスプレッドでの会議で私たちが抱いた展望は，全国の

津々浦々で生き続け，今，政治的，経済的に勢いをつけようとしている。以前と大きく違っているのは，市場の力が変化を求めていることで，とうとう米国連邦政府は 2010 年医療改革法，患者保護並びに医療費負担適正化法 Patient Protection and Affordable Care Act を通した。心が体に影響を与え，対人関係が免疫系に影響する機序を明らかにするための研究が始まっている。

2005 年に，ワシントン州シアトルで開かれた HMO リーダー，州役人，企業幹部の小ミーティングで，変化に向けた早期の紛れもないシグナルが発信された。コラボレイティブ・ファミリー・ヘルスケア協会 Collaborative Family Health-care Association（ウィンスプレッドで立ち上げられた組織）が後援したこのミーティングで，スターバックスの利益担当重役がグループに対して述べた。「今年，私たちはコーヒー豆に支払うよりも多くを医療費に費やした」。室内に息を殺したような空気が流れたが，他の利益担当役員は別で，これらの参加者は頷いて同意を示した。HMO リーダーは保身にはしるかわりに，医療費は制御できないと同調した。州の役人は経済と公衆衛生の両方に重点を置き，スターバックスの重役と同様にこの状況に不満を示した。

注目すべきは集団の愚痴ではなく，出席者全員が主要な問題，すなわち人を切り刻み，それぞれの断片を別々の専門家や施設で治療する医療制度，および高額な医学的治療に向けた趨勢について同意したことであった。彼らはまた，多数の無保険のアメリカ人が倫理的にも経済的にも法外で，欠点のある医療制度を単に普遍化しただけではより深い問題が解決されないという点でも同意した。

それ以降，ゼネラルモーターズなどの企業が，国民健康保険があるより文明の進んだ国々と競争できるように，抑えがきかない医療費をどうにかして欲しいと共和党の立法者に懇願した。雇用主は，急騰する医療費を運ぶ運搬用ラバになることに決して署名しないことがわかった。第二次世界大戦の早期に，数社が従業員に健康保険を提供することで，法律で義務づけられた賃金の凍結を成し遂げた。この頃確立された傾向が逆転し始めるのは，2000 年代中頃にマサチューセッツ州などのブルー・ステイトとテネシー州などのレッド・ステイトが普遍的な医療の形を実験し始めてのことであった。これはクリントンの計画よりもずっと単純な計画である。2007 年 2 月，ウォルマートの CEO のリー・スコットと国際サービス従業員労働組合の会長アンドリュー・スターンが，雇用主に基づく医療制度の実質的な解体とそれに伴

う普遍的な医療制度計画の作成を求める記者会見を行った。

　医療費の増大を憂慮し，変化に向けて煽動するのは民間企業や州だけではない。連邦政府のメディケアプログラムは，自由主義者と保守派が同様に認識している危機に直面している。この津波は沖合にいる。ベビーブームの世代が 2011 年に 65 歳になり，米国で最も急速に増加している年齢層は 85 歳以上である。連邦と州政府が運営するメディケイドも，高齢者の長期ケアのために大きな問題へと向かっている。

　変化に向けた別の起動力は，増大する費用の最大で唯一の源である製薬会社に対する民衆の反発である。製薬会社は米国で最も儲かるビジネスであり，政治キャンペーンの最も気前の良い寄付者である（Angell, 2004; Kassirer, 2005）。皮肉なことに，何人かのセラピストが製薬業界の支援を得ようとしていたとき，民衆は「あらゆる問題に錠剤を」という約束に対して関心をなくし始めていた。人々は製薬会社の利益のためにどのくらい利用されているかに気づき始め，民衆は製薬業界に対して失望し始めたのである。米国の調査会社ハリス・インタラクティブの世論調査によると，製薬会社に対する一般の人々の信頼は非常に低く，タバコ会社や石油会社と同じ範疇であった（Taylor, 2010）。薬剤が乳がんにつながることが暴露された後，女性のホルモン補充療法が中止され（Chlebowski et al., 2010），SSRI が希死念慮の増加を引き起こすという報告後に小児および青年に対する SSRI の処方が減少したことにも注意を向けてしてほしい（National Institute of Mental Health, 2012）。

　高齢者集団に加えて，医療の展望に押し寄せる 2 つ目の大波は，小児および若者の間で増加している肥満とその破滅的な結果である。かつて成人発症型糖尿病と呼ばれていた病気は，肥満した若者の疾患になりつつあり，これらの若者の将来の健康に重大な影響を及ぼす可能性がある（例：中年になる前に失明，四肢切断，腎不全が生じる可能性がある）。小児の肥満の拡大を止める方法を見つけなければ，近代になってはじめて両親よりも寿命が短く健康でない世代を見ることになる。

　2006 年頃までに，医療改革の流れは明らかに方向を変えている（Starr, 2011）。現在の医療制度に対する不満と将来に対する不安があいまって，2010 年の連邦医療法（Accountable Care Act）につながり，連邦議会と国を分断しながら通過した。2012 年の大統領選挙ではじめて，医療改革法が依然有効であることが明らかになった。だが，社会的公正を重視する普遍的な医療計画であって

も、身体のそれぞれの部位を重視し全体としての人をおざなりにする高額で断片化された現制度の別のバージョンにすぎないならば、首尾よくあるいは効率的に機能することはない。新しい医療改革環境の課題は、新しい支払モデルだけでなく、新しいケア提供モデルを作ることである。

医療改革において持続の可能性がある有望な開発は、**患者中心の医療ホーム**（メディカルホームまたはヘルスケアホーム）である。これは、慢性疾患や能力障害のある人々の健康上のアウトカムおよび生活の質を改善するために、ゼネラリストとスペシャリスト、患者と家族が協力して取り組むプライマリケアのアプローチである。これらのヘルスケアホームは、医療提供者間、および患者や家族との連携が必要であり、断片ではなく統合に向けた誘因を提供する支払いモデルを伴う。バーウィックの有名な医療の「3つの目標」、すなわち集団の健康の改善、一人当たりの費用の削減、患者個人の医療経験の改善を達成するための主要な手段として想定されている（Berwick, Nolan, & Whittington, 2008）。現在のヘルスケアホームモデルは、メディカルファミリーセラピーのような総合的な医療サービスを重視していないが、その約束にこたえるにはこういったサービスを重視しなければならないであろう（Edwards, Patterson, Vakili, & Scherger, 2012）。

新しい医療制度の再構築

正しい知識を持ったセラピストは、これから先20年間に具体化される医療制度の新しい展望とどのように手を組むことができるであろうか。第1段階は、医療の弱点 ―― 高額な医療費や全体的な低品質 ―― についての知識を得ることである。これらの弱点については、医療とメンタルヘルスの専門家の協働チームが、医療制度全体を救うような改善をなすことができるというコンセンサスが生まれている（Edwards et al., 2012）。次の段階は、地域コミュニティでネットワークを組むことである。本書は、メンタルヘルス提供者としても位置づけられているメディカルファミリーセラピストを、医療チームの重要なメンバーとして再配置することで、スタッフを助けることを目指している。

新版の『メディカルファミリーセラピー』は、前版とは異なる本となっている。私たちが第1版を書いてから20年間の間に本分野で多くの進展がみ

られたためである．基本となる章はスタートラインから書き直し，旧版の内容は現在の臨床環境と同様に関連がある場合のみ残した．これには，この分野の概要（第1章），臨床戦略（第2章），協働（第3章），健康行動（第7章），妊娠の喪失，不妊症，生殖補助医療（第9章），小児（第10章），身体化（第11章），介護と終末期（第13章）が含まれる．新しい章は，セラピストが患者の疾患と個人的または家族経験を持った際の疾患経験の共有（第4章），地域社会の取り組み（第6章），カップルを対象としたメディカルファミリーセラピー（第8章），遺伝学とゲノミクス（第12章），メディカルファミリーセラピーの将来（第14章）である．新しい付録は，多くのメディカルファミリーセラピストの実践の概略などを記している．

　医療計画および改革の次の段階がどういったものになろうと，医療の弱点と築かれつつある医療専門家との協力関係について学ぶことは，すべてのセラピストの実践に有益だと思われる．それは，医療の創造的な先端の新しいキャリアを意味すると思われる．私たちは，そうなることを願って本書を執筆した．

謝　辞

　まず，このプロジェクトを最初に引き受け，APA Books を通して導いてくれたスーザン・レイノルズに感謝の意を表したい。特に，レビュー担当者のジェニファー・ホジソン，アンジェラ・ラムソン，ナンシー・ルディー，編集者のタイラー・アウネに感謝しており，この人たちの提案のおかげで本巻をより良いものにすることができた。

　ここに至るまでに，多くの人々が本書をまとめる上で手を貸してくださった。スーザン・マクダニエルのアシスタント，ジーン・クレーには，（驚くべきことに）第 1 版と第 2 版の両方でお世話になっており，お礼を申し上げたい。第 2 版の参考文献をまとめるという素晴らしい仕事で，ジェニファー・サムソンにもお世話になった。

　いつものように，本稿に示されているアイディアを形作るのを助けてくれた患者さんとその家族，同僚，学生に感謝しており，私たちがこの本を改訂するのに費やした何年かにわたって，私たちを支えた私たちの家族にも感謝している。

　メディカルファミリーセラピーを確立し，このアプローチが花開き育っていくのを見ることができた。長い年月ともに仕事ができた刺激的なめぐりあわせに，その機会をくださったことに心から感謝している。心理療法，医療，学問のいずれであれ，関係性においては連続性が重要である。この連続性が得られたことに，私たちはみな感謝している。

メディカルファミリーセラピー
患者・家族・医療チームをつなぐ統合的ケア

目次

Medical Family Therapy and Integrated Care

日本語版への序	スーザン・H・マクダニエル	v
序		vi
初版へのまえがき		ix
第2版へのまえがき		xiii
謝辞		xxiv

第Ⅰ部
メディカルファミリーセラピーの基礎

第1章　メディカルファミリーセラピーの概要　003
メディカルファミリーセラピーの基盤…007／メディカルファミリーセラピーにおける基本的知識…014／メディカルファミリーセラピストに必要な自分自身についての知識…025

第2章　メディカルファミリーセラピーの臨床的戦略　027
慢性疾患の広がりとそれがもたらす家族への影響…029／慢性疾患―病気の特徴…032／メディカルファミリーセラピーのための臨床戦略…036／慢性疾患から学ぶ…062

第3章　医療専門家間の協働　065
協働的ケアのエビデンス…067／体系的および組織的協働のレベル…071／施設内または施設外の協働…072／システム論的なコンサルテーションと協働による治療…075／他の医療専門家とのコミュニケーション…083／効果的な協働への課題…091／結論…098

第4章　共有される病気の情緒的テーマ　101
病いの物語…103／情緒的なテーマ…105／結論…113

第5章　メディカルファミリーセラピーにおける自己　115
疾患に特有な個人的な発達課題…117／診療における自己開発の課題…124／セルフケアと継続可能性…131

第6章　コミュニティへの参加　133
コミュニティ参加とメディカルファミリーセラピストの役割…134／階層的,協働的,市民型モデル…136／市民型ヘルスケアプロジェクト…141／市民型ヘルスケアプロジェクトの例…143／結論…153

第Ⅱ部
ライフサイクルに応じた
メディカルファミリーセラピー

第7章　有害な健康行動 …… 159

メディカルファミリーセラピストの自己について…161／メディカルファミリーセラピストと禁煙…161／メディカルファミリーセラピーと肥満…167／肥満と家族…169／肥満に対する家族システムアプローチ…171／家族内の肥満に取り組む技法…177／健康行動上の問題への協働における特別な課題…182／結論…183

第8章　カップルと病気 …… 185

健康上の問題がカップルに与える影響…187／臨床的な戦略とテーマ…192／健康上の問題の歴史—すべてのカップルセラピーに必要なこと…207

第9章　妊娠喪失と不妊，生殖技術 …… 209

妊娠喪失…214／不妊…219／21世紀の生殖補助医療…226／男性不妊症の治療…229／女性不妊症の治療…232／家族内での受胎対策…235／結論…237

第10章　子どもへのメディカルファミリーセラピー …… 239

家族にとってのリスク・レベル…240／慢性疾患の子どもの家族に特有な問題…241／子どもの健康に影響する家族力動…244／小児慢性疾患が家族に及ぼす影響…248／小児期慢性疾患に特有のアセスメント上の問題点…250／小児慢性疾患特有の治療に関する問題…255／協働における特有の課題…260／結論…261

第11章　身体化患者とその家族 …… 263

身体化への文化的影響…265／紹介医師の経験…266／身体化患者とその家族を理解する…270／身体化の発達と維持における家族の要因…273／身体化患者とその家族を治療する臨床的戦略…275／治療早期のジョイニングに時間をかける…279／治療中期を継続する…283／治療後期で変化を強化する…288／「病気への処方箋」を書く…289／身体化家族を治療するセラピストへの課題…290

第12章　ゲノム医療の経験　新たなフロンティア …… 293

遺伝子リスクと遺伝疾患…295／自覚する　遺伝子検査の前段階…296／情報を得る　遺伝子検査と検査後の時期…299／結果を統合していく　長期的な適応…304／遺伝学のヘルスケアチームとの協働…308／結論…310

第13章　介護すること，終末期のケア，そして喪失 …… 311

介護者の経験…313／介護者を援助する臨床的戦略…319

第Ⅲ部
結論

第14章 **メディカルファミリーセラピストは, 医療変革にどのように貢献できるか** ……………………………………………… 339
　システム論的な考え方…340／複数の視点を理解し取り組むこと…341／ヘルスケアにおけるシステム論的リーダーシップ…343／医療提供システムの外に目を向ける…344／結論…346

付録　**メディカルファミリーセラピーの実践者たち** …………… 347

監訳者あとがき……………………………………………渡辺俊之　373
訳者あとがき……………………小笠原知子／辻井弘美／永嶋有希子　378

文献………………………………………………………………………381
索引………………………………………………………………………407
著者について……………………………………………………………415

第Ⅰ部　メディカルファミリーセラピーの基礎

第 1 章
メディカルファミリーセラピーの概要

　健康や人間関係の問題はすべて，生物学的，心理学的，社会的性質を帯びているというのが，メディカルファミリーセラピーの背景にある基本的な仮説である。心理社会的な問題には必ず生物学的特性が関与しており，生物学的問題は心理社会的特性を伴っている。換言すれば，あらゆる治療上の課題には，生物学，心理学，人間関係，組織，地域社会，文化，環境レベルの複雑なシステム力動がかかわっているのである。しかし，医療専門家は通常，視野の狭いレンズ ── 自分が気に入っているシステム ── を選択し，それを通して問題を見るため，断片的で，効果のない，人情味のない治療に陥っている。

　メディカルファミリーセラピーは，医療の妨げとなっている 5 つの「生態系の分断」からの脱却を試みている。

　第一の分断は，心と体，すなわち精神的健康と身体的健康の分断である。現在圧倒的なのは脳と脳以外の体のつながり，心理社会的ストレスやサポートと広範な病態とのつながりを示す科学である (Cohen, Janicki-Deverts, & Miller, 2007; Fagundes, Bennett, Derry & Kiecolt-Glaser, 2011)。たとえば，糖尿病とうつ病，あるいは外傷と慢性疼痛の相互的なつながりを正当に評価できない専門家は，21 世紀の医療を行っているとは言えない。残念ながら，ほとんどのセラピストや医療従事者は精神医学の領域においては依然，偏狭な教育を受けており，医学的な問題と心の健康との間に大きな相互作用があることをほとんど理解しないまま臨床実践に踏み出している。

　第二の分断は，個人と家族の（すなわち親密な人間関係の間における）分断である。多くのセラピストや医療従事者が，心と体は一体であり身体的健康と精神的

健康を切り離すことはできないと認めているが，健康や疾患における家族の重要性をほとんど理解せずに現在でも治療を行っている。彼らは主として，患者が生活し働いている場の強力な対人力動と相対する，個々の患者の背景としてのみ家族をとらえている。セラピストの多くは，臨床レベルで家族と一緒に問題に取り組むための系統的な訓練をほとんど受けていない。この分断も，患者と家族，患者と他の社会的関係が，健康，疾患，医療のほとんどの要因との強いつながりを示す科学性（Cohen, 2004; Glaser & Kiecolt-Glaser, 2005）を正当に評価していないため，この親密な領域が医療から切り離されることで，患者のケアに支障が生じている。

第三の分断は，個人や家族と，制度的背景（特に医療システム）との間にある分断である。システム論について教育を受けたセラピストは，慢性疾患がある場合には，患者や家族と医療専門家との間にも長期的な関係が生じることを理解している。さらに，秘密や三角関係化などの家族内で生じる力動が，家族と医療チームの関係でも展開されることを理解している（Imber-Black, 1988）。同様に，家族は医療専門家間のずれや対抗にも巻き込まれる。しかし，ほとんどのセラピストや医療従事者は，医療提供者側のシステムの力動が家族の力動とどのように作用し，治療協力に影響したり，行き詰まりが生じたりするかについて評価する訓練を受けていない。システム論について訓練を受けたファミリーセラピストでさえ，医療システムを十分に理解していないため，医療提供者や家族と協力しあえないことがしばしば生ずる。

第四の分断は，医療の3つの分野，臨床，財政，運営間で生じ，C・J・ピーク（Peek, 2008）が「3つの世界の視点（three-world view）」と呼ぶ視点が欠けていることを反映している。ほとんどの医療専門家は，臨床領域でともに働く人々にとって，臨床的に適切かつ効果的なケア提供についての訓練を受けている。私たちは，運営面 ── 医療がいかに機能して臨床サービスを届けるか ── については経営者に任せている。そして，財政面 ── いかにしてこの仕事に対する対価を支払い，経済的に持続可能な診療を維持するか ── は，CEOと会計専門家に任せている。もちろん，開業医は常にこれら3つの世界にかかわらなければならないが，勤務医は，1つの世界だけに焦点化する傾向があり，管理者や会計専門家もしかりである。ピークは，医療改革が持続するためにはこれら3つの世界のニーズと制約が反映されなければならず，そうでなければ医療は消え去る運命にあると主張し，この主張はます

ます医療界に影響を与えていった。彼はまた，臨床症例のレベルでも，同じ原則 ── 効果的な治療には，「臨床的な質，優れた経営管理，健全な財務管理」が必要である ── が適用されると主張した (Peek, 2008, p. 25)。メディカルファミリーセラピストにとっては，自分たちが働いている医療環境をシステム論的にとらえる必要があり，医療の後方支援（財政面や管理面）を他人事だと想定してはならないことを意味している。

最後の分断は，しばしば孤立しがちな臨床医療の世界とそれより大きな地域社会の世界（近隣，文化，大規模な組織など）との分断である。医療専門家は，ソーシャルサービス，文化機関，宗教団体，政府および民間の保険制度などの「非医療」機関についての知識は限られており，こうしたシステムと協力して取り組む能力に欠けている傾向がある。システムについて教育を受けたセラピストでさえ，これらのグループを，主として個々の患者や家族に影響を与えるだけの存在として捉え，地域社会が医療のあらゆる側面に積極的に影響するものとして認識していない傾向がある (Doherty & Mendenhall, 2006)。対象者の文化を配慮するように教育を受けたセラピストが増えてはきているが，理解には大きな差がある。たとえば，手術に対するモン族（東南アジアの民族）の患者や家族の考えを理解していることと，実際の臨床場面で，妊娠後期の重大な局面で医療従事者が帝王切開を望み，家族がそれは人間の体に対する暴行だと考えている場合に，会うべきモン族のリーダーが誰かを知っていることの間には大きな差がある。こういった医療世界のあらゆる分岐点において，概念的かつ実際的な問題が存在している。

セラピストや他の医療専門家は，患者の問題や治療選択肢をどの程度広く深く理解しているだろうか，心，体，家族，医療チーム，地域社会の領域にわたって，各自はどういった技能を働かせているだろうか。現在，ここに記述している「分断」について概念的に同意しているセラピストはごく少数である。だが，少し考えてみると，健康と疾患は複雑な関係であることもわかる。専門家にとっての課題は，すべての領域にわたって臨床知識を習得し，技能を実践することである。もちろん，私たちが概説したすべての領域にわたって高度に精通し，技能を有する専門家や専門職はいない。これらの複雑な課題を管理可能なレベルにするために，専門的な仕事のなかで重点を置く領域を作ることは必要である。そのため，ほとんどの医師はそのエネルギーを家族の問題よりも生物学的問題に向け，ほとんどのセラピストは臨床問題

の心理社会的側面により重点を置き，ほとんどの管理者は治療法よりも経営効率について精通するようになる。同様に，私たちは依然，家族の問題を心理学的問題や身体的問題から区別している。日常的な会話ではこれらの区別は実際的だと思われるが，縫い目のない織物のような人間の生活を「分断」しているにすぎない。身体的問題と心理学的問題は，境界線が引かれた別々の現実領域としては存在していないのである。同様に，文化を創り出し伝える個人や家族を離れた文化は存在しない。グレゴリー・ベイトソン（Bateson, 1979）が強調しているように，地図は現実の領土を示すものではない。従って，現実的課題は，万能的な専門家を作り出すことではなく，**すべての医療従事者を**細胞から文化そしてそれを超えた領域まで現実の人間のあらゆる領域の重要な役割を考慮するよう縦横に**拡張し**，さまざまな領域にわたって複合的に理解し先端の技術を有する**医療チームをつくる**ことである。

　本書の目的の1つは，協働的チームを構築し，新しい医療世界でうまく働くためには何が必要かをセラピストや医療従事者が理解することを助けることである。私たちが提示した資料の多くは，従来の典型的なメンタルヘルスの実践現場で働くセラピストにも関連してくる。

　私たちは，医学的疾患および医学的治療システムとの相互作用の経験を，自分自身の臨床に意図的に組み入れたいと考えているセラピスト（医療に関連した場で働きたいセラピスト）のために本書を書いた。そのため，タイトルにメディカル（医学）という言葉を入れている。家族システムを配慮せずに健康問題がある人々を治療することは不可能である。そのため，メディカルファミリーセラピーというタイトルに**ファミリー**（家族）という言葉が入っている。メディカルファミリーセラピーは，基本的には，心，体，人間関係，地域社会のすべてが相互に作用し，人々の健康に影響を及ぼすと主張するシステム的で全体論的なアプローチである。医学では，このアプローチは生物心理社会的アプローチと呼ばれる。

　本書に記載したメディカルファミリーセラピーは，特定の理論や治療モデルではなく，メタフレームワークである。つまり，セラピストは，メディカルファミリーセラピーの原則および実践内で，自分が好きな臨床モデルを（例：システム論的治療，認知行動療法，問題解決療法，感情焦点化療法）を使用することができる。本書に記載した症例研究は，メディカルファミリーセラピーで可能なテクニックやスキルの一部のみを示している。

学位取得を背景にしたメディカルファミリーセラピストと称される専門家が増えてきていることは認識しているが，ここでは患者の生活の健康および人間関係面に真摯に取り組む全てのセラピストに対して，**メディカルファミリーセラピスト**という用語を包括的に使用している。メディカルファミリーセラピストが，本書に記載している生物心理社会的システムアプローチに共鳴している限り，持っているライセンスや肩書きは問われない。こういった位置づけから，メディカルファミリーセラピストは，制度や施設を共有し統合されたチーム治療を重視する新興の医療界に特に適している。患者は家族との関連でとらえられ，医療提供者はより大きなチームや医療システムとの関連でとらえられ，すべての人がより広い地域社会や文化との関連でとらえられる。

　本章の残りの部分ではメディカルファミリーセラピーの基盤を提示し，続く章で詳しく述べる課題やテーマについて触れる。

メディカルファミリーセラピーの基盤

　前述のように，メディカルファミリーセラピーは，医学的問題に取り組む個人や家族の協働的な治療に，生物心理社会的モデルとシステム論的なファミリーセラピーの原則を用いた専門的な診療形態である。

バイオサイコソーシャルアプローチ

　最も重要な学術誌，*Science*誌の古典的な論文で，ジョージ・エンゲル(Engel, 1977)は，生物医学的モデルは複雑性に欠けるため非科学的であると主張し，医学界に真っ向から挑んだ。生物心理社会的モデルは，一般システム理論に基づいて，生物，心理，個人，家族，地域社会のシステムやさらに大きなシステムの階層的な相互依存的関係を認識している (Figure 1.1 を参照)。医学的状態はシステムの階層の複数のレベルで影響を及ぼすだけでなく，あらゆる治療は，たとえ1つのレベルのみに重点を置いた治療であっても，複数のシステムにわたって影響を及ぼすことを述べた。たとえば，心臓バイパス手術は臓器システムに重点を置いて介入するが，下位のシステム (組織，細胞) および高位のシステム (人，患者の社会システム，手術料を支払う組織システム) にも影響を及ぼす。人間という複雑なシステムの一部を，そのシステムの他の

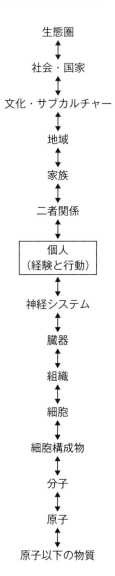

Figure 1.1　**システムの階層**

"The Clinical Application of the Biopsychosocial Model," by G. L. Engel, 1980, American Journal of Psychiatry, 137, p. 537 より。Copyright 1980 by American Psychiatric Publishing. 許可を得て転載。

部分との関係を常にシステム的に無視して治療した場合には，うまく科学的に理解することができず，医療の送達に重大な問題が生じる（Doherty, Baird, & Becker, 1987; Engel, 1980）。エンゲルは医療にかかわっているシステムの階層の概要を述べるにとどまらず，すべてのレベルにわたって同様のシステム論的なプロセス（同形性）が生じていると提案した。しばしば彼は講演で，自分の慢性的な病状が，彼の家族の早期死亡と関連した心理的苦悩といかに関係しているかについて，個人的な話をしたものだ。

エンゲルの最初の系統的論述の後から，心と体がいかに連動し互いに影響しあっているかについて多くのことが科学的に知られるようになった。現在，私たちは，心理的ストレスがコルチゾール値に影響し，それが今度は心疾患に影響することを知っている。ストレスが細胞レベルでいかにして免疫機能不全に移行するかも知っている（Cohen et al., 2007）。同様に，婚姻の機能が免疫系のパラメータとつながっていることもわかっている（Kiecolt-Glaser et al., 2005）。より広いシステムレベルでは，特に社会階級と教育的到達度が身体的健康や死亡と強く関連していることもわかっている（Sturm & Gresenz, 2002）。今や私たちは，エンゲルがその概要において本質的に正しいことを熟知している。われわれに残された仕事は，システムレベル間の連結の機序についてさらに知識を深め，生物心理社会的観点を医療の実践に十分に持ち込むにはどうすればよいかを学ぶことである。

システム論的なファミリーセラピーの原則

　メディカルファミリーセラピーは、システム論的なファミリーセラピーの原則を用いて問題を理解し治療する点で、他の形態の生物心理社会的診療と異なっている。一般システム理論を医療の広範なスペクトルに持ち込んだことがエンゲルの主な貢献であるとすると、1950年代のファミリーセラピーの創始者たち（von Bertalanffy, 1976）の貢献は、精神的健康と家族関係の理解に一般システム理論を適用したことである。

　彼らは、みなさんご存知の通りのシステム概念と臨床的戦略を次々と開発していった（入門書として、Doherty & McDaniel, 2010 を参照）。1980年代以前は、家族システム理論の基本的な見解についての科学的な研究は、戦略開発に比べると少なかった。だが、それ以降、研究者たちは、結束、適応性、協働、連携、境界の問題、個人の幸福と関連のある他の家族力動など、家族システムに関するより適切な尺度を開発しはじめたのである（Sperry, 2011）。特に、家族システム理論は、発達心理学の専門家においては、家族レベルの相互作用が個人レベルの適応にどのように影響するかを理解するための豊かな根拠となっている（McHale & Lindahl, 2011）。

　システム論の最近の変形バージョンは、カオス原理や動的システム理論である（Thelen & Smith, 1994）。複数の影響の相互作用と新たなパターンという標準的なシステムの考え方に加えて、動的システム理論は、非線形変化の概念 ── 特定のパラメータの規則的または線形の変化の単なる関数ではなく、突然生じる主要な事柄 ── を強調している（非線形プロセスの単純な例は、水は連続的に温度が上昇し段階的に熱くなるが、摂氏99.97度で突然沸騰する）。動的システム理論は、人および人の集団を、その形状を前もって完全に予測することができない天候パターンなど、自然界の他の複雑で乱流的なシステムと同じような複雑なシステムとして見ている。乱流的で複雑な家族や医療提供者のシステムと連携するメディカルファミリーセラピストには、こういった理論は興味をそそる考えだと直観的に感じている。とりわけ、非線形変化を認識することで、家族を崖っぷちに立たせるようなストレスまたは「キック」を家族がもう一度システムに受けて解体しても主要な家族病理を想定しなくなり、家族が環境のなかで乱流に出くわした際に、にっちもさっちもいかない家族システムが突然回復する可能性について希望を抱くようになる。

ファミリー・セラピーの中核原理は、治療室にいる家族だけのためではなく、人々と人間関係についてのシステム論的な見解である（Doherty & McDaniel, 2010）。

ファミリーセラピーは、一般システム理論上の抽象的な世界とバイオサイコソーシャルモデルについて、臨床医が日常診療に適用することができる「言葉」に翻訳するための概念および治療戦略を持ち込むことができる。たとえば、治療への不安が、患者と家族間および家族と医師間で交互に反響しあい、患者は自分の治療に関する懸念を直接医師に伝えることができず、医師は、その家族が治療的限界に達して過度に反応していると見ていて、医師は告訴されるのではないかと心配しているといった状況で、メディカルファミリーセラピストは、一連の独自の概念的および戦術的手段を活用することができる（つまり、互いが感じている不安を言葉で補うのである）。生物心理社会的な階層のすべてのレベルを認識した上で適用されるならば、ファミリーセラピーの原則は、メディカルファミリーセラピーの核となる特性である。

協働的ケア

メディカルファミリーセラピーは本質的には**協働的な治療形態**であり、主にセラピストが1人で治療を提供している状況であっても、それは協働的といえる。治療の主体である患者および家族と協働して治療が行われているからである。加えて、メディカルファミリーセラピストは、当該症例にかかわる医療専門家など、医学的問題を抱えている人の生活にかかわっている他の関係者を常に意識し、協働しようとしている。今では、こういった関係者とは、医師、ナースプラクティショナー［訳注：Nurse Practitioner, NP：診療看護師。アメリカ合衆国においてみられる上級看護職で一定レベルの診断や治療などを行う］、フィジシャンアシスタント［訳注：physician assistant：医師の監督下で手術や薬剤の処方などの医療行為を行う専門職で日本にはない職種だが、米国・英国・カナダ・台湾などで導入されている］、臨床薬剤師など［訳注：日本では介護職、ケアマネージャーも］、患者の治療や家族と積極的にかかわっている人たちである。実際には、こうした協働は、単純な情報提供から完全なチームミーティングにまで及ぶ。複雑な健康の問題に取り組むための完全な展望または十分な手段を持っている専門家はいないため、今日の医療システムに協働がなければ、患者や家族はたらい回しにされ、自分のテリトリーから締め出され、しばしば徐々に弱っていく（Blount, 1999）。

メディカルファミリーセラピストは、**個人**、**カップル**、**家族**、**拡大家族**、**親密なネットワーク**とともに治療に取り組んでいる。これまで強調してきたように、「患者個人だけを見ているから」という理由でメディカルファミ

リーセラピストの「肩書き」を外すのではなく，個人と一緒にシステム論を基盤に働いていると自らをみなすべきなのである。もちろん，患者個人を相手に働く場合，たとえば認知行動療法や催眠などの個人精神療法のツールを使用することもあるが，その際にも家族や他のシステムにも配慮して働いていることが大切である。患者にとって利益となるならば，より大きな，上位のシステムと直接相互作用する機会を求める。もちろん，メディカルファミリーセラピーの特徴は，患者の治癒と家族全員の幸福を促進するために，家族を招集し共同で取り組むための一連の技能であるといえよう。

医学的問題の重視

メディカルファミリーセラピーは**医学的問題**に重点を置いている。ここで言葉の問題に戻ろう。私たちは，医学的問題が，セラピストが取り組む他の問題とは明確に異なるカテゴリーであることを示しているわけではない。あらゆる事柄は，他のあらゆる事柄とつながっている。だが，**医学的**という言葉は強力な生物学的根拠を伴う状態に通常用いる言葉である。人々が「医学的問題を抱えている」と言う場合，「生活のなかで多くの精神的ストレスを抱えている」あるいは「家族の問題を抱えている」のと言うのとは別の問題である。メディカルファミリーセラピーで強調したい領域の境界を定めるために（つまり人間の問題すべてに対処するものではない），主として専門的なメンタルヘルスの治療環境（たとえば，精神科専門病院やカウンセリングルームなど）で治療されるメンタルヘルスの問題とは対照的に，メディカルファミリーセラピーは医療施設で働く医師や看護師が伝統的に治療している問題に重点を置いていることを強調するのである。しかし実際は，メディカルファミリーセラピストが，身体的問題を抱えている統合失調症の人を相手に取り組む場合には，その境界線は，より不鮮明になるであろう。

メディカルファミリーセラピーの包括的な目標

セラピストの仕事の大半は，患者が特定の治療目標を達成するのを助けることである。メディカルファミリーセラピーにおいて，これらの特有の目標は，慢性疾患または障害にうまく対処する医学的レジメン（治療計画）の取り扱いについてのスタッフ間あるいは患者とスタッフの不一致を少なくすること，患者と医師とのコミュニケーションを改善すること，治癒不能な医学

的問題を受け入れること，ライフスタイルを変える手助けをすることなどの形態をとる。これらの具体的な目標の根底に，メディカルファミリーセラピーのより一般的な2つの目標，すなわち，「行為者性（agency）」と「親交（Communion）」の促進がある。これらの語は最初ベイカン（Bakan, 1966）が著書『人間存在の二重性 The Duality of Human Existence』のなかで，人間の経験の2つの基本的な側面を示すために案出されたものである。一方では個人の自立性と自己主張の重要性，もう一方では愛情とつながりの重要性を示している。

トットマン（Totman, 1979）が，自分自身の健康管理への積極的な関与および傾倒を記述する方法として最初に**行為者性**という語を使用した。私たちは，健康，疾患，医療システムと関連したニーズを満たし，地域社会に貢献するために個人および家族を活性化することを意味するように行為者性を拡大解釈している。強い「行為者性」感情は，疾患および医療システムへの対処において「自分が選択する」ことを意味している。疾患や医療システムはどちらもしばしば患者および家族の受動性やコントロール欠如感の側に寄与している。専門家側から働きかける行為者性の促進は，患者および家族が疾患や障害が彼らの生活に及ぼすコントロール量の制限を助けることであり，家族が部分的に機能不全であっても祭日の祝いごとを続行できるようにすることを意味している。それ以外にも，家族がさらなる情報やより良い治療の手配を求めて医療専門家，病院，保険提供者と交渉するのを手伝うこともある。

セラピストは家族と協働することで，他の家族成員に対する患者の行為者性を促進することができる。これは，家族の介入に対して制限を設ける，あるいは積極的に介入を求めるという形をとることがある。たとえば，アルツハイマー病患者のケア提供者は，他の家族からの援助を求めるよう指導を受ける。より広い背景において，メディカルファミリーセラピストは，個人や家族がただサービスを受けるだけでなく，貢献者や市民としてより大きな地域社会に積極的にかかわることをも促進している（第7章を参照）。

親交は情緒的きずなを指していて，疾患，障害，医療制度との接触によってしばしば擦りへることがある。親交は，家族，友人，専門家によってケアされ，愛され，支援されているという感覚を意味する。こういった社会的関係の質は，健康および疾患における最も強力な心理社会的因子だと思われる（Ranjan, 2011; Uchino, 2004）。多くの人々にとって重篤な疾患や障害は，ケア提供者から自分たちを孤立させる実存的な危機である。メディカルファミリーセ

ラピーにおいて**家族要因**を強調する主な理由の1つは，重篤な疾患や障害は，家族がこれまでに経験したことがないさまざまなレベルで健全な家族のきずなが生まれる機会にもなることである。特に，生命を脅かす病気の急性期には，家族は互いを必要とし，これまでに経験したことのない関係が生まれる。だが，慢性期になると，多くの家族にとり目的と感情を共有しているという感覚は薄れていく。

　メディカルファミリーセラピーの最も重要な仕事の1つは，家族を1つにまとめ，患者が実行可能な最大の自律性と行為者性を守った上で，疾患に取り組ませることである。また，致命的な変性型筋ジストロフィーの子どもなど，破局的な医学的ストレス要因に取り組む家族は，同じ問題をもつ家族から構成される支援グループを見つけるための手助けがしばしば必要となる。これらのグループが提供する親交は他に類がないほどに強力である。だが，残念ながら，両親は通常，自身の拡大家族（親戚）に対応するための援助が与えられず，拡大家族の多くは誤解し，身体障害あるいは重篤な疾患のメンバーがいる家族からは感情的に背を向けてしまう。メディカルファミリーセラピストは，これらの家族の対人的な親交感を手助けする理想的な位置にいる。

　行為者性と親交に関するベイカンの当初の研究の有用な継続研究で，ヘルゲセン（Helgeson, 1994）は，行為者性と親交はどちらも人間が繁栄するために必要であると主張したのみならず，もう一方がない状態では（行為者性が多く親交が少ない，あるいはその反対），結果として負の健康結果が生じると主張した。ヘルゲセンは，症例サポートにおける性差と関連した研究をまとめ，男性は誇大な行為者性により負の健康結果が生じる傾向があり，女性は誇大な親交から負の健康結果が生じる傾向があるとした。ファミリーセラピストがこれまで60年以上にわたって主張しているように，人の幸せを促進するのは，個人化ときずなのバランスである。

　医療システムは，しばしば患者から体と行動に対するコントロール感を奪うため，メディカルファミリーセラピストは，たとえ患者の決定が治療とは協調しなくても，患者の自律性を最優先事項として保持することが重要である。しかも，個人の選択を第一に考え，生活と疾患の関連性のバランスをとらなければならない。私たちは1人で生きているのではなく，個人の行為者性は他の人々との親交を含んだ和音の1つの弦の音にすぎない。日常的に患

者，家族，医療専門家と一緒に取り組むメディカルファミリーセラピストは，近年では見つけることが非常に難しくなっている医療における個人化ときずなのバランスを主張するに適した立場にいる。

行為者性と親交に関与する目標は，セラピストとしての私たちの非常に「重要な価値」とのかかわりを反映している。これらは，単に健康問題の治療にかかわるだけではない。人間の苦難に取り組む方法でもあるからだ。健康危機が長引くと不確かさと曖昧さが生じるため，行為者性と親交に対して他者からの援助が要求される。メディカルファミリーセラピストは，密接な人間関係の状況において，この要求に応えるのを助ける。

メディカルファミリーセラピーにおける基本的知識

メディカルファミリーセラピストは，生物医学的活動と心理社会的活動が重なり合う専門領域で仕事を行うため，心理社会的システムのトレーニングだけでは通常は得られない知識を習得しければならない。こういった知識を得るには，他の医療専門家，生物学者・医学者および社会学者の研究から積極的に学ばなければならない。生物心理社会的な領域では必要とされる知識が急速に変化しているため，メディカルファミリーセラピストは，セラピストとして社会に出たときにはかかわりがなかった医師や他の医療専門家とも継続的に協働し，行動医学など，さまざまな種類の専門文献を継続的に読まなければならない。次に，メディカルファミリーセラピーに特有な，必要となるいくつかの領域の知識についての概要を記載する。

主要な慢性疾患と障害

メディカルファミリーセラピストは，主要な慢性疾患と障害について詳細な知識を有しているべきと想定はされないが，基本的な生物医学的事実について十分な実務的知識と特定の症例に遭遇した際，関連した事柄を学ぶための資源を有していなければならない。

メディカルファミリーセラピストが家族の医学的問題に有意義に取り組むために，慢性疾患や障害の問題がセラピストにとって「ブラックボックス」のままであってはならないのである。メディカルファミリーセラピストは，向学心のある患者が自分の病気について知っている程度の知識は有していな

ければならない。精通していなければならない疾患や疾患合併症のリストはそう多くはない。

　基本的なリストには以下のものが含まれる。糖尿病，心疾患，高血圧，喘息や肺気腫などの肺疾患，主要ながんに加えて，アルツハイマー病，多発性硬化症，筋ジストロフィーなどの最も一般的な変性疾患。これ以外の疾患や頚椎部脊髄損傷などのいくつかの一般的な障害について，セラピストは特定の症例にかかわる特別な問題について読み，医師や看護師の同僚に相談できることが期待されるであろう。

　メディカルファミリーセラピストは一般的な医学的問題に精通しているだけでなく，主な治療法とその治療法が有する心理社会的意味についても知識を有していなければならない。メディカルファミリーセラピストが一般的な医学的問題について知っておくべき情報の種類を以下に記載した。

1. 高血圧は通常は症状がなく，そのため見過ごされやすい。特定の抗高血圧薬は勃起不全の原因となる。
2. 1型糖尿病は，通常小児期および青年期に急性発症し，膵臓のインスリン産生障害を伴い，生涯にわたるインスリン注射と注意深い食事管理が必要となる。入院を必要とする緊急状態でしばしば診断され，家族にとってストレスとなる。
3. 2型糖尿病は成人発症型糖尿病と呼ばれていたが，小児および青年の肥満の増加に伴って呼び方が変わった。補充的なインスリン注射を必要とする場合と必要としない場合があり，経口薬と併用した体重減少と食事管理でコントロール可能なことがある。
4. 多発性硬化症はしばしば再発と寛解を繰り返し，その時点では社会的状況とは無関係だと思われる情動の不安定性を伴う。

　重要な点を繰り返すと，メディカルファミリーセラピストは一般的な疾患について高い専門知識を有していることまでは期待されないが，これらの問題を経験している患者や家族と現実的に取り組む上で必要なことは知っていなければならない。メディカルファミリーセラピストが知っておくべき事柄は，3つの重複する情報源から得ることができる。1つ目は医師や看護師の説明などから，2つ目は医学辞書やプライマリケア医向けの生涯教育の記事

から，3つ目は患者やその家族からの情報である。患者や家族の多くは自分の健康問題について精通しているため，彼らから多くのことを学ぶことができる。症状の1つに「涙もろさ」があることを私たちに最初に教えてくれたのは多発性硬化症の女性であった。「この涙が私の病状について語ってくれる」と彼女は言った。「今日はとても調子がいいの」と涙もろさが病状のモニターになる。同様に，乳がんの遺伝的素因について読むことで，乳がんなどのがんが主として「がん好発の性格」［訳注：例えば「タイプC」性格＝物静かでまじめ，自分の気持を抑えて周囲に合わせる，など］が原因であるという，巷にはびこる短絡的な考えを正すことができるのである。

行動医学と他の社会科学の研究

行動医学（Behavioral Medicine）は，1970年代に心理学の専門分野として登場して以来，健康と病気についての研究から多くの知見を生み出している。行動医学は健康心理学とも呼ばれ，社会疫学，医療社会学，医療人類学，看護学などの他の伝統的な専門分野と組み合わされることで，メディカルファミリーセラピーに基礎的な情報と展望をもたらしてきた（Suls, Davidson, & Kaplan, 2010）。以下に，メディカルファミリーセラピーと特に関連のあるいくつかの領域の概要を示す。

ストレスと疾患

心理社会的ストレスが身体的疾患に及ぼす有害な影響を証明する膨大な量の文献がある（Antonovsky, 1979; Cohen et al., 2007）。幸いなことに，これらの研究はすでに文化に浸透しており，患者や家族は生活のストレスと生物医学的問題（疾患や障害）を結びつける傾向が強くなっている。

社会的支援と健康

1980年代に遡ると，ハウス，ランディス，アンバーソン（House, Landis, Umberson, 1988）は，Science誌の総説で，社会的な関係は患者の健康と死亡の中心的因子であると確信を持って断言できると，研究証拠があると結論づけた。実際，著者らは，社会的支援の不足は喫煙よりも強力な死亡予測因子であると結論づけた。その後の数十年間に，こうした研究はさらに強力かつ複雑になっている（Uchino, 2004; Umberson & Martex, 2010）。

健康行動

行動医学および他の分野の研究者たちは，全般的な健康および特定の疾患における運動や喫煙などの健康行動の強い役割を実証している（Glanz, Rimer, &

Viswanath, 2008）。毎年主な死亡原因 —— 心疾患，がん，脳卒中，肺疾患 —— の多くは，ライフスタイルを変えることで予防することができる（Danaei et al., 2009）。

医学的レジメンとの連携

医薬品や処方された他のレジメンに対する患者のコンプライアンス（またはアドヒアランス）の欠如は，疾患や死亡の主な原因である。世界保健機関の報告書（WHO, 2003）は，「先進国における慢性疾患の長期治療に対するアドヒアランスは平均50％であると結論づけた。発展途上国では，アドヒアランス率はさらに低い。多くの患者が治療遵守の難しさを経験していることは否定できない（p. xiii）。行動医学の研究者らは，心理学的および行動学的観点からこの問題を詳細に研究している。

健康における性の問題

1970年代と1980年代の研究課題として女性の健康における心理社会的問題に関心が集まり（Blechman & Brownell, 1988），続く1990年代には男性の健康に関心が集まり始めた（Payne, 2006）。女性と男性には性および生殖面での健康，がん，アルコール依存，喫煙，家族内の病人のケアに関する特別な健康問題と懸念がある。ルーシー・キャンディーブ（Candib, 1999）および他の研究者ら（McDaniel & Cole-Kelly, 2003）は，フェミニストの視点から，医療システムにおける女性およびその家族の治療について調べた。

前述のように，行動医学の研究者らは健康と疾患における個人の行動因子の理解には大きく貢献してきたが，家族の問題にはそれほど目を向けなかった。現在，私たちは，家族の研究および理論の文献を調べており，そこからメディカルファミリーセラピーについての知識の3つ目の基盤が得られると考えている。

家族と健康の研究

現在，家族と健康については多くの研究がある。ドアティとキャンベル（Doherty & Campbell, 1988）は，文献を調べた著書のなかで，家族と健康に関する多くの研究を体系化するモデルとして，**家族の健康と疾患のサイクル**を用いた。このサイクルは健康問題についての家族の経験の段階を描写しており，家族の健康増進とリスク軽減から始まり，疾患に対する家族の適応や回復に移っていく。私たちはここで，家族の健康および疾患サイクルの段階に対応

する家族と健康についての研究領域を概説する。

家族の健康増進とリスク軽減

ほとんどの健康ライフスタイルの行動パターンは，家族内で学習され，維持されるという点で広く意見が一致している。喫煙を例にとると，喫煙者は喫煙者と結婚し，一緒になって喫煙パターンを変える傾向がある (Franks, Peinta, & Wray, 2002)。また，禁煙は家族と社会的なネットワークを通して社会的伝染として広がることがわかっている (Christakis & Fowler, 2007)。さまざまな健康行動を進んで変えようとする姿勢の点で，体重の減少や運動などの領域でそれぞれが健康に寄与することにパートナーも確信を持っていれば，他方もさらに確信を持つようになる (Franks et al., 2012)。

家族の脆弱性と疾患の発症または再発

最も広く使用されている心理社会ストレスの測定法，ホームズ - レイの社会的再適応評価尺度 (Holmes-Rahe Social Readjustment Scale) (Holmes & Rahe, 1967) には，個人生活において再調整を必要とする50のストレスイベントの重み付き一覧が含まれている。15件の最もストレスを感じるイベントのうちの10件以上が，離婚，配偶者の死亡，家族の健康の大きな変化などの家族にかかわるイベントである。生物心理社会的研究では，家族性ストレスの生物学的マーカーが発見され始めている。キエコルト・グレイサーら (Kiecolt-Glaser et al., 2005) は，結婚満足度が低いことが免疫系の応答不良と関連していることを発見した。トロクセルとマシューズ (Troxel & Matthews, 2004) のレビューで実証されているように，結婚によるストレスと葛藤が心理社会的変化を引き起こし，この変化は疾患の増加と関連があることを示す証拠が増加している。ゴットマンとカッツ (Gottman & Katz, 1989) は，本現象についての初期の古典的な研究において，小児のストレスホルモン値は，両親の結婚による苦悩レベルに合わせて調整されることを示した。

家族の疾患の評価

家族科学において，健康イベントに対する家族の考え方に増々注意が払われるようになってきている。家族は，特定の疾患の経験，医療専門家との関係，健康問題についての教育レベルに基づいて疾患について家族自身の「疫学」を持っている傾向がある。受診などの家族の健康活動は複合的な相談プロセスに由来する傾向があり，このプロセスにおいて家族は，症状についての考えや治療への期待を共有する。本書の初版以降，家族の健康に関する考

え方や家族の疾患治療における役割について重要な研究が行われている。ライト，ワトソン，ベル（Wright, Watson, & Bell, 1996）は，家族の疾患経験と，治癒可能性についての患者や家族の考え，医療専門家の考えの相互作用的な役割を調べた。他の研究者らは，家族の考えと文化の交わりに重点を置いている（Marshall et al., 2011）。

家族の急性期反応

家族の急性期反応とは，心臓発作，がんの診断，頚椎部脊髄損傷などの疾患または障害の突然の発現に対する家族の反応を言う。重篤な疾患の急性期の段階では，家族の一員が死に至る可能性のあるエピソードが生じた直後は家族の結束力が高くなることが知られている（Steinglass, Temple, Lisman, & Reiss, 1982）。急性期の段階でも，メディカルファミリーセラピストが家族とかかわることがあり，特に急性反応が生じるような医療現場でセラピストが働いている場合には家族への関わりが生ずるが，急性期の段階では家族に接するのが難しいため，臨床的介入の指針となる研究はほとんどない。

疾患または回復に対する家族の適応

メディカルファミリーセラピストが家族に関与することが多いのはこの段階である。多くの家族は疾患の急性期にはうまく対処するが，慢性的な再調整段階でより多くの問題が生じる傾向があるからだ。多くの研究者が，再編成された家族内役割，新しい相互作用パターン，社会的支援の変化，家族生活の継続的なストレス因子に家族がどのように対処するかを調べている（Patterson & Garwick, 1994）。

たとえば，レインヴィル，デュモン，シマード，サバード（Rainville, Dumon, Simard & Savard, 2012）は，進行がんの両親を持つ青年の苦悩レベルを実証研究した。最近の研究は病気とともに生きる家族の強さと回復力に重点を置いている（Buchbinder, Longhofer, & McCue, 2009）。慢性疾患を抱えた家族が直面するさまざまな制約や機会を理解することは，メディカルファミリーセラピーにおいては不可欠である。

本節では，メディカルファミリーセラピーの土台となる経験的研究領域を要約している。次節は，メディカルファミリーセラピーに根拠を提供するいくつかの主な理論的モデルと，メディカルファミリーセラピストの仕事に影響する他の領域の新たな発展を記述する。

家族と健康に関するシステム理論

　まず，家族システムと医学的課題に対する先駆的貢献であるミニューチン，ロスマン，ベイカー（Minuchin, Rosman, & Baker, 1978）の心身症家族モデルについて記述しよう。本研究は，構造的なファミリーセラピーの理論，および「器質的」説明が除外されたコントロール不良の小児糖尿病の子どもがいる家族の臨床観察と研究観察に基づいている。ミニューチンのチームは，これらの心身症家族は，複雑に絡み合った関係，過保護，柔軟性の欠如，まずい対立解決，三角関係化のパターンによって特徴づけられると提案した。このモデルは，家族のパターンが疾患の「原因」であることを意味していると，ときには誤解されることがあるが，心身症家族モデルは，家族のパターンと疾患が相互に互いを維持している円環プロセスを仮定しているだけなのである（Wood et al., 1989）。彼のモデルは，ミニューチンら（Minuchin et al., 1978）の研究で最初に支持され，本研究は特定の糖尿病の小児における家族の相互作用と血糖値の関連を示した。この最初の研究には方法論的問題があったが，後にウッドと同僚ら（Wood et al., 1989）は，心身症家族モデルのいくつかの要素への支持，特にクローン病の小児の疾患活動性を説明する上で三角関係と結婚の機能障害が関係することは支持されている。

　メディカルファミリーセラピー理論の2つ目の領域は，ジョージ・ワシントン大学のデヴィッド・リース，ピーター・ステイングラス，および同僚らの研究に由来している。これらの研究者らは，精神疾患と病院環境とアルコール依存から端を発した理論と研究で，健康の問題を中心にして，家族がいかに団結するかを示している。リース（Reiss, 1981）とリース，ゴンザレス，クレイマー（Reiss, Gonzalez, & Kramer, 1986）は，重篤な疾患および医療システムとの関係に対処する能力において，協調に対する家族のパラダイムがいかに重要な因子であるかを記述した。**協調**は，特にストレスがかかるときに一致団結する家族の準備度を指している。ステイングラスら（Steinglass, Bennett, Wolin, & Reiss, 1987）のアルコール依存症の家族モデルは，他の慢性疾患を有する家族が，何をしても疾患に由来する日課やしきたりを緩和することができず，疾患の存在が家族システムの組織化の原理になることを許してしまうという状況を概念化する上で有用である。

　メディカルファミリーセラピーの根底にある3つ目の理論的研究は，ジョ

ン・ローランド（Rolland, 1984, 1988）による疾患タイプと家族のライフサイクルの心理社会的モデルである。ローランドは *Family Systems Medicine* 誌に掲載された彼の1984年の論文で，慢性疾患における個人と家族力動の研究を促進する疾患の類型学，言い換えると，慢性疾患における心理社会的類型学を作り出した。ローランドが提案した類型学は，発症（onset），経過（course），結果（outcome），機能不全の度合い（degree of incapacitation）の4つのカテゴリーを用いている。メディカルファミリーセラピストの場合，これらの次元は家族の日常の経験に直接影響するため，特定の疾患の特定の病態生理学よりも重要である可能性が高い。たとえば，パーキンソン病と関節リウマチはどちらも徐々に発症し，進行性の経過をたどり，非致死的で，患者の機能を損なう。これらの疾患がある家族は，再発性疾患で一定の進行経過をたどらない潰瘍性大腸炎などの心理社会的側面の異なる疾患に罹患した家族がいる場合とは別の課題を抱えている。ローランド（Rolland, 1988）は，この疾患類型学と家族のライフサイクルの段階を統合し，疾患の特徴と家族の発達的ニーズの相互作用が，いかに家族を自然なライフサイクルのコースから脱線させるかを示した。たとえば，両親に頸椎部脊髄損傷があると，若年成人の子どもは家から身体的にも感情的にも離れることが難しい。遺伝学と家族関係についてのローランドの最近の研究については後述する。

　メディカルファミリーセラピーの4つ目の理論は，家族調整および適応応答（Family Adjustment and Adaptation Response: FAAR）モデル（McCubbin and Patterson, 1982; Patterson, 2002）で，このモデルは家族ストレス理論と家族システム理論を組み合わせている。FAARモデルを医学的問題に適応すると，本モデルは家族の健康および疾患サイクルの調整および適応段階を強調する。本モデルは，慢性疾患および障害から派生するニーズを管理する家族の努力を，資源（resources），対処パターン（coping pattern），信念（belief）に照らして調べている。この対処プロセスの結果が，調整または適応のレベルとなる。FAARモデルは，多くの自己記入式のインスツルメントによって操作できるようになっており，慢性の能力障害のある病状に家族がいかに対処するかについての研究にうまく適用されている（Patterson, 1989）。

　最後の理論的モデルは，家族FIROモデルであり，シュッツのFIROモデル（Fundamental Interpersonal Relations Orientation: FIRO（基本的対人関係志向））（Doherty, Colangelo, & Hovander, 1991）を継承している。家族FIROモデルは最初ドアティとコラン

ジェロ（Doherty & Colangelo, 1984）によってファミリーセラピーのために開発され，後に健康行動と慢性疾患の家族力動に適用された。本モデルは，一体性（構造，関連性，意味の共有），コントロール（力と影響），親密性（密接な人的交流）の3つの家族相互作用の核となる次元を提供する。喫煙（Doherty & Whitehead, 1986; Whitehead & Doherty, 1989），肥満（Doherty & Harkaway, 1990），慢性疾患（Doherty & Campbell, 1988）に関する業績では，健康行動と障害は，家族が互いの生活に一体化されるまたは締め出される状況，コントロールのための戦場をつくる状況，親密性の機会を開くまたは閉ざすための状況づくりに影響すると仮定されている。

要するに，家族システム理論に存在している有望な記載内容は，メディカルファミリーセラピーの知識基盤の重大な最初の理論的根拠を提供しているのである。

メディカルファミリーセラピーと新しい遺伝学

本書の初版が出版されて以降，ヒトゲノムについての知識が爆発的に増え，多様な疾患 —— 疾患の原因だけでなく，疾患に対する感受性，抵抗性，疾患の進行，治療に対する反応 —— を調べる遺伝子検査が増々増えている。

マクダニエルとローランド（McDaniel & Rolland, 2006）が主張しているように，患者および家族システムに対するこの新しいゲノムに関する知識は，ライフコースにわたり莫大な影響になりうる。遺伝検査を受けるべきかどうか，結果を誰に告げるべきか，結果が出た後にどんな決定をすべきかを家族が決定する際には，考慮すべき倫理的および臨床的課題はたくさんある。これらの課題は本質的に家族にかかわるもので，行為者性と親交のデリケートなダンスが必要である。メディカルファミリーセラピストは遺伝疾患の心理社会的課題に敏感であるだけでなく，遺伝疾患の経時的な心理社会的側面も理解しなければならない。ローランドとウィリアムス（Rolland & Williams, 2005）は，これらの障害の心理社会的タイプ，疾患の時相，障害と関連した家族の機能の有用な指針を開発した。本書の第12章はこれらの課題や他の課題を取り上げている。

新しい脳研究

前述のヒトゲノムについての知識の進歩に加えて，ヒトの脳の社会的次元

での，魅力的な科学的進歩が見られている。私たちは社会的にも配線接続されているのであり，人間関係が脳に影響を及ぼすだけでなく，脳が私たちの関係に影響を及ぼすことを深く理解している。神経解剖学的レベルの例としてミラーニューロンの発見が挙げられ，ミラーニューロンとは，私たちが他人を観察し，相手が何を経験しているかを確認したとき，私たちが相手の感情や意図を読んだときに活性化される神経である（Goleman, 2006）。発達科学者のダニエル・スターン（Stern, 2004）は，対人関係神経学の新たな研究分野としてミラーニューロンについて熟考し，「私たちの神経系は他人の神経系によって捕獲されるように構成されており，そのため私たち自身の皮膚の内側から理解するのと同様に，他人の皮膚の内側から他人を経験することができる」と述べた（p. 76）。

ダニエル・シーゲルの対人関係神経生物学は，この新しい科学をクライアントとの臨床に適用しようと取り組んでいるセラピストには卓越した指針となっている。対人関係神経生物学では，心が弾性を発達させるように脳が形成されるには人間関係が重要であることに重点を置いて，ヒトの発達と幸福を理解しようと試みている。ヒトにおける経験の三角形には3つの単純化できないポイント ── 関係性，心，脳 ── があり，これらはエネルギーと情報の流れを共有しているというのが本モデルの主な見解である。関係性とは，エネルギーと情報が人々の間でどのように共有されるかということである（Siegel, 2010）。本研究の臨床への適用は，理論や基礎科学と比べるとその発展は遅かったが，外傷からカップルの問題までさまざまな領域で将来有望な発展が見られている。メディカルファミリーセラピストは，この新しい脳研究の結果がシステム理論と一致しており，この領域との交流を支持しており，脳研究はメディカルファミリーセラピーの今後の研究の中心目標として受け入れられている。

家族と医療システム

ドアティとベアード（Doherty & Baird, 1983）は，健康の最小基本単位は，臨床医，患者，家族の三角形で構成されていると主張した。ローランド（Rolland, 1988）の見解では，疾患と疾患の心理社会的特徴は治療システムの付加的な部分となっている。よって，彼は治療の三角形を，医療チーム，患者，家族，疾患で構成される治療の四角形に拡大した。メディカルファミリーセラピス

トを医療チームからさらに分けて位置づけると五角形になり、セラピストは、疾患、患者、家族、医療チームの他のメンバーがかかわる問題に関心を向ける必要がある。

慢性疾患や障害に対処する人々にとって、医療専門家、HMO（健康維持機構）、保険提供者、政府機関との関係性はしばしば最もストレスの多い状況の1つであり、したがってメディカルファミリーセラピストは家族を助けるためにこれらの医療および地域社会システムについての実務的な知識が必要である。

インバー・ブラック（Imber-Black, 1988）とウィン、マクダニエル、ウェッバー（Wynne, McDaniel, & Weber, 1986）の研究からわかるように、1980年代にファミリーセラピーの領域は、より上位のシステムと家族との関係に直接目を向け始めた。メディカルファミリーセラピーの中心的な考えは、評価と治療の単位に、家族およびセラピストに加えて、関連する医療システムとの関係性を含めなければならないという点である。リースとカプラン・デ＝ノール（Reiss & Kaplan De-Nour, 1988）は、社会システムと医療チームとの関係について明確に取り組んだ。彼らは、社会システムのなかで医療スタッフ、家族、患者がいかにつながっているかを示し、社会システムは定義可能な段階を経て形成され、それぞれの段階に独自の発達上のタスクがあることを示した。形成段階は以下の通りである：急性、慢性／維持、終末期／死別。急性期の中心タスクは評価と支援で、一方慢性期の中心タスクは、覚醒vs. 燃え尽き、気力の維持、発達、リハビリテーションである。終末期の中心的なタスクは安楽と平静である。リースとカプラン・デ＝ノールは、患者、医療スタッフ、家族における役割および相互作用が、これらの段階でどのように変化するかを記述し、後に続く状況に対処するケア提供システムの成功は早期段階のタスクの成功にかかっていると提案した。

本書の第1版が出版された1990年代早期以降、米国における医療の送達には変動があった。本版の序文で記したように、1990年代早期の医療改革の試みは失敗し、協働的ケアの早期の見込みは失速した。大規模な保険システムと提供者システムが現在優勢で、医療の公費および私費とともに無保険のランキングが持続的に増加している。責任医療組織（Accountable care organization：メディケア受給者に統合されたサービスを提供するためにともに取り組んでいる医療提供者や病院のグループ）とヘルスケアホーム（Health Care Homes）は、序文で述べた集団の健康、費用削減、患者の良好な経験で構成される「3つの課題（Triple

Aim)」を達成するよう求められている（Berwick, Nolan, & Whittington, 2008; Edwards, Patterson, Vakili, & Scherger, 2012）。

21世紀のメディカルファミリーセラピストは，現在の複雑な医療システムと将来の医療システムの見通しについての知識を有していなければならず，将来の形成に積極的に参加しなければならない。

メディカルファミリーセラピストに必要な自分自身についての知識

初版の『メディカルファミリーセラピー *Medical Family Therapy*』の出版以来，何年にもわたって，私たちはメディカルファミリーセラピストの自分自身に関連した課題の重要性を強く認識してきた。最初の研究では，セラピストに期待された人となりや家族は，メディカルファミリーセラピストが日常的に直面している独自のいくつかの課題のなかには十分に取り組めていないことがしばしばある。これらには，セラピスト自身の家族の疾患経験，健康行動，健康についての考え方，医師や他の医療専門家との相互作用と関連した**医療と原家族**（メディカルファミリー・オブ・オリジン）**の課題**が含まれている。すべての家族には感情を伴い多くの意味がある健康の歴史があり，メディカルファミリーセラピスト自身もそれらを整理し，これらの課題にうまく折り合うことが重要である。

この点において有用なトレーニング方法は，家族が医学的問題と危機にいかに対応するかに重点を置いた「健康と疾患」のジェノグラムを研修生に作成させることである。

自己啓発研究の2つ目の領域は，**疾患，健康行動，および医療専門家との関係に関するセラピストの個人史**である。自分自身のストレスに関連する身体的問題を恥じているセラピストは，同じ問題を抱えている患者にうまく対応できないであろう。がんに打ち勝ったセラピストは，がん患者とその家族に対応する際に特別な感情移入と潜在的な偏りの両方を有しているであろう。太りすぎを気にやんでいるセラピストや喫煙者のセラピストは，健康行動の問題に取り組む際にこれらの課題の意味を，より自身の内部で分けなければならない。同様に，医師との間に否定的な個人的経験があるセラピストは，メディカルファミリーセラピーで医師と協働できるようにするにはこれらの感情にも対処しなければならない。

メディカルファミリーセラピストの個人的懸念の3つ目の領域は，**疾患と治療の身体的側面に対処するときの「不安」**である。血液，針，創傷，変形，臭い，体液など，そうしたものへの感受性に対して，さまざまな侵襲が医療現場には存在する。

　急性期病院やリハビリテーション病院で働くセラピストにとって特に問題となるのであるが，大きな創傷の洗浄，ストーマ袋の交換，目に見える症状に対して家族がいかに取り組むかを話しあうとき，そのときに生ずるセラピスト自身に生ずる一般市民的な困惑や感情も，メディカルファミリーセラピストが向かい合わなければならない問題である。なかには「血液や内臓」が嫌いなために医学校を避けたというセラピストもいるであろう。メディカルファミリーセラピーをうまく実施するには，これらのセラピストは障害，疾患，治療の身体的プロセスに対する過敏性を軽減しなければならない。

　メディカルファミリーセラピストの個人的な仕事の最後の領域は，**医師と対峙した際の力関係と地位**にかかわっている。セラピストが医師の集団に対して憤慨，ときには敵意さえ示すことは珍しいことではない。特定の否定的な経験からこの反応を部分的に理解することはできるが，医師と一緒に働くことは，専門家として人として自分の地位や力についてセラピストが持つ個人的な両価性をかきたてる。同僚ではなく権威者として，あるいは軽蔑すべき相手または避けるべき相手として医師に対応する，対となる誘惑をもたらす。医師に対する否定的な態度が，メディカルファミリーセラピーを行うセラピストの能力を損なうことは明らかである。

　メディカルファミリーセラピーの高次の理論と一般的な知識基盤から話を始めたが，次章からは実践に移り，メディカルファミリーセラピー独自の，それを実践する臨床家にエネルギーを与える臨床戦略について記述する。

第 2 章
メディカルファミリーセラピーの臨床的戦略

　メディカルファミリーセラピーは，患者や家族の人生が織りなす，感情的に複雑な側面に向い合う。そのためセラピストは，治療的枠組みのなかで，どのようなプランを立て，どのように話し合いを促進するか，などの点を心得ていることが必要である。セラピー一般に言えることであるが，問題の解決のための戦略があり，専門的な技法があり，研究があり，そして臨床的判断というものがある。メディカルファミリーセラピーは，家族が安心して，正直に，困難があっても勇気ある話し合いができるよう，これらのすべての能力を統合して，家族を支援しようとするものである。

　この章では，メディカルファミリーセラピーの要となる，システム論的な戦略を提示し，どのようにそれを遂行するか，具体例を挙げながら論じていきたい。臨床的な戦略がどういった範囲を指すかは，支援目的として挙げられる課題の多様性に応じて変化するが，重要なのは，患者と家族が必要としていることは何なのか，という点である。このような「戦略」は，何か特別な心理療法のモデルを反映したものでなく，むしろ，家族の会話を促進し，結びつきを深め，家族がともに協力して，創意工夫を用いて慢性疾患に適応していけるよう支援する方法であるといえる。ゆえに，さまざまな治療モデルを背景に持つセラピストがこういった介入法を取り入れることは可能であり，そうすることによって，患者と家族の自立性と効果的なコミュニケーションを高めることができる。一方で，セラピストがこれらすべての戦略的臨床の技術を使うことはまれであり，どちらかといえば，健康状態の危機に際して家族が経験する複雑な感情や難しい決断を，セラピストが効果的に援助できるよう利用する，1つのツールボックス（道具入れ）のようなものであ

る。

　メディカルファミリーセラピーは，急性の疾病や末期の重篤な病気に直面した患者や家族への支援を想定しているが，最もよく見られるケースは，慢性疾患に対処している患者や家族である。このような家族は往々にして長期にわたる，劇的な変化を伴うような体験を持っており，自分たちにはサポートが必要であるとの認識を持っている。また，自分たちの治療者が勧める治療依頼を前向きに受け入れる傾向も見られる。そのため，ここでは，そのような慢性疾患に向き合う家族の例と，他の多くの慢性疾患を抱える家族に役立つであろう戦略的臨床技術を詳述したいと思う。具体的にエルマン家を例にとり，どのように戦略的臨床が実際に使われたかを示していきたい。いくつかの他のケースについても，この章内で取り上げ，エルマン家の治療ではあまり使われていないが，戦略的な臨床技術の使い方の例として提示したいと思う[註1]。ビル・エルマン，55歳は医療過誤障害者に関する訴訟を多く手掛けてきた弁護士である。思春期に彼は糖尿病と診断され，それ以後自分の病気についてよく学び，自分のケアによくかかわってきた。これまでずっと自分の食事，インスリンのレベル，身体の反応などを注意深くモニターしてきた。にもかかわらず，彼は多くの合併症を抱えており，循環器系の問題で冠状動脈バイパスの手術を要したり，親指の切断や勃起障害などもすでに起こっていた。つい最近では，糖尿病により透析を必要とする腎不全を併発しており，腎移植の可能性も浮かび上がっていた。

　ビルの妻，キャロル・エルマンは49歳の医療ソーシャルワーカーであり，健康状態は良好で，地域の子ども病院でパートとして働いていた。彼女が10代前半だったころ，父親は衰弱性の心臓発作（debilitating stroke）を起こし，父が死ぬまで6年間母親が在宅ケアするのを見ていた。現在，キャロルとビルには23歳になるタラと21歳になるミシェルの2人の娘がおり，家から出て大学に通っていたが，両親とは親しく，よく連絡を取り合っていた（Figure 2.1のジェノグラムを参照）。

　妻のキャロルがまず自分自身でセラピーを受けに訪れた。彼女は長い間うまくビルの病気に対処してきたが，重篤さを増していく危機的症状，度重な

▽註1　本書のすべての事例は患者の匿名性を守るために改変されているが，家族の力動とメディカルファミリーセラピストの経験を損ねないよう正確かつ忠実に本質を拾い上げるよう試みた。

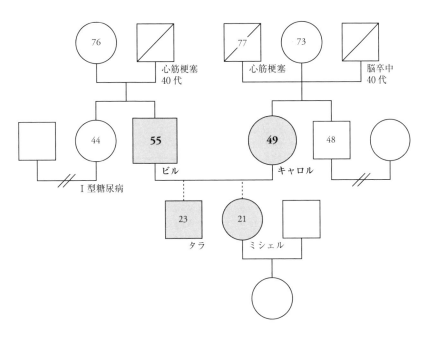

Figure 2.1. エルマン家

る入院,そして自分自身の両親の思い出などに,圧倒されつつあった。彼女は,夫がうつになってしまい,自分から心を閉じてしまうのでは,と心配していた。一方で,心配すればするほど,自分がこんなに看病しているのに,と腹立たしくなり,同時にそんな感情を持ってしまったことに罪悪感を抱いていた。彼女は,夫を支え続けたいと望んでいたが,それでも,自分の生活にもう少し喜びを見つけたいと願っていた。当初は自分だけのセラピーに興味があったが,必要であれば,夫や子どもたちと一緒に受けることを彼女は承諾した。

慢性疾患の広がりとそれがもたらす家族への影響

一般的に慢性疾患は徐々に現れてくる。人々がどのように初期症状に反応するかは多様である。最初に症状に気づいたときに治療を求める人もいれば,患者自身が治療を避けている間に家族の方が心配し,医療機関を受診するようにうるさく言われる人もいる。往々にして,検査を受けるにはかなりの時

間がかかり，さまざまな医療機関を複数回訪れることも必要になる。そうしている間に，症状を持つ本人や家族成員はそれぞれ何が起こっているかについて推測しはじめるが，必ずしもお互いに話しあうわけではない。振り返ってみて多くの人が言うのは，診断名を最終的に知らされるときよりも，診断を待っている長い時間の方がずっと耐えがたいということである。

いったん診断が下されると，その当人は患者となる。慢性疾患に対しては，新しい対処方が必要であり，患者と家族は自分たちのあり方を変えなければならず，そして，ある一定の適応期間が必要となる。時間とともに患者は，自分が多くのものを喪失しているのに気がつく。身体の健康や機能，自分がはたしていた役割や責任，持っていた夢などを喪失していくのを感じ，余命が短くなっていることにもおそらく気がつくだろう。家族も同じように喪失感を経験し，徐々に自分たちを「がん患者の家族・糖尿病患者の家族」，「不運な家族」または，「もう健康で普通ではなくなった家族」のように感じはじめているかもしれない。診断名が確定したとしても，不確かさとあいまいさはさらに続くのである。

こういった複雑な感情は，困難な危機的状況に対するごく普通の反応であるのだと思えるように，メディカルファミリーセラピストは患者家族を援助する（第4章参照）。そのためにセラピストは，家族が正直に気がかりなことを話し合い，自分たちが経験している困難を認め，自分たちの反応をお互いに分かちあえるように助けようとする。メディカルファミリーセラピストは，家族が自分たちのヘルスケアチームと効果的に働けるように支援し，互いに病気に立ち向かえるよう助ける。言い換えるならば，家族が，自分たちの持つ強さだけでなく，失ったものも認め，失望しそうになるときでも，前を向いて進めるように援助することである。

一方で，健康保険の改革に関する議論の多くが，慢性疾患に対処しなければならない家族の数が今後増大するという見解を述べている。国立健康統計センター（Center for Disease Control, 2008b）は次のように報告している。全アメリカ国民の12パーセントが慢性疾患のために，日々の活動を制限されている。こういった人々の割合は，45歳から64歳の間では17パーセントに増え，75歳以上では42パーセントにまでなっている。これらの割合は，医療倫理学者ダニエル・キャラハン（Callahan, 1991）が講話のなかで用いた例を取り上げるならば，さらに現実味が増すだろう。彼はどのように霊園が現代医学の

歴史を明らかにするかを述べているのだが，それによると，19世紀までは，あらゆる年齢の人が霊園に埋葬されていたが，20世紀後半になると，主として老齢で死んだ人々でいっぱいになっている，と述べている。このことより，キャラハンは，医療技術と治療の発達による代償は，慢性疾患の増大であると指摘している。

　実際，慢性疾患は健康保険の支出おいて膨大な割合を占めており，一般にそのなかには，費用に換算されていない，家族が提供するさまざまなレベルのケアも含まれている。慢性疾患のマネジメントには患者，その家族，そしてヘルスケアのシステムの3者がともに働く必要がある。長期的な治療 (care) になると，患者と，少なくとも1人の医者の継続した関係が必然的に構成されるが，これをドアティ (Doherty, 1988) は「医療政策・システムとの慢性的な関係」と特徴づけている。家族は，直に医療システムとの頻繁なやり取りに巻き込まれるかもしれず，そこには多くの異なった専門家や診療科などが含まれている。たとえば，家族が患者と医師との「慢性化した関係」に加えてもらえない場合，患者がどんな話を聞いてきたか，どんな話をしたのか，について推測しなければならず，間接的関係性と呼ぶような関係が起こる。たとえば，患者が病院から帰ってくるとほとんどいつも，「それでお医者さんは何と言ったの？」と聞くような状況であり，こういった場合には，誤解や聞き間違いの可能性は限りなく大きくなるといえよう。

　メディカルファミリーセラピーにおいて大切なのは，病気の体験が家族に与える影響についてセラピスト自身の見方を検証することである。ステイングラスとホラン (Steinglass & Horan, 1988) は家族が持つリソースに重きを置く見方と家族の欠陥に重きを置く見方の違いについて述べている。リソース中心のモデルでは，前向きな姿勢と周りのサポートは，病気の重篤さからくる困難から家族を守ることができると見る。一方，欠陥本位のモデルでは，家族のストレスと相互関係のパターンが病気自体を悪化させ，理想的なケアを阻むものになると見る。しかしながら，このような短絡的で明快な区別は，家族が患者に対して提供しようとするサポートと，患者がそれをどのように理解するかという，複雑な家族関係のパターンを考慮していないと言えよう。どのようなサポートが良いのか，または，必要とされているのか，について，家族これまでの考え方，良かれと思ってやったがうまくいかなかったこと，起きてしまった誤解などは，結果として家族を傷つける支援に結びついてし

まうことがある（Ell, 1996）。確かに，このような家族の病気へのかかわり方のパターンが病気の進行や回復にどのような影響があるかについて，まだ十分な研究はなされていないが（Campbell, 2003），医療現場では，家族自身がどのようなケアを提供できるかについて，家族で考えてみるように，セラピストが手助けする必要がある。

　一般に家族は患者に対して援助を提供しようとするが，ときとしてその援助が過保護や過干渉に見えることもある。患者の自立を重んじる家族の場合には，その行為は他人から，彼らが十分に世話をしていないように見えたり，または十分に関わっていないように見えたりするかもしれない。ほとんどの場合，慢性疾患という診断は竜巻のように突然家族の生活全体を席巻する。全く予期していなかったことのため，その後の惨状と混乱は長きにわたって家族のなかに残ることになる。患者本人や家族のそれぞれ異なる反応も，同様に不安定要素であり，これからの困難を予測させる。

　家族とヘルスケアシステムがそれぞれ患者へのケアの責任を共有しながら，そのケアに関して自分たちが期待していることや役割を明確にする手段がないときもまた，誤解や葛藤を誘発することになる。特に患者と家族が病気や医療システムをよく知らず，不安に感じている場合には，行き違いや誤解が起こりやすい。メディカルファミリーセラピストは，こういったときに役に立つ存在として歓迎される。何が誤解のもとになっているかを解きほぐすのを助け，家族が必要な情報を得られるようにし，家族とヘルスケアシステムの両方が感じる緊張関係を和らげ，家族と現場の医療従事者がもっと共感に満ちた持続的なケアシステムを作り出せるよう支援するのである。

慢性疾患 —— 病気の特徴

　1つひとつの診断が明らかになるたびに，患者とその家族は貴重な体験を持つことになる。病気について学ぶことはたくさんあり，どうやったら一番よいケアを提供できるのか，また生じるストレスは家族関係にどんな影響を及ぼすのか，といったことを知ることは大切である。こういった体験は家族にとって新しいものである一方，多くの人々は，自分たちは「どこにでもいるがん患者」のように扱われた，という不満を持ったりもする。患者の持つ固有の体験を認めることにより，ヘルスケアシステムにかかわる者たちは，

どのように治療や環境をそれぞれの患者や家族の必要性に合わせて整えているかを、もっと伝えるべきであろう。メディカルファミリーセラピーは、こういった患者家族の新しい体験を深めていけるよう、さらなるリソースを提供することができる。家族それぞれの違いは確かに存在するが、病気と家族の両方に観察できる特徴を知ることにより、状況への反応を予測することができ、効果的な介入を促進することができるだろう。

病気の進行とそれがもたらす結果

　病気は、患者と家族の間に特有の緊張関係を引き起こす。それは、機能不全の度合い、病気がどれほど他の人々の目に明らかであるか、不治の病かどうか、また、死に対して家族や患者はどんな意味づけをしているか、などの点によって緊張関係の程度は変わる。家族精神科医ジョン・ローランド (Rolland, 1994) は、有益な分類表を作成したが、そこには、発症、経過、結果、そして機能不全の度合いが項目として挙げられている。この分類表を見ると、重篤な肺がんのような、進行性で致死率が高く、機能不全が顕著に起こる疾患と、中程度の心臓発作のような、急性だが不治の病でなく、顕著な機能不全を起こすようなものでもない疾患とでは、なぜ異なった状況を患者や回りの人々に引き起こすのかを理解するのに役立つ。同じように、生物医学的には全く異なる全身性エリテマトーデスやパーキンソン病のような疾患であっても、なぜ家族に対して同じような心理社会的影響を与えることになるかを説明するのに役立つのである。両方の病はさまざまな進行状況を持ち、患者と家族はいつ、または実際に、症状は悪化するのか、さらなる病状が発症するのか、全く分からない点が共通しており、それが家族や患者に類似した影響を与えることになるのである。

　病気の発症は脳卒中の発作（脳血管発作）のように、前触れもなく急に起きるものと、心臓疾患のように徐々に進行するものがあり、後者の場合、患者や家族は、疾患やその治療に慣れていくための時間が与えられている。疾患の進行具合には、進行性のもの、恒常性のもの、または再発を繰り返すものなどがあり、アルツハイマー病は進行性の疾患と考えられており、脊髄損傷などは恒常性の疾患、そして喘息は再発を繰り返す疾患の代表と考えられる。「結果」とは、その疾患が寿命を短くするかどうかに関する予測を意味する。このような「疾患による結果」は3つに分類され、多くの転移性のがんに見

られるような「致死性」疾患，心臓血管疾患のような「致死の可能性が高い」疾患，そして喘息のように「致死性のない」疾患，などがある。ローランドの分類表の第4のものは「身体機能不全性」であり，これは身体に与える機能障害の程度をあらわす。機能障害の程度は，どれくらいその障害や状態が他人の目に明らかなものかによって，複雑化される傾向がある。実際，各人の病気の現れ方は千差万別であるのだが，一般的に言って，病気の状態は，パーキンソン病のように「(明らかな)身体機能不全」と多動性のような「身体機能不全のない」もののどちらかに分類される。

ビル・エルマンの糖尿病は，徐々に発症し，彼が若いころはほとんど影響を与えなかった。30代になって，糖尿病は悪化した。心臓の不整脈や手術，最終的には切断の手術などの入院を繰り返すたびに，新しい危機的状況を生み出すことになった。入退院は彼や家族の生活にとって日常的なものとなり，医学的な危機はもっと多くなるだろうと予感されるようになった。このような進行性の病状は，危機的状況を体験するたびに，身体機能の不全性が増えていき，少しずつ家族の生活の質を変えていった。家族はことが起こるたびに心配し，入院するたびに病気は進行し，身体障害は増えていったので，家族にとって入院とは，少しずつ病状の末期へ移行していくことを示す徴として感じられるようになったのだった。

病気の段階

慢性疾患は時間をかけて発症し，結果として個人や家族の発達段階に類似した段階を経ていく。ローランド (Rolland, 1994) はこれを，危機的時期，慢性期，そして末期に分類し，それぞれの時期に出現する特徴的な家族の不安や課題を明らかにした。リースとカプラン・デ＝ノール (Reiss & Kaplan De-Noor, 1989) は以前よりこれらの段階を「急性期」「慢性期」「末期」と名づけており，ある時期に有効である対処法が，必ずしも別の段階でも有効であるとは限らないとしている。

急性期，または危機的段階は，診断が出る前から始まっていることが多く，家族は往々にして，何かがおかしい，とすでに感じている。いったん診断名が出たり，または病理検査や来院によって病名がはっきりすると，家族は新しい情報に対し反応する。一時的であっても，病気がもたらす切迫した事態に応えようと体制を立て直し，同時に病気を受け入れ，何とか看病をし

ようとし，心理的にも不確実な事態を受け入れようと模索しはじめるのである。どの治療法を選ぶのか，またどうやって必要なケアを提供するのか，などについて家族間でいさかいを経験するかもしれないが，ほとんどの家族は，病気の急性期において，何とか力を合わせてやっていこうとする傾向がある(Steinglass, Temple, Lisman, & Reiss, 1982)。

慢性期への移行は病気によってさまざまであり（Reiss & Kaplan De-Nour, 1989），病気が自分たちの生活の一部だと患者や家族が受け入れたとき，慢性期が始まるとも言えよう。慢性期には往々にして，悪化していく病気が引き起こす危機的状況が含まれ，この時期を通して，患者や家族は永続的な変化が起こったことを受け入れるようになる。病気が起こる以前の自分たちに戻れないことを悲しんだり，これから恒常的に必要となるケアに対応するための役割分担を話し合ったりする。この時期において，一般的に家族は病気に関する情報をさらに得ており，病気を抱えた家族成員のケアに積極的にかかわっている。そしてケアのために必要なことと，その他の家族に必要なことのバランスをとろうとしている。

13章においてさらに詳述するが，末期（最終期）は，死に至る慢性疾患を患った場合に，死が不可避に迫って来る時期を指している。最終期が来たと家族に認識されることもあれば，そうではないときもある。もし認識されると，最終期で家族にとって別れと喪失感に向き合う時間を持つことが可能となる。これまで解決できなかった問題や気がかりなことを話しあう機会ができたり，病床にある人がこの世を去る前に自分の願いや心配事，そして最後の「さよなら」を伝えられる機会を作り出すことができる。

急性期の危機態状況にあるケースにおいて大切なのは，信じられないような診断に直面したときであれ，病状が最終期へ移行したときであれ，家族のなかの不安感を低くし，互いに話したり聴きあったりするために，積極的に自分たちの関係を調整することである。慢性期にある家族は，病気に対してあまり効果的ではない対処法を身につけている場合が多く，ときとして，患者と家族の関係が「解きほぐされた」状態になれるようなテクニックが必要となるかもしれない。

また，すべての時期において，以下に示す臨床的段階（Exhibit 2.1. 参照）の枠組みが，家族のなかでお互いに，また治療チームと家族が良い関係を築けるよう，効果的な援助を提供するのに役立つであろう。

Exhibit 2.1. メディカルファミリーセラピーのための臨床的段階

1. 生物学的側面を認識する
2. 家族の持つ病気の歴史とその意味を抽出する
3. 防衛的な反応を尊重し，責め合いを取り除き，受け入れられないという思いを受け入れる
4. コミュニケーションを促進する
5. 発達段階的ことがらに注意を向ける
6. 家族の持つ，病気に関係のない自分たちらしさ（アイデンティティ）を補強する
7. 心理教育と支援を提供する
8. 家族の行為者性を高める
9. 家族の親交を深める
10. 家族に対して共感的な存在であり続ける

メディカルファミリーセラピーのための臨床戦略

1. 生物学的側面を認識する

　メディカルファミリーセラピストは身体的領域を抵抗なく扱っていけるよう，患者だけでなく他の家族成員の身体的健康にも関心を持つ必要がある。どこで誰から患者がケアを受けているのかを知り，セラピスト自身と患者の両方が学ぶべき情報をどうやって得ることができるか，について知っておくべきである。このために，ファミリーセラピーの役割をヘルスケアの枠組みのなかで議論する必要がある。

　患者を中心とした見方

　ファミリーセラピーの伝統的モデルにおいては，家族成員の1人に「患者」というレッテルを貼るのを避けることがある。しかし，メディカルファミリーセラピーでは，患者という，1人の病を抱えた人間が存在する。セラピーでは病気によって影響を受けている家族全員が対処法を学べるよう配慮することが含まれるが，あくまでも，患者に中心が置かれる。他の家族成員は，患者が病気にうまく対処できるよう支援するコンサルタントのような役割として捉えられるのがベストであると言えよう（Wynne, McDaniel, & Weber, 1986）。セラピストが日常的に扱っている患者の行動および人間関係に関した問題に対しては，家族は責任を分かちあい，望ましくない症状を軽減するために求められる変化に自らかかわるよう勧められる。医学的問題を扱うようなセラ

ピーでは，家族は愛する者の病気に対し，自分たちが責められているように感じるかもしれないが，それはセラピストが決して悪化させたくない感情でもあるのだ。

心理療法とその他の治療的ケアとの違いを説明する

医療現場にいる患者はさまざまな分野の医療従事者に会っているので，なぜ，自分がメディカルファミリーセラピストと会っているか，定かではないこともあるだろう。医療の場で患者たちはいつも，ある特定の施術を割り当てられている。子どもたちは注射されることを予期しているかもしれないし，大人は薬をもらうことを期待している。そうやってみなが何らかの答えやアドバイスを期待しているといってもいい (Seaburn, Lorenz, Gunn, Gawinski, & Mauksch, 1996)。最初のやり取りから，メディカルファミリーセラピストは，セラピーを始める患者が建設的な期待を持てるように，そのプロセスを始める必要がある。役に立つ患者への問いかけには次のようなものがある：「あなたはセラピーにどんなことを期待しますか？」「治療のゴールとして，どんなものがありますか？」また，セラピストと他の医療従事者，そしてスタッフ間の情報共有についても患者に説明し，ファシリテーターやコーチの役割をセラピストがはたすこと等を説明する。同時に，どのように患者と家族成員が自分たちの持っているリソースと知恵を使って困難を乗り越えていけるか，時間をかけて説明することが大切である。

紹介された患者の病気に関する情報を集める

3章で述べるように，理想的に言えば，セラピストは，患者の病状，進行状況，特別な状況などについて，家族からだけでなく，医療関係者らの見解を電子文書や紹介状を通して取得しておくのが望ましい。複雑なケースにおいては，このようなやり取りは家族会議やスピーカーをオンにした状態での電話会議において行うこともあり，そうすれば，医者やセラピスト，患者，そして患者の家族といった全員が同じ情報を聞くことができる。医療システム，セラピスト，そして家族の間の支援的な三角関係では，セラピストは，医療システム，患者自身，そして家族に対して，直接にコミュニケーションをとり，互いを分断するような結託した関係を避けるようにすることが大切である。

生物学的な変化の可能性に対して，謙遜な態度を保つ

病人は希望と答えを求めている。セラピストは患者と家族が自分たちの問

題に対処できるよう手助けをするものである。しかし，セラピストは，特有の病気について，あるいは病気の進行状況などにどれくらい心理療法が効果的なのかを予測することはしない。各々患者や家族は自分たちで「研究プロジェクト」というようなものを遂行していくことが勧められる。そこで，医療従事者とともに，身体においても気持ちにおいても，最も成功の可能性が感じられる治療計画を開発するには，何が助けになり，何がそうならないのかを探っていくことが勧められる。

2. 家族の持つ病気の歴史とその意味を抽出する

　セラピーにやって来るどのような家族に対しても，セラピストはまず，主訴を聞くことに加え，家族全員を知ろうとする。ここにいる人々はいったいどういった人たちなのか。誰が家の外で働き，その仕事とはいったいどのようなものなのか。どんな趣味を楽しみ，どのように夫婦や家族の時間をすごしているのか。病気の話に入る前に，こういった質問に家族がどうこたえるかは，その家族が自分たちの生活を，病気を持ちながらも十分成り立たせていけるかどうか，のよい指標となる。いったん必要な状況が設定されたなら，セラピストは共感を持って病気についての家族の物語に耳を傾けることができるのである。

　患者が自分の病気の物語を語るように，自分の話を他の人々に語ることは，治療的な作業である（Kleinman, 1988; McDniel, Hepworth, & Doherty, 1997）。家族の他のメンバーは，普通，自分たちの病気の物語を語るようには求められないが，互いの体験を聴きあうことには多くの発見がある。そのようにすることにより，強い感情が現れてくることもある。なぜなら，家族のなかにトラウマ的な記憶を呼び起こされることもあるからだ。セラピストは苦痛に満ちた話を聞く用意ができていなければならず，家族が持つ強さを認め，敬意を持ってこれに応える必要がある。Exhibit 2.2 はそれぞれの家族成員の持っているであろう，病気に対する見方を導き出すのに助けとなるような質問を挙げている。

　病気の物語は，家族間で共有されている，治療に関する家族の言葉を知る手がかりを与えてくれる（Anderson & Goolishian, 1998; Weingarten, 2010）。身体上の病訴には，生物医学的な側面と比喩的な側面の両方の意味を含んでいるかもしれない。家族成員は圧倒的な描写を用いることがあり，それらがセラピーのな

Exhibit 2.2 患者と家族の病気に対する感じ方，捉え方を引き出すための質問

患者に対して――
1. 何があなたの問題を引き起こしたと思いますか？
2. その問題が何故そのときに起きたのだと思いますか？
3. 病気はどのようなことをあなたにしていると思いますか？ それはどんなふうにですか？
4. どれくらいあなたの病状は深刻ですか？ それは長い期間続くでしょうか，それとも短い期間になるでしょうか？
5. あなたの病気が引き起こした問題には，主にどんなものがありますか？
6. 病気に対して抱いている，最も大きな恐れはなんですか？
7. どのような種類の治療を自分は受けるべきだと考えていますか？
8. その治療から得られるであろう，あなたにとって一番重要な結果とはどんなものでしょうか？
9. 合併症や病状が複雑になることが予測されていますか？
10. あなたの親戚は，あなたが病気になったことで，どんな体験をしているでしょうか？
11. あなたの家族の誰かが，あなたの直面している疾患と類似したものをこれまでに体験したでしょうか？ もしそうだとしたら，その後の経過はどうでしたか？
12. あなたやあなたの家族の過去の回復体験はどのようなものでしたか？
13. 何が今，あなたの癒しを困難なものにしているのでしょうか？
14. 自分自身が生きるのに十分値する人間だと思いますか？
家族成員に対して――
15. 患者の疾患によって，家族のなかで，どのように責任や役割分担が変わる必要があると思いますか？
16. 患者が介護や特別な援助を必要とするなら，誰がそれを提供する責任を持つでしょうか？
17. もし病気がすでに慢性化していたり，おそらく慢性化するであろうと思われるなら，患者や家族は，どのような計画を持って，これからの長い期間，問題に対処していくことができると思いますか？

註）質問 1 から 8 は Kleinman, Eisenberg, and Good, 1978 より，9 と 10 は Seabum, Lorenz, Campbell, and Winfield, 1996 より翻案，11 から 14 は Friedman, 1991 より翻案，15 から 17 は Shields, Wynne, and Sirkin, 1992 より。

かで語られると，セラピストは患者とその家族の持つ世界のなかへ入っていくことができる。それらの表現が持つ意味を理解することは，変化を促すための最初のステップの1つとなる。

ウィン，シールズ，サーキン（Wynne, Shields, & Sirkin, 1992）は，家族にとって「病気」はどんな意味を持つのか，その意味づけは世代間を通じて行われる作業である，と述べている。「病気」の意味とは，病気になったらその病気にどう対処するのかについて，絶え間なく家族のなかでやり取りを続けていくなかで見出されるものだと言える。家族が病気に見出す意味は，その家族の文化や個人的な体験によって解釈されたものに影響されており，このよう

に，世代を通じて形作られたものかもしれない。家族が持つ特有の応え方や価値観は，織物の糸のごとく，家族の生活という布に織り込まれていき，それぞれの世代が，継承されてきた模様［訳注：特有のかかわりのパターン］をなぞったり，新たな模様を作り出すことができるのだ（Boszormenyi-Nagy & Spark, 1973）。

病気に対する信念は，家族とセラピストの治療的な会話のなかで，重要な部分となる（Wright, Watson, & Bell, 1996）。また，マクダニエル，キャンベル，ヘプワースとロレンツ（McDaniel, Hepworth, & Lorenz, 2005）は，「病気」に対して持っている信念や予測は，病気を中心に見たジェノグラムによって得ることができると勧めている。これは，家族のそれぞれが持っている，病気の体験をジェノグラムに書き入れるものである。誰が病気だったのか，どんな疾患が家族内に存在したが，どのように看護したのか，といったことを書き入れるものだが，これを通して，頻繁に新しい情報を見つけることができる。パートナー同士が自分の実家で行うお祝いのやり方が違うように，妻の実家では病気に関しては冷静に対応するよう求められていた一方，夫の家族では，親戚の健康問題が，公然と夕食時の話題になっていることに，夫婦が気づいていなかったこともある。こういった家族の歴史や，当然だと思っていた捉え方の違いを話しあうことにより，家族は，自分たちが従来持っていた思い込みから離れて，どのようにともに対応できるかに，向き合うことが可能となる。

キャロル・エルマンは自分の母親が父親を介護したときのことと，自分が自分の夫の世話をしている様子が，恐ろしいほど似通っていることに気づいていた。キャロルの父親が病床に伏していたとき，当時の母親も自分と同じ思春期の子どもと青年期に入ろうとしている子どもがいる中年の女性だった。ビルのように，彼女の父親も進行性の慢性疾患を抱えており，機能は多々残っていたが，目に見えて衰退していくのは避けようがなかった。キャロルも母親も，身体だけでなく感情面でも重要なケアを夫に提供する必要があり，どちらも家庭の外で社会活動に携わることができなくなり，ますます孤立していくさまを経験していた。キャロルのこういった気づきは，彼女の母が行ったのとは別のやり方を試してみようと決心する助けとなった。彼女は，家の外での仕事を続けようとしたのだが，しかし，充実した自分の生活を何とか維持しようという意識的な試みは，結局のところ，彼女の母親が味わったであろう同じ感情，つまり，失望感や他人への怒りを感じる結果に陥って

しまっただけであった。このように彼女はセラピーのなかで語った。思春期の娘として，キャロルは自分が父親の身体的ケアを手伝わなければならなかったことに憤然としていたので，自分の娘であるタラには，自分の父親に対して「大きな介護の役目を負わなければいない，なんて考えなくていいのよ」と配慮を示した。ところが実際，キャロルが自分の母親にしたのと同じくらいの援助をタラが自分に提供していないと感じると，キャロルは自分の娘に，「あなたは自分勝手だ」と言い，批判的になっていた。その後，キャロルとタラは，自分たちの前の世代と今の自分たちの世代が，どのように介護と援助のバランスをとろうとしたかについて話しあうことができるようになり，それぞれ，自分の望みをもっと明確に述べることができるようになった。話し合いによって2人は，介護には複雑な側面があり，どのような選択をするにしろ，あいまいな感情は避けようがなく起こり得るもの，ということを受け入れられるようになった。

3. 防衛的な反応を尊重し，責め合いを取り除き，受け入れられないという思いを受け入れる

　メディカルファミリーセラピーは患者と家族が，身体的機能だけでなく，生死にかかわるような脅威に対処するために，自分たちのなかで生み出す対処方法を，健全な感覚を持って尊重する必要がある。患者と家族は頻繁に自分たちの日常のスケジュールを変更しなければならず，気持ちの上でも経済的にも必要を満たすために頑張り，肉体的にも精神も，重篤な病気のもたらす困難に立ち向かおうと無理をする。こういったストレス要因を考えるなら，ときとして不適応な対処法が見られるのも珍しいことではない。このような対処の仕方を変えようと性急に介入せず，まず，家族の持つ強みに焦点を当てることが大切である。たとえば，どれだけ家族成員がお互いを思いやっているかをセラピストが気づいてあげると，家族はセラピストから支えられていると感じるだろう。その後にはじめて，セラピストは，家族が役割分担をこなしながら病気の家族を介護できるように，また一方で，仕事や社交上の責任をも犠牲にせずに済むように，適切な援助を提供できる。病気の人を抱えた家族は，経験している困難に対し，大きな援助を必要としているのである。

「否認」

「否認」はいつでも悪い対処法とは限らない —— しばしばそれは，病気の初期段階において，患者と家族がストレスや不安感に適応するを助けてくれるものとなる (Livneh, 2009)。ときどき患者は自分自身の病気を否定したり，病気に適応しようとしている自分のやり方を変える必要はない，と言ったりする（たとえば，重度の心臓発作を起こした3週間後に，ストレスのある仕事場へ戻るような患者がこれにあたる）またときには，家族成員自身が病気を否認する場合もある（たとえば，夫の主治医が夫の視力が深刻に落ちていると診断を書き留めた後でも，自分の職場へ送り届けてくれるよう主張する妻のなど）。変化が起きていることを認めたくないのは，特にそれが老衰や死を喚起する場合に最もよく見られる。そういったとき，家族は，専門家の目から見ると，健康的には見えない対処の仕方で，病気や障害に適応しようとしているのかもしれない。家族が認めたくない状態であることをセラピストが受け入れ，それからサポートや前向きなリフレーミング［訳注：ある現象を肯定的な捉え方で言い換えること］を提供することで，家族は，病気に対して，また患者の未来に対して，もっと現実的な捉え方ができるようになる。このためには，変化への抵抗を受け入れながら，しかし，誤った期待を家族に持たせないような配慮を行う，といったバランスがセラピーには必要となる。たとえば，時期尚早に仕事へ復帰した患者が家族とともに面談に臨んだ際，セラピストは，患者の仕事への献身的な姿勢を強調し，それから，このような献身的姿勢と保ちながら，同時に自分の健康をしっかり配慮するにはどうしたらいいのか，と質問を投げかけた。これを受けて，患者と家族はともに計画を立て，午前中は働くが，午後は心機能のリハビリテーションに出席すると決めた。患者への主要なサポートと，患者が持っていた治療計画への抵抗を肯定的に表現することがなければ，この患者はおそらく，専門家や家族が提示したいかなる治療計画も受け入れようとしなかった可能性が高い。

非難と自責

ほとんどの人は，なぜ，どのように，病気や障害が発症するかについて，自分なりの説明を持っている。たとえば，老人が肺がんを患っていると聞くと，すぐにその人は煙草を吸っていたのか否かを考える人がいる。一般に，人々はどうして病気が発症したのか，どうやったらそれが予防できるのか，またどうやったら私たち自身，それを避け得るのかをはっきりさせようとするものである。確かに，個人的習慣は病気と健康に影響を与えるもので

あり，現代の西洋文化は健康への個人的責任を強調している。よく読まれている本は，正しい食事，運動，そして取り組む姿勢さえあれば，心臓疾患，がん，また他の危険な疾患は避け得るのだ，とほのめかしている。こういったアプローチは確かにある種の病気を予防したり，発症を遅らせるのを助けるような健康的な行為を推奨するのに役立つが，一方で，病気や死の原因として，ある種の行為を非難する方向へ安易につながることもある。

非難の裏側には自責の念がある。もし「病気を引き起こす」ような何かを自分行ったとしたら，自分自身に対して，またそのことによって迷惑をかけてしまった家族に対して，悪いのは自分だと責めることになるかもしれない。病気にかかっていない家族成員は，往々にして自分たちが健康であることで自らを責めたり，また自分が病気の家族を腹立たしく思っているうしろめたさで，葛藤を経験する。こういった，表に現れにくい心の内を，家族のなかで話しあうことは容易でない。

家族がセラピストに会うまでに，往々にして，病気について，何が原因なのかを理解しようと多くの時間を使っている。しばしば互いに責め合い，遺伝のせいだ，環境のせいだ，いや，医療システムが悪いのだ，と言い合っている。ある家族は，病気に対して，運命論者のようになり，病気は神の大きな計画の一部だ，つまり，自分たちの力の及ばないものだと信じている。ある家族は自分たちの健康は自分たちの責任だと感じ，病気は良い食事をとっていなかったり，つまるところ「自分自身の世話をきちんとしていなかった」からだと信じている。こういった病気に対する捉え方は，実際，何世代にもわたって継承されていることもある。

セラピストがうっかり，このような非難を治療的な会話の流れで強めてしまう可能性もある。家族はもともと自分たちに非があるのではないかと気にしているので，医療従事者が自分たちを責めているのではないか，ということにきわめて敏感である。医療従事者から非難されている，または辱めを感じるようなコミュニケーションは，どんなに些細なものであれ，彼らのうつ的症状や不安症状に結びつくかもしれない。一方で，肯定的なコミュニケーションは，家族のケアへの参加を高めることになる (Bennett, Compas, Beckjord, & Glinder, 2005)。このように，セラピストは非難めいた響きのある質問，たとえば，「どうしてもっと早く治療を受けなかったのか」といったようなことを聞こうとするときは，十分注意していなければいけない。こういった質問を

する代わりに,「みなさんは最善を尽くそうとしていたのですね」,と伝えることにより,家族を安心させる方向をとることができる。「どうやら,あなた方は,『この症状は前にもあったことがあるから,そのうちよくなるだろう』と思っていたようですね。何が起こるかを前もって予知できるような水晶玉でもあったらどんなにいいか,なんて思いますね」とこのように言うこともできるのである。たとえ,家族の関係性が明らかに不健康な対応の仕方に影響を与えているとしても,変化というものは,家族と患者が非難されていると感じているときには,ほとんど起こらないものだ。

　ある家族のなかで,妻が心臓発作の後の危機を脱し,安定した状態になってもなお,成人した子どもたちと夫は彼女にびくびくしながら接し,日常活動を再開する代わりに,家族も彼女が衰弱していくことを受け入れたかのように,以前より家の仕事をさせようとせず,残りの家族が多くを請け負っていた。もし,セラピストが,家族成員が患者をどんなに「不活発」にさせているかを指摘したなら,家族は自分たちが責められていると感じ,状況を変えることに抵抗するかもしれない。そうする代わりに,メディカルファミリーセラピストは,家族全員が患者の心臓発作にどんなにショックを受け,気をつけていなければさらに悪化させてしまうかもしれないと心配しているか,という方向からアプローチを行う。メディカルファミリーセラピストは,次のように伝えることができる。回復段階の初期では,家族が患者を休ませ,家の仕事を分担することは助けになるが,回復が順調に進むか,あるいは,一定の状態が恒常化してくるならば,かえって家族は患者が限られた機能であってもそれを高めていけるよう援助することが,大切となるのですよ,と。病気の進行状態に注意を向け,家族のなかの責め合いを軽減しながら,お互いの肯定的なやり取りを増やしていけるような話題や作業に焦点を当てることが大切である。

　否定的な感情をノーマライズする(普通のこととして受け入れる)

　家族のなかに繰り返し生じてくるさまざまな感情(たとえば,怒り,憤り,悲しみ,罪悪感)は,病気が発生するときには,人前で表すものではないと思われている。このような自制心は多くの場合,建設的なものである。なぜなら,些細な不平不満というのは,確かに大っぴらに表すものではないと言える。その一方で,患者や家族成員が,自分たちの本当の感情を病人には表してはいけない,と感じるときがある。もし自分の感情は受け入れがたいものだ

と感じるならば，結果としてその感情は，間違った表現としての怒りや，説明のつかない悲しみとして経験されることになるかもしれない。メディカルファミリーセラピストは，このような，自分たちの感情が状況にふさわしくないと感じているときでさえ，家族が少なくともそれを認識できるよう援助し，望ましくない状況に対する反応としてあり得るのだ，と気づけるように援助する。

　個人面談において，キャロル・エルマンは自分がどのようにレストランにいる他のカップルたちを観察していたか，そして，あの人たちには自分とビルにはない自由があるのだ，と思っていたかを語った。それに対してセラピストはこう応えた。「私が話したことのある，あなたと同じような状況にある人たちは，ときどき知らない人たちを見て，あの人たちは自分たちより楽な人生を送っているな，と怒りや憤りを覚えることがあるそうです。あなたにもそんなことが起こりましたか？」

　キャロルはこの質問に驚いたように見えたが，すぐに，自分がときどき，自分と違ってやりたいことのできる他のカップルに対し憤りを感じてしまうことを話し始めた。彼女は，どんなに自分の人生は不公平だと感じるか，もちろんそれは夫のせいでないとわかっているが，その夫に対しても怒りの感情を抱えていることを口にした。「夫だって違った人生が欲しかっただろうとわかっているので，自分の怒りを夫に直接向ける必要性がないのもわかっていたけれど」といった。「他にも同じように感じているカップルはいますよ」といいながら，キャロルに話すように促したセラピストは，彼女が抱え込んでいた心配事を話してよいのだ，と彼女に感じさせた。

　家族は自分たちがどんなふうに困難に対処しているかについて，セラピストから認めてほしいと思っている。彼らは，セラピストが自分たちを「おかしい」と思っているかもしれないと案じており，決めつけられるような兆候には敏感である。そのような家族に，「あなた方が受け入れがたいと感じている感情について話してもいいのですよ」とセラピストが促すとき，家族は，否定的な感情を持つことはあっていいのだ，理解してもらえるのだ，だから，受け入れてもらえるのだ，と知らされることになる。このような，受け入れがたいと思っていた複雑な感情が現実において認めてもらえると，人は次に，それをどのように表現するかを自分で決めることができる。言い換えるならば，相手をひどく傷つけてしまう可能性のある受け入れがたい感情であって

も，少なくとも，不本意な形で患者の前に「漏れ」出てしまうことは避けることができるのである。

4. コミュニケーションを促進する

コミュニケーションを促進することはどのようなセラピーであっても，中心に位置する技法であるが，メディカルファミリーセラピーにおいて，このコミュニケーションにかかわっているのは，患者と家族の間，そして，患者，家族，治療チームの3者の間においてである。

家族間におけるコミュニケーション

病気に関する物語が，ただ1つだけということは決してない。家族成員はそれぞれ，特有の病気，その症状が意味すること，またそれらが家族に与える影響，などについての独自の物語を持っている。家族成員が互いの話を聴きあうときには多くの発見がある。思春期の息子が，父親の心臓発作は，発作の少し前に自分と父親が口論したことが原因で起こったのだ，とつぶやくと，家族成員はそんなことはないと告げる。こうして息子の自責の念やお互いの非難の応酬を軽減することができる。互いの話を聴きあうことにより，家族のなかには共感が生まれる。異なった見方や感じ方を取り上げながら，セラピストは家族に，それぞれの反応の仕方があり，互いに違った感じ方や行動の仕方があり得るのだ，と強調することができる。

家族のなかには，自分たちの心配事をもっと話したいと思う者もいれば，話すことは助けにならないと信じている者もいる。病気のことを話したい時期について，それぞれ違っている場合もある。このような状況への「適応リズム」の違いが家族にとっていかに価値があるものかについて，リサ・ベイカー（Baker, 1987）は次ぎのように述べている。もし家族において，違った時期に違ったメンバーがそれぞれ適応するならば，患者とその他のメンバーは必要な休息をとることができるのだ。家族が個々人の違いを認めるとき，お互いに，無神経だとか引きこもっているだといって相手を誤解することはなくなるであろう。

明瞭なコミュニケーションは，迫りくる不確実な時期にあっても，家族を良き方向に導いてくれるものとなる。これから起こるであろうことを見据えた話し合いによって，危機が起こる前から家族で計画を立てたり調整したりすることができるからだ。コミュニケーションは通常，感情的になりやすい

話題，たとえば，生前遺書の作成や，予期される慢性病の悪化に対する対処の仕方，といった話題を扱うこともできる。

クローン病を抱えた25歳のマイケルと，彼を訪ねていた両親との家族面接が，マイケルの緊急入院とそれに続く手術の後に設定された。家族はクローン病が消化器系や排せつ系器官に影響を与えること，食物の摂取の仕方および生活の変化に関連して悪化する可能性があることなどを理解していた。両親は息子の自立を尊重し，新しい都市に移転して興味深い仕事を得たことを喜んでいる一方で，独り暮らしのストレスが彼の不安定な病状に与えている影響を心配していた。家族が互いに尊重しあっているのは明らかだったが，一方で，必要以上に注意深く，互いにやり取りを交わしているのも見て取れた。セラピストはまず両親が息子の自立を尊重している点は素晴らしいと伝え，そのあと，お互いが腫れ物に触るようにやり取りしているように見える，という自分の観察した印象を伝えた。それに続けて，セラピストは「親というものは，ちゃんと食べているか，とか，お酒を飲み過ぎてはいないか，というような〈親らしい〉ことを聞いてみたいと思いながら，一方で，こんなことを大きくなった息子に聞いていいものか，と気にすることがよくあるものだ」と伝えた。

それを受けて，両親と息子はどうしたら自分たちがお互いもっとうまく，自分たちが気にしていることを話し合えるだろうか，と言い出した。そして，両親は自分たちの気がかりなことを息子に聞くようにする一方，息子はそれについてこたえたくないと感じるときはこたえたくない，ということができる，という申し合わせをするに至った。メディカルファミリーセラピストは，成長した子どもが独り立ちするという，人生の成長サイクルで起こる通常のストレスが，息子の病気によって複雑なものになっているのかもしれない，というと，その説明は家族を安心させ，解放感を与えることができた。

実際，他の誰かを守ろうとする気遣いは，ときとしてコミュニケーションの障害になり得ると指摘されている。患者は，他の家族成員の重荷になりたくない，あるいは今までの家族のあり様を不安定にしたくないという理由で，話をしていても，何か隠し事をしているように見えることがある。どんな患者であっても家族であっても，病気の新しい診断が下されたときは，それに対してどうこたえるか，十分な時間をとって考える必要がある。しかし，患者のなかには，家族のなかで自分の病気について話しあうために，サポート

が必要な人もいる。話し合いを避けようとしたり，何かを隠し通そうとしたりすると，しばしば，物事を率直に認めるよりずっとストレスをも感じるものなのである（Imber-Black, Roberts, & Whiting, 2003）。

患者，家族，そして医療提供者の間のコミュニケーション

慢性疾患を持つ患者のほとんどが，医療システムにいる人間との間に否定的なコミュニケーションを持った経験があると述べている。これは，家族も医療提供者も困難な病気の時期には同じようにストレスを感じること，また，多くの医療提供者と患者は，それぞれ別の観点から疾患を見るということが理由として考えられる。

医療チームから直接，病気の進行状態と今後の展望，病気に対する治療計画について話を聞くことは，患者に重要な情報を提供することになる。しかしながら，医療チームがどの程度患者の疾患について生物医学的側面から話をするかは多様である。進行状況の肯定的な面を強調する医療従事者もいれば，望ましくない結果が起きた場合にありうる副作用について，多くの情報を与える医療従事者もいる。一方で，家族と患者が望んでいるであろうと思われる情報をバランスよく提供しようとする医療従事者もいる。患者の持つ要望は，医療チームが病気のこれからの展望について確信できず，あいまいなままに患者と議論をするのが難しいと感じるときに，個人的な要望は二の次になる可能性もある。

コミュニケーションのプロセスをさらに複雑化するのは，悪い知らせや，意外なことを聞かされたときに，患者や家族が〈すべてをきちんと聞こうとしない〉状況がしばしばある，という点である。医療従事者は，ある状況において，患者や家族がすべてを理解できるわけではないにもかかわらず，病気が示す事実をとにかく告げなければならないときがある。医学用語と通常使われている言葉，患者や家族を取り巻く文化の違い，また高いレベルの恐怖や拒絶の感情があることなどを考えるならば，実際，誤解は起こりやすいと言えよう。

R・M・エプスタインとピーターズ（Epstein, & Peters, 2009）は，医療従事者が，患者の望んでいることに安易に答えようとするとき，このようなコミュニケーションの困難さが特に現れると指摘している。特に患者にとって不慣れな状況で，患者は感情的になりやすく，想像していなかった結果を医療従事者から提示されたりするときに，こうした傾向は顕著であると述べている。

また，医療従事者は，身振りや表情などの非言語的コミュニケーションを通して，病気や治療に関する情報，たとえば考えられる効能や副作用といった事柄を患者に伝えている可能性があり，医療従事者からどのように提示されたかで患者の理解が左右されるなら，それはおのずと患者の選択を誘導していることになるかもしれない。思慮深さをもって患者と向き合うのは，単なる情報提供を超えた臨床上の大切な技術である，ということを医療従事者はよく覚えていなければならない。

メディカルファミリーセラピストはこのような重要なコミュニケーションを，直接的にも間接的にも促進することができる。直接的な関与は，セラピストと残りの医療チームメンバーとの間の明瞭なコミュニケーションや協働関係のなかで発生する。間接的にコミュニケーションを促進する方法としては，家族がどのような情報を求めているかを，医療従事者への質問事項を具体的に挙げていくような形で，明確化するのを助けることができる。このようなときに大切なのは，家族がどのような情報を受け取りたくないと思っているか，について注意深く話しあうことである。たとえば，63歳の女性ルースは，心臓移植のリストに入っている患者だったが，あるとき，複数の心臓外科医が首をかしげる心電図の重要な異常を示すようになった。薬の処方を変えてみたが，特に症状は変わらなかったので，このままであれば，移植者候補者としてとどまることは無理かもしれないと彼女は言われた。長い時間をかけたセラピーで，ルースは自分の葛藤する気持ちを表現した。この先，どのような対策が可能なのかを知りたい一方，もし心機能の異常がこのまま変わらなければ，どのような病気の経過が予測されるのか，を知りたいという気持ちが彼女の心のなかでせめぎ合っていた。このような葛藤する気持ちのゆえに，彼女は医者からはっきりとした答えを聞き出せずにいる自分の存在に気づいた。夫との話し合いを通して彼女は，自分たち2人でやりたいこと，たとえば，夫とふたりで旅行に出かけてみたい，と思うようにもなった。同時に，もし彼女の命が実際短くなるような可能性があれば，彼女はそれを知りたいと思っていること，また，夫婦として実行に移したい計画がいくつかあることなどを話し合った。自分たちの目標が明らかになった後，ルースは，以前は困難だと思っていた医者との話し合いを，容易に進めることができたのである。

5. 発達段階的ことがらに注意を向ける

　できることなら病気や喪失に向き合わずに済むならば，と思ってはいても，ほとんどの家族は，病気や障害は人生の途上，いつかは起こるものだ，と認識している。老齢の家族が重い病気を発症することは悲しいが，しかし驚くようなことではないだろう。けれども，年の若い子どもや青年が慢性疾患に陥ったり，生命の危機を招くような病気にかかるとは，あまり考えられていない。つまり，このような「予期せぬ」時期に病気が発症すると，家族を支援するサポート体制はいっそうかく乱されることになる。

　コンブリック＝グラハム（Combrinck-Graham, 1985）のらせん型モデルは，人がどのようにして，比較的親密な時期と分離の時期を行ったり来たりしながら成長していくかを理解するのに，役立つかもしれない。結婚や子どもの誕生，または老齢の家族の終末期ケアの時期においては，家族やその地域からもたらされる求心力によって，世代の違うメンバーはお互いに近づくが，分離の時期，たとえば思春期や青年期のような発達段階においては，遠心力が働くように，メンバーや世代がお互いから離れていく，と説明している。確かに，発達段階のモデルは，家族や文化の違いによって様相が異なるであろう。しかし，少なくとも分離の時期よりも親密な時期の方が，家族にとって慢性疾患に対応するの上での困難さが少ないという理由はわかる。古典的な例として，たとえば，それ以前は健康であった思春期の子どもが，糖尿病という新しい診断に接して，困難に直面する例などが挙げられる。病気の管理のために，母親が食事や血液採取，その他の作業にかかわることを思春期の息子が嫌がるのは，発達段階の理由が大きいとわかるのである。

　もう1つの家族の発達段階に見られる例として，50歳の女性が若年性のアルツハイマーに罹患した例が挙げられよう。彼女の娘たちに対する影響力は，娘たち自身が幼い子どもを抱えている時期（求心力）と，娘たちがまさに家を出て独立する時期（遠心力）とによって異なる。もちろん若い両親にはさらなるストレスがあり，時間に追われてはいるが，少なくとも日常生活には，計画性と予測性を持つことができ，逆説的ではあるが，まさに自立しようとしている若者に比べると，こうした状況の娘たちは，もっと看病に応じることができるかもしれないのである。

　このように，家族の異なる発達段階において，病気は違った影響を与える

という例は，自分たちの家族の場合はどうであるかを考える助けになる。他の家族の例を取り上げてみたり，もし，今でなく他の時期に同じことが起きていたら物事は違っていたかもしれない，と考えてみることによって，なぜこの時期に，病気がこんなに重荷になっているのか，自分たちが果たさなければならない責任感で，なぜこんなにストレスがたまるのかといったことを理解する助けになる。このような例はまた，自分たちの経験を普通に起こるものとして感じられる手助けもする。発達段階における注意事項はさらに10章で詳述する。

　エルマン家の話に戻るならば，ビルの障害は，まさに子どもたちが家を出て大学へ進学する時期に顕著になっていった。両親は子どもたちの新生活への出発を励ましていたが，誰もが割り切れない思いを感じていた。ビルとキャロルは自分たちの友人が，「子どもが巣立った後の夫婦」の生活を楽しんでいるのを見た。もっと自由に旅行したり，もっと生活に自発的な行動を増やしたりしている友人に対し，ビルとキャロルの生活はずっと制限されていると感じていた。もしビルがもっと年をとっていたなら，同じように健康に制限がある友人が他にいたに違いない。しかし，ビルとキャロルは，自分らが友人たちの重荷になるかもしれないと心配し，付き合いの場を避けるようになり，さらに孤立感を深めていったのである。

　もちろん両親は，自分たちの子どもに対して，入院のたびに帰ってきてほしいなどと思ってはいなかったが，ときどき，自分たちが忘れられているようにも思うこともあり，そのことで憤りをも感じていた。同様に，青年期の子どもたちの場合には，もっと両親へのサポートを表現したいと思っているが，ときどき，自責の念や心配なしに自分たちの生活を楽しめないのを苦々しく思っていたりもする。自分たちの生活と「病気（病人）のある生活」をどうやってうまく適応させるか，という話し合いを通して，家族成員は，自分たちが感じる割り切れない感情はまったく普通にある感情なのだと理解できるようになった。

6. 家族の持つ，病気に関係のない自分たちらしさ(アイデンティティ)を補強する

　慢性疾患や重篤な病気は，多くの患者や家族にとって自分たちではどうしようもできない体験であり，家族の生活のなかで，煩わしく，過酷な部分となる。ゴンザレス，ステイングラス，リース（Gonzalez, Steinglass, & Reiss, 1987）は

このような家族の体験を，車で長い旅に出かけようとしている家族，というイメージを使って，次のように描写している。「病気は，旅行に出かけようとするその家族に，予定していなかった余分な荷物と一緒に押しかけてきたような参加者で，5マイル進むごとに，おやつを買いたい，トイレに行きたい，と要求し，ところかまわず緊急処置が必要だと叫ぶのである」(p. 20)。このような比喩を使うと，家族はたいてい笑ってしまうが，実際，それはあながち外れていないのである。つまり，家族は，自分たちが目指しているゴールや大事にしているアイデンティティによって人々から認められたいと思うものだが，こういった家族は，病気を持っている（病人を抱えている）家族とだけ認識されてしまいがちであることをよく表している。

　家族が「病気が私たちの生活を乗っ取っていくようだ」と感じるにつれ，みなが元気がなくなり，活動的であることをやめ，ついには病気が自分たちの代名詞と感じるような負のサイクルに陥ってしまう。このようなときに役に立つ方法として，家族成員に，どれくらい病気が自分たちの生活を支配しているかについて1から10までの尺度を用いて判定してもらうのもいいだろう。その後に，「では，どれくらいの数字が希望ですか」と家族に聞くと，だいたいみな，低い数字を答える。そして，病気の現実から考えて，たとえば「影響力を8から6ぐらいまで低くすることはできるだろうか」と聞いてみるのである。

　上記のような具体的な質問に触発されて，家族は自分たちの人生の目標と病気そのものを切り離して考えられるようになり，意識的に「病気をそれにふさわしい場所へ納める」方法を模索するようになる (Gonzales et al., 1987)。つまり，家族は病気が要求する事柄に対応はするが，病気が家族のスケジュールを占領してしまったり，家族の感情を支配してしまうことは許さない。メディカルファミリーセラピストは，どのように病気が不必要に家族を制約したり，阻害したりするかを，また，どんな人間関係や活動を新たに構築したりスタートさせたりできるのかを想像力を使って考えてみるように家族に促すことができる。

　このような過程はそれほど容易ではないかもしれない。なぜなら，病気によって，家族の日常的習慣や活動，優先順位などが脇に追いやられてしまうことが多いからだ。しかし，カップルセラピストが，口論しているカップルに「知り合ったころはどんなことを一緒に楽しみましたか」と尋ねるよう

に，メディカルファミリーセラピストも，「病気が発症する前はどのような家族だったのでしょうか，また今は，どんな家族だと自分たちは感じていますか」と尋ねることができる。そうすれば，家族は，自分たちが本当は，どんなことをやりたかったのか，またどんなふうに困難に対応していけるかを，話しあうことができるようにもなる。

類似した戦略として「病気の外在化」(White & Epson, 1990; Wynne, Shields, & Sirkin, 1992) という概念がある。これは「病人」と言わずに，「病気」を病気にかかっているその「人」から，意識的に区別して捉えてみる方法である。これは，患者に対し，病気を擬人化するように促してみることから始める。たとえば，「病気」があたかも別の人間か動物かのように描写してみると，どうだろうか。それはどんなふうに見える？　どんなふうにふるまう？　どんなことを患者にしているのか。他の家族にはどんなことをしているだろうか。なにがそれに悪さをさせるか。それをなだめるのに有効な手はあるだろうか。このようにみることにより，「病気の奴 (illness creature)」をしばしば，患者自身と区別して捉えることができるようになる。家族は自分たちがどうやって「病気の奴をなだめられるか」と考え始め，「病気の奴」に自分たちがまきこまれてしまわないような方法を見つけることができるようになる。

7. 心理教育と支援を提供する

心理教育はメディカルファミリーセラピーの重要な一部である。セラピストは，適切な情報や作戦を共有し，それによって，患者や家族が，こんな苦労を経験しているのは自分たちだけではないのだ，と知ることができるように導く。家族は他の無名の家族が同じような体験しているのだとわかれば，自分たちが受け入れがたいと感じている感情について，話しやすく感じるかもしれない。

この初版本が発行されて以来，家族支援の供給力は増大した。初版では，インターネットについてはほとんど触れていなかったし，現在，さまざまな慢性疾患やその状況にある人々が利用しているインターネット上のコミュニティを想像することもできなかった。今では人々は病気の経過や検査の種類，医学的処置や治療の選択肢など，多様な情報に容易にアクセスすることができる。さらに重要なことに，人々は同じような状況や体験を持っている者同士で，やり取りすることもできるようになった。

可能性としては，無尽蔵の資源やサポートがあると考えられるが，同時に，利用可能な情報のほとんどは精査されたものではないため，どうやって「ふるい」にかけるかという問題がある。家族は，間違った情報か，あるいは病気の進行状況について心配にかられるような情報を得ることになるかもしれない。そのためメディカルファミリーセラピストは，家族にどのようにして情報や必要なサポートを得ているのか聞いてみるのは大切なことだ。特に，彼らがインターネット上のリソースを利用しているのかどうか，どんな疑問を持っているのかなど，尋ねてみる必要がある。多くの都市や病院は，疾患を持った患者や家族に，よく知られているサポートグループを提供している。心臓疾患，乳がん，小児がん，そしてHIVのサポートグループなどは巷でよく見られるものである。多くの病気に関して，情報交換やサポートのための家族協会や家族支援組織が存在する。どんなサポートグループにおいてもそうだが，患者や家族のなかには，グループが障害にのみ注目していることが気になったり，病気の進行しているグループメンバーを目の当たりにして，気落ちする者も出てくるため，セラピストは注意深く家族のグループ体験を見守る必要がある。

初版の「メディカルファミリーセラピー」には見られなかったもう1つの変化は，プライマリケアの臨床現場における慢性的な疾患，たとえば糖尿病，喘息，心臓病，または親の訪問などの調整を目的としたグループ訪問の発展である（Noffsinger, 2009; Wagner et al., 2001）。グループ訪問は患者個人の診察を提供したり，疾患についての教育をしたり，患者と家族がお互い情報を共有したり助け合ったりする目的で設定されるサービスである。このような訪問グループは多くの場合，医師，看護師，ケアマネージャーやメンタルヘルスの専門職など，複数の異種専門職を含むメンバーによって構成され，メディカルファミリーセラピストにとって新しい発展の機会を創り出している。

患者や家族のなかには，ブログや他の影響力のあるインターネット上のサポートグループを通じて，自分たち自身がサポーターとなる人たちもいる。これは，慢性疾患における，ある特定の段階では助けになるかもしれないが，一方で，過度に病気を強調し病気以外の活動を制限してしまう可能性もある。以前に教師だったある女性は，強い痛みを伴う珍しいタイプの神経筋肉性の疾患を患い，神経系統をリセットすることを目的に，かなりの量の麻酔を処方してもらうための入院治療期間が必要だった。彼女が前向きで元気のある

タイプであると見た専門家は，彼女に他の患者たちをサポートしてくれないかと依頼した。この女性は，何度も自分の話を他の患者に話して，反響もあったことから，自分の治療や体験についてインターネット上に書き留めて行こうと決心した。ところが，セラピーのなかで彼女は，病気から離れて気を紛らわせたいと思ったときでさえ，自分と同じような症状に苦しむ見も知らない人々に責任を感じ，自分の体験について書かなければならないと，プレッシャーを感じていることなどを話した。セラピーを通して彼女は，他人への援助は実際，自分を追い詰めることになっていたことに気がついたのである。それで彼女は自分のオンライン上の投稿を変え，自分が病気以外のことに集中できるようになりたいこと，これからは不定期にコメントを載せていきたいと思っていることをオンラインで伝えた。また，このことを人々が理解してくれること，また，皆も病気で自分たちの生活がいっぱいになってしまわないようにしてほしいことなどを述べた。そうした後，彼女は，彼女を支援する多くのコメントを，インターネットを通して受け取ったのである。

8. 家族の行為者性を高める

　病気になることは，自分のコントロールを超えた体験である。多くの人はこれを，落ちてしまってはいけない罠についに落ちてしまった，というように経験するかもしれない。彼らは何とか自分の力でコントロールしようとするが，もともと自己コントロール感を揺さぶるのが病気である。病気と闘ったりせず，自分の力で何とかコントロールしようとする志向を弱めたとき，または，治療計画に積極的にかかわったり，病気がもたらす制約のある現実のなかで意識的に自分の生活を構築していこうとするとき，「やっていける」という自己効力感は育まれる。

　家族成員が病気のもたらす負の作用に対して自分自身を見失わずにいることができれば，彼らは目の前の生活をもっと豊かにしようと意欲的になれる。私たちは，病気に対する家族の対応に手助けすることにより，メディカルファミリーセラピーのもつ力を最大限発揮できるのである。患者や家族が選択肢をふやせるよう手助けし，家族が本来持つ自己効力感を高めることができるような，セラピーにおける臨床上の主だった考慮点を，簡単に挙げてみたい。自己効力感を伸展できるよう支援する方法を述べてみたい。自分たちのもつ実行力や遂行力に目を向けるとは，別の云い方をすれば，治療計画の

交渉にもっと参加できるようになることであり，生活のなかの日常活動を持続あるいは他の活動に代用しながら変化に適応すること，そして，うまく対処できているやり方に注目し，良い変化を持続させていくことなどを指している。

治療計画を交渉する

セラピストは家族が「自分たちの力でよい決定を下すことができる」という自信を持てるよう手助けする。その方法としては，できるだけ多くの医学情報を集めることを助けたり，可能な選択肢を話し合い，すでに述べたように，できれば医療従事者との話し合いを促進してあげることなどである。

患者と現場の医療従事者との葛藤は，医療従事者から勧められたことと自分たちが感じる自分らしさ，家族の伝統的価値観，または患者の世界観との間に隔たりがあると感じたときに起こりやすい。たとえば，「私は助けはいりません。薬など本当に必要としていないのです」(自分らしさの感覚)「私たちは祖父母が食べてきたものを食べているんです。これは家族の伝統なんです」(家族の価値観)，「これが私の寿命なら，私は準備ができています。手術も薬も必要ありませんし，どんな医者にも商売道具にされたくありません」(患者の世界観)などがそれにあたる。こういったことをセラピーのなかで話しあうことにより，患者や家族は，自分たちが意識していなかった価値観や捉え方に気づき，本当にそれらが医療従事者から勧められたことと相いれないものなのかを見定めていくことができる。医療従事者との間で治療の交渉をしたり，何かを決めなければならないときには，時間的な枠組みを設定するとよいだろう。

ある男性は，軽度な心臓発作が癒えた後に自分の食事を変えることを拒み，妻がこれまで通り作ってくれる料理が食べたい，と言った。彼の妻は食事を変えることに前向きだったが，男性は譲ろうとしない。そこでセラピストは，「1か月だけ食事を変えてみて，それからまた考えてはどうか」と勧めた。男性は「考え直してもよいということがはっきりしているなら，やってみる価値はある」と同意した。

どんな重症な病気の場合でも，患者の病気に対する感情や必要となる犠牲は，時間の経過とともに変わって行く。見直しのための期間を設けることにより，セラピストは患者の決定する権利を尊重することができる。これにより，患者と家族は病気に関する情報を消化する時間を持つことができ，自分

たちの対応を変えても良いのだと知ることができる。

　確かに病気それ自体と必要とされるケアの多くの部分は変えることはできないが，セラピストは家族が適応できるところを見つけ，互いに受け入れられる決断を持てるよう支援することができる。特に，家族が他からのプレッシャーを感じているときに，自分たちが決めたことはよかったと感じられるようにセラピストは支援することができる。たとえば，患者が入院中も在宅でも，家族は，どれくらい自分たちが患者の身体的ケアに責任を持つかを決めることができるのだ。

　ビルとキャロル・エルマンは，よく話し合った後，長期にわたるであろうビルの切断手術の傷の治癒のため，訪問看護師にケアのほとんどを任せることを決心した。2人はキャロルが仕事に戻ることに同意したが，それは2人のそれぞれの母親から批判を受ける結果になった。セラピーのなかで，キャロルは自分は夫の看護師ではなく妻でありたい，とはっきりといった。ビルはこれに同意し，自分の母親と義理の母親に，これは自分たち夫婦として選択であり，話し合いによって変わるものではないと告げた。このようなやり取りの結果，図らずもビルは自分に対して介護が必要なだけの男ではなく，妻のために自分たちの親に立ち上がることのできる夫であることを証明したのであった。

　病気による現実に合わせて活動を取り入れる

　いったん，家族が自分たちが大事にしてきた活動を続けられる方法を見つけると，大概，どうすればもっと充実した生活を送れるかと意識的に選択することを楽しむようになる。家族の持つ実行力は，自分たちにとって大事だったもの，または現在でも大事であるものを，日々の生活のなかへ組み込むことによって育てられる。そのためには，失った対象や感じている失望感をそのまま認めることや，創意工夫をもってそれらに対処していけるよう励ますことが大切である。ある夫婦は，妻のリウマチを抱えながらもショッピングモールを2人で歩き，自分たちの日課のウォーキングを行っている話をしてくれた。ショッピングモールなので，妻はゆっくりウィンドウショッピングを楽しんだり，ベンチでコーヒーを飲んだりできるし，その間，夫は長い時間を歩くことができるのだった。

　ビルが透析を受けているため，キャロル・エルマンは，夫婦で休暇をとることができないのが辛かった。「休暇に出かけられないことで何を寂しく

思っているか」とセラピーで聞かれたとき，2人は，休暇では全く違う景色を見られたことや，人とおしゃべりをして過ごせたことなどを挙げた。それで彼らは思い切って，カントリークラブに入ることを決めた。カントリークラブならば，キャロルは午後にプールで泳ぐことができるし，他のメンバーと交わることができる。また，夫婦で夕食を取ったり，そこで行われる社交イベントに参加することもできるからだ。ビルは，当初，加入に必要な費用を心配したが，それは，本来なら休暇に使用するはずの費用と見なせば，夫婦がともに楽しく過ごせるという利益が得られ十分収支に合うこととなった。

肯定的な家族関係を強調する

メディカルファミリーセラピストは，実際，家族の関係がどんなふうにうまく機能しているかをメンバーに伝えることができる。病人を抱えた家族は，自分たちがよくやっているのかどうか，たとえば，病気における家族の必要性によく応えているとか，社会的，経済的，物理的な変化によく対応しているとか，または，他の家族成員の果たすべき責任をよく全うしているとか，こうしたことを言われることはあまりない。他人から「うまく役割を果たせていますよ」と聞かされるならば，家族はさらに変化を恐れない気持ちを持ち続けることができるであろう。次のようなケースは，ユーモアがあると物事をうまくやり遂げるのに役立つという良い例である。

ある夫婦の場合，がんの手術と放射線治療の後にうつになった夫に対して妻の忍耐は限界に来ていた。彼女自身，自分の感情がコントロールできないように感じ，夫との喧嘩で「わけがわからなくなる」ほど激昂してしまったのである。妻は夫のシャツをクローゼットから取り出し，窓からすべて投げ捨ててしまった。セラピストは，妻に対して，シャツを投げ捨てる前に，はさみでそれらを切り刻んだかどうか聞いたところ，妻は一瞬，驚いた顔をして，すぐに笑い出した。どれほど自分がわけがわからなくなるほど怒っていると感じていても，実際は，後から破れていないシャツを回収できるように無意識に自分の怒りを調節したのかもしれない，と彼女は笑いながら答えたのだった。

他の人たちと情報を共有する

友人や隣人は病人に対して心配している気持ちを伝え，身体の調子はどうかと尋ねてくれる。これはしばしばありがたいことだが，ときとして立ち入りすぎのようにとられることもある。地域の人々は，誰かが病気になったと

聞いて，心配している気持ちを表したいだけかもしれないが，郵便局でたまたま会ったときなどに病気について，根掘り葉掘りと聞かれるのはあまりありがたくないかもしれない。同時に，病気の人やその家族は，周りはだいたい常識的な人々だとわかっているので，つい思っていたよりも多くのことを話してしまうことになるときもある。セラピーでは，「どんなことを誰と分かち合いたいか」に焦点を当てて話すことが必要である。セラピストは家族に対し，病気について聞かれたことにすべて答えなくても，決して失礼なことではないと伝え，どうしても必要があるならば，いくつかの決まった答え方をつくっておくことを勧める。そうすれば，聞かれた話を制限しても，自分たちは失礼なことをしているのではないのだと感じられるし，誰とどんなふうに病気に関する情報を話すかについては自分たちで決められるのだと知り，家族はほっとするであろう。

　キャロルとビルは，セラピーのなかでこのように何かを聞かれたときの応え方を練習し，特に，ビルの障害が悪化していることから，びっくりするようなことを聞かれたときに備えるようにした。2人は練習中にいろいろな失礼な応え方をしてみては笑っていたが，最後に「気にかけてくださってありがとう。でも今のところは，他のことに気を向けてみたいと思っています。あなたの方は最近いかがですか」という返答に落ち着いた。2週間後，2人は何度も練習したことと似たような言いまわしで応えられたこと，そして，彼らの返答を聞いた人々はそれを良く受け取ってくれたことなどを話してくれた。他人が向ける興味や質問に常に答える必要はないのだとわかり，とても解放感を感じられたことが一番良かったと語った。

9. 家族の親交を深める

　人との親交は，孤立した状態から出て，他者を自分の生活の中へ招き，他者が入ってくるのを許すことによって豊かになる。これはときとして，患者や家族にとってはリスクを伴うように感じられる。また，招かれた相手が断る可能性も常にあるとも言える。しかし，私たちの経験から，自分たちが意図せずに他人を拒絶していたかもしれないと家族が気づくと，他者は招かれていることを改めて感じ感謝するだろう。

　ビルとキャロルは，以前からの友人との付き合いを断ることが多くなった。ビルの気分が良くないことから，あまりにも多くの予定をキャンセル

なければならないことに申し訳なく感じていたのである。キャロルは，自分が友人にいつも同じことばかり言っているので退屈に思われているのではないかと気になり，友人への電話もあまりかけないようになっていることに気づいた。セラピストが夫婦に「もしあなたたちの親友があなたたちのために計画を立てたけれど，キャンセルしなければならなくなったとしたらどう感じるか」と聞くと，2人は「もちろんまったく気にならない」とすぐに答えた。この話し合いを通して，彼らは，もし自分たちの友人が自分らを信用して，不確かであったとしても何か計画を立ててくれたなら，実際とても光栄に思うだろうということに気がついたのである。

　エルマン夫妻の経験は，他人との感情的な結びつきがしばしば病気によって，いかにほつれてしまうかを物語っている。多くの家族が他の人々の重荷になることを心配している。しかし，ほとんどいつも言えることなのだが，「もしも自分たちの兄弟姉妹が病気だったら何をしたいか」と聞かれると，必ずその人の助けになりたい，と答えるのである。セラピストは，このような他の人々の助けとなりたいという皆がもっている気持ちを次のように言い換えることができる。つまり，病気を持った人々は，他の人々に，〈自分たちは役に立っていると感じさせる機会〉を，贈り物のように提供しているのである。

　自分たちと周りの他者とのつながりを，自分たちから制限しているかもしれないと考え始めると，エルマン夫妻は他の人々に小さなお願いをすることが楽になり，また，そのお願いも，ほとんどがすぐに聞き入れてもらえたのだった。夫妻が特に気に入ってセラピーのなかで練習していた文言は，こういうものだった。「喜んで，その日の夕方，あなたがたと一緒にお出かけしたいです。でも，もしかしたら直前にビルが出かけられなくなる可能性も少しあって，そして私たちがキャンセルしなくてはならなくなっても，お招きに預かっていいかしら？」

10. 家族に対して共感的な存在であり続ける

　慢性疾患をもつ患者と家族のように，メディカルファミリーセラピストも，不確かさや簡単に思った通りにならない状況に対して忍耐強くなる必要がある。セラピストは，セラピーの初期段階で，家族のコミュニケーションや相互関係に目に見える変化が起こるときに最も満足感を覚えるかもしれない。

家族のなかには，これらの変化に満足しセラピーをやめる者も出てくる。また別の家族は，以前のように頻繁ではないにしろ，セラピーを続けることを選び，セラピストが引き続き家族の重要な情緒的なサポート役割を担うこともある。

　メディカルファミリーセラピーには，緩やかなセラピーの終結が常に含まれているとも言える。終結に至っても，これから先の課題や問題に備えてセラピーへの扉は常に開けておく必要があろう。家族成員は，自分たちが成し遂げた変化に達成感を持っており，セラピーに来なくてもやっていける能力があると自信を得ただろう。同時に，彼らは，自分たちが望めば，セラピストがこの先も相談に乗ってくれることを知っている必要があろう。良い例として，病気の発症の初期段階で，診断を受け入れ，病気のことを子どもたちに説明するのを助けてほしいとセラピーを訪れた夫婦が挙げられよう。このような夫婦は，2, 3年後に自分たちの性的関係やコミュニケーションの問題を話しあうためにセラピーへ戻ってくることもあるだろう。

　患者や家族にとって良い変化や治癒が見込めないとき，セラピストが共感をもって彼らに寄り添うことは，感情的には簡単なことではない。しかしそのようなときにこそ，セラピストが患者や家族から身を引くようなことがあってはならない。クライアントの健康状態の良いときには一緒に励まし，落ち込んだときにはともに失望感を共有し，セラピストはクライアントとつながりを深めていくものである。第5章では，セラピストのセルフケアについてもっと述べるが，セルフケアというのは学ぶことによって獲得されるスキルであり，良いメディカルファミリーセラピストであるための，必須戦略でもある。どのように臨床家が，自己省察や自己の語り（Charon, 2001）を通して，またその他の創造的な作業（Lorenz, 2011）を使いながら他者への共感性を持続できるかを，多くの文献は述べている。医師を対象に，危機的状況におけるセルフケアや自己認識について教えるとき，次のような喩えで話すことがある。「救急室に入る前，または危機的な状況において，まず最初に確認するべき脈拍は，患者さんのものではなく，あなた自身のものです。もし，私たちが動揺していたり気が散っていたり，また自分のことで心配を抱えていたりすれば，患者さんをうまく助けることはできないでしょう」このような話はセラピストに対しても当てはまるのである。

　メディカルファミリーセラピストは緊急時，危機的状況においても，家族

と出会うものである。だから，自分が経験した自身の家族の病歴や健康状態による影響を受けたり，偏った見方を持ったりしないで，目の前の患者や目の前の家族に集中しなければならない。一方で，病気がもたらす危機的状況においては，医者も患者もなく，自分自身や自分の愛する者の健康や疾患に私たちが気をもむことは大いにあり得る。自分自身が感じる病気への不安と，自分のクライアントが感じている不安とを分けて考えることが大切であり，これについては第4章でさらに述べたいと思う。さらに，バランスがとれた生活をつくること，つまりセラピストとしての仕事とは別に充実した生活を確保することは，ぜいたくなことではない。むしろ良いメディカルファミリーセラピーを行うために必要不可欠なことである。

慢性疾患から学ぶ

慢性疾患に対処することは —— 患者にとって，家族にとって，そして，セラピストにとって —— 骨の折れる仕事である。家族は孤立し，患者と介護者は日々のケアで疲労し，責任感，失望感，そして喪失感の重さに打ちひしがれる。しかし，同時に，忍耐強くとどまる者にもたらされる見返りや利益は大きい。

慢性疾患に苦しむ患者は，よく，健康な人間が当然と思っている人生のさまざまな様相に感謝の念を表す。ほんの少しの間だけでも，痛みを感じないで歩くことができると，そのような日々はとても特別な日となる。たとえ身体上の障害があったとしても，新しい，あるいはお気に入りの活動に参加できると，それは，めったにない行事となる。同じような体験を家族も共有し，人生にとって何が大切なのかについて，深い考察にたどり着くこともある。臨床家として，私たちはこのように慢性疾患とともに生きる人々から多くを学ぶことができるのである。

このように言ったからといって，健康と命について感謝できるようになれば，それで慢性疾患の患者の苦しみが無くなると言っているわけではない。患者や家族が体験する失望や喪失感は，きわめて大きなものである。しかしながら，家族と医療提供者が互いに協力し，心と身体の必要性がもっと多くの人々で共有されるならば，それぞれが重圧感で押しつぶされるようなことは少なくなるだろう。もっと多くの人間が問題に対してかかわろうとするな

らば，困難のなかにも意味を見出し，新しい夢を描き，他者とかかわり，新しい行動を起こすことが，もっとできるようになるだろう。

第3章
医療専門家間の協働

　初版では，医療専門家間の協働はメディカルファミリーセラピストと，医師，ナースプラクティショナー，フィジシャンアシスタントらとの二者関係として概念化されていた。しかし今日の協働はもはやそうではない。協働は今ではより包括的である。21世紀となる今，ヘルスケアは医療専門家によるチームとして提供され，協働はメディカルファミリーセラピストと関係する特定の患者やその問題に取り組む医療専門家のチームから成り立つものと概念づけされる。患者が病気と格闘するとき，セラピストが関係する医療提供者と情報をやり取りしたり，協働して取り組まなければ，セラピーは不完全あるいは有害であるとも言えるだろう。患者を介して関係し，直接に医療専門家と協働しないメディカルファミリーセラピーは危険である。これは配偶者なしで結婚セラピーを行うようなものである。

　患者や家族と協働するために，他の医療専門家との協働はメディカルファミリーセラピーを行う上では必要不可欠な要素である。協働とはメディカルファミリーセラピストが身分的に医療提供者の上に位置したり，他の医療提供者がセラピストの上に位置するような関係を示唆するものではない。それはお互いの技術に対して敬意を示し，それらを共有し患者のケアの質を高められる2人以上の医療従事者のパートナーシップである。そしてそれはヘルスケアが内科およびメンタルヘルスサービスを統合する上でさらに重要となる。そのパートナーシップは医療チームの広い範囲にわたって起きている。それは医師，看護師，栄養士，薬剤師，理学療法士あるいは作業療法士，そしてメディカルファミリーセラピストや他の心理社会的な支援提供者から成る。協働的なパートナーシップとはともに関与する患者やその家族が取り組むべき

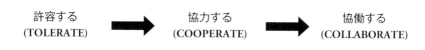

Figure 3.1. 協働における連続体

生物学的にも心理社会的にも分離できない過程に対する統合的反応の所産である。

協働の規模は患者や家族の問題の本質によってある程度決まってくる。実際には複雑でない問題を扱う日常の医療では，各々の治療内容について基本的な情報のやり取りをするというように，専門家が単に互いを「許容 (tolerate)」するだけで，妥当な医療を提供することも可能である。協力 (cooperation) は各々のケアに適応することを意味し，完全な協働 (collaboration) は意見交換が行われ協調的で統合的な治療計画を立てることを加味している（協働的ケアあるいは統合的ケアとしても知られる）(Figure 3.1. 参照)。より問題が複雑で困難になるほど，医療専門家が相互の許容の水準から協力や協働というようにこの連続体を移行することが重要である。

分担的ケア（シェアードケア）がここ数十年にわたって発展したように，その用語も発生した。C・J・ピーク (Peek, 2011) は関連用語を有用に体系化した。コロケーションとは同じ職場でケアを提供する行動保健や（医師やナースプラクティショナーなどの）医療提供者が活用する連句を指すが，ケアを統合するための共通の体制や実務を示す言葉をもつことは実際に難しい。協働的ケアとは統合的な治療計画をもたらすような行動保健や医療専門家などの臨床家間での継続的なコミュニケーションを示唆する包括的な用語であると考えるべきであろう。協働的ケアという用語には治療チームだけでなく患者やその家族との協働も含まれている。一方，統合的ケア（インテグレイテッド・ケア）は統一した治療計画をもつ施設内でのチームワークを示すときに使うことが多い。ときには治療プログラムと財政あるいは他の組織的基盤レベルでの統合をも意味する。現在，この種の統合的ケアは急速に米国で発展し，今や米国国防省や米国退役軍人省のプライマリケアクリニックでも規範的なモデルになっている。

他の医療専門家と一緒に協働的な相互関係性を築くためは，メディカル

ファミリーセラピスト自身が，ジョイニング，ネットワーキング，コンサルト，および大規模なシステムの評価や介入する技術を上達させることが必要になる。これらの技術を習得し駆使することでメディカルファミリーセラピストは身体的あるいは生物学的な側面についてさらに学んだり，孤立して働くことに起因する柔軟性欠落の問題，燃え尽き症候群や「心理社会的固着」を防ぐための機会が与えられるのである（McDaniel, Campbell, & Seaburn, 1989）。セラピスト，医師，他の医療専門家はそれぞれの異なる視点や専門領域の知識や理論を利用して，困難で多面的な症例に対するケアや責任を分担することができるのである。

医療提供者もファミリーセラピストも互いに提供できることが沢山あるにもかかわらず，医師と臨床心理士間での密接な協働は1980年まで一般的ではなかった。ファミリーセラピストはドアティやベアード（Doherty, & Baird, 1983）の初期の協働の記述によって刺激され，病院，職場また機関で働く医療提供者と新たな関係を築くことを模索しはじめた。この初期における熱心な興味と関心がファミリーセラピストと医療専門家の間に存在する問題へのアプローチの違いを明らかにした。この相違が互いに認識されなかったり認められないとすれば，良好な協働は妨げられてしまう。

協働的ケアにおけるメディカルファミリーセラピストの明確な臨床上の役割はときとともに発展してきた。この役割とは医師やチームのコンサルトに端を発し，体系的な行動医学に関するコンサルト，短期家族療法および集中的なメディカルファミリーセラピーを含むようになる。チームコンサルトの役割は臨床チームがプライマリケアや専門家外来で構成される場合に，とくに重要となる。メディカルファミリーセラピストは，医師，他の医療専門家やその家族をも，対象としてみることもある。▽註1

協働的ケアのエビデンス

「メディカルファミリーセラピー」の初版では，協働的ケアはファミリーセラピーやシステムズアプローチの自然の流れであるため，患者と家族への

▽註1　医師や他の医療専門家はしばしば友人も患者と見なすので，（同施設で密接に働く人などの），心理的なセラピーでは近しい同僚を治療することはないということについて教育が必要かもしれない。

アプローチの基礎として概念化された。それ以降，研究プログラムは協働的ケアの考えを検証するべく発達してきた。どのような協働が，どのような問題をもった，どのような患者にとって有効であるのか？ この質問に関する決定的な答えは今後の研究に期待されるところだが，すでにエビデンス発見の道のりを歩み始めている。(M. Butler et al., 2008)

ほとんどの研究は，個人志向であり個人の問題行動あるいは精神医学的介入に基づいている。体系的な概念化や治療を包含した研究はほとんど見られない。しかし，そうした現状であっても，大規模研究は効果的な協働的ケアに貢献するための重要な情報を提供することができる。ハワイで行われた他の施設で働く(「オフサイト」)プライマリケアとメンタルヘルス専門家で行っていた協働的ケアについての初期の大規模研究では，協働的ケアによるヘルスケアの利用が見事な費用削減を行ったことを示している (Cummings, Dorken, Pallak, & Henke, 1990)。臨床医は同じ空間では働いてはいなかったが，ハワイ島の研究は，コミュニケーションと協働の経済的および地理的効果を支持することになった。

後にプライマリケア医とメンタルヘルス専門家間の相互コミュニケーション▽註2（初回合同セッション，チーム会議，電話での情報交換また電子ノートの共有）についてのメタ分析では，協働は患者の治療効果を向上させることに関係することを示唆している (Foy et al., 2010)。多くの協働に関する研究は，患者自身が薬剤治療あるいは心理療法を選択するような段階的ケアの介入を含んでいた。もし初期治療が成功しなかった場合，患者は他形式の治療へと移行することができた。

慢性で持続性の症状を呈する患者は最初から複合的なアプローチを受けている。これらの多くの研究ではケースマネージャーが患者と医療提供者間の強い関係や，服薬アドヒアランスとプライマリケア医および心理療法士との予約アドヒアランスを確実に履行するように支援している。大規模なトライアル研究はこの協働的ケアモデルがプライマリケアにおける，うつ病 (Katon, 2009; Katon et al., 1995)，産後うつ病 (Gjerdingen, Crow, McGovern, Miner, & Center, 2009) や不安障害 (Roy-Byrne et al., 2005) などのメンタルヘルスの問題に有効であることを示していた。またよくある合併疾患，たとえば，糖尿病 (Ell et al., 2010) や関節

▽註2 この研究では主に精神科医であった。

炎（Lin et al., 2003）などの慢性疾患に併発するうつ病や，多様な人種（Vera et al., 2010）においても協働的ケアが有効であることが明らかになってきた。同じ施設における協働的ケアは，従来の他施設のメンタルヘルスセンターへの紹介形式に比べると，①患者の精神的問題および行動保健学のケアサービスへのより良いアクセス，②医師の満足度の向上，③治療時間の削減，④受診の減少をもたらし，その結果，医療コスト削減をもたらすことも実証された（Blount et al., 2007; Katon & Unutzer, 2006; van Orden, Hoffman, Haffmans, Spinhoven, & Hoencamp, 2009）。

　協働的ケアを実行しているメディカルファミリーセラピストが，その利点の多くを示したケーススタディーがある。ラリー・マウクシュは，地方の貧困層にプライマリケアを提供しているコロラドのマリラッククリニックの評価を行っている。(Cameron & Mauksch, 2002)。マリラックの人々は1つ以上の精神疾患（一般患者層の28％に比べて51％）の高い罹患率をもっていた。マウクシュはその評価に基づいて，患者とその家族に対して家族中心のケアについて，マリラックの職員に家族中心のケアのトレーニングを行った。クリニックではうつ病などのよくある問題のスクリーニングを施行，ある程度の精神医療やおよび問題行動保健医療を提供し，これらの患者のための関連したサービス間の連携を強めるために組織間組合を発足させ，また結果を調査するための研究を行った。クリニックの常任理事であるジャネット・キャメロン，マウクシュとその同僚はクリニックや地域医療の文化を変え，運営面を再構成し，医療従事者間のコミュニケーション様式を改良することに成功した。さらに彼らは90％の患者が（精神的問題のための従来の紹介を中心にしたケアよりも）このような協働的ケアを好むことを見いだした。

　今までに研究されてきた変数は現存する協働的ケアの本質を反映している。これらの変数は職場の地理条件，実施されるモデルの特性，また医療提供者間のコミュニケーション様式によっても異なる。また，こうした研究はヘルスケアにおける協働的ケアアプローチの大規模な実施に対する多くの課題をも明らかにしている。こうした協働的アプローチは，臨床，運営および財政の世界（Peek, 2008）への配慮も必要とするのである。本章の残りでは実務上および臨床上の視点からこれらの変数や課題に焦点を当てる。

Table 3.1. セラピストと他のヘルスプロフェッショナルのシステム論的協働のレベル

レベル	説明	場所	適切な対応が可能な症例	適切な対応が難しい症例
1. 最小限の協働	・それぞれ別の施設やシステムを利用 ・ほとんど連絡を取り合うことがない	・個人のクリニック、ほとんどのエージェンシー	・よくみられる内科問題や心理社会的問題	・難治性の問題や生物心理社会的な相互作用がみられる問題
2. 離れた場所での基本的な協働	・それぞれ別の施設やシステムを利用 ・患者、連絡、治療計画についての定期的な連絡	・積極的な紹介と連絡が可能な体制	・中等度の生物心理社会的相互作用がみられる患者（例：糖尿病やうつ病など）	・著しい生物心理社会的な相互作用がみられる問題
3. 同じ場所での基本的な協働	・同施設内でそれぞれ独立したメンタルヘルスや他の医療システムを利用 ・定期的なコミュニケーションがあり、互いの仕事を評価している ・明確に定義されていないチーム、共通の言語がない ・医師が他の医療提供者よりも影響力をもち、他の医療提供者はまれに不満をもつこともある	・協働や相互的なコンサルトおよびチーム育成へのシステム論的アプローチのない一部のHMOやリハビリテーション施設、医療クリニック	・中等度の生物心理社会的相互作用がみられ、ときに医療提供者間の対応でのやりとりや連携した治療計画を要する患者	・著しい生物作用がある問題や、相互作用が困難な継続的管理が困難
4. 部分的な統合システムにおける密な協働	・場所やシステムの共有 ・定期的なやりとりがあり、相互にコンサルトシステム論的な枠組みが共有されている ・ルーティーン化は困難、チーム育成がある程度にある配慮がある ・チームに対して医師が持つ多大な権力や影響力をめぐる未解決の緊張関係	・一部のHMO、地域健康センター、リハビリテーション施設、ホスピス、家庭医療、系統的にチームが育成されている他の臨床現場	・著しい生物心理社会的相互作用のある問題や管理が困難な問題（例：慢性疾患や身体化）	・複数の医療提供者やシステムが関与し、特に医療提供者間で検討や優先課題に対立があった患者や家族による三角関係化がある複雑な患者
5. 完全な統合システムにおける密な協働	・場所やシステムの共有と、生物心理社会的展望チームへのヘルスの予防や治療を皆が期待している ・定期的なチーム会議 ・医療提供者のニーズや医療提供者間の権限やバランスをとろうとする意識的な努力	・大規模で自給自足のヘルスシステムへ、プライマリケアおよびホスピスなどの一部	・管理上困難な問題があり、最も難しく複雑な生物心理社会的問題	・チームの資源が不十分であったり、より大きいというチームとの協働が破綻している状況にある患者

注）Doherty, 1995 のデータに基づく。
CHC = community health center, 地域健康センター

体系的および組織的協働のレベル

いかなる患者ケアにおいても実行可能な協働のレベルは，メディカルファミリーセラピストの協働スキル，ケアに関与する他の医療従事者の寛容さおよびヘルスケアシステムやその実践者の適応性，ヘルスケアシステムの構造基盤によって決められる。Table 3.1. には協働的ケアにおいて可能な関与のレベルが示されている（Doherty, McDaniel, & Baird, 1996）。これは協働が起こりうるレベルを表しおり，また医療環境を一体として俯瞰し協働を高める可能性が示されている。

レベル1，**最小限の協働**／メンタルヘルスの専門家とプライマリケア医がお互いを許容するレベル。別の施設で働き（プライマリケアクリニックと精神保健センター），お互いが連絡を取り合うことは滅多になくて，互いの仕事の理解がほとんどないレベルである。レベル1では単純であって，複雑でない問題をもつ患者を適切に扱うことはできる。

レベル2，**離れた場所での基本的な協働**／メンタルヘルスの専門家とプライマリケア医が他の施設で働いているが施設間の紹介を介して連携しているレベル。レベル2では軽度から中度の生物心理社会的な側面をもつ症例を適切に扱うことが可能。

レベル3，**同じ場所での基本的な協働**／メンタルヘルスの専門家とプライマリケア医は別のシステムに包含されているが，施設（あるいはHMO, リハビリテーションセンターまたは病院）を共用しており，定期的に連絡を取り合っているレベル。しかし，互いの役割を熟知しているわけではない。お互いは共通の言語や枠組みを持たず，平等な力関係を保つ手段が未だにない。レベル3では医療提供者間の連絡や協力が功を奏する中度の生物心理社会的な相互作用をもつ症例を適切に扱うことができる。

レベル4，**部分的な統合システムにおける密な協働**／メンタルヘルスの専門家や他の医師が，施設の枠組，システムの枠組，生物心理社会的な枠組みを共有する（チームワークを形成しているHMO, リハビリテーションセンター，家庭医療クリニックまたは病院など）。スタッフは患者に関して定期的な対面の連絡を行い，相互にコンサルトしあい，複雑な患者のための協調的な治療計画を持っている。チームアプローチ形成の配慮は不定期だが生まれることがある。関係者

間の力動関係の不平等性における緊張は解決されてはいないが管理は可能なレベルである。レベル4では著しいバイオサイコソーシャルな問題，治療上での複雑性をもつ症例を適切に扱うことができる。

レベル5，**完全な統合システムにおける密な協働**／精神保健の専門家や他の医療専門家が同じ施設やシステムの枠組，および生物心理社会的枠組みを持つ（たとえば，アメリカ合衆国退役軍人省，シアトルグループのヘルスコーポレーション，メイヨークリニック。およびテネシーチェロキーヘルスとテンケア「テネシーのメディケイドシステム」M. Butler et al. 2008; National Academy for State Health Policy, 2010）が例である。

これらの高度に統合されたチームには，ケア提供者が互いの役割，文化，共通の言語を徹底的に理解することができるチームベースのケアに対する強い責務がなければならない。定期的なチーム会議が開かれ，患者の問題やケア提供者の専門知識に基づく力動関係やその影響のバランスを保つための意識的な努力が必要である。レベル5では複数の問題やケア提供者が関与するような最も複雑で生物心理社会的側面をもつ症例を扱うことも可能である。もちろん，われわれの医療システムは社会サービス，学校，住宅供給などの他のケアシステムと充分に統合されているわけではないため，患者が複数の地域システムと相互作用する場合には崩壊も起こりうる。協働の各レベルに基づく特別な問題や関連事項は次項で詳述する。

施設内または施設外の協働

多くの施設内協働についての研究は特定の疾患に集中している。実質的に協働は疾患を超えたものであり，施設内で統合的ケアを提供する環境（Seaburn et al., 1996）と同様に施設外の従来型診療で働く医療専門家間（Rubby, Borresen, & Gunn）でも実施が可能である。協働実践的なある種の契約や他の側面に役立つような道具箱（ツール・キット）もできてきている（Integrated Behavioral Health Project, 2009）。施設内外にかかわらず，治療にかかわるチームに円滑にアクセスできるか否かが有効な協働ための必須条件である。

1990年，アメリカ夫婦家族療法学会（American Association for Marriage and Family Therapy）と家庭医療教育協会（Society of Teachers of Family Medicine）の代表者からなるファミリーセラピーと家庭医療の特別委員会は協働を介した関係にかかわる60人のファミリーセラピストと医師に非公式の調査を施行した（Campbell &

Williamson, 1990）。この質問票から持ち上がったテーマの多くは，ファミリーセラピストが医師仲間からの敬意を求めているということと，医師が必要時にファミリーセラピストと連絡がつくことであった。また医師はセラピストに時間の制約と技術を敬い，セラピーでは医師患者関係を支持するように求めた。この点については今現在でもほとんど変わっていない。

　変化したことは，まだ主要な枠組みではないにしろプライマリケアや専門医ケアにおいてファミリーセラピストが患者ケアに統合されることが今では珍しくはなくなったということである。チームベースのケアは患者中心のヘルスケアホームや先進的なプライマリケアの重要な要素であり，スタッフの多くが問題行動や精神医療の専門家は不可欠なチームメンバーであると言っている。（Council of Academic Family Medicine, 2012; McDaniel & Fogarty, 2009）。

　協働的ケアはがんセンター，心臓リハビリテーション，てんかんセンター，不妊症治療センター，移植ユニットや他の多くの医療現場の専門センターにおいても実践が可能である。これらのシステムのすべての精神医療提供者がメディカルファミリーセラピストの役割を担うわけではないが，統合的ケアに向けての医療現場の動きは，メディカルファミリーセラピストが患者とその家族へのヘルスケアを向上させるための重要な機会をもたらすであろう。多くの医療システムは患者とその家族との関係性を向上することに焦点を置いている（B. Johnson, Ford, & Abraham, 2010）。いったん協働的ケアのシステムの効果が認識されるとメディカルファミリーセラピストの知識や専門性をありがたく思うはずである。

　同じ施設での協働的ケアは医師やナースプラクティショナーのグループと職場を共有したり，地域健康センターや管理型医療組織，病院，あるいは研修医の診療の場においても実践できる。すべてのこれらの組織で，セラピストは紹介を容易に受けることも，医師や他の医療専門家は他の専門家に容易に紹介することができ，患者は問題行動保健コンサルトやメンタルヘルスの治療に容易にアクセスが可能である。メディカルファミリーセラピストが施設内で働いていようが，町を挟んで働いていようが（Driscoll & McCabe, 2004），「アクセスできる」ということは他の医療提供者が必要に応じて連絡を取り合うことができるように，助手，伝言サービスあるいはポケベルのサービスがあるように，速やかに電話で返答したり，カルテ上のメールや電子カルテで速やかに返答したり，特別な時間にも応答可能な時間を予定して提供しう

るということを意味する。また患者ケアのためになる場合はチーム会議に参加するということが重要でもある。

　何ごとも電子的に行われるようになった現代においても，施設の内外を問わず紹介元を直接知っているということは何にもってしても代えがたいことである。それは患者とその家族と良好な関係を築くことと同じくらいメディカルファミリーセラピーの成功においては，欠かせないことなのである。家庭医であるマカラン・ベアードは彼が開業しはじめたとき，どのように個人的なネットワークを広げたかについて述べているが，その方法とは，同地域の医師，セラピスト，警察官，社会サービス関係者と実際に会うことだと説明している（Doherty & Baird, 1983）。ベアードは開業当所から地域の専門家たちと関係を築くことに，それぞれ比較的短時間でも時間を費やしていたので，電話をかけ連携したり，紹介したり，これらの多くの人々からの助けを求めることが能率的および効率的にできるようになったと述べている。

　メディカルファミリーセラピストが開業する際には，ベアードと同じようにするべきだろう。セラピストはしばしば医師に時間を割いてもらうよう頼むことに気が進まず，尊敬すべき医療の同僚から紹介してもらうことをありがたいと感じるかもしれない。紹介がなかったとしても，多くの場合は，公共の場をみつけてチーム会議のときや昼食時に医師やスタッフに自己紹介することも可能である。医師やナースプラクティショナーの多くは患者の行動や精神的ケアの必要性を強く感じていて，信頼できるサービスへのアクセスが欠けていることについて苛立ちを感じている。医師たちは治療内容や患者との関係についての情報を交換しあい，サポートしてくれる有能なセラピストを必要としているのであり，共通の関心事について話し合いたいというセラピストからの依頼をありがたく思うはずである。これらの会議では最も難しい患者や問題について尋ねることがしばしば役立つであろう。なぜならこれらの問題はメディカルファミリーセラピストの技術発揮に適する状況であることが多いからだ。さらに医師とセラピストは，治療指針，共通の治療戦略および紹介後にどのように連絡を取り合うのが好ましいかということを話しあうべきであろう。セラピストが施設内外で働くにかかわらず，これらの相互作用は今後の協働にとっての青写真を明確に示すことになる。

　共同の場で働く場合は紹介が実際のコンサルトや治療につながる確率は増加するが，近接で働くという環境が効果的な協働を保証するとは限らない。

クレイン（クレイン，1986）はHMOで医療専門家と働くことに対する期待と経験を詳述している。彼女は，ケアの話し合いのための限られた時間と役割の明確化の欠落がいかにケア提供者間の敵対心，あるいは確執的な関係や患者の不満を引き起こすかを説明している。治療が成功するためには，協働的治療モデルは，効果的なコミュニケーションと役割の明確化を包含していなければいけない。

システム論的なコンサルテーションと協働による治療

プライマリケア医は患者を専門家に紹介する。紹介の際のエチケットとして，紹介はあくまで専門医における専門分野の患者の問題のみを取り扱うことを依頼することであり，患者と紹介先医師の関係性を支持することの重要性を理解することが大切である。多くの医師は腫瘍科や眼科に紹介するように，問題行動や精神的問題についてセラピストに紹介するが，セラピストに対しても従来の医療分野でのエチケットに従うことを期待する。システム論的なコンサルテーションモデル（Wynne, 1986）ではファミリーセラピストがシステム理論と技術を医療のエチケットに従うコンサルテーションの従来の役割と融合することも可能である。協働の関係性における3つの一般的形式は①問題行動への医療コンサルテーション，②合同セッション，③通常の紹介がある（Hepworth & Jackson, 1985; McDaniel, Campbell, Hepworth, & Lorenz, 2005）。

システム論的な行動医学コンサルテーション

多くの文献は問題行動への医療コンサルテーションを開拓し，個人指向的，行動学的，健康心理学的視点から健康行動に変化を促すことに的を絞った介入を主に示している（Hunter, Hunter, Goodie, Oordt, & Dobmeyer, 2009; Robinson & Reiter, 2007; Strosahl, 1994）。問題行動に対応するシステム論的な医療コンサルタントは，患者，家族，治療チームが必要とする介入を単に考慮するよりも，より幅広いシステムの治療概念に基づいて，介入の技術を統合することができる。コンサルタントとしてのファミリーセラピストは，コンサルトの本質を明確にし，互いの境界や役割について交渉する責任がある（Wynne, 1986）。境界や役割の交渉は，紹介，チームへのコンサルト，患者と家族へのコンサルト，短期治療あるいは集中的メディカルファミリーセラピーなど，どんな状況でも同じ

である。

　問題行動へのシステム論的な医療コンサルトでもある，メディカルファミリーセラピストは多くの役割を担える可能性がある。（Exhibit 3.1. 参照）

□**患者の医学的健康**（medical health）**と精神医療的治療効果を追跡する**／たとえば，セラピストは糖尿病とうつ病の患者に対して電子カルテを介してヘモグロビン A1c に気を配るとともに，初診において患者健康問診票（Patient Health Questionnaire, PHQ9）を記入させ，各診察でこの問診票を用いたうつ病スコアの経過を追跡し，患者と紹介医にスコアを報告し，治療内容についても情報提供する。

□**副作用を含めた薬剤や治療アドヒアランスを追跡する**／たとえば，抗うつ薬の服用を開始した患者は副作用が生じた際に多くの場合に内服を中止してしまう。患者と医療提供者との間の密な協働により，その副作用が止まるか，別の薬剤に変更する必要があることを知らせるまで，患者を支持することができる。

□**患者のプライマリケア医や他の関連する医療専門家との関係性を支持する**／患者は多くの場合，主治医についての感想をメディカルファミリーセラピストに打ち明け，セラピストについての感想を主治医に打ち明ける。前者の場合，どのように主治医に対して直接に感想を伝えるかを患者に指導することが役立つ。後者の場合，セラピストは患者や家族の意見を聞くことにいつも興味があることを示し，患者とその家族がセラピーの感想を率直に話せるように，他の医療専門家に依頼すべきであろう。

□**診断について患者と家族に心理教育する**／メディカルファミリーセラピストは患者や家族にさまざまな疾患についての最新の知識について教育してくれる国立衛生研究所のウェブサイトを紹介してもよい。セラピストは深刻な病気に附随してくる避けることのできない不安定な感情状態についての情報を提供することもできる。（4 章参照）

□**患者に行動活性化やセルフマネージメントを推奨する**／患者と家族の行為者性を高めることはメディカルファミリーセラピーの中心的な信条でもある。運動，食事，内服や病気に対する感情的反応などの健康行動変容のための管理を助ける計画（経験していることを日記につけるなど。Bodenheimer, Wagner, & Grumbach, 2002）は役立つ。

□ 動機づけ面接の技術を駆使し，患者の行動変容や治療へのモチベーションを明確にする（W. Miller & Rollnick, 2002）／患者が変化を真剣に熟考するまでには，未だに至っていないか，真剣に考えているのか，行動に踏み切る準備ができているのかを見極めることは重要である。患者が行動変容の早期の段階にいる場合，行動に踏み切るように立てられた計画は失敗に終わる。家族成員の変化の準備ができているかを評価することや，患者の最善の選択を妨げたり，治療を押しつけたりするというよりも，むしろ患者自身の治療選択を支持したり受け合うことも重要である。

□ 患者，家族，ケア提供者間で互いが合意できる治療計画について交渉する（McDaniel, Campbell, Hepworth, & Lorenz, 2005）／この交渉過程は，各々の治療計画に対する視点が治療にかかわる他のチームメンバーの視点にどれくらい近いかによって，交渉は短時間であることもあれば長引くこともある。交渉の第一ステップは医療提供者が勧める治療計画を提示させ，患者と家族の反応を見極めることである。いかなる理由（治療費，宗教的信仰，医療外の健康信念など）であれ，患者や家族が治療計画に同意しないときは，問題について率直に話し合い，全員が同意するか，あるいは少なくとも患者や家族が受け入れられる計画を交渉するために合同会議をひらくことが役立つであろう。

□ 家族のサポートを促進する／ある家族は健康における危機が起こったら直ちに行動をとるであろう。ある家族は過度に患者を援助してしまい，患者が自身で決断したり，自身で十分に対処できる課題を遂行することを妨げることもある。家族の存在が，災難を起こすきっかけになることを恐れていて，介入を尻込みする家族もいる。メディカルファミリーセラピストは患者が病気のときどのように家族から支援されたかについて，患者と家族の話し合いを促すことができる。

□ 精神医療的な問題が改善しなければ，精神科への薬剤や治療のコンサルトを促すことも大切である。たとえば，PHQ9のスコアが高い場合や，スコアが改善しない場合には精神科への紹介が適切かもしれない。

多くの統合された環境では，メディカルファミリーセラピーへのコンサルトは，「ウォームハンドオフ」［訳注：いわゆるサービスの「手渡し」］を含む。これは医師，フィジシャンアシスタントおよび看護師が診察の際にメディカルファミリーセラピ

Exhibit 3.1. システム論的な行動保健コンサルトの役割

• 患者の内科的および精神医療的治療効果を追跡する
• 薬剤や治療のアドヒアランスと副作用を追跡する
• 患者のプライマリケア医や他の関連する医療専門家との関係性を支持する
• 診断について患者とその家族に心理教育する
• 患者に対して行動活性化やセルフマネージメントを推奨する
• 動機づけ面接の技術を駆使して，患者の行動変容や治療へのモチベーションを明確にする
• 患者と家族およびケア提供者間で互いに合意した治療計画を交渉する
• 家族のサポートを促進する
• 精神医療的問題が改善しなければ，精神科の薬剤服用や治療コンサルトを促す

ストを招待し，患者にセラピストを紹介し，患者や家族へのセラピストとの取り組みを正当化しサポートするものである。このプロセスは治療において効果的な顔合わせを可能にし，将来，セラピーへの来院の可能性を高める。アポストレリス (Apostoleris, 2009) は，プライマリケア医がメディカルファミリーセラピストを紹介すれば，ほとんどの患者は問題行動に対する初診予約に来院することを明らかにした。「ウォームハンドオフ」なしでは，44 パーセントの患者しか初診に来院しなかった。

　行動保健についてのコンサルトは 10 分から 15 分の短時間のこともあれば，従来の心理療法の診察同様に 1 時間がかかることもある。「非公式ホールウェイ (廊下)」コンサルト (Hepworth & Jackson, 1985) は，地理的に近接しているがゆえに臨床家が偶然に出会ったり，医療提供者が容易に電話を介してあるいは電子メールなどで連絡可能である場合に可能である。医師は思春期患者とその母親が，経過観察目的で来院する前に，どのように拒食症検査をするかを聞くためにセラピストに電話することもできる。セラピストは廊下で医師を呼び止め，特定の症状について，医学的評価が当てはまるかどうかを尋ねることもできる。これはフォローアップにおける話し合い，公式のコンサルト，患者紹介に繋がることもあれば繋がらないこともあろう。このような話し合いは同僚間において継続的に相互をサポートし尊敬する関係を表している。一般的には，患者を含まない協働は米国の人頭請合診療報酬方式で

はない出来高払い制の診療報酬で,直接的な払い戻しが不可能である。保険会社のなかにはこのような協働に対して払い戻しを考慮しはじめているところもある。なぜなら明らかに安全性や診療の質を向上させるからである。今後,協働は,カルテ記載の必要性と同様に医療請求の一部として扱われなければならない。

　公式のコンサルトはセラピストと医師,あるいはセラピスト同志,医師および家族の間で提起されることがある。コンサルトは紹介のような形で提起されることが多いが,短時間で答えられるような焦点を絞った質問としても提起されることもある。統合的ケアのアプローチでは,短期間の問題行動への医療コンサルトのみを提供し,1回から3回の来院では管理できないようなすべての問題行動あるいはメンタルヘルスのニーズを外部に紹介するタイプもある(他の環境では,精神科コンサルタや継続的な治療と同様に問題行動への医療を提供する。これらの環境では,部分入院,集中的な薬物乱用のための治療や入院のような,より高度なメンタルヘルスケアが必要な患者を外部に紹介することになる)。

　デンバーのサルード・コミュニティ・ヘルスセンターでは,すべての患者が,少なくとも年に一度は問題行動へ対応する医療コンサルタントに会うことを目標にしている。問題行動への医療提供者が予約患者で忙しくない場合には,どの患者の診察室へもセラピストが赴き心理社会面から健康をチェックし,その際に主治医に直接連絡をとる。同様に,ロチェスター・ジェネラルホスピタルのメディカルファミリーセラピストは医師が来る前に,小児健診のために来院してきた親とその子どもに会うようにしている。そして医療診察の前に電子カルテを介してあるいは直接的に医師に,患者の成長や心理社会的問題について連絡をとっている。この両方の設定では紹介状や病的状態がなくても,メディカルファミリーセラピストは患者に関心を持ち関わることができる。より多くのケアシステムや医療システムが予防に焦点を当て,セラピストがシステムの統合定額支払いの一部となればこれらの診療はより

▽註3　人頭請合診療報酬方式は,人々の人口当たりのヘルスサービスへの一括での支払いを対象としている。この種の資金手当ては1980年代には一般的になると期待されたが,カイザー(Kaiser)のような大規模なHMO(健康維持機構)や国防省や退役軍人局などの大規模な組織以外には拡がらなかった。支払いを確保するようなこと(たとえば,問題を抱える患者に直接会うことなど)を増やすように提供者に促す診療ごとの個別支払いとは違って,頭割りのプランでは提供者が健康を促し,協働し,多くの人々の健康を向上させるために必要なことは何でもすることが可能である。外部の制御がなければ,個別支払いプランは過剰治療に陥る危険性がある。一方,頭割りプランの危険性は過小治療である。

一般的になるであろう。

ノルウェーの家族精神科医であるアンデルセン（Andersen, 1984）は，彼自身の診療を次のように説明していた。彼は自分のオフィスを持たないため，医師と話し合い患者を診るためにノルウェー北部を超えて少し離れている一般医のオフィスまで出向くのだと言う。クーンズ，モーゲンスターン，ホフマン，ストリープおよびブッチ（Coons, Morgenstern, Hoffman, Striepe, & Buch, 2004）は，同様にさらに地理的に限局したフィラデルフィアのクリニックでの実践について説明している。そこのメディカルファミリーセラピストは女性の健康に注目し，産婦人科医のオフィスで働いていた。インターネットやビデオ会議はセラピストと他の医療プロフェッショナルの間にコンサルトの機会をもたらす。

合同セッション

合同セッションは事前に設定される場合もあれば，診察中に必要性が生じることもあり，メディカルファミリーセラピストのスケジュールには柔軟性（またときに中断もあろう）が必要とされる。患者ケアにおけるこの程度の柔軟性や調整は従来のメンタルヘルス機関や診療のそれとは異なっている。合同セッションはセラピストにとって刺激的あるいは雑然とした経験になるかもしれないが，メディカルファミリーセラピストとしての重要なトレーニングの一部であることに違いない。合同セッションでは2人の専門家が役割を交渉し，協働者間の関係についてはっきりと話し合い，セッションの過程や内容を評価し続けることが必要である。

医療専門家および患者と家族で展開されるネットワークを確認するための初回のセッションは，難しいメディカルファミリーセラピーの症例への対応を始める上で最も効果的な方法である。そこではすべての参加者が，紹介の理由，治療の目的，および医療とセラピーの治療計画の相互作用について話しあうことができる。専門的な役割をその場で明確にすることもできる。医療とセラピーの目的の互換性を確実にすることもできる。この明らかな協働への尽力は，医師や他のヘルスプロフェッショナルとセラピストがそれぞれの目的に到達するよう助け合うために，互いが協力することを患者家族に示すことになろう。これは，患者にとっても他の医師に紹介されるという行為が担当医師の不満や医療放棄を示唆するという患者の感情を緩和するこ

とにもつながる。ネットワークセッションではウィン，シールズ，サーキン (Wynne, Shields, & Sirkin, 1992) が述べたように，患者，家族成員と医療専門家の病気に対する異なる視点を率直に説明して交渉するプロセスを開始することができる。

　たとえば，ある症例では，循環器内科医と結婚セラピストは，性機能障害を含む夫婦の治療計画を，夫が心臓発作を起こした後に計画調整する必要があった。その症例には内科的問題および心理社会的対人関係の問題の両面が著しくかかわっていたため，2人の臨床家がその夫婦との会合に参加することが治療に役立った。医師のなかには知的好奇心，患者への献身，治療を妨げる矛盾した個人の問題などから，メディカルファミリーセラピストとの密な協働に興味がある人もいる。しかし他の医療専門家は診療時間の制約や，会議は不必要とか参加は重要ではないという考えのために，合同セッションへの参加を頼まれても断るかもしれない。

　医学的診断についての疑いや意見の相違がある家族（「病気の不明確性」（Wynne et al., 1992））や，多くの医療やケアのサービスを利用する患者，医師患者関係に問題がある患者，問題が慢性的で変化しやすい場合，および身体化の問題に集中し過ぎる家族（Frey & Wendorf, 1984; McDaniel et al., 2005; Sargent, 1985）において，合同セッションは効果的である。こうしたことが懸念されるケースには，医療提供者とメディカルファミリーセラピストが同時に関与し，生物学的また心理社会的プロセスを同時に話し合い，情報を共有し，三角関係化[▽註4]を最小限にする，密で統合的な，バイオサイコソーシャルアプローチが可能になる。

　施設外のセラピストであっても，患者が入院中のときには合同セッションは医師が働くクリニックや病院で行われるため，そこに参加する。医師がセラピストの面接の一部始終に参加する必要がないこともある。医師は診断や手技について説明し，質問に返答し，治療の協働の本質を強調するためにセッションの最初か最後だけセラピストの面接に参加するかもしれない。セラピストと医師が同時に同じ場所で会うことができない場合には，テクノ

▽註4　三角関係化（triangulation）は1人が他者との対立や問題をもつ場合，かかわる人に直接というよりむしろ第三者に話すことで問題に対応しようとすることをいう。たとえば協働の過程で患者がプライマリケア医にセラピストの不満をいうときに起こりうる。その医師がセラピストへの歪んだ見方をもち，患者はセラピストとの問題を解決しようとしないという結果になりうる。理想的には，医師が患者にいかなる心配事もセラピストと直接話すように働きかけることである。医師はセラピストにその状況について知らせるかもしれない。これは三角関係化の解消といえるだろう。

ロジーが助けとなる。スピーカーフォンやインターネットカンファレンス（例：スカイプなど）を利用してネット通話を予定することで，紹介医は紹介の理由を説明したり，相互の懸念について話しあうために初回セッションの冒頭部分でセラピストおよび家族と話すこともできるであろう。

　合同セッションは素晴らしい教育ツールでもあり，ファミリーセラピストが教育や臨床ケアにかかわっている研修プログラムでは容易に設定が可能である。たとえばキャンベルとマクダニエル（Campbell & McDaniel, 1987）は，慢性疾患や身体化障害のための合同セッションを利用した家族システムセラピーを説明している。これらの合同セッションは民営化された診療では，その頻度はより少なくなるが，民営化診療の設定では，この道のパイオニアによってある興味をそそる実験が行われた。ディムとバーマン（Dym & Berman, 1986）は全患者において家庭医とファミリーセラピストが一緒に初診を行う合同治療チームについて報告している。システム理論の視点から患者の症状やストレスを評価した後，別々に働いていた2人の臨床家は，頻回に短時間の合同会議を開くことにした。家庭医として自身の診療経験を基にグレン（Glenn, 1987）は家庭医とファミリーセラピストが，必要に応じて他の医療専門家を含むプライマリケアチームの中核を形成する類似の協働的ケアモデルを提案した。

　医師と問題行動への医療提供者が一緒に協働的ケアを提供する近年の型としては，プライマリケア医における医療グループ診察を最近はよく目にするようになった（Noffsinger, 2009）。これらのグループは妊婦ケア，糖尿病およびうつ病などのさまざまな問題における個人の医療診察，心理教育およびグループ支援を兼ね備えている。

　2人の専門家に同時に診てもらうことには，同じサービスに2人が個別に診療費を請求することができない出来高払い制の環境下では資金を供給することは難しいかもしれない。マクダニエルは，コセラピー（cotherapy）が明らかに有効な場合は医師と交互に請求することもありうると言っている。一方，専門家が月給当たりで支払われる人頭請合診療報酬あるいは医療社会化制度においては，これらの，連携的に行われるサービスは，協働的アプローチが明らかに有効な数少ない複雑な患者たちには，より容易に支払われる。

紹介

多くのファミリーセラピストと医師の協働的関係は，メディカルファミリーセラピーが短期間か集中的かにかかわらず紹介に基づいて施行される関係である。紹介の形式は施設内外にかかわらずファミリーセラピストと彼らを紹介する側である医療専門家が，異なるタイプのケアを同時に患者と家族に提供することになる。すべてのケア提供者は各々の治療において，責任があり役割の明確化は協働には不可欠である。

病院環境では，医療チームの一員になっているメディカルファミリーセラピストは一般的に紹介を受け入れ，他の医療チームの一員と密に連絡をとる役割を担う (McCall & Stirm, 1985)。カルテを共有し，患者とその家族について話し合い，協調できる治療計画を立てる。レジデント研修の環境下でもファミリーセラピスト (Hepworth, Gavazzi, Adlin, & Miller 1988; Seaburn, et al., 1996) は，別々のセッションで紹介する側のスタッフとして働くことが多いが，医師とセラピストは頻回に連絡しあう必要があろう。独立した診療所にいるファミリーセラピストは診療所の医師や看護師から紹介を受けて仕事をすることがあるが，自分の役割を協働パートナーとして認識するにはまだ至っていない。別の施設で働く場合，ケア提供者側は家族に対して，メディカルファミリーセラピストがチームにおいてどのように連絡しあって機能するかを説明する必要があろう (Driscoll & McCabe, 2004)。紹介される内容は，質問への回答から予後や治療結果に及ぶケア提供者間のコミュニケーション内容，協働が成功したこと，多くの場合には症例の治療結果の報告であったりする。

他の医療専門家とのコミュニケーション

協働における関係性の構造や地理的な配置にかかわらず，患者の情報についてのコミュニケーションが協働の中心に位置しており，セラピストや医師が互いに助けを求めるときにコミュニケーションが始まる。

コンサルトあるいは紹介の質問を探る

マクダニエルが体験した最初の紹介の1つは，第一子を妊娠するために精子提供による人工授精を求める39歳の独身女性の心理的評価を希望する産

科医からの依頼であった。その産科医は常にどの患者に対してもセラピストに会うことを依頼すると言っていた。セラピストへの依頼は産科医自身の身を守るためでもあり、患者やその家族が、彼らのニーズや好ましい結果を話しあうための機会を持つためでもあった。マクダニエルは産科医からの依頼は単純なものだと思い、人工授精のための手技を話しあうために患者、患者の母親、妹と面接の予約をした。セッションのなかでは、患者が人工授精を受けることに心を決めかねていて、実際に子どもを育てることよりも彼女の家族に、自分自身が大人であることを証明することの方に関心を持っているが明らかになった。患者は人工授精に踏み切りたくないことを自覚し、家族と彼女が、もっと上手にコミュニケーションをすることに同意してセッションは終わった。

　この結果を知らされた産科医は憤慨し、セラピストが"患者が子どもを産む最後の機会を逃すように仕向けた"と暗に言った。マクダニエルはそのとき、医師が最初に患者を自分に紹介した際、彼自身がその問題をどう捉えていたかを検討していなかったことを再認識した。その産科医はセラピストに後の数年間、まったく患者を紹介しなくなった。その後、マクダニエルは紹介されて間もない段階で、「医師としての紹介の観点」を聞き出して、コンサルトで予想される結果を事前に話しあうことにした。

　紹介のタイミングは非常に重要である。紹介が早すぎるときには、紹介医だけが、患者やその家族よりも、治療に前向きの場合があり、そうした状況では、患者や家族はセラピーの予約におそらく現れないであろう。こうした症例では、メディカルファミリーセラピストは紹介医に対して患者の治療的変化に対する心の準備や治療へのモチベーションを評価するように、形式ばらずに相談したいと思うであろう。セラピストは診療のなかで医師がどのように患者への対応を向上させ、どのようにしてセラピーへの紹介というアイデアの種を徐々にまくのが適切か考えることを提案するかもしれない (Seaburn et al., 1996)。多くの患者において、紹介の過程で医師がメディカルファミリーセラピストの支援を受けながら複雑な評価や面接の技術を養成する必要があろう。

　医師は深刻な病気の診断や治療に多大なストレスが伴う際に患者にメディカルファミリーセラピーを紹介する。多くの医師は疾患を治癒することの訓練は受けるが、患者の病気の経験を扱う訓練は受けない (Klynne, Shields, & Sirkin,

1992)。患者や家族は自身で問題の原因を突き止めようとするが，医師は別の医学的判断をするかもしれない。こうした立場の違いは対立を導き，最終的にメディカルファミリーセラピストへの紹介につながる。ときには患者の病気の経験が医療チームによって認識されていなかったり，患者の主張の正当性が認められないときにもセラピストはコンサルトを受ける。

　医療専門家がメディカルファミリーセラピストに患者と家族を紹介し，それに応じるために，セラピストは患者や家族についての情報を聞き出す必要がある。電子メモを介したセラピストへの紹介では，情報は電子カルテで閲覧可能かもしれない。今日のメディカルファミリーセラピストはこれらコンピューターを利用した記録システムの使い方を学ばなければいけないであろう。これはカルテ内に関連情報を見つけたり，医師のカルテを読んだり，治療に関連する患者の健康状態について質問することを含む。

役割の明確化

　役割の混乱が治療関係発展の上で障壁となる不明確さを生じさせることになる（Wynne, 1986）。患者は医学的症状についての思いをセラピストに，心理社会的な不満を医師に打ち明けるかもしれない。相互関係の本質を明確化することと協調できる治療計画をもつことは効果的な協働にとって，重要な必須条件である。たとえば，慢性頭痛をもつ患者への対応について，医師はストレス軽減とカウンセリングはセラピストに任せて，自分は医学的検査をオーダーしたり薬剤を処方したいと思うかもしれない。患者の夫が妻に処方された薬剤についてセラピストに質問してきたとき，医師に聞くように仕向けるのは比較的簡単である。同様にセラピストは自分が取り組むべき特定の分野については医師に連絡をとらないといけない。医師との間に特別な感情的問題を持つ患者や家族には，次回の診察で，心配なことを医師に直接話すよう勧めることは有効である。役割の明確化は有害な三角関係化を防ぐことになる。

　メディカルファミリーセラピーではときに他の精神保健スタッフと協働することもある。身体的疾患をもつ患者の心理社会的問題への治療では多くの治療戦略が可能である。うつ病患者は精神科医やプライマリケア医による薬剤の評価が必要になろう。慢性疼痛をもつ患者には鍼治療やバイオフィードバックの有効性を確かめるべきであろう。慢性疾患をもつ患者には複数の

家族からなる心理教育的なグループ療法が有効である可能性がある（Gonzale, Steinglass, & Reiss, 1987）。医療機関において問題行動に対応する理想的な医療チームとはメディカルファミリーセラピスト，精神科医，ケースマネジャーやそれ以外の人を含んだチームである。

　複数の医療従事者および精神保健スタッフが1つの症例に携わる場合，役割の混乱，三角関係化およびコミュニケーションの欠落の可能性が増加する。メディカルファミリーセラピストは，誰が何をするかについての互いが抱く明確な期待を交渉するための手助けをし，他のケア提供者と密なコミュニケーションを維持することが必要である。複雑あるいは扱いにくい事例の場合，精神保健スタッフ，家族，そして医療専門家とのネットワークセッションが，これらのゴールを達成するためには有効である（Speck & Attneave, 1972）。

紹介のエチケット

　多くの医師は患者を紹介してきた施設外のセラピストから紹介後に連絡がないと報告している（Rubby, Borrese, & Gunn, 2008）。セラピストは医師が忙しく連絡をとるのが難しいと不平を漏らすが，ほとんどの医師はコミュニケーションをとるための粘り強い試みに返事をしてくれるであろう。コミュニケーションが欠落した治療は，2人の目隠ししたドライバーが運転するトラックのようだ。追突しないのは運だけの問題である。コミュニケーションは協働の成功の基盤であることを忘れてはならない。

　ほとんどの医師は，専門医へ紹介するときの習慣であるように手紙や電子カルテに患者の情報や紹介の理由を書いてセラピストに送る。その依頼と引き換えに，医師は通常，心理的評価，治療などのアドバイスについてセラピストとの間での実用的なコミュニケーションを期待する。これらのコミュニケーションは患者の医療的ケアに役立つ治療システムの力動に関する簡単な情報と同様に従来の医療モデル（精神状態の評価など）で評価される情報をも提供する機会となる。電話連絡はときには必要だが，時間がおしているときは医師が患者に費やす時間内においては短時間に行うべきである。セラピストや医療提供者は守秘義務に関する意見やコミュニケーション方法についても異なる意見をもつかもしれない。

守秘義務

　医療や看護におけるセラピーにおいて，患者の秘密保持については，セラ

ピストは研修医とは異なる教育を受けるため，セラピーの情報は意識的に共有される必要がある。多くのセラピストはセラピーの詳細を他の医療専門家を含めた他人と共有しないように訓練されている。一般的にセラピーの関係性は患者と他の専門家との間の関係性とは異なり，セラピーにおける患者情報の守秘義務は他の専門家も不可侵であると教わっている。生活を改善するために気恥ずかしい内容，あるいは個人的な内容をセラピストに対して安全に話すよう促すために，セラピストは署名された同意書なしには，患者やその家族のことを誰にも話さないことになっている。

　一方で医療専門家はチーム内で関連情報を共有して患者のケアを連携して支援することを学んでいる。プライマリケア医などの多くの医療専門家は心理社会的ニーズや患者情報にも注意を払うので，患者の同意を勧めず情報を共有しないセラピストの診療態度を不快に思うこともあろう。患者のケアに関して分断が起こり得る以上，1人の提供者が他の提供者とシェアすべき治療計画を知らないことは治療における重大な懸案および問題とみなされる。電子カルテはコミュニケーションを向上させたが，秘密保持への新たな挑戦を生み出した。HIPPA に関する法律（1996年の米国における医療保険の相互運用性と説明責任に関する法令）では守秘義務は全医療専門家とスタッフにとって重要なこととみなされ，その不履行は重々しい結果を伴う深刻な違法行為とみなされることになった。電子カルテに際して閲覧履歴は監視され，専門家やスタッフがチームの担当患者パネルではない他人のカルテを閲覧した場合に，通常は職を失うことになる。

　守秘義務の特権は医療提供者のものではなく，患者のものである。▽註5 セラピストは協働的ケアに同意した患者が同意書に署名することを望むであろう。電子カルテのなかにはその患者の治療に携わっているケア提供者だけがアクセスすることを保証するために，カルテを読むために余分なステップ，つまりパスコードが必要になるものもある。大半の場合，患者はケア提供者が互いに連絡しあい治療計画について連携することを好ましく思う。そうでない場合に，セラピストは以下のことを決めなければならない。患者の医療的ケアに支障を及ばさない限りにおいて，特別な話題についてだけ守秘義務を守ることが治療の道理に適っているのか，あるいは問題がセラピストを巻き込

▽註5　ヘルスシステムは患者が一部あるいはすべての自身の医療カルテにアクセスできるように患者のポータルや他のシステムの開発に向かって急速に進んでいる。

んだ三角関係化を呈してはいないか，現在生じていることは患者と医者との相互関係の問題の一部なのか，患者の問題はファミリーセラピーでみられる他の破壊的な秘密と同じような水準で扱われなければならないのか決断しなければならない（Imber-Black, 1993）。

　ときに治療システムが閉鎖的に組織化され，守秘義務の問題について協働を避ける方法で管理することがある。たとえば，ある健康センターで働いている専門家は一緒にかかわる患者にメンタルヘルスサービスを提供するグループとの間のより親密で統合された関係を望んだ。この2つの医療サービスは地理的にも離れていて，別のカルテシステムを利用していた。この両方の医療のケア提供者は，互いの協働の欠落を不満に思っていた。コミュニケーション欠落のため，医師や看護師は精神保健サービスのグループは，あまり診療の助けにはならないと感じていたのである。セラピストは医療専門家が患者のメンタルヘルスには殆ど興味がないと感じており，どうしてほとんど紹介してこないのか，不思議に思うようになった。

　精神科病棟と内科病棟の管理者がメディカルファミリーセラピーの依頼に伴って生ずるこの問題を議論した際，守秘義務についての論点が2つの病棟間の協働における主要な障害になっていることが確認された。患者がセラピーを自ら受診する場合には，セラピーを受けていることを医療提供者に知らせるかどうかについては患者自身が決定するという方針であった。結果，情報は滅多に医療従事者には知らされなかった。またセラピストは医療提供者との協働については患者と一切交渉しなかった。医療提供者側は，自分からセラピーを依頼した患者あるいは症状が不安定な患者のみをセラピストに紹介した。

　コンサルタントが内科的問題を持ったセラピー途中の患者についてセラピストに尋ねてきたとき，この有能で善意に満ちた責任者との議論は大変に激しいものとなった。患者が内科病棟でHIV検査の必要性ありと判断されたとき，病棟間の協働で何が起こったか？　精神科病棟の管理者は患者がたまたま内科病棟に紹介されただけだと言った。セラピストはAIDSは重要な秘密保持の問題があるので，プライバシーを確保するためには，外部機関である保健省による検査を受けることを患者に勧めた。内科病棟の管理者はこれを知り激怒し，直接患者の医療的ケアに関連する問題であるためセラピストの言動は非論理的であると言った。この方針はスタッフがHIV陽性である

患者を知らずに治療する可能性があるということを意味していたし，それがこの患者に対する不適切なケアをもたらすことにもなり得たからだ。これは明らかにピリピリとした緊張を強いられる話題でもあった。

内科病棟の管理者は最終的には落ち着き，コンサルタントは両病棟の管理者の患者を思いやる責任の強さを褒めたたえて支持した。数回のセッションのなかで，メディカルファミリーセラピストは，協働的ケアを損なう診療システムについて分析し，内科的治療と一緒にメンタルヘルスの問題に対応するための協働を可能にする一方で，患者や家族の秘密保持を保護する先述したような方針を発展させた。これらの方針は専門家間における信頼と相互理解を向上させることに役立った。最終的に電子カルテの導入が両病棟で義務化され，メンタルヘルスサービススタッフはより注意深くカルテに書くようになり，サービス間でのより充実した協働をサポートするようにした。

コミュニケーションの様式

患者のケアにおいて医師は重要点を強調し時間を節約するために単純で簡潔なスタイルのコミュニケーションを駆使するように医学教育で教えられる。患者と家族の力動や治療戦略ついての長ったらしい説明は一般的に必要以上に時間がかかることとして経験されている。たとえば，メディカルファミリーセラピストは電子カルテ上で紹介元の医師に以下のようなノートを送ることもできる。

> ブラウン夫妻は過去3週間の間で2回の30分面接に来院しました。彼らはブラウン氏の最近患った心筋梗塞の夫婦関係への影響について話しました。ブラウン夫人は心臓に良い食事をつくり，夫と毎日の散歩を始めることに賛成しました。ブラウン氏はいつ性行為を再開するのが安全かについて心配しています。彼は次回の診察時に先生にこのことについて話す予定です。

カルテはますます患者にも入手閲覧が可能なものとなってきているため，読み手（紹介元の医療提供者，患者や家族）についても考慮されなければならない。今や他の医療提供者と同様にメディカルファミリーセラピストのなかには，カルテを患者やその家族とともに書き上げ，セッションの最後にそのコピー（アフタービジットサマリー）を配布するものもいる。これは，ファミリーセラピー

Table 3.2. メンタルヘルス紹介後のコミュニケーションにおける医師の期待

医師の患者との親密性	紹介元	自己の役割への認識	セラピストへの期待
疎遠	医師あるいは患者	最小限	インテイクと治療終了を知らせる手紙
中間	医師	患者の評価 患者との継続的な関わり	以前の治療をサポート 月一回の報告
親密	医師	治療計画への協働作業	頻繁な報告 治療へのアドバイス 協働による「治癒」

註）この表はハープ（Harp, 1989）で提示された考えから構成された。

の介入そのものである。

　医師にとって対応困難な患者では，スタッフ間のコミュニケーションやコンサルトが通常よりも重要になることがある。メディカルファミリーセラピーのトレーニングを受けた家庭医のジェフリー・ハープ（Harp, 1989）は，セラピーに紹介された患者を3つのカテゴリーに分類し，紹介元の医師がもつであろうコミュニケーションに関するセラピーへの期待について述べている（Table 3.2参照）。先述のように，多くの患者の場合適切なコミュニケーションには初診後の短いメモが含まれている。

　患者の心理社会問題に熟知している医師のなかには，カウンセリングを自ら試みて行き詰ったことがある者もいるであろう。一般的に彼らは患者や家族の評価についてコンサルトしたり今までの治療を説明したりするなどして，セラピストにより大きな関与を望む。こうした医師は初診の報告と治療最後の要約に加え，治療に関するさらなるコミュニケーションを求めるであろう。ハープは第三の分類を非常に強い医師患者関係と説明した。それは，患者が医師自身の個人的な問題を刺激し，医師が患者（たとえば，医師の兄弟と同じように過剰飲酒をやめようとしない患者）に憤慨したり，あるいは患者やその家族以上にセラピーを始めるモチベーションをもったりする（たとえば，患者がまだ体重減量する心構えができていないのに，病的肥満の患者に体重を落とすように主張する医師）。これらの状況下にある医師は患者や家族とのやりとりにストレスを感じ，「患者を治す」目的のために，メディカルファミリーセラピストに高い希望を持つ。患者や家族とのそれと同様，医師との密なコミュニケーションとセラピストからのサポートは重要な鍵である。合同セッションは実際に治療を成功させるにはかなり重要であろう。

効果的な協働への課題

　施設内で統合的ケアが拡大し，心身のつながりが以前にも増して認識されるようになり，1992年以来協働は著しい成長を遂げた。にもかかわらず，著しい障害が今でも残っている。この障害は医師とセラピスト間に存在する異なるパラダイム，規律の偏り，不十分な専門職種間におけるトレーニング，および支払い請求の違い，職場スペースの問題，規制による障害などの実務的な問題を含む（Kathol, Butler, McAlpine, & Kane, 2010）。医師やセラピストが類似の問題をもつ患者を治療してもケア提供者が同施設で働かない場合には，グループ間の明瞭なコミュニケーションやポジティブな関係は習慣となっていない。これらの問題の背景は長い歴史に遡る。

　一般的にセラピー，特にファミリーセラピーは歴史上の初期では，問題に対する医学的アプローチに対しては，しばしば不信感を抱くか支持もしなかった。1980年初期，ファミリーセラピストが家族を超えて治療チームのシステム，および家族よりも大きなシステムに対してシステム理論を適応しはじめたとき，医療専門家の存在は，しばしば問題の一部として見なされるようになった。パラツォーリ（Palazzoli），チキン（Cecchin），ボスコロ（Boscolo），プラータ（Prata）によって1980年に出版された論文では，治療システムのなかで，紹介元の医師にしっかりと耳を傾けることの重要性が注目されていた。しかし，その論文の議題である「紹介元の問題」は，紹介元の医師が問題の一部として見なされており，それゆえに医師がファミリーセラピストの介入対象として扱われることを示唆していた。医師を問題視するこのアプローチは，協働を促進するどころか，セラピストが患者の問題を医師の責任にしたり，医師はセラピストを誰も寄せつけなくなるなど，医師の内にあるセラピストに対する恐れを継続させることになった。このことは，医師や他の医療専門家（あるいはセラピスト）は患者の問題に関与しないと言っているわけではない。実際，それは起こり得ることでもあるし，実際にも起きている。実際に協働の価値は，他の専門家がかかわる上での偏りを認識して，患者の健康や福祉を促進するためのアプローチが理解できるように，協働的治療者が別の視点を運んできてくれる機会にあると言えよう。

　チームケアは相互依存の関係に基づいている。チーム内の他のメンバー

Table 3.3 プライマリケアと行動医療専門家の文化における相違

	プライマリケア臨床家	行動医療臨床家
言語あるいは従来の枠組み	医療，生物医学	人間主義，精神分析的，システムに基づく
新たな枠組み	生物心理社会的	認知行動，精神力動
専門における様式	行動志向，積極的に意見を述べる	プロセス志向，助言を避ける
治療の志向	治療する	促す
通常の診察時間	10〜15分	45〜50分
サービスの供給	24時間体制	（緊急を除いて）予約制の診察
薬剤の使用	頻繁な	稀な
患者および家族の病歴の利用	基本的	詳細
リスク	身体的固着	心理社会的固着

註）Family-Oriented Primary Care (2nd ed. ; p. 436), by S. H. McDaniel, T. L. Campbell, J. Hepworth, and A. Lorenz, 2005, New York, NY: Springer-Verlag より。Copyright 2005 by Springer Science+Business Media. Reprinted with permission.

の機能を理解することはとても重要である（Cooke, Salas, Kiekel, & Bell, 2004）。トレーニング背景，使用される言語，理論モデルおよび文化の違いが，メンタルヘルスの専門家と医学的健康の専門家の協働を困難にする（Hepworth, 1985; McDaniel & Campbell, 1986）。Table 3.3.には，こうした2つのグループの専門家の間に葛藤を引き起こす仕事のスタイルにおける明確な違いがいくつか挙げられている（McDaniel et al., 2005）。もしもこれらの違いが認識されなければ，協働は妨げられてしまうことになる。家族志向のケアに関する医療専門家のための著書のなかで，マクダニエルら（McDaniel, et al., 2005）は以下の極端なステレオタイプのシナリオを用いて，様式，言語，理論的枠組みおよび双方への期待における相違がいかに協働を妨げるかを説明している。▽註6

　　P医師　こんにちは，サイコです。
　　M医師　こんにちは，スーですね？　家庭医療センターのメディクです。あなたに診ていただきたい患者がいるんだが，今は彼女について話す時間があまりないんだよ。診療がすでに45分も遅れているものでね。彼女は初妊婦の16歳の女性で，現在妊娠は34週で少し子宮内発育遅延と軽

▽註6　Family-Oriented Primary Care (2nd ed. ; p.435-437), by S. H. McDaniel, T. L. Campbell, J. Hepworth, and A. Lorenz, 2005, New York, NY: Springer-Verlag より。Copyright 2005 by Springer Science+Business Media. 許可を得て転載。

度の子癇前症を合併している。問題は彼女が必要な妊婦健診やどんな検査にも来院しないことなんだ。できる限りのことはすべてやったんだがね。彼女は本当に難しい。私が言うことを聞いてくれなければ胎児は死んじゃうよって言い続けてるんだ。診てくれるかね？ あなたなら予約に来るよう彼女を説得できるかと思うんだよ。

P医師　んー，メディク医師，本当に困られているようですね。何か心当たりはありますか？　彼女は，うつ病を患っているんですかね？

M医師　わからない。それはあなたの専門でしょう。彼女はあまり幸せそうには見えないけど，彼女の状況だとしたら，いったい誰が幸せだって思うだろう？　もしも，抗うつ薬を開始したいなら，教えてください。妊婦に安全かどうか確認しますから。

P医師　結論を急いで言うようですね，メディク医師。薬剤治療に飛びつく前に，彼女の今までの病歴や家族歴などの患者についての情報が必要なんですよ。家族について何か情報はありますか？

M医師　そんなことに費やす時間はないんだよ。彼女のすべての医学的問題に対応するのも難しいんだから。私の知っていることは，彼氏がいて，彼は絶対麻薬をやってると思う。AIDSの検査はしてみて，その結果は今のところ大丈夫なんだが，彼女は私に協力しないんだよね。

P医師　本当に，この症例に本当にイライラしているようですね。しかも彼女に，かなりの怒りを抱いてますね。

M医師　私は患者じゃないんだよ。彼女を診てくれるのか診ないのかね？検査に来院することを説得してもらえればいいだけなんだよ。

P医師　落ち着いてください，メディク医師。この患者の一連の評価をするのには時間が必要です。2週間後に空きがありますが。

M医師　2週間だって？　赤ちゃんがお腹のなかで死んじゃうよ。彼女が来院すれば別だけれど。すぐに予約をとって欲しいと電話しているんだよ。彼女のソーシャルワーカーに連絡して，彼女が確実に来院するようにするから。

P医師　それは指示的過ぎません？　彼女の変わることへの意欲を図るものとして，彼女自身が予約を入れて，私のクリニックまで来られるかどうかを見極める必要があります。私は彼女にしつこく来院するようには言えません。それは彼女の決断ですから。

M医師　いいかね，もう費やす時間がないんだよ。もう，患者の診察を気にしなくていいよ。児童保護係に電話するから。彼らなら何とかしてくれるさ。

P医師　すみません，メディク医師。あなたを助けようとしているんです。医療専門家に必要な患者への思いやりや気配りをみせないで，あなたは力ずくの戦術に陥ってしまっていると言わざるを得ません。

M医師　大いに助かったよ！　どうもね！

P医師　それでは。

　医師とセラピストの介入スタイルの違いについてのこの風刺には，本来は支え合うべき二つの専門領域の理論や診療における仮説の違いが潜在的に認められる。医師とセラピストの仕事の形式における相違から誤解も生じている。また専門分野における競争や縄張り争いの問題は，協働的な関係が成功することを妨げる可能性もある。

言語の壁を乗り越える

　専門的な学問分野で使用される言語はメンバーの世界観を反映している。ファミリーセラピストや他のメンタルヘルス専門家が使用する言語のなかには，医学用語が医学の訓練を受けていないセラピストにとって難解であるように，医師にも理解し難い言語があるということを覚えておくことが有用である。さらに異なる領域の専門家は同じ言葉を違った意味で用いることがある。これは誤解が拡大する機会をさらに増やすということである。1つの例は，病気と疾患という単語の一貫しない使用である。クラインマン，アイゼンバーグおよびグッド（Kleinman, Eisenberg, & Good, 1978）は患者の病いの経験を表す病気（illness）と，病気の生物医学的理解を表す疾患（disease）とを区別した。多くの医師は疾患を用い，セラピストは病気を用いると一般化するのは単純かもしれないが，案外それは正確かもしれない。

　医学用語に関してメディカルファミリーセラピストが無知であることで間違ったりしないよう，医師に対しては，使用する医学用語や手技について説明してもらうように自由に尋ねるべきである（「すみません，その単語の意味がよくわかりません」といった具合である）。医学用語の確認は，セラピストの積極的な学びのために重要なだけではなく，「情報について，どのように尋ねたらよい

か」という態度を患者やその家族に見せることになるかもしれないからだ。心理学やシステム論に関連する言語に関しては，他の医療専門家と連絡をとる際には，行動医療における専門用語よりも，単純な素人的な用語や共有可能な診断情報を活用することが重要である。

理論的モデルの認識

医師とセラピスト両者が生物心理社会的な，「関係中心の医療的ケア」(Frankel & Inui, 2006; Frankel, Quill, & McDaniel, 2003) のなかで訓練を受けてきているなら，協働は比較的容易である。しかし，ほとんどの医師は病変を診断することを強調して，病理学的問題を除外診断するための生物医学的モデルに基づいた訓練を受けている。この機械的な理論モデルは医師の間で利用されているが，複雑な人間行動を理解するには適合しない。医師とセラピストが使用する理論モデルの違いは，異なる患者評価や家族評価をもたらす。

たとえば，喘息の息子をもつ両親はその息子の病状を明らかに心配していたが，剥がれ落ちるコンクリート片や大量のダストのある公営住宅から出て息子にとって，より安全な環境に移ることには殆ど関心を示さなかった。この家族に医師は失望感を抱いて，家族をファミリーセラピストに紹介した。医師は彼らが行動に移さないのは，彼らの怠惰のせいだと考えていた。セラピストは両親が心配していることをみてとり，計り知れない無力さのために，環境を変えられずにいると感じた。

異なった評価は通常異なった治療につながってしまう。この症例では，医師は生活環境がいかに子どもの呼吸に影響しているかについて教育することのみに焦点をおいた。一方でセラピストは両親がどのようにして生活における他の面を変えられるかに焦点をおいた。そうすることで，彼らは生活環境を自ら変えられるという自信（行為者性）を持てるからだ。医師とセラピストは疾患や病気の見方や，互いの治療目標についての意見交換をし，各自の役割を明確にして，家族と一緒に治療計画を交渉することが必要になった。

家族とは異なった理論モデルや期待を前提として医療の専門家はしばしば教育的で直接的なアドバイスをするが，一方セラピストは従来から患者や家族が自らの力で解決法を見つける手伝いをすることを教えられている。医師の診察はしばしば短時間の診察となりやすく，短い時間のなかで医学的アドバイスを与えることが医療のしきたりとなっている。また患者はメンタルへ

ルス専門家にもアドバイスを求めるが，異なる訓練背景や時間的ゆとりをもつセラピストは，患者が専門家からアドバイスをされたりケアされたりするという期待をかき乱すことなく家族が自ら解決策を導き出すための助力を提供することが可能である。

異なる時間制約で働く

　仕事のスタイルにおける最も明らかな相違はおそらく時間の使い方であろう。メディカルファミリーセラピストは従来患者を約15分から50分かけて診る。一方，医者や看護師の場合は一般的にほとんどの患者に対して5分から15分間だけ費やす。時間の管理は医師や他の医療提供者にとっては大きな課題である。つまり，効率と質の両方を維持することを常に推進する一方，1日にできるだけ多くの患者を診ると同時に，適確なカルテ記載の基準を満たさないといけない。各患者や家族に費やす許容時間は相互関係と治療目的によって決められ，これは収集される心理社会的情報の質に必然的に影響を及ぼす。

　特に施設内で働いているメディカルファミリーセラピストには彼ら自身が使える時間にも制約がある。問題行動へのコンサルト業務を月給相当で働く場合には，メディカルファミリーセラピストは行動変容に焦点を当てた10分から15分ほどの短時間の診察を1日に10人から15人の患者に対して行う必要があろう。あるいはこの短時間の診察に，もっと一般的な，カルテ記載に時間がかかる30分から50分のカウンセリングを混ぜる必要もあろう。どちらにしても，ほとんどのセラピストは他の臨床家に比べると，より多くの時間を患者や家族に費やさねばならない。互いの分野で経験されている時間の制約を理解することは，医療専門家間の効率よいコミュニケーションを保つためになるし，その上で従来から行っている互いの方法を受け入れることが重要である。

　医療専門家とセラピストは治療期間についての見込みも異なる。一般的にファミリーセラピストは，迅速な治癒よりも時間をかけた段階的な改善を期待する。一方，多くの患者や医師は患者は受診する際に，すぐに治癒することを望む。それは早ければ早いほど良い。この異なる治療期待のなかには最近数十年で改善されたものもある。医療科学における成功のおかげで治癒は不可能でも，多くの場合，健全な行動スタイルやライフスタイルにより管

理可能となった慢性疾患とともに長生きすることができるようになった。慢性疾患の管理においては，セラピストや他の医療専門家が同じ状況のなかで，患者の長期間の人生にわたって行動変容を促すよう働きかけをしている。慢性の病気が再燃したり治療計画に従うことが困難になったとき，患者は医師の診察と同じようにメディカルファミリーセラピストと定期的に会う。いずれの場合でも，患者を紹介されたとき，セラピストと治療チームや家族との誤解を防ぐために，治療期間に関した見込みや見立てについて医師には連絡するべきである。

力関係を解決する

　誰が患者を一番理解しているかあるいは患者を気遣っているかという点において，医師とセラピストは競合する問題に巻き込まれることがある。この問題は健康管理上の経済的側面や互いの専門性に影響している文化的ヒエラルキーや，トレーニング，使用言語，背景理論の相違に根付いている。(McDaniel, 1995)。メディカルファミリーセラピストは医師がもつ経済力または社会的権力をときには不快に思うかもしれない。医師は社会的に不可欠で価値のある仕事をし，他の人たちがしばしば犠牲を払うことで仕事が成し遂げられている。たとえば，2人の医師が特定の技能について会話しながらエレベーターのドアが閉じるのをおさえていたとき，われわれの1人が，エレベーターのなかで立ち往生した。そこに居合わせた別の医師は，医師たちに対してエレベーターの外に出て会話するように助言した。医師は，他の乗客たちに次のように言った。「彼らは配慮に欠けるように見えるかもしれないが，患者の診療にかかわる医者は，他のことに何も気づいていないだけなんだよ」と。しかし，医師たちはガーデニングの技能について話していたのかもしれない。しかし，こうした悪いマナーでも，医師であるがゆえに許されたりするのが現状である。

　医師の権力乱用の話は案外に多い。こうした話には威嚇的態度への嫌気や，特権ある地位への妬みが反映されているのかもしれない。文化的な敬意の対象，それに付随する力関係，そして給与の違いを隠し立てせず，医師とセラピストが互いに認識して理解していなければ，双方の間にある不公平性は，効果的な協働や協働的な家族ケアへの障害になるかもしれない。

　セラピストもまた不当な行動をとることで知られている。セラピストのな

かには，医療環境で働かなかったり，患者について他の医療専門家と連絡をとらなかったりすることで，力関係の不公平についての問題に直面することを避ける人も存在する。他には医師との間の経済的あるいは力関係の相違に対して，敬意を払いつつも，ときには，その不公平感にたまりかねて受動的攻撃的になるか競合的攻撃的になるセラピストもいる。これらの防衛パターンは，結局は，医師の望ましくない行動を引き出したり，協働的というよりは対抗的な相互作用の連鎖を引き起こしたりすることにつながる可能性もある。医師とセラピストの実際のやり取りに基づく感情や医療専門家に向けた一般的な反感感情に基づく解決できないような不一致感は，事例紹介の減少や治療成功を減らす結果に結びついてしまう。ときに三角関係化を起こすこともある。たとえば，患者が医療的ケアに関する不平をセラピストに漏した場合，セラピストは患者に医者と直接話しあうことを勧めたり，直接的な情報収集することをせずして，患者に加担したり患者に賛同したりする場合がその例である。

米国おけるヘルスケアの費用が返金される方法については不公平感が存在するが，ケアにおける大規模な財政的問題は，政治的な擁護や専門家団体の現役参加者によって対処されることが一番である。患者や家族のケアについて，医師とセラピストの一対一の意思疎通は，互いに支援しあうという意識と尊敬の念がある場合に最も効果を発揮するのである。小児科医で児童家族精神科医でもあるジョン・サージェント（Sargent, 1985）はセラピストが自らの仕事を評価し，医師の指揮権に従順に従う補助提供者としてではなく，一連の技術を駆使する専門家として働くことの重要性を主張している。役割の明確化や責任の明確化は，セラピストが患者に効果的な医療を提供するための医師や他の医療専門家への支援においても，医師がセラピストを支援する際の助力になる。自分の領域を守りつつ，他の専門家の領域を尊重することは，専門家間の健全な協働を育む基礎になるのだ。

結論

メンタルヘルスの専門家のなかでも，システム論的なファミリーセラピストは，他の医療専門家との協働における障害を克服する比類ない能力を備えていると言えよう。協働的ケアにおける障害とは，受けてきたトレーニング，

仕事のスタイル，専門分野の競争意識から作り出される障害を指す（さまざまな背景による，複数の実在する協働の説明は付録を参照）。メディカルファミリーセラピストは，どんな背景においても起こりうるシステムの課題や複数の視点を理解することができるので，患者と家族およびヘルスケアチームのメンバーの経験を理解する立場に自分を置くことが可能である。

　医療専門家と協働するメディカルファミリーセラピストには粘り強さと創造性が必要である。セラピストは医療仲間との間に共通の関心を見出し，医療専門家からの信頼を得て，メディカルファミリーセラピーが患者と家族に役立つことを示さなくてはならない。これらの障害を克服できる協働的スタッフは，家族に対する良質なケアを提供するために協力することで生じてくる他の専門分野からの刺激や熱意を楽しむこともできるであろう。メディカルファミリーセラピストと他の医療専門家間の協働的な関係は，患者と家族の健全なライフスタイルの支援や効果的な治療のための基盤を築く，そしてそれは，地域に治療参加することでさらに増強されるであろう。

第 4 章
共有される病気の情緒的テーマ

　すべての人の人生のナラティブに，また，すべての家族のナラティブに，病いは際立つ役柄を持つ。どんなに自分たち自身で避けようとしても，深刻な病気や怪我が私たちの家族や友だちの輪のなかに入ることからは避けられない。病いによって私たちは，ケアするために，お互いの距離を縮めるが，病いは障害や死を通して私たちを引き離すこともある。病いはまた，私たちの人生に意味を与え，混乱と疑いをも生む。病いは勇気と恐怖，怒りと受容，希望と絶望，静けさと不安を引き起こす。幼少時から私たちが口にする食物や，私たちが経験する愛情や拒絶と全く同じように，私たち個人や家族の病いの経験が私たちを形作る。

　初版『メディカルファミリーセラピー *Medical family therapy: A Biopsychosocial Approach to Families with health Problems*』では，病いと密接に関連する感情について，ほとんど論じられてはいなかった。それらの感情は，メディカルファミリーセラピーの技法を論じた部分に，アセスメントの対象であり，ノーマライズされるべきものとして記述されている。また，私たちが**コミュニケーション**や**コネクション**という言葉よりも情緒的な意味をもたせて使う**親交**（コミュニオン）という言葉のなかでも，それらの感情については間接的に扱われている。しかし，病いと感情との間の関連が普遍的なものであることを考えると，当時の私たちの記述は非常に少なかったと言えよう。これは何故だろうか？　当時の多くのファミリーセラピストのように，私たちは先ず病いによって影響される人々の関係やコミュニケーションにより焦点を当て，親や家族の経験に伴って必然的に生じる感情についてはあまり注目しなかったのである。

感情の重要性は、私たちのケースブックである『共有された病いの経験 The Shared Experience of Illness』(McDaniel, Hepworth, & Doherty, 1977) において、メディカルファミリーセラピーの描写や、病いについてのセラピストのストーリーを私たちが読む経験のなかで明らかになった。その結果、私たちはそれらのストーリーをより計画的に読み込み、生物心理社会的なレンズを通して、感情経験の1つひとつをたどってみた。それ以後私たちは、健康や病いについて純粋な生物医学的アプローチで組織化されているヘルスケアシステムには、感情を扱うことへの高い壁があることを敏感に感じるようになった。感情は、支配的（ドミナント）である生物医学的モデルのシステムには属さないものであるが、患者と家族の経験のなかでは支配的な部分である。情緒的な経験に気づかなかったり、それを正当なものと認めない場合、患者と家族の苦しみが増大することもある。

近年の研究では、健康に関するコミュニケーションや決断に影響するものとして、情緒の重要性が支持されている。情動によって過度の不安が生じることもあれば、恐怖が過度のリスクを想定する（例：乳がんの患者が特定の治療や再発を想定する）結果になることがある。また、情動によって、治療を回避したり、重要な教育的情報が耳に入ることを遠ざけてしまうこともある (Peters, Lipkus, & Diefenbach, 2006)。また、研究の動向をみると、患者や家族が健康的な適応を達成するのに役立つ要因を見つける方向へと移り変わってきている。特に、デライダー、ギーネン、クイジャー、ヴァンミデンドープ (deRidder, Geenen, Kuijer, and van Middendorp, 2008) によるこのテーマのレビューでは、感情を表現することよって、心理的な適応が促進されることを示唆している。

> 患者は適度な範囲で可能な限り活発であるべきであり、自分の人生をコントロールし、自分で自身の生活を律し、病気から得られる可能性のある肯定的なものに集中することができるよう、自分の感情を認めて表現するべきである。(p. 246)

これらの研究による知見は、感情や行為者性、親交の重要性に留意すべきであると示唆している。スーザン・ジョンソン (Susan Johnson) などのファミリーセラピストは、カップルや家族の感情に焦点化したアプローチを発展させ、それらを病いのケアに適用している (Kowal, Johnson, & Lee, 2003)。ケーテ・

ウィンガートン（Weingarten, 2012）は，慢性疾患や難治性の障害に伴うことの多い慢性の悲しみ，自己喪失，人生の物語の断裂に，「心のこもった証言」をすることについて，その治癒的な意義を印象的に描写している。こうした同僚とともに，私たちは，統合的ケアにおけるセラピストの機能の1つとして幅広い感情を証言しノーマライズすることの価値を認め，こうしたケアの局面をメディカルファミリーセラピーの前面に移すことを喜ばしく思っている。

　メディカルファミリーセラピーが今日直面している課題には，維持可能で効果的なシステムをつくることが含まれている。医療費償還制度からわかることは，メディカルファミリーセラピストによる援助が有益となる多くの患者や家族は，深刻な病いで想定される情緒的反応はあっても，メンタル面や身体面の問題での診断が下されるのを望まないことである。アメリカ心理学会による健康面と行動面のコード（Health and Behavior Codes）▽註1は，疾患を持つ患者がメンタルヘルスの障害を不適切に診断されることなく，メディカルファミリーセラピーの援助が受けられるようにするための努力の1つである。

病いの物語

　病いの物語が語るメッセージの1つは，病いに対処していくことが強烈な体験となりうること，感情のジェットコースターに乗っているかのように，消耗すると同時にパワーが与えられるというものである。家族の強さや楽天主義は，悲劇的で悲しみにくれる反応と共存している。これらの情緒的なテーマは，ファミリーセラピーが伝統的に注目する家族構造，家族の信念とともに存在している。病気が情緒面への厳しい試練であることに注目してみると，深刻な病気とともに生きる中で家族が経験する多様な感情が浮かび上がる。こうした視点によって，家族の情緒的な経験が，エネルギーを吸い取り消耗させるものであると同時に，家族を力づけるものであることも理解できる。家族は，表面的には相反するような感情と折り合いを探しつつ生きる術をみつけるが，それらの感情はより深いレベルで，病いをめぐる体験を人間としての最大限の経験に導くものである。

　本章では，病気や怪我への反応として生じる8つの情緒的なテーマと，こ

▽註1　健康面と行動面のコードと治療費請求については，アメリカ心理学会ホームページを参照のこと。http://www.apapracticecenter.org/reimbursement/billing/index.aspx

れらの情緒によって起こる3つの典型的な行動を論じる。これらのテーマと行動は，医療やその他の臨床現場で統合的ケアに加わるメディカルファミリーセラピストによって報告された患者とセラピストの病いの物語を，正式な手続きをとらずに質的な分析をして得られたものである。情緒的なテーマは，①否認対受容，②怒り対平穏，③絶望対希望，④罪悪感対許し，⑤負担対安堵，⑥恐怖対勇気，⑦喪失対再生，⑧無意味対有意味である。家族がこれらの感情と折り合おうとする際に頻繁におこる行動面の反応には，①秘密対共有，②孤立対つながり，③受動対能動がある。

本章に軽く目を通すと，これらの感情や行動が分類されて仕分けられている（病気が否認されているか，あるいは受容されているか／それが秘密であるか，共有されているか）ように読めるかもしれない。しかしこれらは，より正確には**弁証法的**であり，複雑な感情や多くの場合に反駁する気持ちによって生じる緊張感を伴い，人々の内面や人間相互間での苦闘として表れる。患者と家族は，それぞれの情緒的なディスクリプタ［訳注：分類のためのキーワード］の連続体に沿い，ある局面は否認しながら他を受容しつつ自分を位置づけることができる。人は，ある瞬間には絶望しながらも，別の瞬間には希望を持つことがある。病気という複雑な経験のなかで，相反する感情を同時期に持つことは，子ども向けの本，『2つの違う気持ち double-dip feelings』(Cain & Patterson, 2001) でも知られる通りである。

これらの情緒的なテーマや反応は，さまざまな病気に広く見られ，急性の病気でも予期された病気でも，思春期の子どもにも高齢者にも起こる。それらは，病気が引き金になって起こりうる普遍的な緊張感を表し，人生や人間関係の意味，また，スピリチュアリティの意味についての人間の最も根本的な不安を刺激する。もちろん，すべての家族がこれらの情緒的なテーマに苦悩するわけではない。むしろ，それぞれの家族は個々の歴史を持ち，病気の試練に容易に折り合う家族もあれば，乗り越えがたいものとして感じる家族もある。情緒的なテーマと反応が家族機能を妨げる場合は，セラピーはその部分に焦点を合わせることになる。

情緒的なテーマ

ハーリー・スタック・サリヴァンは，「私たちは皆，人間である以上の何物でもない」(Sullivan, 2010, p. 7) と述べたが，家族の病気の物語において際立

つテーマは，人間の普遍的な苦闘である。それらは必ずしも精神病理を表すものではなく，また典型的と言えるものでもない。それらの反応が普遍的であっても，個々人の経験は唯一無二であり，反応はそれぞれ特有なものである。さらに，個々のテーマは，その家族の歴史と文化的な経験のフィルターを通したものである。各テーマについて，詳細を次に検討する。

否認 対 受容

深刻な病気であると告げられることは，冷たい水を浴びせかけられるような出来事である。最初の衝撃が和らぐまでは，叫んだり震えたりして反応し，やがて涙も乾き，準備を整え，適応し直して生活を進め始める人々もいる。中には何か重要なことが起こったことを否認するかのように，凍りつき，精気を失い，ひきこもる人もいる。新しい現実に順応するには，時間がかかることが常である。深刻な診断を告げられたとき，患者と家族成員の1人ひとりすべてが，その病気によって何が起こるのかを理解しようと苦闘する。

家族成員だけでなく専門家でさえも，否認から受容への連続性のどこかに立つことがよくある。それはあたかも，家族の誰かは病気を否認し，先に進むために生きることを主張する必要があり，別の誰かは，家族がつらい現実に向き合うのを助ける必要があるかのようである。もちろん，分断がおこり双方の間の対立が高まることもあるかもしれない。メディカルファミリーセラピストは，病気という課題に対する1人ひとりの反応を引きだして正常なものと認め，苦闘による混乱を鎮め，家族の物語がより明確になるよう援助することができる。否認と受容の間での避けられない揺らぎの結果として，問題の新しい理解が現れてくることが多く，それによって家族全体が否認から受容への連続体に沿って動くのである。

ケイトという60歳の女性の例がある。彼女は，強度の胸痛に苦しんだ後，2日たって医療機関に治療を求めた。心臓発作で彼女は入院することになったが，彼女の成人している子ども8人は皆，彼女が症状を否認していたことに対して憤慨していた。子どもたちが彼女の心臓に状態を言い聞かせようと躍起になればなるほど，彼女は治療を拒否した。メディカルファミリーセラ

▽註2 健康面と行動面のコード Health and Behavior Codes:http://www.apaprcticecentral.org/reimbursement/billing/index.aspx）により，重篤な病気を持つ患者の情緒面と行動面の正常な反応を援助することができるようになり，その診療報酬には『精神疾患の診断・統計マニュアル』による診断は必要とされない。

ピストは人にはさまざまな視点があることを尊重し，その正当性を肯定する目標で，ケイトと子どもたち，そして主治医と一緒に会った。セラピストは，ケイトが一年前に夫を亡くした悲嘆の感情や思いを話せるように支援した。子どもたちはその後，ケイトが孫たちと接することができるよう切望していると話した。集まって35分後，ケイトは，できる限り治療は制限したいという自分の希望と，可能な限りすべての治療をしてほしいという子どもたちの希望を折衷した治療計画を，医師とともに作り上げた。

怒り 対 平穏

自分自身や家族に深刻な診断が下されると，多くの人々は，自分の大切な人々（たとえば他の家族）か，あるいはその診断を伝えた人（たとえば医師）に怒りを向けるという形で反応する。怒り対平穏は，病気の反応として最も見えやすく，他の人々や患者自身によっても容易に認識されることが多い。怒りに関連する行動は，人に対する暴言や，爆発寸前の憤り，引きこもりなど幅広くさまざまな形で表れる。しかし怒りと平穏が目に見えず，捉えにくい場合もある。たとえば穏やかに見える人が，自分では認識していない強い怒りを持っており，そのために他の活動に十分に携わることができないことがあるかもしれない。メディカルファミリーセラピストは，病気に関連する避けられない感情が多様に入り混じることを，患者や家族が認識し受容できるよう援助する。

ケイトの例では，初日に病院で治療にあたった数名のレジデントは，彼女がレジデントに終日敵対的な態度で，すべての治療を拒否したことについて不満を述べた。ケイトが入院後，数回行った個人セラピーのセッションは，夫を亡くしたことへの悲嘆の感情や，それが怒りとして表現されていることに焦点を置いて行われた。

絶望 対 希望

病気や怪我に適応していくのは嵐のなかの旅路であり，暗い雲に完全に覆われていると思うと，驚くほどの晴天がところどころに現れたりする。嵐の天気のパターンのように，絶望の雲が何の予告もなく明るい希望の空へと変わり，そしてまた急に荒れ狂う嵐になる。このような希望と絶望との大きな揺れは，予想不可能にも思える。患者と家族は通常，病気の初期のころは気落ちしている。しかし，誰か同じような状態だった人の明るい話がないかと懸命に探すこともある。病気が安定してくると，医療従事者も患者も家族

も安心し，希望を持つようになる。病気が安定した経過をたどり，リハビリテーションが順調に進んでいたとしても，機能が失われていたり改善が遅れたりすると，失望の避けられない波が戻ってくる。患者はこうした感情の振り子のなすがままになっていると感じることもあれば，嵐の高低を調整する方法を見つけ，予想して対処できるようになることもある。メディカルファミリーセラピストは，これらの感情を正常のものと認め，家族の希望と将来へと注目を向ける。

ケイトは，夫を亡くしてから自身が心臓発作を経験するまで，失望の感情を持ち続けていた。セラピーにおいて彼女は，怒りや悲嘆，そして恐れの気持ちを表現する時間が必要であった。そうするうちに，希望の表現がゆっくりと現れ始めた。ファミリーセラピーのセッションでは，ケイトが繰り返し苦悩を表現し，怒り，悲嘆，恐れのサイクルをセラピストが崩すと，子どもたちは彼女が持つ生きる目的のすべてを指摘した。セラピストは子どもたちに，母親の話に耳を傾け，その気持ちを受け止めることの大切さを伝えた。次第にケイトは，子どもたちや孫たちに関することや，彼女にとって価値のある人生の局面を認めるようになっていった。

罪悪感 対 許し

病気により多くの人々は個人的な敗北感を持ち，自身の行いが悪かったからとさえ感じる。「こんなふうになるなんて，自分が何かしたからか？」というのが，病気や怪我に襲われたときによくある問いかけである。西欧では，自分自身を統制することに高い価値が置かれているため，多くの人々が自分自身の身体や心理面に気をつけなかったことに罪悪感を持つ。深刻な病気を持つ子どもの親は，「何故自分は子どもを守れなかったのか？」と問い，一層の罪悪感を持つ。たとえば喫煙者が肺がんを患ったり，子どもの初期の症状を見過ごした親の場合などでは，いくらかの後悔は理解も可能である。しかし，罪悪感が過剰であったり非現実的であったりすると，患者と家族にとっては大きな害となる。メディカルファミリーセラピーでは，罪悪感から自分自身を許すことを強調するが，それは自分自身の過ちを受け入れ，自分や愛する人の健康を守るために私たちができることには限界があることを理解するプロセスである。

ケイトが心臓発作を起こしてから病院に入院する前の数日間，子どもたちは誰1人も，ケイトを訪ねたり電話をすることがなかった。これには子ども

たちが，父親が亡くなってからの母親の否定的な態度に不満を感じていたことが部分的に影響しており，また，子どもたち自身の忙しい生活もその理由の1つであった。子どもたちが母親と疎遠になっていたことについて話すとき，彼らに罪悪感があることは明白であった。そのことに対してケイトの心中も穏やかでないことは明らかであった。しかしときを経て，彼女は自分の悲嘆や怒りの気持ちを受容するにつれ，子どもたちが彼女を気にかけなかったのも，それぞれの生活があるのだからと彼らを許すようになった。メディカルファミリーセラピーのセッションにおいて，罪悪感と許しの気持ちがひとたび表現されると，毎日子どもたちの誰かがケイトを訪ねられるようスケジュールを組んだ。

重荷 対 安堵

重荷という言葉は，ケアという言葉とほぼ同義語である。それは，家族が慢性疾患や障害という見えない錘を背負っている重圧感である。重荷を背負う感覚は，現実的（毎日，ケアをする人が，2回目，3回目とケアのシフトを担わなければならない）であるとともに，心理的（家族が，ある種の健康の問題は決してなくならないと気づく）なものである。ケアする人が重荷を負う感覚から解放され安堵感を得るためには，一定のサポートが必要である。それには，ケアする仕事への現実的な援助と，つらい気持ちや心配への心理的な援助がある。ときに現実的な解放感と休息感は，病気の人が亡くなったり，施設でのケアを受けることになったときにもたらされ，その場合にケアする人は，喪失感だけでなく，安堵感と罪悪感の両方を持つかもしれない。

ケイトのケアをするためにローテーションのスケジュールを組んだことで，子どもたちは，誰にも重い負担をかけることなく母親がケアを受けていられると感じることができた。ケイトとの個人セッションでは，彼女のこれまでの人生，夫と子どもたちの世話役を担ってきたことが中心に扱われた。彼女は，夫が亡くなったときのアイデンティティの喪失感と，自分自身が病気になってケアする役割を手放したときの安堵感の両方が自分にあると語った。

恐怖 対 勇気

恐怖心は，深刻な病気に伴って家族に入ってくるものである。私はどうなるのか，そして大切な家族はどうなるのか？　痛みや治療に自分は耐えられるのだろうか？　ケアを続けることが自分にできるのか？　家族は壊れてしまわないか？　私は死ぬのだろうか？　私の大切な家族が死んでしまうのだ

ろうか？　エドワード・ケネディ上院議員が脳腫瘍の闘病中に示したように，末期の病気に直面しながら持ち続ける勇気によって，公人が英雄になることもある。病気を前にして勇気を持つ人々は，恐怖を追い払ったり，恐怖に打ち勝つことをしない。むしろ，恐怖とともに生きて進んでいくことに強さを見出している。家族は，病気が判明してから，恐怖と勇気との間を行き来することがよくある。これら2つの経験が家族には必要であり，双方が相互に関係していることが家族に見えるような援助が必要であろう。

　驚くことに，ケイトが最も恐れていたことは，自分の家系の女性たちが経験してきた関節炎による障害や痛みであることがメディカルファミリーセラピーで明らかになった。彼女の夫は心臓発作で急逝したが，彼女にとってはその方が，自分の家族で見てきた逝き方よりずっとよいと感じていたのである。セラピストは，ケイトがリハビリテーション計画をつくることに努力し，夫がいなくなった後の新しい人生をつくろうとする勇気に注目した。

喪失 対 再生

　病気は，私たちがやがて死にゆく存在であることを思い出させる人生の重大な出来事である。ほとんどの慢性疾患が，能力や夢が失われるなど，何らかの喪失をもたらす。それらは私たちすべてが先々に直面するより大きな喪失を指し，それは死という不可避で永久の喪失である。喪失に目を向けることで，無力になり意気消沈するという人もあれば，喪失を経験することによってのみ，人生の真の喜びをすべて感じることができると主張する人もいる。死を目前にして免れた人々が，愛する人々や人生の重要な局面に対して新たな感謝の気持ちを感じることは少なくない。喪失の痛みは，感謝の喜びや，人生の目標や価値への新たな努力とつながることが多いのである。

　ケイトと子どもたちのメディカルファミリーセラピーは，そのセッションの大部分において，ケイトの夫の死から続いている家族全員の悲嘆感情や，父親を亡くした直後に母親を失うという子どもたちの恐れの気持ちに焦点が置かれた。セラピストは，家族に基本的な傾聴のスキルを教え，互いが心の奥底にある感情を表現し，話を遮られたりわかってもらえないと感じることがないように援助した。

無意味 対 有意味

　心理療法では，意味を探し求めることに多くの時間を費やす患者は多い。自分自身や大切な人が深刻な病気や障害に見舞われたときにこそ，人生や死

の意味を理解する許容力が問われる試練のときとなる。病気に直面して深い絶望に陥り，たとえば，幼い子どもにがんの診断が下される場合のように，その意味がどうしてもわからないと思う人もいる。ケイトと子どもたちは，結果的に，彼女の心臓発作によって1人ひとりが人生の新たな視点を見出し，彼女の夫が亡くなってから緊迫していた家族関係が，情緒的に親密になったと感じることができた。さらに，ケイトの子どもたちのうち2人が，アメリカ心臓学会（American Heart Association）のボランティアとして募金活動をするようになった。他の2人の子どもたちは，再びカトリックの教会活動に積極的に参加しはじめた。このようにして彼らは自身の行為者性を発揮し，母親との経験だけでなく父親との経験からも意味を見出し，それを形にしていった。

どのような病気も歓迎されるものではない。しかしその意味を探し求めた結果，人生の恵みへの気づきが高まっていくことも多い。多くの人々にとって，意味の追及はスピリチュアルな探求の形をとる。そしてそれが家族の話し合いの機会になる場合，その価値は計り知れない。メディカルファミリーセラピストは，人生の最も重要な問いかけに対して，答えを提供することはない。むしろ，メディカルファミリーセラピーは，患者と家族，そしてセラピストが，彼らの怒り，価値感，希望，そして恐れを共有し，生物学的な経験に意味をもたらす物語を構成する場を提供する。

秘密 対 共有

深刻な病気や障害に伴って生じる感情によって，行為者性や親交にかかわる予想可能な適応行動が刺激されることが多い。患者や家族が最初の時期に決めなければならないことの1つに，病気を誰に打ち明け，誰には言わないでおくかの決断がある。自分自身や病気，そして愛する人をどのようにケアするかについては，受動的に反応するか，能動的であるかは人それぞれであろう。病気は実存的な問題を刺激し，それによって孤独や意味の生成，人とのつながりの分断，あるいは親密さの高まりという結果をもたらすことがある。

病気を秘密にしておきたいというニーズは，身体に関することはプライバシーであるという，私たちが後天的に身につけた考えから派生しているかもしれない。あるいは，強い自分を保ち，愛する人に負担をかけない方法なのかもしれない。多くのアメリカ人にとって，病気はセックスやお金と同様に，プライベートな領域にとどめておくべきことであり，それはジョン・F・ケ

ネディ大統領のアディソン病や，フランクリン・ルーズベルトのポリオによる障害の例が示す通りである。病気を秘密にしておくことの背景には，病気が個人の弱さであるという信念（ビリーフ）や，病気に伴う罪悪感が反映されている場合もある。

　その対極に，病気や事故をめぐる物語には，私たちを惹きつける魅力と嫌悪の両方がある。それらはトーク番組で流行する話題や，それらの番組が俗悪に批判する内容に映し出されている。メディカルファミリーセラピーが礎とする考え方には，病の旅路の負担は，経験を他の人々と共有することで和らげられるというものがある。セラピーは，家族がプライバシーを守りたい気持ちと，他の人々に助けられ慰められたいという欲求のバランスをとる役割を担う。

　たとえば，進行した乳がんを患うキャサリンには，6人の同胞と大勢の友人や仲間がいた。彼女が手術後に重篤な感染症にかかった際，家族はその深刻な状態について誰に伝え，誰にお見舞いに来てもらうべきかの問題を解決しなければならなかった。彼女の夫と子どもは，メディカルファミリーセラピストとの家族ミーティングで，彼女と仲のよい3人の同胞にはお見舞いに来てもらい，医師やヘルスケアチームと家族の話し合いには参加してもらうことに決めた。彼女と長年激しく争う関係であった他の3人の同胞と，彼女の友人には，電子メールでだけ彼女の日々の変化が知らされることになり，病状によって多くのお見舞客を受け入れられない事情が伝えられることになった。

　受動 対 能動
　病気は，コントロールが不可能である経験として究極のものである。何か不明のよそ者が，それまでは健康だった人を侵略し，永久に変えてしまうことも多い。食事や喫煙などのような生活習慣がその病気の発症に関係する場合であっても，病気は予期せぬ歓迎されない客人として経験される。病院や介護施設では，人は本来のアイデンティティを剥ぎ取られ，臓器システムの塊として扱われることが多い。家族は端に追いやられ，決まった時間にのみ面会が許され，治療の経過でのケアや決定にほとんど参加できないことがよくある。患者にとっても，ときには家族にとっても，病気に対して受け身で依存的な姿勢になるのはいともたやすいことである。

　私たちのヘルスケアシステムは，大部分が医療従事者の都合と仕事の効率

のために組織化されている。かくして，そのシステムは不幸にも病気に見舞われた（「見舞われた」という言葉に内在する受動性に注意）人々に，受け身で「良い患者」の役を誘う（要求する，と表現する人もいる）強力な役割を果たす。典型的な「良い患者」は，質問をほとんどせず，医師の指示通りに従う。「よい患者」の役割に従うことは，うつ病の無力感と絶望感を持つことと重なる。メディカルファミリーセラピストは，患者と家族が受け入れなければならないことを受け入れられるようにし，変えられることは努力して変えることを援助し，自分たちが主体として動ける行為者性を感じられるよう支援する。このセラピーは，患者と家族が可能な限り良い結果を得て，生活の質を向上させ，その過程に適応する努力を支えるものである。

　キャサリンがようやく意識の鮮明さを取り戻し，病院で人とのやりとりができるようになると，それまでの自分がおかれていた状態を知らされ衝撃を受けた。恐怖心が高まり，決断が必要なすべてのことに関して，彼女は元来の性格にない受け身の姿勢をとるようになった。「なんであろうと，先生のお考え通りにします」というのが，彼女が唱えるマントラとなっていた。しかし，決断が必要な事柄のなかには，明確な答えがないものもあった。数回のメディカルファミリーセラピーのセッションで，キャサリンは恐怖の気持ちを言葉にしていった。やがて，セラピストと彼女の夫のサポートを得て，彼女は自分のがん治療に関して必要な決断の選択肢が何かを尋ね，より積極的に治療に参加するようになった。

　孤立 対 繋がり

　病気は個人に降りかかるものであるため，それは必然的に自分自身で定義付けをしていく孤独な経験となる。患者によっては，家族と地域の人々の密な編み目のなかに，自身の病気経験を織り込み始める人もいる。ケイトの場合のように，家族が戸惑い，守り，看病していくことで，実存的な課題に家族が向き合うこともある。極端な状況では，家族が患者を情緒的に抑え込むことで，家族が壊れてしまうことを防ごうと空しい努力をすることがある。それによって患者の能力が奪われ，看病をする家族が燃え尽きるリスクを冒してでも，家族はその努力を続けるかもしれない。彼らの恐怖心は，愛情や忠誠心を上書きしてしまい，それをなかったものにしてしまう。（これは，キャサリンの息子に起こったことである。彼女の娘のみが，最終的に彼を説得して病院につれてくることができた）メディカルファミリーセラピーは，親交の機会を提供し，友人や

家族が，患者の稀有な経験と家族の複雑な気持ちを認識し，親密さと理解を深める新たな機会をつくるものである。

結論

　感情に関するテーマや人々の反応は奥深く豊かであり，家族が病気に対処していく経験のすべてを克明に描写する上で役に立つ。これらの経験は，その家族にとっては規範的なものである。メディカルファミリーセラピストにとっての課題は，それぞれの人の経験の複雑さを正当であると認め，会話が二極化することを避けることである。それによってメディカルファミリーセラピーが家族にとっての行為者性や親交を調整したり取り戻すための場となりや，究極的には家族は親密さを高め，関係性からの長年の傷を癒し，病気のストレスや緊張への支援を提供することが可能となるのである。

第5章
メディカルファミリーセラピーにおける自己

> 生まれし者は誰でも2つの市民権，すなわち健康の王国の市民権と病いの王国の市民権を持っている。私たちはみな良い方のパスポートのみを使いたいと願っているが，遅かれ早かれ誰もが，ひとときであれ，もう1つの場所の市民として自己を認識することになる。
> —— スーザン・ソンタグ『隠喩としての病い』

> みんな同じ病いを抱えているから，私たちは互いのことが好きなのだ。
> —— ジョナサン・スウィフト『ステラへの消息』

現代文学であれ古典文学であれ，文学には私たち自身の死を想起させるものが溢れている。疾患は，政府機関と宗教団体の両方にとって脅威であり，患者，家族，セラピスト，および医療チームの他のメンバーにとっては，生の領域を深めるための「意識への呼びかけ」である (Williamson, 1991, p. 229)。医療社会学者のアーサー・フランク (Frank, 2004) は「最初にその呼びかけを聞くのは病人だが，その呼びかけはすべての人に向けられている」と述べている (p. 69)。メディカルファミリーセラピーの中心的な特徴である共感と同情は，この患者との一体感に由来している。自分自身の死すべき運命を受け入れることで，他人行儀な距離感を防ぐこともできる。病気の人々と一緒に取り組むことで，疾患の存在に関連した問題が刺激されるため，メディカルファミリーセラピーの仕事に健全に適応するためには，セラピストの自己に注意を向ける必要がある。

本書の初版の手引きとなったケースブックは，『共有された病いの経験 *The Shared Experience of Illness*』(McDaniel, Hepworth, & Doherty, 1997)(『治療に生きる病いの

経験』小森康永監訳，創元社，2003）と呼ばれている。この本のなかで，著名なメディカルファミリーセラピストたちが，症例解説を通して自分の研究を説明し，自身の家族の病気について語り，個人的な経験を治療アプローチに関連づけている。その興味深い話から，特定のセラピストのメディカルファミリーセラピーに対するアプローチの背後にある動機づけが明らかになる。

　本章では，あなた自身の病気の物語とその意味するものについて発見していただきたいと思っている。メディカルファミリーセラピストの疾患経験の重要性に関する一般的な意見から始めて，関連した自己開発の懸念を探り，他の医療従事者との協働と関連した自己認識の問題に注意を向ける。メディカルファミリーセラピーとして，継続可能な働きがいのあるキャリアにつながるセルフケアについて提案して締めくくる。

　ほとんどの非医学的な心理療法士のトレーニングは，西洋文化の心と体の分離を要約しており，セラピストは心理社会的領域に重点を置き，生物学的領域は医師や看護師に任せている。多くのセラピストにとって，生物学は脳に始まり脳に終わるという認識である。ほとんどのファミリーセラピストにとって家族は社会的な集団であり，生物学的，心理学的，社会学的領域が一点に集まる結合体ではないとみなされている。健康心理学（システム論的・家族志向的なアプローチは教えられないことが多い）のこうした一般化の例外として，メディカルファミリーセラピーは課程を伴うプログラム，重点，学位さえも備えている。

　これまでの伝統的な心理療法プログラムでは，ほぼ例外なく心理社会的世界に重点を置いていたため，ほとんどのセラピストは，生物学的疾患についての自分自身の経験が，いかに自分の生活および患者やその家族との関係性を形作っているかを調べる訓練を受けていない。逆転移からくる思考過程は，体細胞ではなく，心理状態の調査に向かわせる。情緒的切断や葛藤の個人的経験や家族経験が発達および逆転移に影響する意味について探ることはあるが，がんや糖尿病あるいはアルツハイマー病の家族経験はほとんど注目されない。両親や先生に対する態度も探究されるが，疾患経験における権威者としての医師に対する態度は軽視されている。感情的な痛みの管理は研究されているが，身体的な痛みの管理は研究されていない。メディカルファミリーセラピーでは，これらの情報すべてが，喩えるなら製粉すべき重要な穀物である。

セラピストの個人的な病気の経験は，それによって共感や選択の範囲が増加するならば，治療における治癒資源となりうるのだ。ジョージ・エンゲル(Engel, 1977)が，伝統的な生物医学的モデルの代わりになるものとして生物心理社会的モデルを提案した際に，エンゲルは医学における人間的側面，および患者が病気を経験すること，医師が患者を経験することの重要性を強調した。メディカルファミリーセラピストは，体，心，家族，地域社会の継ぎ目のない織物のようなつながりだけでなく，自分自身の疾患経験と患者の経験のつながりも見るのである。

疾患に特有な個人的な発達課題

　自己覚知および原家族ワークに関連するセラピストのための典型的な個人的な発達課題についての研究は，重篤な疾患に直面している患者や家族と連携して取り組むためには，不十分であったと思われる。メディカルファミリーセラピーにおいて，セラピストは共感能力を維持し，死や切迫した喪失に対する自身の反応を管理しなければならない。不確かさや喪失に対する許容度，生まれ育った家族の健康についての考え方，病気の経験，個人および現在の家族の病気の経験にさらに注意を払う必要がある。

不確かさと喪失に対する耐性

　メディカルファミリーセラピストが直面している最も重大な課題は，不確かさ，喪失，および死に対処するための耐性で，それは家族成員の病気に直面する家族全員の経験に浸透する。家族や医療従事者は，疾患の診断や治療に付随する不確かさと闘う。医学教育の多くは，わかっていないことよりもわかっていることを強調する。ほとんどの患者と家族は，医療提供者に病気を治してもらいたいのであって，科学の力ではまだわからないことについて謝罪してもらいたいわけではない。不確かさについてのこういった難しい課題に直面したときに，それほど不安にはならないメディカルファミリーセラピストは，医療分野の同僚の有用な相談相手になり，予後や治療について，「なぜわたしなの」「なぜ今なの」という疑問にさいなまれている患者や家族の模範になる（医学における不確実さの重要性についての優れた考察は，Bursztajn, Feinbloom, Hamm, & Brodsky, 1981 を参照）。

病気，喪失，死に取り組むとき，メディカルファミリーセラピーにおける精神的次元への関与は，どうしようもなくセラピストの心を痛ませることもあるが，やりがいがあるものにもなる (Walsh, 2009)。メディカルファミリーセラピーは，抽象的な死の不安だけでなく，現実の死に対する不安にも直接対処する。セラピストは患者の死と同時に自分の個人的な死にも対峙することになる。ドナルド・ウィリアムソン (Williamson, 1991) は，「瀕死の人は，観察している人よりも少しだけ先に死を迎えるだけである」と書いた (p. 234)。これらの課題と向かい合うことで，セラピストと家族は，自分たちが生きる意味において，――人であること，生きること，愛すること，死ぬことについて熟考することもできる。(同じように死の問題を扱う) 中年の危機と同様に，メディカルファミリーセラピストは，患者と家族が自分たちが優先的に考えるべき事項，自分たちが最も意味のある生き方をしているか否かについて，評価するのを助けることもできる。

メディカルファミリーセラピストは，患者と家族に，これらの課題を探索するための安全で支えとなる環境を提供するが，それと同じように，病人のいる家族と一緒に取り組むことで生じる，セラピスト自身のストレス，緊張，不確実さ，報いについて同僚と話をしたり相談したりする安全で支えとなる環境がセラピストにとっても大切である。何人かの医師は「バリントグループ」に参加したことがあり，そのなかで医師は，患者と一緒に取り組むことで生じる自身の個人的な経験を共有する。このグループは精神分析のトレーニングとタビストック・トレーニングに影響された英国の医師マイケル・バリント (Balint, 1957) の研究に基づいており，米国およびヨーロッパのプライマリケアのトレーニングプログラムでは普及している。バリントグループは従来医師に向けたものであるが，多くのグループにセラピストや他の医療従事者が参加している。マクダニエル，バンク，キャンベル，マンシーニ，およびショア (McDaniel, Bank, Campbell, Mancini, & Shore, 1986) は，バリントグループの家族システム本位の適用を提供する医師とファミリーセラピストのグループについて互いに報告し合った。

原家族における病気の問題

メディカルファミリーセラピーの治療過程で，不確実さ，喪失，死に取り組むことは，必然的にセラピストの原家族における医学的問題を刺激するこ

とになろう。大まかに言って、これらの問題は、疾患、喪失、健康行動、健康についての考え方、医師や他の医療従事者との交流に関するセラピストの家族経験に関連している。明らかな例として、父親または母親が医師であるセラピストは、生まれ育った家族の医学的問題と一般的な問題との間に明確なつながりを持つであろうが、あらゆる家族 —— 医療従事者であるか否かにかかわらず —— は感情や意味が満載された健康に関連した歴史を有している。

メディカルファミリーセラピストであるには、これらの自分自身の課題を整理し、折り合いをつけることが重要であるとわれわれは考えている。第1章で述べたように、有用なトレーニング法は、家族が健康と疾患をどのように定義しているか、そして健康問題や危機にどのように対応するかという点に重点を置いた「健康と疾患」に関連したプログラムを研修者にやってもらうことである。スーザン・H・マクダニエル自身の個人史は、これらのコンセプトのいくつかを例示している。

メディカルファミリーセラピストであるマクダニエルは、産婦人科医の父のもとで育った。彼女の父親はほとんど感情を露わにしない思いやりのある人であった。優れた外科医でもあったが、心理社会的トレーニングはほとんど受けておらず、日常的に瀕死の人に対応しなくてすむように産科を選んだと言っていた。マクダニエルは、患者の心理社会的問題にうまく対応できるように医師をトレーニングすることに自身のキャリアをささげた。マクダニエルにとって、家族と職業上の重点とのつがなりは些細なものではなかった。彼女がセラピストとして仕事を始めたころ、心理社会的アプローチを医師に強く押し付けすぎたことでいくつかの誤りをおかした（McDaniel et al., 1986）。彼女自身の「健康と疾患」に関するジェノグラムを同僚に提示するなかで、自分の父親との間にあった問題を解決するための方法として、医療従事者を変えようとしていたことに気づいたのである。

この力動を認識することで、マクダニエルは彼女の関心を直接父親に結びつけて内省することができたし、心理社会的コンセプトやスキルの習得に悪戦苦闘している医師にゆっくりとしたペースで教えられるようにもなった。産科を選択することで死への直面を避けたという父親の問題も認識し、自分自身の感覚も訓練され、瀕死の患者や自分自身および他人の死についての問題にあまり悩まなくもなった。

メディカルファミリーセラピストの1人ひとりにも健康と疾患の家族歴があり，重大な出来事，困難な痛みを伴う時期，そして喪失がある。これらの経験は，メディカルファミリーセラピストとしての共感性やスキルにおいて積極的に貢献することがある。他の逆転移の問題と同じように，原家族の経験が患者との経験に干渉しないようにするためには，内省と自己省察が必要である。

　『共有された病気の経験 *The Shared Experience of Illness*』（McDaniel et al., 1997）のなかでヘプワースは，父親のAIDS診断と1995年の死が，AIDSに向き合っている患者やカップルと一緒に取り組む彼女の能力に正と負の両方の影響をどのように及ぼしてきたかを記述している。1985年初め，ニューヨークのファイアーアイランドへ父親とその友人に会いに行ったいきさつの記述がある。そこは有名なゲイのサマーコミュニティで，最も早くにAIDSによる突然の壮絶な死を経験し始めたコミュニティの1つでもあった。

　当時の自分の気持ちを回想し，AIDSについてもっと学び，他の家族や患者と一緒に取り組むことができれば，父親を安全に保てるだろうと，ある意味心に誓っていたのだと気づいた。実際，何年にもわたって彼女はAIDS教育の取り組みに参加し，HIVに立ち向かっている多くの患者やカップルを診療してきたのである。だが彼女の誓いは叶わず，父親が発病したとき，自分がAIDSに立ち向かう家族の1人となったことは理解できたが，臨床の場で同じ危機に瀕している他の家族に対しては客観的に取り組むことができないことも悟った。

　私たちの専門家としての仕事は，人生と同じように，常に予想通りに進むわけではない。父親の発病後，彼女はAIDSの新規患者の診察を受け入れてはいなかった。ところがゲイのカップルを治療しているときに，カップルの1人，マイケルがAIDSであることを偶然に知った。だが彼らは，自分たちの生活にとってAIDSは大きな問題ではないと言い，マイケルは生まれ育った家族をはじめ多くの人たちに，自分がAIDSであることを明らかにしていなかった。『共有された病気の経験』でヘプワースが執筆した章は，カップルにAIDSを「受け入れ」させ，それに取り組ませるために，どの程度後押しすればよいかについてのセラピストとしての葛藤を詳細に記述している（Hepworth, 1997）。幸いなことに，彼女にはよき相談相手となる同僚がいて，病気の開示と受け入れについての彼女自身の家族経験と，このカップルに必

要なことを分けて考える手助けをしてもらえた。この状況の分析から明らかなように，現在にも過去にも正しい答えはない。だが，ヘプワースにとって，自身の感情に関心を持つことは，カップルと一緒に長い時間をかけてセラピーに取り組むことを可能にするために必要なことであった。

個人の健康問題

自己開発のための作業の3つ目の領域は，病気，健康行動，医療従事者とのかかわりについてのセラピスト自身の歴史である。セラピストは他の人たちと比べると，いくつかの感情的テーマには敏感で，それは1つには病気と喪失に関した個人的遍歴によるものである。自分自身のストレスと関連した身体的問題を恥ずかしいことだと思っているセラピストは，同じ問題を抱えている患者に対して，効果的に取り組むことができないであろう。だが，糖尿病のセラピストは，ときに重篤な慢性疾患を伴う健康の自己管理と自制の課題に取り組むための特定のスキルを有していることもある。がんに打ち勝ったセラピストは，がん患者とその家族に対応する際に，特別な共感と潜在的な偏見の両方を有していることもあろう。体重過多と闘っている，あるいは喫煙歴のあるセラピストは，患者の健康行動の問題に取り組む際に自身における健康問題の意味を切り離さなければならない。

良いセラピーとは，モニー・エルカイム（Elkaim, 1990）が言うように，セラピストと患者，その家族の強さや苦闘との共鳴と呼ぶものから生まれる。セラピストは，当然ながら自分自身の健康と疾患の経験を患者の家族の経験と比較し，疾患によって課せられた新しい課題に対して患者や家族が新たな回答を発見するのを助けるための質問を作る足掛かりとして共通の土台を使う。自分の家族がいかに勇気を奮い起して死に立ち向かったかを誇りに思っているセラピストは，患者の終末期疾患におびえている家族にとって特に役立つとも思われる。しかし一方，こうしたセラピストは，それが適応しないことにも注意しなければならない。自責の念のために身動きがとれなくなっている家族に対して，終末期疾患に対峙するときの勇気だけに重点を置いて介入すると，実際のところ，家族は非難されたように思い，言外の不合理な不安について話し合おうとしなくなり，家族のニーズよりもセラピストのニーズに役立つ介入になってしまう。

ビル・ドアティは，生活のストレスがいかに健康に影響するかを理解して

いない患者に対応する際，自分を診てくれた医師が，腹痛の原因を明らかにするために，「今，特にストレスが多いのではないか」と尋ねたときの体験を思い出すようにしている。患者であったビルは，即座に「ストレスはない」と答え，生物医学的問題についての話し合いに戻った。しかし，ビルは車を運転して帰宅する途中に，実のところさまざまなストレス要因があることを思いだした。最近の引っ越し，病気をもつ親戚，大きな助成金の申請など。彼は，生物心理社会的モデルを自分に当てはめることが容易くはできなかったことに驚き，これは同じような人たち，つまりストレスと健康との関係性を理解できていない人を特定するのに役立つ経験となっていると語る。

　患者に自分の健康問題を開示するか否かは複雑な課題で，医療関係者の研究の主題でもあり，多くの討論がなされている。モース，マクダニエル，キャンディーブ，ビーチ (Morse, McDaniel, Candib, & Beach, 2008) は，何人かの医師は自己開示が医師と患者の関係を強め，共感を増し，対処の手本となると考えていることを報告している。例を挙げると，「禁煙が非常に難しいことはわかっています。私自身も禁煙しましたから」であり，医師と患者が困難な経験を共有すると，この種の共感的な確認が生じる。患者を安心させ，同情心を持たせ，問題を理解させることができる。モースと同僚らは，医師の自己開示は，それが患者の懸念と関連があり，短時間で終わり，すぐに患者の問題に戻るならば，多分患者にとっては，結果的に肯定的効果をもたらすと結論づけた。しかしプライマリケア医を受診した標準的な患者を用いた研究では，この種の制限された医師の自己開示は臨床場面ではまれであることを示した。3回の来院中1回に医師の自己開示が含まれていたが (McDaniel et al., 2007)，これらの100%が患者にとって有益でないと思われた。ほとんどが無害な脱線であった。たとえば，

> **患者**　このビルで「貸室あり」の貼り紙を見ると，不安になります。先生が引っ越しするのではと思いました。先生はずっとここにいますよね。
> **医師**　ええ，上に2件別の事務所があって，どちらも今は借りられています。そのうちのち1つが9月に引っ越すことになっています。借りるのがとても難しいときもあれば，運が良いときもあります。誰かがちょうど借りにやってくることもあるけど，そうはうまくいかないときもあります。あなたは部屋を借りたいのですか。

患者　いいえ。

医師　お安くしときますよ。

患者　いいえ，実のところ，どうなっているのか知りたかっただけです。
　　　（McDaniel et al., 2007, p. 1324）

医師の開示の 11％は患者を混乱させると評価された。たとえば，

患者　私は 6 フィートです。でも 204 だと言われました。

医師　体重からすると，少し多いですかね。

患者　数ポンド多いのでは……私は以前ジョギングをしていたのですが，最近はやっていません。

医師　私はもう少し体重があって，172 か 173 くらいで，身長は 6 フィートだし……今でも走っていて………5 キロ，10 キロ，15 キロ走っています。ハーフマラソンもやりますよ……

患者　すると……私は 30 ポンド先生よりも重たいわけですか？

医師　今のところは，そうですね。（McDaniel et al., 2007, p. 1324）

気づかれていない標準的な患者の記録を用いたこの種の研究は妥当性が高いが，サイコセラピストに関しては実施されていない。セラピストの自己開示についての優れたデザインの研究はごくわずかで，その結果は混合している。いくつかの研究は患者の満足度の増加を示したが（Barrett & Berman, 2001; Hill et al., 1988），ほとんどの研究の結果は，セラピストの自己開示と患者の転帰との改善を関連づけていなかった（Hill & Knox, 2001; Kushner, Bordin, & Ryan, 1979）。しかし，患者の病気の経験と類似するセラピストの経験の自己開示は，家族が深く理解されていると感じることに役立つ場合があると思われる。たとえば，患者と同じようにセラピストに糖尿病がある，あるいはがんで配偶者を失ったことを明らかにすることで，関係が築かれ理解が深まるのである。しかし，マクダニエルと同僚ら（McDaniel et al., 1977）の研究は，この点について警鐘を鳴らしている。この種の共有は，患者や家族を詳細に知ることから外れてしまい，クライアントに非現実的な希望を持たせ，特定の転帰についての悲観論を吹き込み，患者や家族が自分たちの健康ではなくセラピストの健康に集中するという役割逆転を生じることがあるというのである。

メディカルファミリーセラピストの経験が公然とあるいは暗に共有されているか否かにかかわらず、患者と家族の経験に対して面接を方向付け、共感を促すことは有用である。トレーニングおよび継続中の相談において、自分自身の生活を導き意欲をかき立てる感情的テーマ —— を自覚し維持することはセラピストの責任である。メディカルファミリーセラピーの技は、既に重荷を負っている家族に対して、セラピスト自身の葛藤を押し付けることではなく、患者の経験と自身との個人的なつながりを維持することである。

診療における自己開発の課題

メディカルファミリーセラピストとして仕事をするには、病気、身体的外傷、人の状態の他の生物学的側面など、身体的自己に注意を向ける必要がある。やりがいのある個人的問題に対処することで、医師や看護師の領域によって、多くのセラピストが訓練を受けていない課題が触発されることがある。これらの課題には、専門家としのアイデンティティの問題、精神医学の同僚からの孤立感、役割の混乱、力と立場に関する問題、チームワークの機能が含まれる。

病気についての不安

前述のように、メディカルファミリーセラピストはしばしば病気と治療の身体的側面について不安を抱く。効果的なメディカルファミリーセラピーを提供するには、セラピストは能力障害、病気、治療の身体的プロセスに対して鈍感にならなければならない。ほとんどの医師は、セラピストが回診についてくること、あるいは午後の標準的な患者ケアを観察することを許可するものだ。これらの経験はT氏が例示しているように、教育と脱感作プロセスに役立つ。

T氏は、生まれてこのかたずっと医学的処置、血液、注射に不安を抱いていたが、いつの間にか医学的背景を持つセラピストとして働いていた。彼の母親は彼が青年の頃にがんで死亡した。しかし死亡する前に彼は母親の病気の重篤度については聞かされておらず、病院に見舞いに行くことも許されなかった。母親の死にショックを受け、医師や医師の処置に対して信頼を失った。セラピストの職に就いてからの最初の6か月間に、医学分野の同僚と病

院を回り，週1回の頻度で外来診療を観察した。これらの経験を通して，医学分野の同僚らが患者や家族と情報を共有するのを観察し，同僚に対する信頼を高めた。この期間が終わっても，血液，注射，処置にしりごみするのはなおらなかったが，これらの記述を読んでも，あるいは同僚や家族とこれらについて話をしても，血の気が引くことはなくなった。年1回の技能審査の一環として，彼と彼のスーパーヴァイザーは，この脱感作を続ける継続計画をたてた。新しい職によって刺激された彼自身の未解決の苦悩に取り組むために，メディカルファミリーセラピストに数回相談した。この問題に積極的に取り組むことで，個人的な癒しが得られただけでなく，この新人のメディカルファミリーセラピストのスキルも開発された。

メンタルヘルスの同僚からの孤立の可能性

メディカルファミリーセラピストにとって，医療の第一線に参加することはやりがいのある刺激的なことである。単なるメンタルヘルスの専門家ではなく，医療の専門家としてのアイデンティティを持つことで，メディカルファミリーセラピストは他のファミリーセラピーや他のメンタルヘルスの同僚から孤立するように感じることがある。生物心理社会的なフレームワークが，「心理社会主義」の同僚から彼らを遠ざけるのである。セラピストと医師では文化とトレーニングに差があるため（第3章に詳述），セラピストが医師と一緒にいるとき，特にセラピストの医療現場への参加が初めての場合，孤立感を感じ，自分の価値を認められていないと感じるものである。

メディカルファミリーセラピストが，特に医療現場で働いている場合，医療システムにおける自分に価値があると感じることもあれば，疎外感を感じることもある。「医療現場に詳しく，支援できる同僚」としての役割の明確化が不可欠である。

ピアスーパーヴィジョングループや教育的経験を通して，伝統的なポジションにいるファミリーセラピーや他のメンタルヘルスの同僚と継続的にかかわることは，メディカルファミリーセラピストにとって有益である。たとえば，ヘプワース，ガバッツィ，アドリン，ミラー（Hepworth, Gavazzi, Adlin, & Miller, 1988）は，ファミリーセラピーの伝統に即しながら生成的な役割を担えるようなスーパーヴィジョンを提供できるように，いかに医療の場でファミリーセラピーの研修生を教育すべきかについて記述している。統合的なケア

のトレーニングを提供する心理学者や医師についても同じことが言える。

医師や看護師でもない孤立しやすいセラピストは，医学知識の複雑さ，メディカルファミリーセラピーにもちこまれる難しい状況に圧倒される。コールケリーとヘプワース（Cole-Kelly, & Hepworth, 1991）は，医療状況における問題の重大性と時間的要請によって，セラピストがいかにセルフケアの戦略をないがしろにし，防衛的または不適切で権威主義的なやり方で対応しているかを確認している。たとえば，自分の有用性を示そうとして，気がつくと話を聞くのではなく，講義をしている。知らぬまにプレッシャーに屈して自分の能力を同僚に誇示しようとしているならば，セラピストは医療システムに対する貢献者としての強みを損うことになろう。

医療の場での権力と立場

協働は，メディカルファミリーセラピーの基盤であるが，それは患者および家族との力の共有，および医療チーム内での力の共有のコンセプトに基づいている（McDaniel & Hepworth, 2003）。それは，医療現場の関係性における伝統的で階層的な力の使用に代わるアプローチである。メディカルファミリーセラピストは，医師や他の医療従事者との関係において，機関および力や立場の問題についての自分自身の感覚をモニターする必要がある。セラピストが集団としての医師に対して憤慨，ときには敵意さえ示すことは珍しいことではない。医師と一緒に働くことで，専門家としておよび個人としての自分の立場や力についてセラピストが抱いている個人的で両価的な感情が触発されるからだ。双子のような両価的誘惑は，医師を協力者ではなく威嚇的な権威者として，あるいは軽蔑や忌避の象徴として扱わせる。権力と関連した文化的な名声や給料の差を認め話しあうことは難しい。だが，この点についての率直な認識がなければ，これらの差は効果的な協働および家族への協力的なケアにおける障壁であり続ける。

セラピストの個人的な仕事は，ドナルド・ウィリアムソン（Williamson, 1991）が世代間の威嚇（脅し）と呼ぶものと関連していると思われる。彼はこの言葉によって，両親との問題が未解決の専門家は，権力を持つ同僚との相互作用において，自分がコントロールされるのではないかという不安を持ち，個人としての威厳をうまく主張できない背景となる。ウィリアムソンは，専門医と交流しなければならない若いプライマリケア医に適用して解説したが，

医師と交流するセラピストにも適用できる。ウィリアムソンが言わんとすることを言い換えると，メディカルファミリーセラピストが生まれ育った家族内の世代間の威嚇をめぐる葛藤が解決すれば，専門家として威嚇の問題に対応するための心理学的な準備が整うということである。

　医師に対する否定的な態度は，セラピストがメディカルファミリーセラピーを実施するときの妨げとなる。協働では，個人的感情についての率直な評価，および自身に内在する偏見を認識し，正直で尊敬の念を持った関係を維持するための意識的な試みが必要である。密接な協働は，患者ケアにおいて生ずる報酬とフラストレーションの共有を可能にし，メディカルファミリーセラピストと医療分野の同僚が互いに提供しなければならないすべての内容を，そこに示すこともできるのである。良好な関係性は，固定概念や以前の経験よりも勝る。

　ジェンダーの課題と階層は，権力と立場の別の側面である。歴史的に，医学界は男性優位で，指揮管理体制下にある専門職である。外科医が男性であろうと女性であろうと，手術室では階層的アプローチが適切であろう。とはいえ，チームメンバー全員が安全性と品質について訓練を受け，誰もが疑問提起の責任を負っている今日の手術室では，明確な役割認識とチームワークが治療目標となる。手術におけるチームアプローチでは，チェックリストを使って各専門家が責任を有する手順を完了していることが確認されることで，成功結果が増加し，医療ミスが減少することが示されている（Haynes et al., 2009）。プライマリケアなどの他の医療分野では，医療従事者間の共同的なチームワークに重点が置かれている。変わりゆく臨床現場において，現在では医療従事者は女性が優勢であるという事実によって助けられている（U.S. Department of Health and Human Services, 2008）。メディカルファミリーセラピストの性別にかかわらず，患者の性別，および医療チームの男女混合と権威構造に関連していると思われる課題に関心を持ち，協働し，直接取り組むことが有用である。人種，年齢，障害の状態と同じように，ジェンダーと役割は，患者と同僚についてのわれわれの認識を偏らせる可能性がある。メディカルファミリーセラピストは，権力と立場が潜在的に関連する場合，チームがさらに自己を認識し，これらの課題に日常的に取り組むことに役立つことができる（McDaniel & Hepworth, 2003; Prouty Lyness, 2004）。

Exhibit 5.1.　メディカルファミリーセラピストのセルフケアおよびチームケアスキル

セルフケア
・食事，運動，睡眠，健全な人間関係など自分自身の健康問題についてうまく調整された状態を保つ
・自分の家系に特有の慢性疾患に対して予防策を講じる
・不確かさ，喪失，死，死のありようについて自分自身の家族歴を探る
・メディカルファミリーセラピストとしての自分の役割を明確にする
・自分の業務範囲を常に認識する
・相談グループを持つ
チームケア
・健全なチーム機能を促進する。
・他の臨床家のセルフケアを促進する。
・臨床家とスタッフが仕事のストレスにどのように対処しているかチェックする。

役割の明確化と業務範囲

　Exhibit 5.1. は，メディカルファミリーセラピストのツールボックスの一部であり，セラピストの役割と業務範囲を規定するためのスキルが記述されている。これには患者ケア，セルフケア，医療チームの機能を促進するスキルが含まれている。患者ケアにおける最も基本的なスキルは，患者の健康問題の診断と治療に家族および重要な関係者をかかわらせるスキルである。メディカルファミリーセラピストは，糖尿病，心臓病，がんなどの最もよく見られる慢性疾患について基本的な情報を習得しなければならない。セラピストは，うつ病，パニック，その他の不安など，最もよく見られるメンタルヘルス障害の特定と早期介入など，エビデンスに基づく業務に精通していなければならない（Patterson, Peek, Heinrich, Bischoff, & Scherger, 2002）。メディカルファミリーセラピストは，健康的なライフスタイルを維持するための予防および介入戦略についても情報を得る必要があり（第7章を参照），協働を促進するために医療チームの他のメンバーの専門性と役割についても知っておかなければならない（第3章を参照）。

　メディカルファミリーセラピストは，これらの領域の専門知識について情報を得，進んで限界を認識する責任を有している。特定の患者および疾患の医学的問題および心理社会的合併症にいて，医療分野の同僚に質問できなければならない。医師や家族は，セラピストが関連ある医学的知識を充分に有しているという間違った想定をすることがあり，セラピストは専門知識の領

域と限界を特定する必要がある。たとえば，糖尿病と取り組む人々と連携するメディカルファミリーセラピストは，健康な食事の維持や定期的なインスリン注射の課題に対応する能力を有し，血糖値が急激に低下し，見境のない行動を取り始めたときに（例：配偶者がすぐにオレンジジュースを飲むように指示した後に）効果的な対処方法がとれるように手助けする。

言い換えると，有能なメディカルファミリーセラピストは，糖尿病の生物学的および心理社会的側面を抱えて生きることから生じる複雑な問題に対応することができるということである。だが，他の疾患に対して新たに処方された薬剤がインスリンの有効性を制限するかどうかといった極めて医学的な質問を患者が持ち出した場合，セラピストは医療またはケア提供者に尋ねるよう患者を差し向ける。つまり，厳密に生物学的な情報や助言は，医療従事者に差し戻すということである。

患者と同僚に対する役割の明確化は不可欠である。医師または看護師としての訓練を受けていないメディカルファミリーセラピストは，医学的助言を与えたいという誘惑にも抵抗しなければならない。家族が治療法や投薬レジメンについて，それが妥当かどうか確認してほしいとセラピストに求めた場合，担当の医療提供者にその疑問を差し戻すことができるということである。セラピストは家族が明確な質問が医師にできるように手助けし，混乱や不一致が持続するようであれば合同セッションを促すこともできる。医療分野の同僚との症例ディスカッションは，セラピストが新しい用語や処置について質問し学ぶ機会である。こういった質問は無知を示すどころか，役割を明確にし，医療提供者に対する敬意を示すという，セラピスト自身のスキルを実証することになる。

チームワークと患者中心のメディカルホーム

（米国における）プライマリケアの主流である患者中心のメディカルホームモデルでも，役割の明確化は重要である（McDaniel & Fogarty, 2009）。小児科，家庭医学，一般内科は，患者中心のケア，持続性，協働，チームケアに基づくモデルを取り入れている。メディカルファミリーセラピストの場合，行動保健学に重点を置くチームのメンバーの一員となるために学び，健全なチーム機能を促進し，患者がチームの決定に参加できるように助け，チームメンバー間の関係に積極的に取り組むことを意味する。チームと医療従事者の関係は，

家族と患者の関係と同じであるため，メディカルファミリーセラピストは，個人とチームの機能を強化し，患者と家族の関係を高めるために多くの家族システム理論のスキルを適用することができる．

　メディカルファミリーセラピストのサラが，糖尿病の患者の治療に関心を持っていることをチームメンバーは知っていた．彼女自身若年性糖尿病を経験しており，ほとんどの患者にとってセルフケアが難しくなるさまざまな段階（例：青年期）について理解していたからだ．チームCの担当には10代の糖尿病患者のマルヌがおり，マルヌは常に扱いにくかった――インスリンを適切に使用せず，食事のモニタリングもしなかった．そのため，年数回は来院する羽目になった．マルヌの両親と医療チームが予防可能だったと思うエピソードが生じ，そのときからサラがマルヌにかかわるようになった．担当医はマルヌの食事について一生懸命指導してきただけに，やり場のない気持ちになっていた．一緒にマルヌのケアを担当する看護師は，マルヌに自分を重ね合わせ，自分の10代の頃が想起され，マルヌに厳しくあたることについて医師と議論していた．サラはどちらの見解も妥当だと考え，マルヌが自分の健康管理に責任を持てるように数か月手助けをすることを提案した．サラにこの患者や家族を担当してもらい，密接なコミュニケーションを維持するだけで，医師や看護師は気持ちよく仕事ができ，マルヌに悩まされることはなくなった．

　マルヌの両親は当然ながら娘の病気について心配しており，娘に手をやき，食事の摂取について監視し助言していた．どんな助言に対してもマヌルは抵抗した．友達と同じようにジャンクフードやスイーツを食べることはできないことを自分で納得する必要があった．サラはマルヌの個人面接と家族面接を行った．サラはマヌルが自分の食事に責任を持つなら，病気の管理を手助けすると告げた．家族面接では，無責任な食事管理に関連したエピソードが生じた場合，両親は1か月間マヌルに助言する資格を得るということで交渉した．1年間断続的に一緒に取り組み，サラはマヌルの両親をサポートし，医療チームと密接に協力して難しい局面を乗り切り，ようやくマヌルは自分の病気を自己管理できるようになった．

　協力して患者のケアにあたることがベストであると臨床チームが理解するに伴って，メディカルファミリーセラピストの役割は進化し，大きくなってきている．メディカルファミリーセラピストはチームと連携して，さまざま

な方法でチームの機能を改善することができる。たとえば,

- メンバーに対して,健康と疾患および医療経験について自分自身の家族歴を調べさせる (McDaniel, Campbell, Hepworth & Lorenz, 2005)。
- すべてのチームメンバーに治療に積極的に参加するよう促す効果的なミーティングを開くのを助ける (Pigeon & Khan, 2012)。
- コミュニケーションスキルを高める演習を提供する。
- 難しい患者の役割演習をする。
- チームメンバーと役割演習を行い,互いの役割を演じる。
- チームに自分の機能について評価させる (Lurie, Schultz, & Lamanna, 2011)。
- 成長に必要な領域に重点を置いたケアの品質改善計画を作成する,あるいは定期的にチームのソーシャルネットワーク分析を行う (Metzer et al., 2010)。

セルフケアと継続可能性

患者の重篤な病気を管理することは,患者,家族,他の医療従事者の難しい感情だけでなく自分自身の感情をも処理することを意味している (McDaniel et al., 1997)。メディカルファミリーセラピストは,自分自身の死を意識することに加えて,病気の治癒あるいは患者の行動を変化させるチームの能力の限界にも直面する。燃え尽きは,メンタルヘルスの専門家にとっても (Paris & Hogue, 2010; Rosenberg & Pace, 2006) 他の医療従事者にとっても (Leiter, Frank, & Matheson, 2009) 大きな問題である。チームの支援とは,重大な健康問題を抱えた患者や家族と連携するときに,責任性や多くの難しい局面の共有を手助けすることである。

前述のように,メディカルファミリーセラピストは,燃え尽きのリスクを軽減し,長期的な関与を可能にするセルフケア計画を持つ必要がある。他の医療従事者の同僚と症例相談またはバリントグループなどを活用し,患者に対する自身の反応を調べることは,かけがえのない資源になりうる (McDaniel et al., 1986)。

マインドフルネストレーニングは,ストレスを軽減し,集中力と注意力

を改善し，自覚を増すのに役立つ (Didonna, 2009; Krasner et al., 2009; Ludwig & Kabat-Zinn, 2008)。瞑想，書くこと，運動，精神修行を通して心を落ち着かせることは，報いは多いがストレスも多い職業においては自己を維持するのに役立つ。自分自身の健康行動に気を配り，必要に応じて自分自身のために心理療法やメディカルファミリーセラピーを受けることは，セラピスト自身の成長や健康をサポートすることになろう。家族介護者にはこう助言している。

「自分の面倒をみれなければ，他人の面倒をみることはできない」

第6章
コミュニティへの参加

　患者とその家族が，必要な情報を得ながら，自立した個人として，自分の健康管理を行えるようになることは，この20年で主要な傾向となってきている。「お医者さんが一番よく知っているから，お任せしましょう」という従来のアプローチからは，ますます離れて行く傾向となっている。中でもインターネットの発達が，医療従事者と患者の関係を劇的に変えて来たといってよい（Forkner-Dunn, 2003; Griffiths, Lindenmeyer, Powell, Lowe, & Thorogood, 2006）。以下，クリックするだけで患者がアクセスすることのできるものにどんなものがあるか，見てみよう。

　□著名な医療機関の信頼できる医学情報
　□医学雑誌
　□患者自身の診察記録の重要な部分
　□医療従事者や病院が提供する点数化された医療の質
　□同じような健康問題を抱える多くの人々の経験から得られた貴重な情報や支援

　今や，医療の現場には，かつてとは比べ物にならないほどの多くの患者が，プリントアウトした医学上のアドバイスや情報，そして，インターネットを通してのみ知っている人を通して得た質問などをもって病院を訪れ，医者や看護師やそういった人々と対面している。もちろん，年代や社会階層によって情報格差は依然として存在するため，こういった事実がすべての人に当てはまるわけではないが，ワールドワイドウェブが昨今，多くのヘルスケア機

関での医療従事者との出合いにおいて，重要な役割を果たしているのは事実である（Baker, Wagner, Singer, & Bundorf, 2003）。

　これに関連した動きは地域のレベルでも起こっている。専門職の間でも社会のなかでも，ますます意識されるようになったことは，疾患を予防し，病気を調整するためには，医療機関の中だけでなく，人々が集うもっと大きな場所であるコミュニティのなかにその機会を求めるべきである，という点だ。もちろん，これまでも，公衆衛生はコミュニティに焦点を当てて来た。しかし今や，健康管理のためにコミュニティを利用する方向に，さらに追い風が吹いてきている。第1章において述べたように，近年の健康と社会に関する研究は，大なり小なりお互いの関係を通して私たちは影響を与え合い，その結果として健康のためになる習慣に従事したり，不健康な行為を繰り返したりする，ということをあらためて実証している。疾病制御と予防センターにおける地域の健康構想（The Center for Disease Control and Prevention's Healthy Communities, 2010）は合衆国のいたるところで，コミュニティの健康に関してたくさんの改革を触発してきた。特に重要なことは，コミュニティ活動への新しいアプローチにより，これまでのように公共が発する健康についてのメッセージに頼るのではなく，地域の一市民がリーダーとなって，健康を推し進めよう，という方向が強調されている点であろう。

コミュニティ参加とメディカルファミリーセラピストの役割

　治療における患者や家族との協働は，常にメディカルファミリーセラピストにとっては基本中の基本である。しかし今や，私たちが医療機関でのかかわりをもっと相互補完的な関係へと深めていこうとするとき，インターネットやその他のリソースによって力を得た患者とともに，メディカルファミリーセラピストは時代や文化の波を乗りこなしていく必要がある。言い換えるならば，ますます多くの患者や家族が，医療介護の場で，パートナーとして扱われることを望んでいる，ということだ。この章では，メディカルファミリーセラピーの領域で，着実に存在感を増してきた「患者や家族を，同じコミュニティに属するメンバーとして扱うかかわり方」について述べてみたいと思う。

　人を助ける専門職のプロであれば，誰もがコミュニティにかかわる仕事を

学んでいくものであるが，システム論を柱として訓練を受けたセラピストは，もっと際立った何かを提供することができるであろう。なぜなら，彼ら彼女らは多くの家族とともに働くのに慣れており，それぞれ違った必要性や要求をもって集まってくる人々と，どのようにつながりを構築すればよいかを知っているからだ。セラピストたちは，一見，相いれないように見える互いの興味や嗜好を横断し，共通の目的を創り出すスキルをもっている。彼ら彼女らは，皆が自分の声を持てるように，また，力のあるものが会話を支配することのないように，話し合いのプロセスを作る方法を知っている。そして，どんな質問をグループの人々に投げかければ，お互いのやり取りが，予想もできなかった方向へ自然に流れて行くかを知っているのである。また，セラピーが生産的であるために，どんなふうに中心的役割を担えばいいか，また同時に，どのようなときに傍観者であれば，グループの自発性を損なわないでいられるか，を知っているのである。つまり，メディカルファミリーセラピストの知識と用いられる技術の間には一貫性があり，また，これから述べるように，コミュニティとそこに所属する市民の活動にも，一貫性が流れている。

　この章のために，「コミュニティ」の定義を述べておきたいと思う。「コミュニティ」とは，相互に結びついた，ある一連の社会的関係が生じるところであり，それは，住んでいる近隣を指していたり，地理的なもっと大きなまとまりであったり，または，共通の課題に取り組む (例：糖尿病など) 集団によって規定されたり，もっと具体的に挙げるとすれば，困難に立ち向かう同じ民族集団，などを指す概念である。「コミュニティへの参加 (community engagement)」とは，組織的な上下の関係を持たずに，コミュニティとともに課題の解決に取り組むことを意味する用語である。

　まず，ここでは，健康管理 (ヘルスケア) にかかわる上で，3つのモデル，つまり，階層型モデル，協働型モデル，そして市民型モデル，の違いを明らかにすることから始めたい (Table 6.1. 参照)。それから，「市民的健康管理 (ヘルスケア)」の理論と実践を，コミュニティへの取り組みに見られるシステム論の原則を用いて説明する。

Table 6.1. 専門職タイプ別パートナーシップモデル

実施の次元	階層型	協働型	市民型
実施対象の分類			
□実施・実行の対象は？	個人と家族	個人，家族，グループ	コミュニティ
リーダーシップの成立過程			
□患者と家族の果たす役割	受け身な消費者，患者，クライアント	活動的で参加型だが，依然として消費者であり，患者であり，クライアント	共同クリエーター，共同制作者
□誰がプロセスを導くのか	専門職	専門職が先導するが，意思決定は共同で行う。専門職は常にプロセスに関して最終的責任を負う	協働的専門職の先導によって始まるかもしれないが，そのうち家族が主となってプロセスが導かれる
□誰が問題を定義するのか	何が必要とされているかを調べた後，専門職が行う	専門職がアセスメントを行い，患者と家族と話し合い，ともに問題を定義する	患者や家族が集まるコミュニティが主として問題を定義し，専門職が必要な情報を提供する
□誰が問題解決のための介入法やカリキュラムを作るのか	専門職	専門職が提案し，話し合い，どのように進めるかの決定を共有する	最初からともに生み出していく
場所と期間			
□取り組みはどこで起きるのか	専門職が決定した場所	専門職が決めた場所。家族の必要性に呼応して決められる	どこで集まるかをともに決定する
□取り組みにかかる時間の枠は？	予約制によって決まり，かかる時間も専門職によって決められる	計画や予約は通常，専門職によって決められるが，患者と家族の必要性や選択が考慮される	会合の場所や長さは共同で決められ，期間は多くの場合区切られず，柔軟に対応される

階層的，協働的，市民型モデル

　階層型モデルの代表である専門職の権威とは，現代の私たちが専門職のもつ役割や経験に対して抱いている考え方に多く表れている。協働型モデルの代表的例はパートナーシップであり，これは，今世紀の過去30年ほどに発生した概念であり，それは，医療現場を伝統的に支配していた階層的権威構造を，いったん壊して再構築しようとする専門家たちの努力に最も見て取れる。ここでの目標は，患者である人を，自分が受けようとしている医療サービスについて，何を選択するか自分で決めようとする積極的な参加者として，医療従事者が扱うことである。市民型モデルは，この協働型モデルを標榜す

るが，さらに一歩進んで，専門職と家族が，コミュニティのレベルでともに問題に取り組み，解決法を生み出していく，対等関係にあるパートナーシップを強調するモデルである。

　これらのモデルは，次の4つの側面において区別できる。(a) 実施対象，(b) リーダーシップの成立過程，(c) 取り組みの場所と期間，(d) モデルが志向する理想像。これらの分類表は，主として記述的であり，比較対照によるものであり，評価や批判をその性質に包含しているものではない。この分類表に見られるモデルには，それぞれ得意とする介入方法や対象分野があり，それぞれが患者と家族の福祉に貢献しているのだ，と私たちは認識している。同じように，専門職の多くが，患者や家族に提供する医療の範囲や質が不本意に制限されてしまうような状況下で働いていることも，私たちは認識している。医療行為に関しては，私たちは協働型モデルを高く評価しているのだが，この協働型モデルだけでは，コミュニティで専門職が市民型健康管理を行うのに不十分であることを重視している。その理由は，協働型モデルは，患者と医療従事者という治療関係をはじめから前提としているのに対し，市民型健康管理では，コミュニティ特有の問題を解決するためにグループが集うとき，そこには医療従事者や患者といった役割をだれも取ることはないからである。

実施対象の分類

　「実施対象の分類 (domain of practice)」とは，誰がそのユニットやシステムの介入対象者と見なされているか，を分類したものである。パートナーシップにおける階層型システムでは，ほぼ例外なしに，個々の患者と家族に対して働きかけるモデルである。実際，ほとんどの階層的システムは，個人の生活において，公的な部類に属する部分と私的な部分に属する部分を明確に区別し，個々の患者やその家族の私的な領域に従事することが多く，協働型モデルも同じように個人とその家族にかかわるが，場合によっては，個人や家族のグループとともに働くこともある。たとえば，グループ訪問という，患者同士が互いに助け合うものがそれにあたるが，しかし，やはり患者たちは，医師などの専門職によって創設され運営されている医療サービスの消費者である。これに対し，市民型モデルでは，対象者はコミュニティのメンバーで構成されている点が，際立った相違点である。これらのコミュニティのメンバーは，医療機関が先導しているプロジェクトに属する患者たちかもしれ

ない。しかし、彼らは健康医療サービスの消費者としてプロジェクトにかかわっているわけではない。別の云い方をすれば、市民型モデルにおいて専門職は、患者とその家族とともに、一市民の役割を互いに果たすようなパートナーシップを組み、コミュニティのレベルで変化を起こすことに努力を向ける役割を担う、そのようなモデルである。

リーダーシップの成立過程

階層型と協働型モデルは、基本的に専門職が先導するモデルであるが、違いもある。前者においては、医療従事者や専門職の方が人々の直面している問題や困難は何かということを定義し、専門的に開発された介入法やカリキュラムを実施する傾向がある。後者の協働型モデルでは、医療従事者は一般に、患者に質問したり、誤解が起こらないよう配慮したり、弱っている家族を守ったりすることにより、このように治療するのだとパートナーシップのプロセスを先導すべきだと、認識していることが多い。一方で、治療面談の内容やその結果については、自分たちが、患者やその家族と同じだけの責任を有しているとは見ていない。彼らは、自分たちなしで患者が機能できるのを見届けるまで、すべての治療段階で、患者とその家族と取り組みを共有するが、介入はそこまでである。市民型モデルでは、専門職は確かに初期段階ではリーダーであるが（例：モデルを紹介し、ミーティングを促進する）、ある一定の時間がたてば、グループの中から新しいリーダーが育つことを狙いとしている。この目的は、取り組みがコミュニティ指導で先導され、専門職がリソースとして従事するようになることである。繰り返すが、市民型モデルがもたらす大きな理論的枠組みの変革は、患者や家族を、目に見える、公共福祉にかかわる取り組みの協働クリエーター（開発者）と見なしてかかわっていく点にあり、患者、クライアント、学生、とよばれる受け身的なサービスの消費者と捉える（階層型モデル）のではなく、また、専門職が指導する個人やクループの治療や教育において、患者を積極的なパートナーと見なすこと（協働型モデル）とも、一線を画している。

取り組みの場所とその期間

これまでの典型的なパートナーシップ理論の枠組みは、空間（場所）や時間（期間）といった要素を、ある制限された、既成の方法論で定義する傾向があった。ほとんどの取り組みは、専門職のオフィスや、個人および公的医療機関において、専門職のスケジュールに合わせて取り決められていた。市

民型モデルの取り組みでは，健康に関する専門職とコミュニティのメンバーが共同で，どこでミーティングを持つか，クリニックの中か，学校か，それとも宗教施設か，メンバーの職場か，または，地域のコミュニティセンターなのか，といったことを決める。このように，市民型モデルがもつ明らかな特徴として，集まりをどこで行うかはすでに決まっているのではなく，皆の意志において民主的に決められるのである。しばしば，政治的な配慮がこの決定に関係してくる。言い換えるなら，どこで集まるか，ということは，コミュニティを取り巻く社会に対して，どんなメッセージを送りたいか，によって決まるのである。たとえば，ネイティブアメリカン（アメリカ先住民族）系市民のグループと，メディカルファミリーセラピストが会うとき，先住民事業部（Department of Indian Works）の建物（この章の後半に詳述する家族教育と糖尿病シリーズプロジェクト（Family Education & Diabetes Series: FEDS）参照）を選ぶ方が，病院でのミーティングを選ぶより，社会に対して高いメッセージ性があると言えよう。そのほかの場合，もし目的が医療機関と結びつきを強めることであるならば，ワーキンググループはかえって病院でのみ，会合を持つことにするかもしれない（後述する市民型ヘルスケア家庭プロジェクト（Citizen Health Care Home Project）参照）。

　場所よりさらに挑戦的な面は，市民型モデルが持つ，取り組みの期間にあると言えよう。階層型モデルと協働型モデルでは，治療やケアの介入期間（または，少なくとも外的要因からくる制限について）は，患者というより専門職や保険会社によって決められており，しばしばプロジェクトの始まりからある程度見通しがついている場合が多い。しかし，コミュニティが基盤となる市民型の取り組みでは，どのようにアプローチするかによって，介入の期間は流動的になりやすい。つまり，患者や家族は，何が問題で，どんな行動を起こすべきかを決める作業に直接かかわっているため，問題への介入期間や終了地点は，取り組みの始めにはわかっておらず，実際，もしプロジェクトが永続的なものとなり，何か他の形に変化していく場合，はっきりとした終了地点はないとも言える。このような，制限のない，途中変更可能なプロセスは，市民型の取り組みには必要なものなのである。

　目指すべき理想

　すべてのモデルには，根幹においてみな，臨床家たちを奮い立たせるような，目指すべき理想というものがある。この理想は，家族の健やかな生活のために，どんな取り組みができるのか，どんなことを達成しようとしている

のかを，描き出すものである．モデルが目指すべき理想とは，そのモデルに従事する専門職の優れた実行力がどれほどのものかを示し，その能力と成功がどのような範囲に見られるかを示唆するものである．たとえば，階層型モデルが目指すパートナーシップの理想とは，専門的能力を最大限に発揮することにより，患者をよりよくケアすることであると言える．一方，協働型モデルの目指すべき理想のパートナーシップとは，患者と家族の健やかさをはぐぐむための，創造的なパートナーシップであると言えよう．市民型モデルにおいて目指すべき理想は，そこにいる個々人や家族が，自分たちも世界の立役者になれるのだ，と行動的になれるコミュニティを，パートナーシップを通して働きかけることにある．この市民型モデルは，コミュニティのなかに，息の長い行動力とまとまりを促進していくことを目標としている．これを可能にするために専門職は，自分たちがリーダーシップを発揮するのと同時進行で，自分たちのかかわりが減っても，あるいは終わってしまっても，そこにいる家族たちに継続して良い影響を与え続けるようなコミュニティのリーダーたちを養成することを目的としているのである．

　メディカルファミリーセラピストは，コミュニティに参加することにより，オフィスや病院の外において，もっと自分たちの持つ力を発揮できるであろう要素（理論とスキル）を数多く持っている．システム論を自身の方向性として持ち，協働関係を築くためスキルの一式を有していることに加え，多くのメディカルファミリーセラピストは，自分が関係するコミュニティの信頼を獲得してきているので，人々に呼びかけ，どんな健康上の問題がコミュニティに存在するかに注目し，ともに声をあげることもできる．必要なことは，市民型専門職として，上下関係にとらわれないグループのなかで，自分たちの「みんなのためのスキル（public skills）」を養成することである．上下関係にとらわれないグループとは，つまり，コミュニティのメンバーと専門職が，よく鍛錬されており，民主的なプロセスを踏んで協働し，自分たちが持つ専門的知識やスキルを集結させることのできる一群の人々である．そこで必要になる専門職のもつ専門性とは「いつでも利用可能（on tap）」な存在であり，「一番偉い（on top）」とふんぞり返っている性質のものではない．次に，「市民型ヘルスケア（citizen health care）」と呼ばれる種類のアプローチについて，述べてみたいと思う．

市民型ヘルスケアプロジェクト

　市民型ヘルスケアモデルは，専門職，患者，家族そしてコミュニティが，健康と健康へのケアをともに創りだすための構造的方法を提供する。それは，ただ，患者たちが健康に意欲的になるというだけでなく，健康に意欲的なコミュニティそのものへとつながっていく。そこでは，個人や家族は，自分たちを単なる医療サービスの消費者ではなく，病院やコミュニティのなかで健やかさを育てながらヘルスケアに携わる市民であり，専門職には，そのような市民である患者や家族と協働していくために，コミュニティを調整するスキルが必要になってくる。市民型ヘルスケアは，さまざまな学術専門領域の垣根を超えて取り組む中から生まれて来たモデルである。最初ファミリーセラピーは，システム論を方向性として据え，個人をその人を取り巻く関係性，家族，社会のシステムのなかに位置づけて捉えた（Imber-Black, 1989; Minuchin, 1974）。次に，メディカルファミリーセラピーと協働的家族ヘルスケア（collaborative family health care）は家族システム理論に生物心理社会的次元を新たに加え，セラピストを統合されている治療チームという大きなチームの一部として見なす視点を提供した。3番目の主要な柱は，ヘルスケアとは関係のない，政治理論の領域からもたらされた。ミネソタ大学のハリー・ボイト，ナンシー・カリ，ナンシー・シェルトンと彼らの同僚たちが開発した，民主主義と市民権のためのセンター（Center for Democracy and Citizenship）という公共事業モデル（public work model）である（Boyte, 2004; Byte & Kari, 1996）。

　Exhibit 6.1. はこのモデルの主要な原則をまとめたものである。市民型ヘルスケアモデルは，現在の疲弊したヘルスケアシステムのなかで，まだ十分利用されていない社会資源，たとえば，日々の暮らしのなかで健康問題に直面している個人や家族，それぞれのコミュニティが蓄えている知識，知恵，そして持っているエネルギーなどに目を向けるモデルである。「市民（citizen）」という言葉は，同じような健康問題に直面する中，近隣に住む人々やそれ以外の人と協力し，新たな目標に目覚めて，自分たちのコミュニティに変化をもたらそうとする人々を指している。ごく普通の市民がヘルスケアの領域において大きな人材となり，自分たち自身と属するコミュニティに健やかさを共同で育てて行こうとする。つまり，自分自身や愛する者の健康を何とかし

Exhibit 6.1. 市民型ヘルスケア原則

1.	すべての個人的問題を，同時に社会（public）の問題として捉える。
2.	まず家族とコミュニティがもつ資源に注目する。
3.	家族やコミュニティを，単なるクライアントや消費者としてではなく，生産者・製作者（プロデューサー）として見る。
4.	専門職を，単なる（専門分野の）提供者としてではなく，同じ市民であり，パートナーであると見る。
5.	プログラムを市民に提供するのでなく，市民にプログラムを運営させる。
6.	すべての活動方針がその地域特有の文化を反映したものであるようにする。
7.	リーダーを育て，増やしていく。
8.	すべての決定事項を民主的に行う。
9.	実行に移す前に，深く掘り下げる。
10.	大きく考え，実行するときは現実的に。それぞれが持っている光を輝かせる。

てほしいと治療サービスを求めるだけの消費者ではなくなるのである。

このような上下関係のないリーダーシップは，市民型ヘルスケアの際立った特徴でもある。もちろん，目標は市民リーダーを輩出することだが，まず初めは，ヘルスケアの専門職がそのコミュニティにある主要な問題事項を明らかにし，これらに取り組もうと市民たちのグループを動かすため，大きなビジョンと民主的な公共のスキル（public skills）を提示する必要がある。このように専門職が，よく鍛錬されたプロセスを市民の取り組みにもたらすならば，それは真に民主的なものとなり，ある力をもったグループに全体が乗っ取られたり，供給者対消費者という，患者も専門職もよく知った古い力動関係に陥らずに済むのである。一方で専門職は，他のメンバーの反応を予想してある活動計画を持ち込んだり，そのグループプロセスをコントロールするようなことはしない。市民型ヘルスケアの原則によれば，もしすでにでき上がった計画やプログラムから始めるならば，決してグループのメンバーである市民たちが「自分たちで決め，自分たちでやっていく」活動にはならないのである。

市民型ヘルスケアを遂行する上で鍵となるポイントは，まず，プロジェクトにかかわるコミュニティのあり方を詳細に描き出すことである。このモデルの強調点は，これまでの伝統的なコミュニティのあり様をプロジェクトに反映させ，互いに顔見知りが多いような，小さなコミュニティを動かしていくことにある。これまでの経験から，病院に集う一群の人々は，市民型ヘルスケアモデルによる活動を始めるのにちょうど良い，コミュニティとしてのまと

まりを持っていると思っている。どのようなタイプの「コミュニティ」であれ，それぞれの市民型ヘルスケア活動は，まず，そのコミュティがもつユニークなあり様を保持するべきであり，ただ単にほかのプロジェクトがやっていたようなことを取り入れるのは避けるべきである（もちろん，お互いの成功からグループ同志が学び合うことは良いことであるが）。地域のコミュニティは，自分たちが歴史的，文化的，宗教的に持っている健康と治癒に関するさまざまな慣習や言い伝えを取り出し，それらを現代の医療システムとの話し合いに持ち込むべきである。この点は，広く行われているタイプのモデルとは一線を画している。そこでは，専門家がすでにでき上がったプログラムをスタートさせ，それに合ったコミュティのメンバーをリクルートし，運営してもらう。しかし，そういったやり方を市民型ヘルスケアモデルは標榜してはいない。

市民型ヘルスケアに従事するコミュニティのなかの会話で大切な点は，「私」と「私たち」の融合である。つまり，健康を脅かしている問題があるとすれば，それはそのグループに属する個人だけに影響を与えているのではなく，そのコミュニティ全体の問題となる，と捉える視点である。そうすることによって，ごく普通の人々が自分たちの声で，より大きなコミュティの問題として訴えかけることができるようになる。コミュティのメンバーによるリーダーシップによって，あるプロジェクトが本当にそのコミュニティの必要性に応えるものか，また，問題解決のために十分な資源があるかを，真に見極めることができるのである。

1999年以降，これまで15以上の市民型ヘルスケアプロジェクトが実施されてきた。これらのプロジェクトの本質的要素は，グループ間の収入差や民族の違いにかかわらず，押しなべて共通したものであるが，実施に関しては，コミュニティや問題の種類によって違いは見られる。Exhibit 6.2 に，実施に関する主要な戦略を要約しているので参照してほしい。以下の2つのセクションでは，2つの完成した市民型ヘルスケアモデルの例を述べてみたい。3つ目の応用例は，現在進行中の新しいものである。それぞれ，市民型ヘルスケアプロジェクトの主原則とその戦略を詳述していきたい。

市民型ヘルスケアプロジェクトの例

先住民事業部と FEDS（Family Education & Diabetes Series：糖尿病シリーズプロジェクト）

　ミネアポリスのセント・ポール地域に住む，アメリカン・インディアン（American Indian，以下 AI）のコミュニティリーダーや部族の長たちは，ますます増加する糖尿病とそれが地域の人々に及ぼす影響を心配していた。多くのメンバーが，糖尿病をいずれ発症してしまうのはどうしようもないことだ，と互いに話しており，このような，コミュニティを覆っている「何をしても仕方がない」といった無力感が特に気がかりな点となっていた。AI にかかわる医療提供者たちも同じような危惧を抱いており，既存の治療法や教育プログラムの効果がないことに，頭を抱えていた。

　メディカルファミリーセラピストであるタイ・メンデンホール（Tai Mendenhall）とセント・ポール地域の教会評議員会先住民事業部（Council of Churches' Department of Indian Work（以下 DIW，Nan LittleWalker, Berry GreenCrow, Sheila WhiteEagle, & Steve BrownOwl）はこの問題に対し，市民型ヘルスケアモデルを手本とし，地域参画型調査法（community-based participatory research）を使用してアプローチすることを決定した。まず，コミュニティと医療提供者とのパートナーシップをどのように構築するかに多くの努力がはらわれた。なぜなら，これはよく用いられるトップダウン方式のアプローチではないからであり，AI のメンバーは，臨床学研究者たちに対し，AI の人々と信頼関係を築いていく大切さ，そのプロセスや物事のペースについて十分喚起を促すことに成功した。チームが一連のミーティングやディスカッションに従事し，AI のコミュニティ行事に参加するにつれ，その信頼関係は増していった。研究者たちは AI 全体の文化や，そのなかに多様に存在する部族や，それぞれがもつ固有の文化（参照：Dakota, Ojibwe, Hocak）について学び，また，健康一般に関して，「バランスをもって生きる」という精神的価値体系や，人間関係において相応しいとされる礼儀や行いなどについて学ぶことができた。それもすべて，彼らが AI のコミュニティに入ることを許されたからである。その代わり，コミュニティのメンバーたちは，西欧医学がどのようなものかについてもっと理解できるようになり，そして，医療提供者が治療を行う際の習慣や考え方について，もっと深く知ることができるようになった。

　DIW の FEDS プログラムは，糖尿病の心配があるアメリカン・インディ

Exhibit 6.2. 市民型ヘルスケアの行動戦略

1. 専門職集団のリーダーたちや行政側に認めてもらう。このような人々は，重要な人物（ゲートキーパー）たちであり，現在の健康管理（ヘルスケア）が持つ問題点を改善するため，潜在性の高いプロジェクトの導入を支持してもらう必要がある。しかしながら，これまでの経験から，プロジェクトの構想が十分具体化するようスタッフが取り組める時間を要請する必要はあるとしても，プロジェクトの有効な結果が出るまでは，特に支援資金を要求しないで行うのがベストであると思っている。
2. そのコミュニティ（例：病院や近隣の区域，または地域に居住する民族文化グループ）において，所属するメンバーと専門職が特に危惧している健康に関する問題を明らかにする。つまり，「問題」は，そのコミュニティの市民が実際に危惧している題材でなければならず，彼らが危惧すべきだと私たちが考える「問題」であってはならない。このプロジェクトを立ち上げる専門職もまた，その問題について継続的に取り組もうという熱意を持っていなければならない。
3. 特定の健康問題に関して，自分自身の経験をもち，また専門職チームとも関係があるコミュニティの潜在的リーダーたちを見つけ，会合を持つ。こういったリーダーたちはいわゆる一般のコミュニティのメンバーであるが，自分の生活のなかで懸案となっている健康問題を自力で克服した人々であり，そして何か自分のコミュニティにお返しをしたいと望んでいる人々である。コミュニティに存在する公共機関で「リーダーのような地位にいる」人たちは，この段階で選ぶのにベストな人材グループではない。なぜなら，組織の優先事項や制約を持ち込みやすいからだ。
4. 最初のコンサルテーショングループを設立する。このグループは3人か4人のコミュニティメンバーで構成され，専門職チームと数回会い，ともに問題を考え，より大きなコミュニティでかかわるプロジェクトへ進めていけるかについて見極める。これらは，市民型ヘルスケアプロジェクトが実現可能かどうか，また，専門職と市民が協働するリーダーシップの創設を始められるかどうかを見極めるための話し合いである。その後，どうやってもっと多くのコミュニティリーダーたち（10〜15人）を招くことができるかを考え，ともにプロジェクトの実際の内容を構築するプロセスを始動する。この最初の小さなコンサルテーショングループの主要な課題は，勧誘するメンバーの資格や背景をどこまで拡大するかを決めることである。たとえば，同じ病院に属するグループ内だけの人選にするのか，それともグループの壁を超えて選ぶのか，または，同じ文化を共有するコミュニティでつながっている人々に限定するのか，または，医療専門職から推薦を受けた人々を選ぶのか，といった具合である。メンバーとしての必要条件の1つは，リーダーとしての潜在力を有していることである。
5. リクルートを開始し，（12人ぐらいの）市民による活動グループとともに活動計画を立て，実施していく。専門職がミーティングを推進する。計画段階において，ほとんどの専門職の時間は2週ごとのミーティングを計画し，促進することに費される。そして，必要に応じて，グループの進捗状況を知りたいと思っている重要な関係者（stakeholders）と連絡を密に取っておく。その後，9か月から12か月に及ぶミーティングで，以下のような段階をグループは経験していく。 　□ある特定の問題がコミュティの次元で，また市民の次元で持つ課題を掘り下げる。 　□適切と思われるなら，一連の関係者たちに，個人的なインタビューを行う。 　□活動の名前や提言（ミッション）を決める。 　□可能と思われる活動目標を生み出し，それらを市民型ヘルスケアモデルの枠組みのなかで考え，現在あるコミュニティの資源で遂行は可能かどうかを測る。 　□特定の活動目標を決定し，実施する。
6. このような過程で，専門職が持つ専門性を選択的に利用する――「上から権威的に」ではなく「いつでも使えるように」このように取り組むことによって，すべての知識は，公共の利にかなった知識となり，民主的に受け入れられ，共有されることになる。専門職は，市民型ヘルスケア活動に，貴重な知識と経験を持ち込むことができ，また，最新の研究結果についての情報を提供できる。しかしながら，参加している人々すべてが，それぞれユニークな知識と専門性をもたらすことができる点を忘れてはならない。これまで専門職は，提供者と消費者，という強い関係性パターンに慣れていたため，自分たちのユニークな専門性を必要なときを見据えて提供できるよう，彼らは学ぶ必要がある。誰か他のメンバーが問題について発言しようとしているとき，自分は発言を控えていられるようにしなければならない。コミュニティ構築の際に言及される原則は，ここで適用される。「コミュニティの誰かが発言できることについては専門家は黙っていること。コミュニティの誰かができそうであれば，専門家はやらないでおくこと」
7. 目の前の問題やコミュニティの地域性をこえた，大局的な目的を常に明確に掲げておくこと。この取り組みがどのように健康問題の現状を変容させることができるか，民主的に問題に取り組む人々が何を成すことができるか，そういった大きなビジョンを示すことが大切である。

アンのコミュニティのために行われている標準的ケアの補助として計画され実施された。患者とその家族（配偶者，親，子ども）と医療提供者（医者，看護師，栄養士，精神衛生士）が隔週の夕方に集まりを持ち，仲間づくり，教育，サポートを相互に行った。通常，6人か7人の医療提供者，4人か5人の部族の長老，そして，40人から50人のコミュニティのメンバーが出席した。集まりは，メンバーが互いの血圧，体重，BMI（肥満指数）を測り，足の検査をすることで始まる。それから，参加者は一緒にアメリカン・インディアンの文化と伝統によく合った食事を作り，そこでは，料理の材料や量，といった糖尿病に関係の深いことがトピックとなって，話し合われる。教育的なプログラム（参加者の興味や好みに合うよう作成されたもの）が，皆のおしゃべりを通して続き，そこには，さまざまな活気あるアクティビティ（例：伝統的あるいは現代的音楽，椅子を使ったダンスやエアロビクス，太鼓や歌，即興劇やロールプレイ）も含まれている。講習内容やトピックは同様に多様である（例：糖尿病の基礎的教育，肥満，足のケア，ストレスマネジメント，エクササイズ，家族関係，網膜症，歯のケア，医療サービスを受けたり，医薬品を調達するのに助けとなるもの）。FEDSの夕べは，最後に自由な分かち合いと相互のサポートに時間を費やして，お開きとなる。こういった隔週ごとの講習シリーズは3時間ほどの予定とされているが，ほとんどの参加者が，開始時間より早く集まり，終了後も遅くまで残っている。

　FEDSについての量的な評価調査において，糖尿病に関する主要な客観的項目で著しい改善が見られた（例：体重，メタボリックコントロール）。質的評価では，コミュニティが主体となったプログラムの性質，つまり，プログラムが内包している社会的サポートと，互いの関係から生まれる責任感も同様に，改善点と変化の主要な要因となっていることが分かった。

　明らかに，FEDSにおいては，専門職と一般の人々が活動を生み出す各ステップを通して協働していた。関係を築くための初期の段階から努力を傾け，互いの尊敬と信頼を育んできた。その上で，プログラムのデザインや教育上のポイントやフォーマットをどうするか決め，社会への広報活動，プログラムの実施，そして継続的な修正等に，ともに取り組んだのである。DIWと臨床専門の協働者たちは現在，新しいプログラムをアメリカン・インディアンのコミュニティ以外の地域へ拡大しようとしている。それらの地域は，州政府や保護地区が運営する健康医療システムが十分に行きわたっていない地域である（例：都市部の低所得のアメリカン・インディアン層）。彼らはまた，地域のア

メリカン・インディアンの子どもたちが多く通う小中学校とパートナーシップを構築しようとしており，そこで，伝統的な文化を大切にした，子どもたちの発達段階にふさわしい男女共学による教育，そして，コミュニティから若者へ，つながりを重視したサポートなどを，大人のアメリカン・インディアンの男性や父親たちとのパートナーシップを通して提供していこうとしている（アメリカン・インディアンの成人男性や父親は，通常の，あるいは地域参加型の調査研究（CBPR）でも，なかなか参加してもらえないグループである）。

ニコチンとタバコ依存症に対抗する学生たち

ミネソタ州のセント・ポールにあるヒューバート・H・ハンフリー職業訓練センター（The Hubert H. Humphrey Job Corps Center）には，16歳から24歳のタバコ依存のリスクの高い青少年を対象とした，連邦政府によって運営される職業訓練学校プログラムがある。このプログラムの担当者や教師，ヘルスケアの提供者や学生グループは，以前から喫煙が学内での問題であると認識してきた。こういった事例に基づく証拠に加え，学校全体規模の調査が2006年に行われたが，そこで，学生の間に広まっている喫煙率は，国の平均率の2倍の高さであることが判明した（> 61%）。追加調査において，70%の喫煙学生が喫煙をやめたいと思っていること，そのほとんどがやめようとした経験があること（数回），しかし，それが成功したものはほとんどいないこと，などがわかってきた。

職業訓練センターの関係者（プログラム担当者1名，教師3名，カウンセラー1名）と学生（喫煙者8名と非喫煙者8名）そしてミネソタ大学教員（メディカルファミリーセラピスト1名，家庭医1名）が，この問題に対し，市民型ヘルスケアモデルを指針とし，CBPRのアプローチをもって取り掛かることにした。まず，学生と専門家たちの間のパートナーシップをどのように作っていくかに大きな努力が払われた。これは，既存の禁煙プログラムや大学内で提供されるサービスに見られるトップダウン式とは異質のものであった。学生たちは，職業訓練センターの関係者や専門家たちに対し，学生たちを取り囲んでいる現代のカルチャーや大学生活のストレスについて理解を深めるよう促され，また学生たち自身も，（学生の雇用の機会を増やすために）連邦政府が喫煙率を下げるように強く働きかけていることや，医療提供者たちが，学生の喫煙行動の変化を促すために格闘していることなどを，もっと深く知ることができた。

その後，「ニコチンとタバコ依存症に対抗する学生たち（The Student Against

Nicotine and Tobacco Addiction: SANTA)」というプロジェクトが結成された。5年間（それ以降も継続中）の協働活動を通して，プロジェクトに関わるすべての参加者がともに目標を設定し，段階的活動プランや解決法を生み出し，実際に介入を行い，その結果を評価し，得られた結果に基づいて，介入方法を修正していった。何が喫煙の誘因になるのか，という学校規模の調査の後，SANTAは，広く行われている断煙に関する文献提供や「禁煙プラン」の援助などよりも，学生のストレスや学生が感じている退屈な気分をターゲットとした介入を行う方が有効だ，と結論付けた。これに基づき，プロジェクトは学内の環境面をいくつか変える取り組みを行った。たとえば，社交的な要素と運動を組み合わせたアクティビティ（例：ヨガ，ダンス，アートやクラフト作り，バレーボール，バスケットボール，重量挙げ，劇，ラップ音楽のコンテスト）を創り出し，促進した。また，学内にある決められた喫煙場所を，やや不便な場所へ移し，18歳以下の学生のIDカードを赤色に代え，すぐにそれと周りからわかるようにした。また，学校の雇用者に対する政策をも変えた（具体的には，休憩時間に喫煙したいと思う者は，学内の決められた喫煙場所ではなく，車のなかで喫うようにと通達した）。SANTAは，ジョブ・コープス（Job Corps）職業訓練校とその学生たちの変化にあわせてともに取り組みを続けた。その努力は周りからよく受け入れられるようになり，これまで述べて来たような新しい試みを次々と打ち出し，実施していったのである。全学における調査データから，プロジェクトが行っている介入の進行とともに，学生の喫煙率の減少が確認された。

　SANTAは次の段階の取り組みへと移行していく途上にあるが，市民型ヘルスケアモデルはリスクの高い青少年層の喫煙率を下げるために有効性をもった介入方法である，というこれまでの研究結果に基づいて，新たなプロジェクトは構築されることになるだろう。実際，SANTAは，数年内にこのジョブ・コープス職業訓練学校内を全学禁煙に変えるように，という連邦政府の勧告に沿うために，鋭意努力しているところである。グループはまた，学生や担当者たちが認識している他の健康関連の問題（例：アルコールや薬物依存）を次のターゲットにしようとしている。グループの公式名称であるSANTAの最後の「A」はもともと「Addiction（依存）」の頭文字だが，現在，これを「Abuse（乱用）」を意味するものと修正し，次に「Alcohol（アルコール）」を意味するもう1つの「A」を付け加えることを考えている。そうすると，新しい正式名称は「SANTAA: Student Against Nicotine, Tobacco, & Alcohol Abuse（ニコチン，タバコ，アルコール乱用に対抗する学生たち）」というものになるだろ

う。現在，プロジェクトのメンバーは，ミネソタ州を中心とした複数の介入実施場所と，それらと参加対象者の構成が似ている他の地域とを選び，喫煙，そして喫煙に関連する結果要因，そして，その他の健康に関する行動とその結果を比較することを目的とした，非無作為割り付け対照試験の実施を計画している。

市民型ヘルスケアホームプロジェクト

次に，まだ発展段階にある1つのプロジェクトについて述べてみたい。この第2版の序文ですでにふれたが，**患者中心の医療ホーム**（patient-centered medical home）（または**ヘルスケアホーム**（health care home））はアメリカにおけるプライマリケア組織のなかでは，将来有望な革新的試みであると言える。連邦政府機関である「ヘルスケアに関する研究と質のための機関（Agency for Health Care Research and Quality: AHRQ）」はこのヘルスケアホームを，ケアに関する5つの特徴を備えた，受け渡し様式（delivery mode）をもつホームであると述べている。そのケアの5つの特徴とは，包括的であり，患者中心であること，よく調整されており，アクセスしやすく，高い質と安全性を持っている，としている（AHRQ, 2012）。その理想的な形において，ヘルスケアホームでは，さまざまな職種の臨床専門職が，患者と家族とともにチームとして協働し，慢性的な健康疾患や障害とともに生きる人々の生活や健康に関して，少しでも改善へ向かうよう努めている。もし料金の支払いシステムが，このプロジェクトの発展をさらに促してくれるならば，ヘルスケアホームのモデルは，本書が唱えている，統合され，協働的であるケアといった理想的な形へ通じる道を創り出すことができるだろう。

一方で，現在のヘルスケアホームには，いくつかの懸念もある。どのように患者にかかわるのか，つまり，患者の健康へのケアをそれぞれの専門職が個人的に提供しながら，同時に，ヘルスケアホームの使命にもある，いわゆる組織としての「消費者的かかわり（consumer engagement）」を，どのように両立させるのか，という点がそれである。これまでのところ，ヘルスケアホームでの取り組みのほとんどは，医療提供者に有用なシステムを構築するという姿勢と，広く患者たちへ手を差し伸べようとする姿勢に焦点を当てているが，患者たち自身の健康管理に対して，それほど熱心にかかわろうとしているようには見えない。ヘルスケアを提供しているクリニックでは伝統的に，患者

のリーダーなどは存在しないし，患者たちがそれぞれ自分の健康管理に取り組むこと以上の，なにか大きな市民運動に触れるとか，それに従事できるようになる方向性は示されていない。学校におけるPTAにあたるものはない，といってもいいだろう。そこには「私たち (we)」という感覚が存在していない。これは決して小さなギャップといえない。なぜなら，患者と家族がもっと自分たちの健康促進や健康へのケアに責任を持つようにならなければ，健康管理に掛かる費用を公的機関が財政的に維持することは困難になるからだ。ヘルスケア改変における，この緊迫した問題に取り掛かるため，市民型ヘルスケアプロジェクトは，ミネソタ州セント・ポール市にある，大きなプライマリケアクリニック，ヘルスパートナー系列コモ・クリニック (Health Partner's Como Clinic) とともに，市民型ヘルスケアホームを創設するべく取り組みを始めた。

　市民型ヘルスケアホームの目的は，健康を促進する中で患者たちがクリニックの持つ健康管理の使命に深くかかわれるようになり，また，クリニックがコミュニティ全体の健康というものに，それぞれが責任感を持てるようになる，そのような新しいやり方を創ることにある。この目的の根幹にあるのは，医療サービスの消費者であった「患者」が，ヘルスケアホームコミュニティの「一市民」となっていくような，新しい道筋を創り出すことである。市民であることには，2つのレベルがある。まず，個人として，また家族として，専門職チームと関係を持ちながら，自分自身の健康をケアすることに責任を持つこと。もう1つは，ヘルスケアホームコミュニティにおいて，リーダーシップを発揮する機会を持つことである。この取り組みが2010年に始まったとき，メディカルファミリーセラピストはセントポールにある，コモクリニック (Como Clinic) の医長にまずアプローチした。コモクリニックは，ヘルスパートナーズ (Health Partners) という，健康保険業界では大きな組織の1つと提携関係があり，そこは近年ヘルスケアホームシステムへ移行しつつあった。コモクリニックの医長は他に2名ほど別の医療従事者に声をかけ，医長を含む3名は，市民型ヘルスケアモデルが何であるか学ぶために，そのメディカルファミリーセラピストに会うことにした。その後，彼らは自分の所属する医療現場から多数の「リーダー的患者」に声をかけ，医療従事者とともに取り組むグループを作ることとした。10人の患者と3人の医療従事者で構成されたグループは，「活動的メンバーによるプロジェクト (Active

Members Project)」を発足させ，実験的に活動を始めた。

　メディカルファミリーセラピストがプロセスを先導しながら，活動する市民グループのメンバーは，1年に及ぶ隔週ごとのミーティングを通して，以下のような一連の質問に自ら答える形で，活動に取り組んでいった。

1. ある程度望ましい医療や質の良い専門職によるケアが可能な条件下であったとしても，私たちが，健康であり続け，病気にうまく対処する際に，直面する困難にはどのようなものがあるだろうか？
2. こういった困難に直面している人々を助けるための伝統的なアプローチというものはどんなものなのか，また，それらのアプローチの限界とは何だろうか？
3. どんなふうに，私たちは自分の健康に，日常の生活のなかでともに対処しているだろうか？
4. 市民型ヘルスケアアプローチを基にこれらの困難を扱おうとするならば，どんな活動プロジェクトを私たちは創り出すことができるだろうか？

　さっそく上がってきた最初の実行案は「活動的メンバーによるプロジェクト（Active Member Project）」として作成された。「活動的メンバー」とは，自分の健康管理において変化をもたらす主体は自分自身であると捉えている人を指す。医療従事者とよい関係を保ちながら問題に取り組み，個人とその家族のヘルスケアは，さらに大きなコミュニティの問題に結びついている，と認識している人のことである。このプロジェクトの革新的な点は，クリニックのなかに，活動的メンバーの公的な役割や地位を新しく創り出したことである。そこでは，患者と医療従事者，そして活動メンバーのコミュニティが有する所属感との間に相互の期待感があり，プロジェクトのカギとなる要因をまとめると，以下のようなプロセスが挙げられる。

1. 市民型患者リーダーと医療従事者によって開かれた活動メンバー候補のオリエンテーションミーティングを開く
2. 自分と家族の健康に対して行動をおこすため，健康に関する目標や問題点，必要な資源などを明らかにし，それらの優先順位をつけるなど，基本的な自己アセスメントを行う

3. それぞれの主治医（医療提供者）に会い，次年度の健康に関する目標と，その目標の達成に必要な資源は何かを決定するミーティング（医療従事者との予定された経過観察の機会も含む）を開く
4. 事後確認のための集まりや，活動メンバーの興味や目標を取り入れた，健康目標設定のためのグループを形成する

　これまでのところ，プロジェクトを通して2つのグループが形成された。1つは，「活気ある生活のためのグループ」であり，もう1つは，「健康な食生活のためのグループ」である。グループでは，市民型患者がリーダーを務め，メディカルファミリーセラピストがプロセスに関した忠告を行ったり，相談を請け負ったり，参加者たちは自分自身のやるべきことと活動内容を設定することとした。「健康な食生活グループ」は，たとえば，グループ活動の初期には，クリニックのキッチンでともに健康的な食事を料理することに焦点を当て，レシピを共有したり，互いに，さまざまな健康的食生活が実践できるよう励まし合った（ただし，これは減量のためのグループではない）。「活気ある生活グループ」は，共同ウォーキングのためのミーティングをはじめ，メールでのつながりを生かして励ましを送り合うことにより，決めたことをやり遂げる責任感を互いに思い出すようにした。

　このプロジェクトが通常の健康促進プログラムと違う点は，医療提供者とパートナーシップを持ちながら，患者がリーダーシップを発揮する点にある。リーダーたちのグループは，持続的にプログラムを調整しながら，それをゆっくり育て，何がうまくいっていて，何がうまくいっていないのかを学び，いつ新たな活動を付け加えるかなどを決めていく。「活動的メンバーによるプロジェクト（Active Member Project）」を発足させた後，グループは第2のプロジェクトとなる「経験を持った患者によるプロジェクト（Experienced Patient Project）」の段階的取り組みにも着手した。このプロジェクトは，退役軍人の患者と，そのような人々がもつ「生きた知恵」を得ることによって助かるであろう人々を選び，ペアを作ることを狙いとしている。また，市民型患者がかかわるプロジェクトが，リーダーシップ養成を強調している点は次のような例に示されている。市民型患者であるメンバーの1人が，自己推薦でヘルスパートナー評議会（Board of Health Partners），これはヘルスパートナーの親組織に当たるが，その委員に立候補することを決意し，他の患者たちに自分に投

票してほしいと運動を開始した。結果として彼女は，過去何十年ぶりかの自己推薦による初の当選者として，評議会議員に選ばれたのである（ほとんどのヘルスケア組織の評議会議員は，自分たちの将来のメンバーを推薦するのが慣例であり，自己推薦はまれであるうえに，その立候補者が選ばれることはそう多くない）。このようにして，彼女は，一地方都市にあるクリニックでのプロジェクトよりももっと影響力の大きい立場で，市民型患者リーダーになったのである。

2012年の春に，市民型患者プロジェクトは，自らの使命，焦点，また指導原則を表現するものとして，以下のような宣言文を作成した。

われわれの使命／患者たちを，自分自身の健康をケアする自立した行動力を持つコモ・クリニックコミュニティの市民と見なし，彼らや彼女らとかかわること。

われわれの現在の焦点／「活動的メンバーによるプロジェクト（Active Member Project）」をすべての患者のために開かれたものにし，第二のプロジェクトである，経験豊かな患者たちと，そうした経験を求める他の患者たちを結びつける取り組みを発展させる。

われわれの基本原則／健康と健康へのケアを改善するのに最も潜在性の高い資源は，日常生活のなかで，多くの困難な健康問題に直面している個人，家族，コミュニティが持っている知識と知恵，そして，彼ら彼女らの持つエネルギーである。

結論

システム論志向のセラピストにとって，市民型ヘルスケアプロジェクトのような枠組みを通してであれ，それほど形式を持たないやり方であれ，コミュニティのなかで活動することは自分の専門を通して社会貢献の実感を持つことができるし，地域社会との近しい関係を築く喜びへとつながる。通常，このようなプロジェクトの初期段階では，十分な財政支援が手に入ることは少なく，一般的に言って，専門家は自分たちの時間を寄付し，コミュニティのメンバーたちも同じようにすることが多い（平均して，市民型ヘルスケアプロジェクトを発足させるには，それぞれの専門家たちが1か月に6時間から8時間かかわることになる）。また，通常，施設面でのサポートは，ミーティングの場所，ウェブサイトの立ち上げや，その他一般的なコミュニケーションツールの提供という形で，

Exhibit 6.3. 市民型ヘルスケアプロジェクト：これまでに得られた重要な教訓

1.	この取り組みは，市民型専門職として，自己アイデンティティを変容することであり，ただ単に新しい一連のスキルを学ぶことが目的ではない。
2.	この取り組みは，コミュニティのリーダーを発掘し，養成することであり，なにか特定の課題をあつかうことや特定の行動を取ること以上を目的とする。
3.	継続した取り組みを目指しており，一度だけ達成すればよいイベントとは違うものである。
4.	市民型の取り組みは，創案段階においてしばしばスピードは遅く，雑然としている。
5.	該当する施設機関内で影響力のある擁護者が必要である。
6.	該当する施設機関の文化ややり方に十分精通するまで，これらの取り組みは組織の事情に左右される弱みがある。
7.	プロジェクトにあまりにも多くの時間を費やす専門職はやりすぎであり，このモデルを使っていることにならない。平均して月，6〜8時間のコミットメントが妥当であると思われる。これは数年にわたって続くことになる。
8.	初期段階で外部資金獲得をすると，予定通りに成果をあげなければならない問題に陥るかもしれない。しかし，いったんプロジェクトが進展していくと，獲得資金は，市民型プロジェクトモデルを学ぶ能力を広げるため，また，プロジェクトの応用範囲を広げるために役に立つものとなる。
9.	慣例化した「提供者−消費者」モデルに戻ろうとする力は，あらゆる方面で強大である。常に民主的な意思決定を行うには，忍耐強い注意力を発揮しなければならない。
10.	メンタリング（指導者から学ぶこと）なしにこのアプローチを習得するのは不可能であり，うまく使えるようになるのに2年はかかる。

クリニックや地域の施設機関が請け負ってくれることが多い。プロジェクトが進み，肯定的な評価を受けるようになり，地域でも良い意味で知られてくるようになると，利用できる支援資金も増え，専門家たちが寄付した時間も含めて，初期費用がオフセットされることも多い。しかし，プロジェクトがコミュニティだけで運営される場合は，プロジェクトを継続して運営していくためにコミュニティのメンバーたちは，資金のアップダウンを経験しながら，調達の道筋を探していくことになることも多い。

上記の Exhibit 6.3 は，市民型ヘルスケアプロジェクトを実施していく中で「これまでに得られた教訓」を箇条書きにしたものである。心にとめておかなければいけない重要な点は，市民型ヘルスケアは，ただ単に人助けのやり方を示したモデルではない，ということだ。これは，既存のヘルスケアシステムのなかで，また大きな文化的枠組みのなかで，もっと覚醒した市民活動へと向かう社会変化を目指したモデルである。このように理解することにより，市民型ヘルスケアプロジェクトのメンバーたちは，自分たちの仕事や取り組みが，より大きな意味を持っていることに心動かされる。また，このようなプ

ロジェクトは，メディアや他の著名なコミュニティのメンバーたちを惹きつけ，市民型ヘルスケアプロジェクトについてもっと理解したい，宣伝したい，社会に知らしめたい，と思わせる結果にもなるだろう。

　より大きなレベルの議論としては，もし現在のアメリカ合衆国におけるヘルスケアシステムが変革されるとするならば，それは，クリニックや病院にとっての新しい医療戦略といったもの以上となるであろうし，もっと公平な払い戻し制度や，国民皆保健へのアクセス以上のものになるであろう（もちろんこれらの変化は同じくらい重要であるが）。もし私たちが，これまでと変わらず最前線にいる専門職は，サービスだけを提供し，それを受ける人々は，自分の健康やコミュニティ全体の健康に対して責任を持てるような力はないと感じている，そのようなシステムに依存し続けるならば，医療の質やその維持に必要な費用の問題は，これからも引き続き，私たちのヘルスケアシステムを圧迫し続けるであろう。メディカルファミリーセラピーは，さらに深くヘルスケアシステムにかかわって行くと同時に，私たちの仲間であるコミュニティの市民たちとのかかわりに，さらに深く取り組んでいく必要がある。

第Ⅱ部　ライフサイクルに応じたメディカルファミリーセラピー

Medical Family Therapy and Integrated Care

第7章
有害な健康行動

　私たちの健康への敵は，私たち自身である。その警鐘が鳴らされたのは，1979年に健康増進と疾病予防に関する米国公衆衛生総監報告が「健康上のリスクを抱えた人々が，食生活，喫煙，運動不足，暴飲，高血圧の薬の使用という5つの習慣さえ改善していれば，アメリカ合衆国における主な死因の10のうち少なくとも7つを大幅に減らすことができたであろう」（米国保健教育福祉省）と証言をした頃に遡る。人類の歴史を通して，多くの場合，人間を衰弱させ死に至らしむ威力を持つのは感染症であり，それは空気や水，偶発的な身体接触を通して感染する。軽い皮膚の傷からバクテリアに感染し，若くして死に至ることが容易に起きてしまう。ヨーロッパの人口密度が高くなり，水や空気感染の病気が何百万人もの人々の死を招いたことがある。

　現在の状況は異なっている。21世紀に入り，経済発展を遂げた国々において，健康面への最大の災難であるのが慢性疾患であり，世界の死亡の63％を占め，発展途上国ではそれ以上である (WHO, 2012)。これらの慢性の状態の多くは，特に喫煙や食生活，飲酒，薬物使用，睡眠の問題，AIDSにつながる性的行為といった，個人の行動と密接に関連している。しかし，近年，喫煙が減っていること以外の改善は乏しく，肥満予防の分野においては，状況はむしろ悪化している (Kumanyika & Brownson, 2007)。

　健康関連の行動に関する論議は，必ず家族に関する論議に至る。何故なら私たちは先ず家族のなかで健康習慣を身につけ，それを人生を通して実践していくからである。そのため，メディカルファミリーセラピストは，健康に関する長年の行動をどう改善していくかという複雑な問題について，医療従事者と家族の両者を援助する重要な役割を担っている。私たちはファミリー

セラピストとして，人々に心理社会的な苦悩をもたらす家族の相互作用のパターンを変える援助をするようトレーニングを受けている。また，私たちはメディカルファミリーセラピストとして，セラピストが通常扱わない健康行動に関する問題について，家族を援助することを学んできている。本章では，ヘルスケアで遭遇する行動上の重大な問題として，肥満と喫煙の2つについて論じる。

メディカルファミリーセラピストがこれらの問題に出会うのは，高血圧や糖尿病，循環器疾患や肺疾患などの医療的問題により，ライフスタイルが複雑化している患者を通してであることが多い。行動面の問題を頑なに変えない患者に対し，行き詰まりを感じている医師や家族から，メディカルファミリーセラピストへの紹介がなされるかもしれない。また，患者自身が，自分の行動を「コントロール」できないことへの無力感や恥の気持ちから，セラピストに相談することもある。メディカルファミリーセラピストは，禁煙や肥満を治療するプログラムを専門に行うことはほとんどなく，アセスメントや治療の問題により広く対応する集団の一部として機能することが多い。

本章は，慢性疾患や抑うつ，夫婦関係の問題などの治療に関する他の章での論述を補完する章である。メディカルファミリーセラピストは，健康関連の行動の問題がセラピーのなかで浮上してきたときにそれを扱い，必要な時間をそれにあて，また別のときに再び注目し，再度扱う必要が出てきたときはタイミングを逃さずその問題に戻る。その方法をとることによって，セラピーで絶えず健康行動の問題を扱うように努めることで，患者に行動変容を強制してしまう弊害を避ける。魅力的な体重というのは特に，人々が文化的に取りつかれてしまうものであるため，肥満の問題を扱う中で，心理的な症状や社会的な問題が生み出される危険性がある。

本章では，この本の初版が出版された頃から重要視されるようになった，健康関連の行動変化に関する臨床を取り上げる。そして，患者と家族にかかわる他のチームメンバーを含むメディカルファミリーセラピーの文脈において，肥満の問題の臨床面に注目して述べる。広く普及し知られている患者中心のアプローチ（patient-centered approaches）について本章で振り返るが，その最も重要な部分を高める家族中心のアプローチ（family-centered approach）を取り入れることが，メディカルファミリーセラピーの特徴の1つであることを中心に述べる。

メディカルファミリーセラピストの自己について

　セラピストは，体重や食事，喫煙や定着したライフスタイルに関して，自身の強い感情や信念を持っているかもしれない。実際私たちが，これらの問題についての自分たち自身の歴史や，アメリカ文化の規範に影響を受けないでいることはほぼ不可能である。著者の1人は，2人の女性セラピストが，ある共有する患者について，「標準体重を超えているだけ」か「太り過ぎも酷い」かについて激しく議論しているのを耳にしたことがある。これは単なる臨床上の議論ではない。喫煙がより低い社会階層に見られる現象となっていくにつれて，低所得者に関する否定的な社会的ステレオタイプが作られ，セラピストの意識のなかに忍び入る可能性がある。セラピストは，体重や喫煙に関して，自分自身の家族や文化に根付く考えについて注意深く省察すべきである。さもなければ，セラピストは患者を精力的に「助けよう」とすることで自分自身の問題に取り組み，結局のところ家族成員や他の医療従事者と同盟を組んで，クライアントが自己制御できるように強制するという，控えめに言ったとしても不審な事業と呼べる行為をしてしまうかもしれない。

　メディカルファミリーセラピストは，人々が取りつかれる文化的な観念の方が，ときには「病気」よりも治療が難しいことを知っておくべきである。その最も顕著な例が神経性やせ症である。ときには，今現在は変化の可能性が見込めないことを，患者や家族，または医療の専門家が受け入れられるよう援助することが，私たちができる最善のことになる場合がある。一方で，私たち自身のニーズや文化的な問題，そして患者や家族，専門家の問題を慎重に行き来して移動することで，私たちは，健康に関する行動について意味のある行動変化や，かかわる人々全ての身体面と情緒面の健康の向上につながるよう援助することができる。

メディカルファミリーセラピストと禁煙

　喫煙の悪影響に関しては，唖然とする統計がある。以下に挙げるのは，米国疾病管理予防センター（Center for Disease Control and Prevention, CDC, 2010c）による統計の一部である。

□喫煙による世界の年間死亡者は500万人を超える。
□現在の傾向から，2030年までの喫煙による年間死亡者数は800万人を超えると見込まれる。
□喫煙者は非喫煙者と比べて，平均13～14年早く死亡する。
□アメリカ合衆国では，喫煙は予防可能な死亡原因の主なものであり，年間5人のうち1人の死亡原因となり，1年間に約443,000人の死亡を招き，そこには想定49,000人の間接喫煙者が含まれている。

　喫煙による死亡は，主に肺がん，口頭がんや膵臓がんなどの他のがん，心臓や動脈の病気などの循環器系疾患，気管支炎や肺気腫などを含む呼吸器系疾患によって起こっている。ファミリーセラピーの偉大な先駆者のうちの2人，ネイサン・アッカーマン（Nathan Ackerman）とマレー・ボーエン（Murray Bowen）が長寿をまっとうすることなく亡くなったのは，おそらく喫煙によるものである。喫煙による人間の喪失は莫大である。
　喫煙の問題の始まりや持続には，家族の要因が関連するというエビデンスが増加している。しかし，公衆衛生のアプローチ以外では，禁煙の研究や介入が注目するのは喫煙者個人である。たとえば，親自身が喫煙していたり，親の喫煙に対する考え方や態度が，子どもが将来喫煙者になるかどうかに影響すること（Chassin et al., 2005）や，規則正しい食事などの家族習慣が，思春期に喫煙する傾向を低下させること（Franko, Thompson, Affenito, Barton, & Striegel-Moore, 2008）が知られている。喫煙者同士が結婚する傾向（Sutton, 1980）があり，喫煙や禁煙のパターンはお互いに影響しあう（Homish & Leonard, 2005）。パートナーからのサポートが，禁煙の成功を後押しするという研究上確かなエビデンスがある（Mermelstein, Lichtenstein, & McIntrye, 1983; Ockene, Nuttall, & Benfari, 1981; Park, Tudiver, Schultz, & Campbell, 2004）。ショーハム，バトラー，ローボー，トロスト（Shoham, Butler, Rohrbaugh, & Trost, 2007）による興味深い観察研究がある。この研究は，カップルが2人とも喫煙者である場合，2人が煙草に火をつけたときにより肯定的な感情を持つと報告するが，カップルの一方のみが喫煙者であり，その人が煙草に火をつけると，非喫煙者のパートナーは否定的な感情を報告することを明らかにした。これらの研究結果は，カップルの関係の力動に喫煙が組み込まれる場合があるというホワイトヘッドとドアティ（Whitehead and Doherty, 1989）の行動観察と一致している。総体的にみて，喫煙をめぐる社会的かつ家族に

かかわる性質については，確固たるエビデンスがある。

　喫煙に関しては，近年取り上げられているもう1つの社会的な要因がある。環境的な喫煙（Environmental Tobaccosmoke, ETS：「間接喫煙」）は，健康関連の主要な問題として，法律や社会的慣習の変化を促している。家庭や車中が子どもへの間接喫煙の場となることから，家族の問題でもあり，特に喘息を持つ子どもには危険な環境となる。そのため，喫煙者のいる家族が，煙草の煙のない家庭をどのように築くことができるかに関する研究の優先順位が高くなる。都会の住人を対象に行ったある調査では，現在の喫煙者のうち，煙草の煙のない家を保っている（家の外で煙草を吸うことを家庭の規範としている）人は40％のみで，喫煙したことのない人では61％，以前は喫煙していた人で77.8％であった（Hymowitz et al., 2003）。パイル，ハドック，ハイモウィッツ，シュワブ，メッシュバーグ（Pyle, Haddock, Hymowitz, Schwab, & Meshberg, 2005）の研究では，小児科クリニックを身近な存在としている家族は，煙草の煙のない家庭のルールを作っており，この問題の重要性について臨床家の認識を高めてほしいと求めていた。喫煙に関しては，非喫煙者にも利害が及ぶことは明らかである。

　メディカルファミリーセラピストは，禁煙プログラム以外の日々の臨床において，喫煙に関する問題をセラピーの必須要素として扱うよりも，その問題について患者や家族，専門家へのコンサルテーションやコーチングを行うことが多い。（これは肥満の問題では異なる。本章の後に述べるように，肥満は，家族のなかのパワーやコントロール，親密さの問題により強力に関連する傾向がある。）メディカルファミリーセラピストが，禁煙の問題でコーチングやコンサルテーションを行う際に有用なモデルとして，健康心理学の分野における (a) プロチャスカによる行動変容ステージの多理論統合モデルと (b) 動機づけ面接がある。それぞれのモデルについて簡潔にまとめ，システム論の視点を持つファミリーセラピストが，これらのモデルの不十分な点にどのようにアプローチできるかについて述べる。

プロチャスカの多理論統合モデル

　1970年代に創られたジェームズ・プロチャスカ（James Prochaska）の多理論統合モデルは，その後人々の行動変容を援助する研究や実践に広く取り入れられてきた。その中核となる識見は，人々が行動を変えようとする関心や意志の程度には幅があり，そのどの辺りに心理的に位置しているかは人それぞれ

Exhibit 7.1. プロチャスカの多理論統合モデル：変容の段階

無関心期：近々行動を変えることに関心がない。
関心期：近々（例：6か月以内に）行動を変える意思がある。
準備期：すぐに（例：1か月以内に）行動を起こそうという意思がある。
行動期：健康行動を変え始めている。
維持期：元に戻らないように努めている（この段階は何年も続くことがある）
終了：行動を変化させ，その変化を維持していく自信が十分にある。

であるため，援助者は行動変容についての助言や介入をする前に，その人が変化に対してどの程度許容し準備ができているかを知る必要があるというものである。そうでなければ，援助者は，人々への教育や動機づけのために，一律の方法をすべての人々にあてはめることになる。このプロチャスカのモデル（Exhibit 7.1. 参照）では，変化は，6つの連続した段階を通して進展していくプロセスである（Prochaska & Velicer, 1997）。

それぞれの段階に適合する介入方法を作成することについてのエビデンスは，研究によって結果が分かれている（Aveyard, Massey, Parsons, Manaseki, & Griffin, 2009; Prochaska et al., 2008）。しかしこの変化の段階モデルによって，患者がいつ禁煙に取り組もうか（あるいは，健康上の難しい行動変容をいつ始めるか）を考えるプロセスにおいて，セラピストが患者をおいて先走ってしまうというよくある失敗を防ぐ手助けになる。初期の慢性心臓疾患を患いながらも，禁煙を真剣に考えようとしないある60歳の女性患者がいた。担当医師は，その喫煙の問題についてコンサルタントであるメディカルファミリーセラピストに訴えかけた際，セラピストはその患者の人生で他に何が起きているかを尋ねた。医師は，その女性が娘の結婚式を控えていると話していたと答えた。セラピストは医師に，おそらく今は，喫煙のようなストレス解放になる行動を止めることを考えるのはその患者にとって難しい時期であり，結婚式が終わってから禁煙について話しあう意思があるかを彼女に尋ねる提案をした。その患者は即座にそれに同意した。プロチャスカのモデルでは，その患者は関心期にあり，準備期ではなかったが，彼女は後に準備期に至る可能性があった。

プロチャスカのモデルの限界は，その視点が個人主義的な点である。メディカルファミリーセラピストは，大切な人の禁煙に関して，家族成員の関心がどこに位置しているかについても見極めることができる。たとえば，パートナーが喫煙をまだ続けているとしたら，患者の変化に対する彼らの

投資は限られているか，あるいは変化を妨害するかもしれない（Whitehead & Doherty, 1989）。（禁煙について述べている部分の最後の症例を参照のこと）。

動機づけ面接

　アルコール症や他の問題への治療を勧める初期のステップとして，W・ミラーとロールニック（W. Miller and Rollnick, 2002）により創られた動機づけ面接は，現在では1つの独立した短期的な治療方法として，禁煙や食生活の改善，運動，HIV の治療，薬物使用の治療などの分野で用いられている。この方法は，両価的な感情を探索し，解決することによって，変化への動機づけを高めることに焦点を置いている。その主な識見は，患者のなかの変わりたいと思っている部分を引き出し，支持し，際立たせることを重要視することであり，患者が「そうですね，でも」，「あなたには理解できませんよ」と言って抵抗しているときに変化を急がせたり，患者を先導して助け出すことではない。動機づけ面接は，非指示的カウンセリンと比べてより構造化されたものであり，医療（health care）で最も頻繁に実践されている説得する方法とは異なる。以下に基本的な考え方を示す。

- □共感を表現する。喫煙を止めることや，他の大きな生活スタイルを変化させることの難しさを，私たちが理解していると伝える必要がある。臨床家は，禁煙にかかわる中でこのステップを省略してしまいがちである。何故なら禁煙する価値についての「エビデンス」は確固たるものであるからである ── そしてまた，おそらく自分自身が喫煙者である臨床家がほとんどいないことも理由となるだろう。
- □現在の行動と，より大きい目標や価値との間に矛盾があることを明らかにしていく。健康増進のために禁煙したい人がほとんどである。目標について患者に尋ねることは，なぜこの変化を起こすことが重要なのかを患者が自分自身で話す機会となる。患者は，煙草に火をつけるという目の前の短期的な喜びが，長期的な健康への害や，孫の成長を見るといった目標を失う代償よりも重要視されていることを，自ら言葉にできるようになる。
- □抵抗とともに揺れ動く。患者が両価的な感情の反対側に戻るとき（「変えるのは大変すぎる」「これまで何度も失敗している」），ケア提供者は，「そうですね，

でも」と言うよりも共感に立ち返る。両価的であることは正常なことであり，変化のプロセスの一部である。
- □**自己効力感をサポート**する。患者が変わろうという意思をはっきり主張するとき，支援者は，それは患者の決断であり，禁煙をすると決めたらそれを成し遂げる能力がその人にあることを強調する。患者の主体性を支持することは，今の時点では行動を変えないという患者の決断をも認めることを意味する。

研究面では，このアプローチがアルコールや薬物使用の治療に効果があるという確実なエビデンスが示されており，喫煙や食生活，運動などの健康関連行動への治療効果にはある程度のエビデンス（それほど確固なものではない）が示されている (W. Miller & Rolnick, 2002)。行動変容の段階モデルが多くのプライマリケア医にとってなじみがあるように，動機づけ面接の利点は，さまざまなケア提供者に教えることができ，セラピーの技術を必要としないところにあるが，より患者中心のアプローチに方向性を移す必要はある。動機づけ面接の基本的考え方と実践は，メディカルファミリーセラピストと医療の専門家にとって，難しい患者について話し合う際の共通言語となりうる。メディカルファミリーセラピストはまた，医療従事者と合同で患者と面接する際に，より洗練された方法で動機づけ面接を用いるモデルを示すこともできる。それによって，メディカルファミリーセラピストが患者にどのようなことを提供できるかを，医療従事者が評価することも可能となる。

しかし，プロチャスカの行動変容の段階モデルと同様に，動機づけ面接もまた個人主義的な考え方に基づくことが難点である。メディカルファミリーセラピストは，両価的である患者が，周囲の両価的な人々や，患者に対して圧力をかけたり弱らせたりするような人々との複雑な人間関係の網に巻き込まれているという視点を持つことにより，その難点を克服することができる。たとえばセラピストは，患者の生活にかかわる他の人々が喫煙に対してどう言っているか，患者に禁煙を勧めているかどうかを尋ねることもできるだろう。行動を変える準備のできたある男性が，システム論的な方向づけにより，実際に行動を変化させた例を次に示す。

ある夫婦にかかわっている家族のかかりつけ医が，夫の禁煙の度重なる失敗をめぐる夫婦の対立について，メディカルファミリーセラピストの援助を

求めた。夫は数週間禁煙をしては戻ることを繰り返していた。妻は妊娠することを望んでおり，自分自身や赤ちゃんを「汚い」煙にさらしたくないと思っていた。喫煙をめぐる文脈を探索すると，夫は家のなかで喫煙することは「許されて」おらず，夕食の後に近所の喫茶店に友達と行って煙草を吸っていた。(これは喫茶店が煙で充満していた時代のことである)彼は健康上の理由で禁煙をしたいと思っているのは確かであったが，そのとき禁煙をすることは，友人と会うことを止めることでもあり，それによって彼は結婚という「箱に閉じ込められる」気持ちになると思っていた。メディカルファミリーセラピストは，彼が行動を変える目標は何かを引き出し，決断に関する主体性を夫が持つようサポートしながら，妻の心配にも同時に耳を傾けた。そして彼がプライバシーを得る方法として喫煙していることを指摘し，夫婦が喫煙なくしてプライバシーを得ることができる新たな方法を話しあうよう援助した。

　その後メディカルファミリーセラピストと医師は，夫の喫煙の問題に夫婦がより協働して取り組めるような方法を話しあうよう導いた。夫は喫煙したことを率直に正直に話すという約束をし，妻は監視や批判をする役割を止めることになった。(夫はまた，喫茶店で喫煙しないで社交している禁煙者がいたことに気づいた) 2 人は，夫に大きなぶり返し(つまり，日常的な喫煙者に戻る)があった場合には，次はどうすべきかを話しあうために医師に再度相談することに同意した。この夫婦は，喫煙の問題を用いることで，結婚して日が浅い 2 人の間の境界線や一連のコントロールの問題にどう対処すべきかを学んでいった。

メディカルファミリーセラピーと肥満

　成人の場合は通常，セラピーの主訴が肥満であることはなく，糖尿病などの慢性疾患に関連するより大きな一群の問題の一部に肥満がある。子どもの場合は，体重の問題がコンサルテーションや紹介の主なきっかけとなることはあるかもしれない。子どもは規定体重を超えていることによって，心理社会的な問題を持つことと，医療的なリスクに脅かされていることとの間の連続性のどこかに位置すると見なされるからである。そのため，ここでは，すべての年代の人々に関する肥満の問題を概観した後，子どもと家族の臨床的治療に注目して述べる。成人の場合，先に述べた喫煙へのコンサルテーションをどう扱うかの議論の多くが肥満の問題にも当てはまるだろう。それには，

変容の段階，動機づけ面接，境界線やコントロールの問題への気づき，家族の文脈への感受性がある。

　まず，いくつかの定義について検討してみよう。成人の肥満は，一般には肥満度指数（BMI）が 30 以上であると定義されている。(BMI は，体重と身長から計算される数字で，健康上の問題につながる体脂肪と体重がカテゴリー分けされる。) 肥満は医療費の増加や，生活の質の低下，若年死亡のリスクの増加と関連している。肥満に関連してよくみられる健康上の問題には，冠動脈心疾患，高血圧と脳卒中，2 型糖尿病，ある種のがんが含まれる。体重超過は小児期に始まる傾向があり，それが進んで生涯の問題となることが多く，家族に引き継がれる。肥満に関する広範な疫学的文献の概観については，フー（Hu, 2008），バーグチとプリュース（Bagchi and Preuss, 2012）を参照されたい。

　アメリカ合衆国において，肥満が問題であるのは明らかである。1990 年から 2010 年にかけて，成人の肥満が劇的に増加した。2009 年から 2010 年では，アメリカ合衆国の成人の肥満が，男性で 35.5%であり，女性では 35.8%であった（Flegal, Carroll, Kit, & Ogden, 2012）。この割合は，アフリカ系アメリカ人ではより高かった。州を比較してみると，肥満の割合が 20%を下回る州はなく，すべての州がコロラド州の 20.7%からミシシッピ州の 34.0%の範囲にあった（http://www.cdc.gov/obesity/data/trends.html を参照）。

　子どもや青少年の肥満は，特に危険な傾向を示している。1980 年からその割合は 3 倍となっている。2011 年では，2 歳から 19 歳までの子どもや青少年の約 17%（1250 万人）が肥満であった。健康状態の不均衡は根強く，特にラテンアメリカ系の男児とアフリカ系アメリカ人の女児は，白人の同年代の子どもと比べて肥満の率は非常に高い。低所得の就学前の子どもの 7 人に 1 人は肥満である（http://www.cdc.gov/obesity/data/childhood.html を参照のこと）。

　子どもや青少年の肥満は，結果的に，特に循環器疾患や死亡という成人の問題への長期的なリスクと考えられていた。しかし近年，体重超過の子どもや青少年は，現時点での深刻なリスクに直面している。体重超過の子どもや青少年に 2 型糖尿病の有病率が劇的に上昇しており，それに加えてメタボリック・シンドロームという，高血圧やコレステロールと脂質レベルの変化や，血糖の上昇で定義される症候群も増加している（Center for Disease Control and Prevention, CDC, 2010b; Gold, 2008）。

　肥満の原因には，遺伝的な要因と，家族や社会，環境要因が含まれると想

定されているが，ある少数の群では，代謝と内分泌学的不調が影響している (Hu, 2008)。成人と子どもはともに，高カロリーの食品を過剰に消費し，特に脂肪と砂糖と塩の魅力的な組み合わせのファーストフードを摂り，この過剰な消費には有力な食品産業の影響力がある (Kessler, 2009)。

　食事制限は，過剰な体重を減らすために使われる主な手段であった。しかし，その手段では戻ってしまう率が高く，多くの学者が，生物学的および心理的な機序により，最終的には少なくとも減らした体重の分は戻りやすく，優れた治療方法を用いた研究であっても同様の結果であると結論づけている (Butryn & Lowe, 2008)。食事制限や減量プログラムの失敗により，予防への注目が高まり，人々がより健康的な食事を摂り，より積極的に運動に参加することが促進されるようになっている。しかし，清涼飲料に高い税金をかけることや，学校で清涼飲料へのアクセスを制限するなど，これまで行われた小規模な予防手段では，清涼飲料の消費の抑制や子どもの体重の改善に効果がなかった (Fletcher, Frisvold, & Tefft, 2010)。子どもの肥満につながる文化や習慣を変えるには，2010年のミシェル・オバマによる提案のように，より本質的な国家の方針がおそらく必要となるだろう。

　それと同時に，公衆衛生による働きかけの努力が，痩せていることへの文化的な強迫観念をあおり，肥満の人々への恥辱を高めることで，自尊感情の低下や抑うつ，摂食障害の問題を増加させているという懸念も増している。このため，公衆衛生が重要視する点は，減量を中心的な目標とするところから，健康的な食事と活動的なライフスタイルの推進へと推移している (Bacon, & Aphramor, 2008)。

肥満と家族

　肥満が世代を超えて続くことは長く知られているが，ヒルデ・ブルッフによる肥満と家族の先駆的な分析 (Bruch & Touraine, 1940) の後，家族システムと肥満の問題が再び取り上げられたのは，その約40年後の1980年代になってからのことである。行動心理学者が配偶者と親からの減量へのサポートに関心を持ったことから，一連の研究が行われ，家族のかかわりが役立つことが示唆された (Brownell, Kelman, & Stunkard, 1983; L. H. Epstein, Valoski, Wing, & McCurley, 1990)。1980年代半ばには，ファミリーセラピストが肥満に関心を示すようになっ

た (Ganley, 1986; Harkaway, 1983, 1986; Hecker, Martin, & Martin, 1986; Stuart & Jacobson, 1987)。

　しかし，1990年代，医療費を効率的に管理する医療制度［訳注：マネージド・ケア］によって，医療分野が診断可能な病気に焦点を合わせるようになると，小児や成人の肥満の治療費用の免除（医療的および心理社会的な治療）がほぼ皆無となった。小児の肥満に対して医療的な治療を行うセンターでさえも，他の医療的合併症がある患者にのみ費用を免除できた。しかし21世紀に入り，肥満の問題が医療的かつ経済的にも重大な問題であると国が認識するようになると，集学的な肥満治療への関心が高まっていった。小児の肥満を扱うセンターのなかには，子どもへの臨床を行う多職種による肥満治療プログラムに，ファミリーセラピストを一員として加え始めたところもある (Pratt & Lamson, 2009)。

　研究の分野では，バージ (Berge, 2009) が，ここ数十年間に臨床家の間で起きている変化に，1つの並行した発展が見られると指摘した。2000年頃になってようやく，研究者らによって小児の肥満の研究に家族システムの構成概念が取り入れられ始めた。バージが行った2000年以降の80の論文レビューは，権威的な子育ての様式（つまり，愛情と制限）が，子どもと青少年のより低いBMIや，健康的な食物摂取，身体的活動の増加に関連しているという多くの証拠を示した。彼女はまた，家族での食事に関する研究により，家族での食事の頻度と，子どもと青少年のより低いBMIと健康的な食物摂取との間の関連性が一貫して示されていると報告している。実際，家庭で準備された（ファーストフードではない）家族の食事の重要性を強調することは，肥満のリスクに直面している家族に対して，ファミリーセラピストが用いることができる最も有用で実践的な予防策であるかもしれない。

　肥満への家族要因の研究とともに，家族が知識を得られる治療（対象となる家族は，ほとんどの場合配偶者と親）が，子どもと成人の肥満の治療に効果的であるという介入研究の証拠も増加している (McLean, Griffin, Toney, & Hardeman, 2003)。現代の研究の多くが，多職種による専門の臨床現場で治療されている，深刻な子どもの肥満に焦点をあてている。あるメタ分析は，家族への治療を構成要素にしている介入は，それがない介入よりも効果的であると記している (Young, Northern, Lister, Drummond, & O'Brien, 2007)。実際，子どもの肥満の治療に親のかかわりが必須であることには，現在広く合意が得られているが，それは確かでないという考えが肥満治療の研究者の間にはある。それらの研究者は，親や家族システム全体とかかわる技術やファミリーセラピーの様式につい

ての訓練を受けていないことがほとんどである (Latzer, Edmunds, Fenig, Colan, etal., 2009)。幸いにして研究者らは，親や家族成員を子ども個人に焦点を当てる治療の単なる実践者の役割にとどまらせていては，研究者自身のためにならないと理解するようになってきている。さらに，新しい世代のメディカルファミリーセラピスト（たとえば，キーリー・プラット Keeley Pratt，アンジェラ・ラムソン Angela Lamson）が，個人の行動に焦点化することに限られていた分野に，家族システム理論と生態学的な視点を取り入れている (Pratt et al., 2009)。

　最後に，興味を惹く研究の方向性として，社会ネットワーク分析により，肥満が社会ネットワークを通して広がるという理解が得られている。クリスタキスとファウラー (Christakis & Fowler, 2007) は，心臓疾患の予測因子の研究として知られるフラミンガム調査による数十年のデータを用い，体重増加が，家族や友人の輪の社会的影響を通して起こることを示した。最も強力な影響は，相互関係があり密に繋がる人々に及ぼされるが，ある個人が直接知らない第三者からの影響も受ける。たとえば，ある個人の友人の体重が増加すると，その個人のきょうだい（その友人を知らない）の体重も増加する。同様の効果は禁煙でも見られ，肯定的な「感染」を通して社会的な層のなかで起こる (Christakis & Fowler, 2008)。この研究の方向性は，家族システムの健康面へのアプローチと矛盾しない――私たちは，複数の相互の社会的影響という観点から考えるからである。これはまた，減量のプロジェクトにかかわっていないパートナーに，「波及効果」によって体重減少がみられる傾向についての説明を補強するものである (Gorin et al., 2008)。

肥満に対する家族システムアプローチ

　以下の考察はドアティと慢性の深刻な肥満の子どもをもつ家族を専門とするファミリーセラピストであるハーカウェイとの共同制作に基づくものである。ドアティとハーカウェイ (Doherty & Harkaway, 1990) は家族 FIRO (Fundamental Interpersonal Orientations：根本的対人志向) モデルに基づき肥満の評価と治療を体系化した。それは肥満のファミリーセラピーで最も一般的に用いられる行動論的方法を補足する (Keeley & Lamson, 2009)。

家族 FIRO モデル

本書で以前に言及した家族 FIRO モデルは，ウィリアム・ドアティとニコラス・コランジェロ（Doherty & Colangelo, 1984）により開発，またウィル・シュッツ（Schutz, 1958）の FIRO モデルから改定され，肥満，喫煙および慢性疾患においてファミリーシステムの視点を提供するために用いられてきた（Doherty & Campbell, 1988; Doherty & Harkaway, 1990; Doherty & Whitehead, 1986; Whitehead & Doherty, 1989）。ここではそのモデルを手短に説明し，肥満をもつ家族に適用する。モデルの概念的枠組みは，ドアティ，コランジェロおよびホバンダー（Doherty, Colangelo, & Hovander, 1991）の著書に詳述されている。

家族 FIRO モデルは家族関係の 3 つの中心構成要素を提案する。すなわち一体性，コントロールおよび親密性である。**一体性**は家族内での結合と組織に関係する相互作用や，家族における意味の分かち合いを指す。一体性は家族の「接着」を表す。たとえば，家族がどのように構成されるか，どのように家族成員が感情的に繋がるか，どのように家族とその環境についての共通の意味を創り出すかということを示す。**コントロール**は，対立が存在する際の家族間の影響と力関係に関係する。言い換えれば家族の相互関係のコントロール構成要素とは，どのように家族成員が顕在的あるいは潜在的な対立や不一致に取り組むかを表す。**親密性**は，率直な自己開示や密接な個人のやりとりに関係する。それは家族成員間での率直で脆弱性をあらわにするような会話による掘り下げた次元を表す。このモデルでは親密な相互関係は，一体性－連結性の相互関係とは，自己開示の深みという点で区別される。したがってここで定義されるように人間関係は非常に連結し献身的でありうるが，感情的に親密な相互関係はほぼ存在しない。

健康行動における家族 FIRO モデルの中心となる見識は，一体性，コントロールおよび親密性が，家族の多大な変化を成し遂げるための発達的な一連を構成するということである。一連の順序として，一体性はコントロールの前に，コントロールは親密性の前に位置する。したがって，家族における親密性の問題は深刻なコントロールの問題が存在する場合は解決が難しく，未解決の対立は親密性の水を汚染する。さらにコントロールの問題は，人間関係への献身の欠落，困惑するバウンダリー，あるいは過剰関与のパターンのような一体性の問題が存在する場合に解決が困難である。家族内のコント

ロールの問題を引き起こすこれらの一体性の問題は，コントロールの問題において有意義な進展の可能性を検討する前に対処される必要がある。たとえば患者の食事や内服管理のコンプライアンスの欠如をめぐる夫婦間の衝突は，患者の自身への責任の欠如に加えて，患者の健康行動における配偶者の過剰関与に起因するかもしれない。家族 FIRO モデルによれば，これらの役割やバウンダリーに関する一体性の問題は，夫婦が望ましい変化を起こすためのセラピストの試みの最初の焦点であるべきである。ドアティとコランジェロ (Doherty, & Colangelo, 1984) は，セラピーの早期の段階にはどの問題に集中すべきで，どの問題を後回しにできるかを知る多くの経験のあるファミリーセラピストによって，家族 FIRO モデルの優先順位が暗黙のうちに用いられていると信じる。

　メディカルファミリーセラピーと家族 FIRO モデルとの主な治療上の関連は，治療における評価と優先設定の領域に存在する。評価においてこのモデルはセラピストが一体性，コントロールおよび親密性の問題に特別な注意を払うよう提案する。一体性の問題とは，医療や健康行動の問題がいかに家族構造に組み込まれるか（たとえば役割パターンあるいはアライアンス (alliances)，その問題がいかに結束や疎遠の媒体となったか，いかに家族がその問題に対する考えを表すかなどということである。コントロールの問題とは，たとえばいかに医療問題が力関係や影響力の争いの場となったかということを示し，親密性とはいかに医療問題が率直な話し合いを妨げるかあるいはときに率直な話し合いを始める場をもたらすかということである。

　ここでの主要な臨床上の意義は，家族内の複数の問題に直面した場合の優先設定であることを再度強調したい。家族 FIRO モデルは，強制的あるいは受動攻撃的なコントロールのパターンを治療する前に，（前述のような）高まる感情的親密性に焦点を当てることは通常間違いであると示唆する（なぜならこれらの問題は親密性の水を汚すからである。）同様に，対立（たとえばパートナーから見捨てられたという感覚や，病気に関して家族が果たすべき役割についての同意の欠落など）をもたらしている一体性の問題を体系的に対処する前に，コントロールや対立の様式を改善することに焦点を当てることは通常間違いである。セラピストはこのモデルに従って，特定のセッションで浮かび上がる優先されない問題を無視しなければならないと感じるべきではないが，それを支援する際の**焦点化**がここでは強調される。セラピストはときに優先の順序が理にかなっていなく

ても，家族と繋がるために彼らの主訴に最初にとりかからなければならない。たとえば両親が患者が薬を内服できないことをコントロールの問題と強く主張する場合は，セラピストは家族を治療に参加させるために先ずこの枠組みを受け入れないといけないかもしれない。しかし技術を備えたセラピストは，顕在的レベルで主訴を扱いながら，暗黙のレベルで根本的な問題に取り組む方法を知っている。

　最後に家族FIROモデルは，家族グループを超えて，セラピストと家族，そして他の医療従事者によりつくられる治療システムにも適用される。これらの臨床的なシステムは，特有の一体性やコントロール，そしてときに親密性のパターンをもつ。FIROモデルは，この臨床システムを分析し介入するための言語や手段を提示する。たとえば医師が強制的になり，患者が反発する場合，セラピストはバウンダリーの問題や，診断あるいは治療計画における共通の意味合いの欠落といった潜在的な一体性の問題を模索ことができる。

　重要なのは，子どもや成人の肥満が必ず家族システム内で何らかの機能を持つと推定しているわけではないことである。症例によっては，遺伝負因あるいは個人的な食事や運動習慣が肥満を引き起こすということは多いにありえることで，その個人の体重が家族の意思疎通のパターンに全く問題ない形で組み込まれるようになる。これらの個人が体重を減量しようとするとき，家族は支えになり，脅威を感じることなく，食べ物，食事および体重をめぐる力関係の対立をうまく避けることができる。これらの家族へのメディカルファミリーセラピストの役割は，患者や家族が健康上の体重過多で起こりうるネガティブな影響にできる限り対応できるように助け，社会的な汚名により生まれる負のセルフイメージを最小限にすることである。このような状況では，単純に行動療法の技法が効果的になりうる。

　しかし一方で，家族が肥満をめぐって機能不全の状態で体系化されてきたとセラピストには考えられる状況もある。それは肥満のメンバーの深刻な心理的問題，親元を離れるというような人生の移行期の克服困難，食べ物や体重への執着，食物や体重をめぐる家族内での継続的な対立，または医療従事者との相互関係上の問題などによって現れることが一般的である。以下に示すのは，これらの難しい家庭環境に関連する分析である。

肥満と一体性のパターン

肥満はある家族では次のような一体性機能を果たすことがある。

家族への忠誠

ある家族にとって肥満は，自己定義感をもたらす多世代にわたるテーマである。そのような家族にとって，肥満であることは家族に忠誠を示し，体重減量は肥満の問題を抱え続ける家族成員に侮辱として受け取られる可能性がある。忠誠は体重を減量しようとして失敗することで維持される。ドアティとハーカウェイ（Doherty & Harkaway, 1990）は，かなり肥満した思春期の男の子が，体重で世界記録をもつ叔父をモデルとしてそのあとを追う家族のダイナミクスを示した。家族全員が体重過多であり，中でも叔父は家族のスターであった。

家族における連合（coalition）

両親の一方が体重過多で他方が痩身の場合，その子どもは自分の体重によって政治的な主張をするかもしれない。その子どもは意識的に体重を選んで片方の親と調和するわけではない。しかし体形の類似や体重の問題が家族内での連合を示唆するかもしれない。痩身の親が太った子どもに対して，太った親と同じ行動を批判していないかに特に注意を払うべきである。

成人世界への参加の遅れ

社会集団において肥満の汚名を経験したことで，肥満の子どもたちが情緒的サポートを求めて家族にしがみつくことが多い。ある家族ではこの状況は受け入れられ，また励まされさえすることがある。肥満は子どもの成人世界への参加を遅らせることで，家族のバウンダリーを守る。実際に結婚相手をみつける「市場」に入らないことで，肥満の子どもは決して親元を離れる必要がない。

結婚の保護

オハイオ高速道路で著者の1人が見たサインには次のように書かれていた。「ぽっちゃりした妻と満たされた倉庫は決して男を害することがない」。このやや性差別的な民衆の知恵は，結婚によっては，肥満に保護的価値があることを表している。肥満の保護的価値を感じ，夫婦の一方あるいは両者が減量したら，不倫や結婚の安定性についての心配が増すだろうと認めるカップルもいる。

肥満とコントロールパターン

　肥満は文化的に自己コントロールの問題であるとみられがちである。肥満の人は肥満でない人より一般的に多く食べるという証拠はないが，肥満の人は食べ過ぎると考えられる。肥満の人は食欲をコントロールできない，あるいはコントロールしたくないと思われるため，家族は肥満の人のためにコントロールの役割を担おうとするかもしれない。その場合，体重のコントロールは関係のコントロールの隠喩となる。ドアティとハーカウェイ（Doherty & Harkaway, 1990）は，次のようなコントロールの相互関係の一連の流れを臨床の場で観察した。

　体重コントロールに敗れることで維持される関係コントロール

　肥満に取り組む家族には，逆説的な力関係の争いが起こりうる。パートナーは，「良い子になる」ということに同意する肥満の相手ををコントロールしようとする。ここで「良い子になる」とは，余計な体重を減量することを指す。しかし時間とともに，そのパートナーの助けが強制的に感じられ，肥満の相手は抵抗あるいは反抗する。これによりパートナーはさらにコントロールしようと努める。最終的にはその肥満の相手は食事制限を放棄し，パートナーはうんざりして諦める。肥満の相手はパートナーに身を引かせることでコントロール争いには勝ったが，体重の争いにはまたしても敗れたのである。このつじつまの合わない二者間のヒエラルキー（Haley, 1976）は医療従事者，体重減量プログラムのスタッフまたはセラピストの間でもおこり，全ての人にフラストレーションを引き起こすことがある。

　裏目にでる抵抗

　この逆説的な力関係争いの形態は親と子どもで起こりうる。子どもが体重過多であるとする。親はその子どもに甘い食べ物を控え，食間には食べないようにいう。子どもは食事減量することを拒否し，おそらくさらに食べることで反抗する。親が子どもの体重をコントロールしようとすればするほど，子どもの体重は増加する。この反抗は，成功しているように見えるかもしれないが，これは偽の反抗である。子どもは侵害的な親から自立性を維持しようとするが，親との力関係争いに心を奪われ，社会から孤立させるような肥満の恥辱を通して，実際には親とさらに強く繋がることになる。

過剰な権力をもつ肥満児

　ときに子どもの体重は，家族にとって強い一体性の機能を持たないこともある。子どもの体重が，忠誠，繋がりあるいは同盟（アライアンス）の問題に結びついておらず，子どもが過剰な権力をもつことを示す。子どもが（しばしば片方の親に対して）癇癪をおこして間食することに成功するというように，コントロールの争いは食べ物をめぐって起こることがある。この両親は，夫婦間の亀裂が大きすぎることで，子どもの癇癪にうまく抵抗できないが，子どもの肥満に投資することもない。これらの症例は，家族の一体性の問題が最も重要な家族より治療しやすい。

肥満と性のパターン

　性は体重とボディーイメージに密接に関係する。家族 FIRO モデルでは，性の相互関係は一体性（たとえば，不倫など）やコントロール（たとえば，力関係の争いなど）の観点から理解することもできるが，ここでは情緒的に親密な性的関係と肥満を扱う。体重は性的親密さと隔たりを操るために利用されうる。2人の関係において感情的な親密さの問題をもつものにとって，体重増加は（もし細さが魅力の指標とされる場合）性的親密さを望まないというメッセージとなりうる。逆に，細い方のパートナーは，相手の体重増加を性的関係をもたない口実として使うかもしれない。アメリカの夫婦をサンプルにした体重と結婚の調査研究では，スチュアートとジェイコブソン（Stuart & Jacobson, 1987）は，結婚に多少の不満を持つ妻は，体重を利用して夫への情緒的および性的隔たりをつくり出す可能性が最も高いことが分かった。満足する妻は性的隔たりを必要とせず，強い不満をもつ妻はそもそも性的隔たりについて弁解する必要がなかった。

家族内の肥満に取り組む技法

　ここでは家族システム論の文脈で肥満を治療するいくつかの特別な側面について強調して述べたい（Exhibit 7.2. 参照）。多くの技法は他の健康行動変容にも一般的に適用される。

Exhibit 7.2. 肥満と家族に取り組むための技法

1. 体重についての自分自身が持つバイアスに注意すること
2. まずは患者の体重減量についての意思決定の過程に焦点をあてること
3. 医療問題を引き起こす体重と文化的に定義された体重の目標を区別すること
4. 体重減量の失敗を潔く受け入れること
5. 家族が体重減量の努力に関与し過ぎず，サポートできるように援助すること
6. 深刻なコントロールの力動に巻き込まれている患者には，地域のプログラムに参加するよう促すこと

私的な体重の問題に注意する

　過去の経験や，現在の自分の体重あるいは家族の体重の評価，また，将来に肥満になるかもしれないという心配に基づき，自分自身の肥満を恐れるセラピストは，特に肥満であるを援助することに過度に熱心になったり，変容の可能性について過度に悲観的になりがちである。このことに気づかないセラピストにとってセラピーは，体重をめぐる自分自身の問題や家族の問題，自堕落さやセルフコントロールに取り組む方法となる。しかも一石二鳥でこれには給料が支払われるのである！　しかし，減量した患者の体重が戻り始めると（多くの患者は治療の始めに数パウンド減量して医師やセラピストを喜ばせるものである），セラピストは威圧的になったり諦めがちである。私的にのめり込むことで起こるいかなるセラピーの問題と同様に，セラピストはこれらの症例に関してコンサルテーションやスーパービジョンを求めるべきである。コンサルテーションが必要だという主な警告となるのは，セラピストが個人的に強いフラストレーションを感じるときである。

患者の決断に焦点をあてる

　メディカルファミリーセラピストは，まず患者の決断プロセスに集中し，患者が体重を減量するかどうかについて中立の立場をとり，動機づけ面接の技法を利用することで，患者が体重減量を試みる理由を分析し，食事制限にしばしば伴う急激な減量を避ける援助をする。肥満の人やその家族は体重を減量したらどんなに素晴らしい生活になるだろうという魔法を信じる傾向にある。肥満した人はときに自己嫌悪や他人からのプレッシャーによって決断することがあるが，どちらも望ましい結果を導かないであろう。「ゆっくりと」というアプローチでセラピストは肥満を取り巻く一体性の問題に効果的

に取り組むことができる。体重を減らせば患者は誰に不誠実になるだろう？　どの関係がかき乱されるであろう？　患者は誰と食事をすることをやめるだろう？　新しい性的関係の可能性に患者はどう対応するだろう？

医療と文化の問題を分離する

セラピストは医療問題を引き起す体重と，結果的にフラストレーションを引き起こすような文化的に定義された体重目標を区別する必要がある。患者の糖尿病は15ポンドの体重減少でコントロールされるかもしれないが，患者は19歳の頃の体重に戻るために40ポンド減らしたいかもしれない。もし患者が糖尿病を管理する目標を心から受け入れるのなら，セラピストはそれ以上の体重を減らす患者の選択に中立になりながら健康目標を特定できる。体重チャートの理想的基準に達するよう圧力をかける医療従事者に接してきた患者は，実用主義のセラピストが医療危機を脱するに十分なだけの減量に集中するとき，開放感を覚えることがある。

失敗を潔く受け入れる

セラピストはいつも患者の行為者性を強調しながら，体重減量の失敗を患者の人生のタイミングの観点から話しあうことができる。人々は人生において複数の優先すべきことがあり，慢性疾患を管理することは必ずしもリストの上位にあるとは限らない。メディカルファミリーセラピストはできれば医師および看護師と共同して，たとえ患者や家族の優先順位が患者の体重が医学的に望まれる体重を超える可能性を受け入れるということを意味したとしても，家族が優先すべきことを明確にするよう援助することができる。このような場合，患者にこれ以上体重を増やさないという現実的な目標を設定するように勧めることができる。

家族が関与し過ぎずサポートできるよう助ける

配偶者が肥満のパートナーの体重減量をサポートするための最も有効な方法の1つは，静かに援助し余計な手出しをしないことである。食べ物，食事制限および体重についての会話は，一体性とコントロールの力動をつくり出し，肥満の人にとって事を複雑化させうる。ファリシー（Faricy, 1990）は，カップルの1人が25ポンド以上の減量に成功した25組のカップルの質的研究

により，多くの例でパートナーは距離をおいてサポートし減量のプロセスにはかかわらなかったことを見いだした。エプスタイン（Epstein, 1990）の肥満の小児における研究では，親は自分の体重と向き合う方法や子どもと一緒に実践する行動改善アプローチについても教えられた。このプログラムでは，親は子どもと同じように自分の体重に集中することで，親と子どもが減量プロセスにおいてお互いに適度に関与することができた。

コミュニティプログラムを試すよう促す

食事や体重をめぐる深刻な心理的問題や家族のコントロールの問題に苦しむ慢性的な体重過多の人のために，オーバーイーターズ・アノニマスは食事や体重の問題に有用になりうるアプローチを提供する。このプログラムはアルコホリックス・アノニマスの原則を利用し，食べ物に対する個人の「無力さ」を強調することで，短絡コントロールの問題に取り組む助けとなる。このリフレーム（reframe）はときに悪戦苦闘する感覚を軽減し，グループの団結が社会での孤立を軽減する助けとなる。ウエイト・ウォッチャーズのようなほとんどの営利目的の体重減量プログラムとは異なり，オーバーイーターズ・アノニマスの目標は減量そのものよりも個人の成長にある。営利目的の体重減量プログラムに興味がある患者には，セラピストは参加することの個人的選択をサポートし，また役立たないプログラムを罪悪感なく辞める選択もサポートすることができる。

ドアティとハーカウェイ（Doherty & Harkaway, 1990）の著書に述べられるように，肥満に取り組むメディカルファミリーセラピーの次の2つの症例はハーカウェイからの引用である。

ジョアンは肥満と衝動的過食のために紹介された12歳の女性だった。両親が離婚し父親が再婚後，彼女は急激な体重増加を示すようになった。家族は父親自身が強迫的で衝動的な過食をしたため，父親だけが彼女の行動を理解し規制することができると信じていた。ジョアンの明らかな食に対するコントロールの喪失とそれに続く体重増加は，父親が引き続き彼女と彼女の母親（離婚した妻）に関与する原因となった。父親は毎日仕事を終えて新妻がいる家に帰るより，夕食を食べにジョアンの家によった。そしてジョアンが大食いをせず確実にきちんとした食事を摂るようにした。彼は毎日電話し週末はジョアンおよび彼女の母親と過ごした。このように父親は，新妻と団結

して明確なバウンダリーをひくことなく，子どもの問題がゆえに"旧"家族のメンバーとして留まった。

　セラピストの目標は，家族が移行期を完結できるような新しいバウンダリーを構成し，家族が一体性の問題に対応できるよう支援することであった。ここではセラピストが父親の娘への献身を認め，彼の現在の尽力に伴うフラストレーションをてこの力として，娘が過食を通していかに両親の離婚を悲しみ，父親と継続して繋がりまた両親が毎日会うようにしているかを彼（と彼女の母親）に理解させるよう努めた。結果的に"旧"家族は父親を以前の役割から解放し，父親は娘が衝動的な過食に走らなくても娘と繋がる別の方法を見出すことができた。

　2つめの例では，35歳のリンダが生涯にわたる深刻な肥満のために治療を求めた。彼女は自分を愛する男性と付き合っていたが，彼は彼女が体重を減らすことを望んでいた。彼女は自分が体重過多であることに同意し，彼のために体重減量することを約束した。しかし彼らは不運な一連の関係に身動きがとれなくなっていった。彼が彼女の減量を助けようとすればするほど彼女の体重は増加した。彼女は彼のためだけではなく，彼女自身のためにも減量を切望していた。

　セラピストは2度目の面接でカップルがいつか結婚したいとしばらくの間話しているものの，体重とそれが2人の関係においてもつ意味についての心配が2人にとって苦痛と困惑の源となっていることについて知った。困惑した2つのメッセージとは「彼女がぼくを愛するなら，体重を減量するはずだ」「彼が私を愛するなら，私の体重を気にしないはずだ」というものであった。体重をめぐる対立はいったんお互いへの過度ののめりこみとなり，その後情緒的な亀裂を生んだ。

　体重をめぐる2人の葛藤はカップルがセラピーを受ける「チケット」となり，体重はコントロールするための争いの場となったが，セラピストは主となる問題はバウンダリーと献身（一体性）に関わると見て，それぞれに焦点化して治療を行った。これらの問題にうまく対処できたとき，リンダは結婚の誓約のための隠喩としてではなく，健康やセルフイメージに関する個人的問題として，自由に自分の体重に取り組むことができた。このような症例では，メディカルファミリーセラピーの「成功」は体重の減少にあるのではなく，感情的トラウマと二人の関係を救うことである。

健康行動上の問題への協働における特別な課題

　健康行動の問題に取り組むことは，従来のヒエラルキー的な医学アプローチと，より患者や家族中心アプローチの文化間での著しい相違を浮き彫りにする。メディカルファミリーセラピストが，心臓疾患やがんに由来する心理社会的ストレスへの対応を生物医学的志向の医師と連携して取り組むことは，一見意図的な行動選択（過食，喫煙，運動不足）が直接的に患者の健康 —— また患者の病気を管理する医者の技量 —— をむしばむ症例よりも容易である。患者のアウトカムに関する医師の説明責任を明確にする新たな医療ケアの文化において，医師は行動変容の無効な方法にさらに「倍賭け」をした方がいいという気になる。たとえば，情報提供を繰り返したり，以前に無効であった脅し作戦を用いたり，患者の反感をかって最終的には患者は病院に戻らなくなるなどの方法が選択される。処理されることのない医師のフラストレーションは良好な医療ケアへの隠された脅迫である。

　メディカルファミリーセラピストは，ケア提供者と連携する上で，これらの当然ともいえる苦悩に対してシステムの理解を生かすことができる。最初に避けるべきことは，患者に批判的になる代わりに医師に対して批判的になるというアイソモーフィックな［訳注：isomorphic 同型の］プロセスである。患者および家族と同じように，ケア提供者もまた変化をもたらす過程で経験するフラストレーションや困難に対して，共感を得て文脈的に理解されるにあたいする。メディカルファミリーセラピストは健康行動の問題に取り組む際に必要な健全なバウンダリーを，自分の言葉と行動をもって模範的に示すことができる。たとえば，患者や家族の行動の結果を適切に心配すること，真のコントロールは専門家にあるのではなく患者や家族にあるということを認識すること，患者や家族がそのときに可能な変化を成し遂げられるような効果的で威圧的でない方法を用いることなどである。最終的にはメディカルファミリーセラピストが関与するすべての人に対し，行為者性と親交を促すように努める。ここで関与するすべての人とは，患者，家族，ケア提供者，ケア提供者を含むチーム，そして最後に自分自身を示す。ここでの**行為者性**は何が変えられて何が変えられないのかということに責任をとることを意味する。**親交**とは成功と失敗を目の前にして人間の繋がりを維持できることを意味する。プ

ラットら（Pratt, Lamson, Lazorick, White, Collier, White, & Swanson, 2011）が子どもの肥満について論じたように，効果的で協働する診療は，この本で前述された3世界の視点を必要とする。それは，多職種チームにおける臨床上，運営上，および財政上の手続きの統合を表す。

結論

　通常個人の問題として定義される健康行動の問題へのシステム志向は，患者と専門家の両方にとって著しく新しいアプローチである。それは行動変容の新しい技術だけでなく，健康行動と治療目標に対して幅広く複雑な視点をももたらす。健康行動の変容はチームスポーツである。ファミリーセラピーの視点から言えば，効果的な治療介入とはシステムのメンバー（患者あるいは家族成員の1人）やシステムにおける関係（婚姻関係，親－子どもの関係，あるいは医師，看護師およびセラピストを含む関係）が，それがどのメンバーや関係であっても健康な方向に変わることと定義できる。ときには体重過多の糖尿病患者が体重を減らさず血糖値が高いままであることがあるが，家族と医師は最終的には患者の健康が誰の責任であるのかについて学ぶ。喫煙者が，家族とケア提供者の一体性によるコントロールの力動の負担から解放されて初めて，禁煙しようと選択することもある。ここでの勝利は，ただ禁煙を達成し肺や心臓の機能を改善することではなく，患者と彼らをケアする人の行為者性と親交の促進にもあるのである。

第8章
カップルと病気

「健やかなるときも病めるときも」というのは，西欧では通例の結婚の誓いである。しかし，カップルはその言葉を頻繁に用いながらも，その意味にほとんど注意を向けることはない。長く連れ添ったカップルにとって，── お互いが同性であるか，法的な結婚かどうかにかかわらず ── 互いに献身的な関係であれば，人生のいかなる危機にも2人で対処していくものと信じていることが多い。この楽観主義があるために，健康上の危機が実際に起きるという現実は，自分には遠いものと思いがちである。カップルセラピストは，この文化的な否認に無自覚のうちに同調し，カップルのこれまでの医療的な歴史に踏み込むことはなく，コミュニケーションの問題，性的な問題，金銭面の問題，仕事や家族のストレスといった馴染みの問題を選んで扱う傾向がある。

　病気は，不倫，嗜癖，虐待，暴力と同じように，2人の関係へのストレスになる。たとえば子どもが産まれたり，子どもが思春期に入ったり，慢性の病気に対処するときなど，カップルにとってストレスがかかる発達段階はすべて，カップルの脆弱性が高まる時期である。しかしこの脆さは，2人の関係を強くし健康面を向上させる機会をもたらすこともある（Staton, 2009）。カップルの一方が他方より長生きすることがほとんどであり，通常はその喪失の前には大きな病気や障害が起こるものだ。本章では，病気の危機がカップルにもたらす多様な影響について述べ，こうした普遍的な人生の経験において特に有用な臨床の戦略を論じる。研究による知見や研究上の課題については，エビデンスに基づく臨床的戦略を論じる中で取り上げる。本章は，メディカルファミリーセラピストだけでなく，カップルセラピストのためにも設け

られた章でもある。何故なら，カップルは病気をストレス要因と認識せずに，健康上の問題を主訴としてセラピストに援助を求めることはないかもしれないからである。以下の症例のように，カップルセラピーのなかで，2人が病気以外の事柄を主訴として来談することがある。

　初回のカップルセラピーで，マーガレットは「ポール，あなたが話して。私が全部するのはもう嫌なのよ」と言った。そして2人はそれぞれの失望を語り，相手を非難するという，標準的なカップルセラピーのセッションにみられるようなお決まりのやり取りが始まった。ポールは，自分の勤勉さに対してマーガレットが感謝していないと感じており，マーガレットは，彼女が養護教諭（school nurse）の仕事をしている上に，家事や家族の世話もしているのをポールが当たり前に思っていると感じていた。活発な中学生の子どもたちのいる家族で，時間に追われる中で2人はカップルとしてともに過ごす時間をほとんど持てていなかった。実際，驚くほど多くのカップルがそうであるように，彼らもまた「結局は別々の寝室になってしまった」とためらいながら現実を認めた。

　寝室が別になった経緯について問われると，2人はともに「実際それが便利だから」と答え，お互いへの思いやりや努力はそこにはうかがわれなかった。発端は病気にあった。7年前にポールは突然，非悪性の脳腫瘍と診断されたのである。診断後に手術があり，その後に感染症，そして数か月の合併症と続き，その間に彼は病院やリハビリテーション施設，そして自宅で，無菌の環境を必要とする看護を受ける必要があった。ポールが回復するまで別の部屋を設けるのは，実際には便利なことであった。

　ポールは5年ほど前に完全に腫瘍から回復していたが，夫婦はその後同じ寝室に戻ることはなかった。セラピーにおいても2人はこの事をさして重要とは考えておらず，それよりもいかにお互いに相手から理解されていないかという問題に戻りたい一心だった。彼らのカップルセラピストは，メディカルファミリーセラピストでもあったが，重大な健康上の危機が夫婦関係に長期的な衝撃を与えることが多いことを2人に配慮しながら伝え，ポールの病気が2人の関係に与えた影響を考えてみるのも役に立つのではないかと提案した。

　マーガレットとポールの寝室についての一時的な措置は，2人で話し合って決定したわけではないが，永続的な配置となった。それはちょうど2人の

関係にできた傷跡が，病気の後も長く残ったままであるかのようであった。寝室を分けるという新しい配置は，病気が正当な理由になりうるが，何か他の理由がそこにあるかもしれなかった。病気によって目に見える形と，見えにくい形で2人の関係性が永遠に変わってしまうことがある。中には，健康上の危機の最中や，その直後に支援を求めるカップルもある。しかし多くがポールとマーガレットのように，月日がたってからコミュニケーションやその他の問題を理由に，問題と病気や事故との関連に気づかず支援を求めてやってくる。病気の危機ついては，予後が良い場合には対処できるはずだとカップルは考えるのである。

健康上の問題がカップルに与える影響

　カップルは，その生涯を通し，また，その家族の生涯を通して健康上の危機によって心を動かされる。病気がカップルに衝撃を与える3つの異なる時期があると考えられる。それは老いていく親や病気の親のケアをするとき，子どもの病気に対処するとき，そしてパートナーを襲う病気に対応するときの3つである。本章では，これらの各状況においてカップルが抱える問題について，臨床例を通して論じる。

予期されたもの ── カップルの親の病気

　ほぼすべてのカップルが，親が老いていくことや，病に伏すこと，亡くなることを経験するであろう。2人はそれぞれ個性のある家族から出立しており，高齢者介護のために持つ資源や，ケアがどうあるべきかという期待もさまざまである。これらの期待は当然のことと思い込まれているために，あえて話し合われることはなく，2人の間に存在する気づかない違いがくすぶってうっ積したり，明らかな衝突につながることがある。2人が介護の問題について話し合いを持ち，役割や責任について同意することができたとしても，対処すべきことが増えたり，緊張感が高まったりして負担となる。

　ローズ・ミアノとエド・カーン（Figure 8.1のジェノグラム参照）は，2人の口論が増え，互いの気持ちが離れたことを主訴にカップルセラピーを求めてやってきた。牧師であるエドとソーシャルワーカーのローズは，これまでいつもお互いを思いやり，強いきずなを持っていると感じ，11歳になる娘のマー

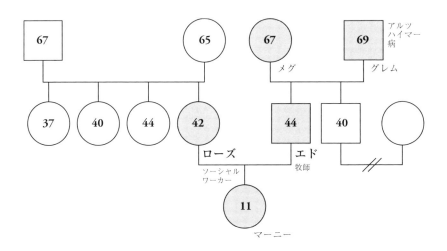

Figure 8.1. ミアノ家のジェノグラム

ニーの成長にも幸せを感じていた。エドの両親はいくつか州を越えたところに住んでおり，父親は2年前からアルツハイマー病と診断されていた。エドは月に2日間だけ両親を訪ね，ほぼ毎日母親に電話をすることで両親の大きな支えとなっていた。

　ローズは，エドが実家の両親のケアに専心していることを誇りに思っており，エドの弟があまり両親にとって役に立つ存在でないことも理解していた。それと同時に，エドが家を空けたり，両親のことにだけ気を取られたりすることに怒りを感じる自分にも気づいていた。彼女のこの両価的な気持ちは，エドの教会に集まる人々の世話をローズが担う責任の重さによっても増幅していた。ソーシャルワーカーとしてローズはエドの立場をよく理解していた。彼女には，パートナーとして大切にされていないという気持ちと同時に，エドに対する罪悪感もあった。

　老いていく親を介護することは，カップルにとって危機的状況や争いを招くことが多く，メディカルファミリーセラピーが支援や介入を行う際の主要な問題の1つである。成人した子どもが役割を変えて親を介護する際に，役割をめぐる緊張感や，忠誠心の葛藤，過去の親子関係の問題の再燃が起こる。カップルの一方が高齢の親を訪ねて介護する間は，パートナーや子どもたちとの活動には参加できないことになる。果たさなければならない他の責任や

物事が積み重なるとカップルのストレスも増し，2人の口論の頻度が増すかもしれない。口論よりも複雑なのは，自分でも気づかないでいるうっ積した憤りの感情であることが多い。エドのように，自分が妻と一緒にいたいのにもかかわらず，親の介護もしなければならないことを妻が理解してくれないことに対して，裏切られたような気持ちを配偶者が持つこともある。

　高齢の親の介護が必要に時期は，カップルにとっては子どもたちが育ち，自分たちの新たな時間を作ろうと望んでいる時期と重なることが多い。その望みに反して親の介護が必要となることにより，2人が最初の頃に抱えていた問題が再び活性化する。それはたとえば，義理の親に自分が完全に認められて受け入れられているかどうかや，家族の祭日に夫婦のどちらの両親を招くべきかといった問題であったりする。カップルはセラピーのなかで，とうの昔に話し合いを終えていたと思っていた忠誠心の問題が再び浮上したことに，驚きや狼狽を表す。

　親の介護をするカップルのすべてが，互いにカップルとして長い歴史を経てきたわけではない。人生後半になって結婚したカップルでは，老いていく義理の親のことをこれまでよく知っていたわけでもなく，義理の親の介護という大変な義務の負担感を和らげるほどの親しみを配偶者に持っていないかもしれない。2人目の妻にとっては，最初の妻が20年も義母と親しくしていたとしたら，自分が新しく義母の介護の手助けすることは，義母から歓迎されていないという気持ちになるかもしれない。また逆に，新しいパートナーが，高齢の義父を快い存在としてみなすことで，幼少時から夫が抱いていた父親の思いやりのなさが理由となり父親の介護が苦痛であるという夫の訴えを理解できないかもしれない。介護をめぐる危機については第13章でより詳しく論じるが，その危機によっておこる問題に注目し，セラピーのための重要項目は次に述べる。

予期せぬこと —— 子どもの病気

　トーニャと妻のマヌエル・ハンター（Figure 8.2 のジェノグラムを参照）は，トーニャのプライマリケア医からメディカルファミリーセラピストに紹介された。トーニャが，息子のマイクへの接し方についてマヌエルと頻繁な口論になることを，担当するプライマリケア医に打ち明けたからである。トーニャとマヌエルは4年前に結婚し，トーニャの2人の連れ子と一緒に暮らしているス

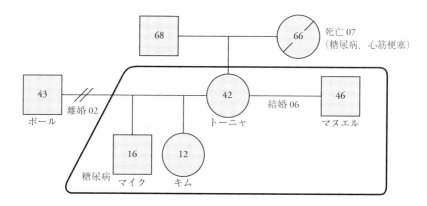

Figure 8.2. ハンター家のジェノグラム

テップファミリーである。マヌエルは継父の立場として，トーニャと子どもたちの間で生ずる子育てに関した親子争いから距離を取るようにしていた。しかしながら，ここ数か月は，トーニャと息子マイクの喧嘩では不満が増大していた。

　マイクは現在16歳であるが，10歳のときに糖尿病と診断されていた。多くの学童期の子どもと同様に，当初マイクは「模範的な患者」であった。血糖値レベルの記録を怠らず，自己注射の扱いも習得し，母親に報告すべきことも伝えていた。母親によれば，マイクはここ1〜2年，自分の病気について無責任になってきているとのことであった。トーニャが病気管理の無責任さについてマイクと話をしようとすると，彼は怒って引きこもってしまった。先学期，マイクは陸上の試合の際，事前に食事をしていなかったために卒倒してしまったことがあった。トーニャは，思春期の子どもが健康的な食事を無視したり，飲酒を試してみたり，自分で独立して決めたいと思うことが多いのは理解していた。しかしトーニャは，数年前に母親を糖尿病の合併症で亡くしたばかりであった。トーニャは，息子が自分の病気を厳重に管理することに無頓着でいられるような状況ではないと感じていた。

　夫のマヌエルがトーニャに母親と息子が口論しても彼の責任感が増すことにはならないと言うと，彼女は怒り，マヌエルにとってマイクは自分の子どもではないから理解ができないのだと答えた。マイクの病気にどのように対処するかについての争いは，その後カップルの他の問題についての頻繁な争いへと拡大していった。こうした状況は，再婚の場合に非常に重要となる，

そこには含み入れること（inclusion）と認めて受け入れること（acceptance）についての問題も含まれていた。

カップルは，子どもの病気や，あるいは2人で互いにサポートしあうことができないような個人の苦悩に対して，どのように対処するかについて，それぞれ異なる見方をすることが多い。一方または両方の子どものケアに関するパターンについて，メディカルファミリーセラピーで扱うことができる（子どもの病気の影響については第10章で詳細に論じる）ここでは，セラピーに訪れるカップルが，2人の間の争いや親密感の低下に，子どもの病気のストレスが影響していることに気づいていない可能性があることが，重要な点だと述べたい。セラピストは，カップルに接する機会を持つことで，彼らが経験していることが健康上の危機への正常な反応であり，2人の関係の重大な亀裂ではないのだと理解が進むように援助することができる。

永遠の伴侶 ── パートナーの病気

メディカルファミリーセラピストが扱うケースは，パートナーのどちらかが慢性疾患や進行性の病気を持つカップルの件数であふれるほどになっている。病気によって生ずる深刻な機能障害がパートナーにある場合，その病気の衝撃がセラピーに訪れる理由となり，セラピーでの話し合いやセラピストの介入の中心に直結しやすい。本章の最初に紹介したマーガレットとポールのようなカップルにとっては，健康上の重大な危機は，セラピストが病気の歴史について問わなければ知りえなかった情報かもしれない。

カップルは，病気という危機の後も，消えずに残った問題を抱えている可能性があり，それは普段は話題に上らなくとも2人の関係の本質に深い影響を及ぼしているかもしれない。実際にカップルは，危機に直面した際に2人でともに協力してそれに対応してきたと話すことがよくある。後になって初めて，特に脅威が消え去ったときに，危機に対して2人がどう対処したかについての失望や，憤怒，または争いが起こり始める。この反応は，人は自動車事故のときには即座に頭を働かせて効率よく対処ができるが，後になって震えたり泣いたりしてしまうことに似ている。そのため，カップルにとって，危機の最中に加え，危機の後にもメディカルファミリーセラピーの援助が役に立つ。

Exhibit 8.1. カップルへの臨床的戦略

・家族の歴史と期待を探索する
・病気の物語が多様性をもって広がるよう引きだす
・情緒面に注意を向ける
・希望する対処方法やサポートのあり方を同定する
・病気のコントロールをめぐるダンスを描写する
・性についての話し合いを始める
・レジリエンスに焦点を合わせる

臨床的な戦略とテーマ

　第2章で述べた基本的な臨床的戦略の多くが，カップルとのメディカルファミリーセラピーでは，特に行為者性や親交（コミュニオン）を促進する上で有用である。第2章では，カップルであるビル・エルマンとキャロル・エルマンが，衰弱が進行するビルの糖尿病と末期の腎臓疾患に対処するケースを例に論じた。本章では，カップルそれぞれの期待や対処方法の違いや，2人の関係への影響について扱う臨床的戦略（Exhibit 8.1. 参照）に注目したい。臨床的戦略の第一番目は，ローズとエドの症例が参考になるが，それ以外の戦略をどのように適用するかについては，マーガレットとポールのケースがよい例となる。

家族の歴史と期待を探索する

　家族が祭日やお金の使い方について意見が分かれるのと同様に，病気や高齢の家族成員のケアについて持つ期待も家族で合意されないことがある。

　家族によっては，成人した子どもが高齢の父親の入院について知らされず，継母が父親を家に連れて帰ってきて初めて気づくことがある。また別の家族では，比較的健康な母親の診療予約のすべてを息子が予定に入れ，毎回診察に付き添うこともある。これらのパターンはときに，家族がお互いへの関心の向け方が過度であるか不十分であるかのどちらかであることから起こる。このさまざまなパターンは，家族の好みやプライド，家族の歴史的なパターンや，自明のこととして持つ前提を反映している場合が多い。

　パートナーのそれぞれの原家族は，何を期待しているかについて，比較的

よく話をしていて期待が明白であるか，あまり話しをしないために期待を暗に示すかのどちらか寄りになる。2人の歴史の比較をする臨床のスキルには，2人が自分自身の歴史とパートナーの歴史を理解することにより，それぞれが暗黙のうちに持っている推定が互いには異なると知り，その違いが現在の選択や親との関係にどのように影響しているか考えられるような援助が含まれている。

ソーシャルワーカーであるローズと牧師のエドは，それぞれの原家族の違いについてはよく話し合っていた。しかしこれらの違いが，病気や親のケアへの対応にどう影響しているかについては深く考えていなかった。ローズの原家族は，イタリア系アメリカ人の大家族であり，4人の娘のうち3人が実家から1時間以内の場所に住み，頻繁に親を訪ねていた。ローズの両親は比較的健康で，ローズも彼女の姉妹もケアの問題にこれまで直面してこなかった。彼女らはそれほど話し合ってこなかったが，親がしてきたことと同じように対処するだろうと皆が考えているとローズは思っていた。彼女の祖母は，亡くなる前の数年間は彼女の両親の家に住んでいて，ローズは，時期がきたら彼女の両親は姉妹か自分の家に住むだろうと想定していた。

それとは対照的に，エドの両親は互いが自立していることを常に誇りに思っていた。彼らは息子たちに負担はかけないとこれまで伝えてきた。彼らは最近，定年を迎えた人々が住む地域に引っ越し，そこには友人もいてさまざまな活動があり，頻繁に運転する必要もなかった。エドの弟は，両親から多くの州を隔てた場所に住んでおり，度々訪ねる経済的余裕はなかった。彼らの母親は，自分たちのことで息子たちに心配をかけたくないとよく口にしていたが，気配りをする息子が頻繁に電話をしたり訪ねたりしてくれることに感謝し，少々あてにするようにもなってきていた。エドは母親が自分の援助を必要としていると感じ，手を貸すことができるのは自分であると思っていた。

家族の歴史や家族からの期待の違いは，エドとローズの口論の材料となった。カップルセラピーで家族の期待の違いを認識することにより，ローズは，エドの母親が自立を主張しながらも，息子と過ごす時間が十分でないと感じさせるような口調でエドに訴えることで，夫婦に過剰な圧力を与えていると自分が感じていることにも気づいた。ローズはエドの弟には頼れないことを理解していたため，エドの両親に自分たちの地域に引っ越してもらえば楽に

なるだろうと提案した。エドは，自分の母親がすでに自立した生活を手放さなければならない状況にきていることを説明し，「さらに手放す」ような提案で母親を追い立てることに躊躇した。セラピーによってローズとエドは口論をやめことができ，互いの希望が異なることを考慮することで，皆にとってより有効な解決方法を探そうとした。

エドは，母親が数々の喪失に直面してきた過程で，自分が母親の独立心をいかに守ろうと努めてきたかに気づいた。そして彼は，母親に正直に話をすることが彼女の尊厳を守ることになると気がついた。エドとローズは数々の選択肢を考慮し，エドは母親を訪ねて話し合いを持ち，ローズの助けを求めた。彼が自分の生活をどうしたらうまく回していけるかを決定するプロセスに母親を招き入れたことで，母親はエドとローズに近い地域に住むことが2人の助けになると考え転居を決心した。家族の考えの違いのすべてが，簡単に交渉可能なわけではない。しかしセラピーによって，カップルがお互いの異なる視点の背後にある原家族から受け継いでいる核心的な信念や，価値観，想定に気づき，それらを認識できるよう援助することが可能となる。セラピーによって2人が，自分の価値観を相手に尊重してもらうために戦うのではなく，より自由に解決策を探ることができるようになる。

病気の物語が多様性をもって広がるように引きだす

医療的トラウマから長い時間を経た後，パートナーの2人はともに，その出来事やそれぞれの経験を事細かに表現できるようになる。カップルの問題のほとんどがそうであるように，それぞれが異なる視点で自分の人生の旅路を見ており，病気に関する相手の視点の詳細を聞いたことは今までに一度もなかったかもしれない。カップルの両者が自分の視点を言葉で表し，病気という経験にそれぞれが与えている意味を考えることは，お互いにとって新たな視点が開かれる経験となる。病気の物語を引き出すだけではなく，パートナーそれぞれの経験を肯定することに時間をかけることが重要である。

ポールの回想から，彼が自分の医療的な状況をできる限りコントロールしたいと望んでいたことは確かであった。彼は自分の症状が深刻であると最初にわかった日付や，プライマリケア医，神経科医，外科医の診察に行った日付も明確に記憶していた。最初の手術の詳細や，2回目の感染後の手術についても医学生のように説明することができた。また，自分の診断や治療，予

後についての理解も優れたものだった。彼は医師とは良い関係であったと話しており，自身が医療チームのメンバーであるかのように始終十分な情報を伝えられていたと感じていた。

　夫ポールが思い出す話は，彼の行為者性を示し，積極的にかかわっていく姿勢や病気のときも現実的で前向きな態度を保っていたことを示していた。それとは対照的に，妻マーガレットの記憶のほとんどは恐怖で占められていた。彼女は，ポールの神経科医の予約があると最初に知った日や，診察室待合で2人が待つ間の緊張感を思い出すと身震いがした。彼女は，家族や友だちがポールの状態の変化について毎晩電話をしてきて何時間も話すことがいかに彼女を疲れさせることであったかを話した。彼女は前向きな態度を保とうと努めていたが，看護学校時代に目にした人々が髪を剃られ，認知機能を失くし，残酷な予後が待っていたことを思い出し，ポールの将来を恐れてその記憶を振り払おうと必死だったと話した。

　ポールは彼女の恐怖が理解できると主張したが，マーガレットが最初の頃からの恐怖を話しだすと，彼は腫瘍が既になくなり再発を恐れる理由は何もないと言い，彼女を安心させようとした。マーガレットは，その保証はどこにもないと感じていた。彼女はポールが回復を確信できていることを羨ましく思え，リスクが全くないことに希望を持ってはいても，彼が仕事で帰宅が遅れたり，携帯に電話をしても出なかったりすると心配になると話した。さらに話し合いを続けていくと，マーガレットはすすり泣きを始めた。彼女は，自分や子どもたちがどれほど大変な思いをしていたかを，病気でほとんど意識を失くしていたポールには理解できないと言った。ポールの危機的状態が最も深刻だったときのマーガレットの体験について，これまで夫婦は直接話したことが一度もなかったことに気づいた。

　2人は，数年前のトラウマが，彼らの現在の問題に影響しているとは思ってもいなかった。ポールの脳腫瘍のような重篤な病気と手術が，1本の大木が家の上に倒れ落ちてきたような出来事であるという比喩に2人は納得した。それは突然どこからともわからず衝撃的に落ちてきて，大きな被害をもたらし，多くの瓦礫を残し，修復や片付けを要するものである。ときに危険で，致死的でさえある。病気，つまり落ちてきた大木のせいだと非難したり，その病気をどうしていたら防げたかを考えあぐねることは容易かもしれないが，それは誰にも予想したり防ぐことができず，無作為に起こった不運に他

ならないとほとんどの人は思う。しかしその後も、病気や治療の影響を受けた人々はその出来事の追体験をし、それについて話し続け、木の近くを歩くことには慎重になる（または身体の症状を過小評価するようになる）かもしれない。何年たっても、彼らはまだ木が倒れてきた最初の恐ろしい出来事 —— 最初に診断を聞いたときのこと —— を思い出したり、危機がいつ何時も起りうると考えさせられたりするのである。

情緒面に注意を向ける

　ポールとマーガレットは、話をする中で、互いの情緒面の違いや、病気という出来事や相手に対する反応の仕方の違いを見いだした。会話のなかでポールは、病気については終結していると感じていて、自分の強さに自信を持っているようであった。マーガレットは、何年もが過ぎていても、まだ苦悩の兆候を身体化し、それに対してはポールが彼女を慰め安心させようとしていた。彼らの間には、以前の不満に集中していたときにはなかった優しさがあった。

　セラピストは、確執があるカップルに、優しさが少しでも訪れたタイミングをとらえ、それを強化することができる。2人の溝が深いカップルであっても、過去にあった家族の喪失や病気については、相手から暖かいサポートを受けることを嬉しく感じることが多い。実際、互いに極度に批判的なカップルが、親の重篤な病気や親しい従妹の死などが、2人にはそれぞれどのような経験だったかを尋ねられると、例外を示すこともあるだろう。病気が起こった際に、互いが支え合った思い出を話すことで、彼らが最初に出会ったときや婚約したときと同様の、肯定的な感情が生まれることもある。

　すべてのカップルが、ポールとマーガレットが診断された当時を振り返ったときのように肯定的に応じるとは限らない。過去の危機状況に、パートナーから十分なサポートを得られなかったと感じている人は、通常は病気によって相手への信頼や2人の関係に重大な亀裂ができたとみなす。セラピストがそこに応じる際、不倫など信頼が失われた問題を扱うカップルセラピーのスキルを、繊細な配慮をしてメディカルファミリーセラピーに含める必要がある。そこには、悲嘆、信頼、償い、許しについて扱うことや、将来の計画について考えることも含まれている。

　著者の1人のところに、「この結婚に期待するものは何もない。子どもも

もう成長してしまいましたから」と言ってやってきたカップルがいる。広範にわたるこれまでの歴史を振り返って初めて，夫が前立腺がんによる完全な前立腺切除術を受けており，2人ともそれがなかったかのように変わらず生活を送ることに決めていたことが明らかになった。カップルとして，彼らは平静を保って生活を送ることに集中してきていたが，振り返ってみると，夫はその診断や治療，そして性機能への影響がいかに自分にとっては困難であったかを妻が理解していないと感じていた。このカップルは，性的な親密さは彼らにとって重要ではないと言って避けることで問題に対処してきた。口論になったときのみ，2人は性的な関係が停滞していることの不満を訴え，お互いを批判したのである。

　自分たちの失望や性的な関係について，2人がセラピストと話しをするに至るまでにはしばらくの時間を要した。夫の失望感についての話が深まった後，ようやく2人は次のステップに話を進めることができた。セラピストが手術による性生活への影響について尋ねると，夫は勃起が可能かどうかはわからないこと，興奮すると尿漏れするかもしれないという不安から，性生活を避けたほうが楽だと感じていることを話した。妻もまた，夫に恥ずかしい思いをさせたくないことから，性的なことを避けてきたと話した。さらに彼女は，以前は性生活が容易だったのはよかったという思いを明かした。2人が，失望感や，以前は容易かった性行為を失った嘆きを語ることは簡単ではなく，数回のセッションが必要であった。その後にようやく2人はお互いに気楽になり，代替となる性活動について話を深めるようになった。それ以後のあるセッションで2人は，「以前は避妊具をどうするかだったけれど，今はタオルをどうするかになりました」と語った。

　情緒面に注意を向けることには，病気の危機に伴って必然的に起こるさまざまな強い感情を，2人が表現できる機会を設けることが含まれている。怒り，憤慨，罪悪感，それらすべてがセラピーにおける重要なテーマとして表れるのはよくあることである。人々にとって最も混乱を招くのが，感情が個々に存在するのではなく，同時に起こり，それらが矛盾しているかのように見えることである。自分が健康であることに罪悪感を持つ男性が，同時に，パートナーから抑えられていることへの憤慨を感じるかもしれない。先に述べた，糖尿病の息子のいる家族では，トーニャは自分の母も糖尿病であったことから，遺伝的な関連を認識し罪悪感を持っていた。同時に彼女は，自分

の「落ち度」ではないことに対し罪悪感を持つことに関して怒りも感じていた。

　病気を持つ人は，自身の限界に欲求不満を感じることがあるが，パートナーが無理を強いるとか，自分の能力低下を理解してくれないなどと，パートナーに非難を投影するかもしれない。カップルは以前の関係の喪失を嘆いたり，一方が亡くなる可能性に悲嘆の気持ちを持つかもしれない。カップルは，これらの複雑な感情を注意深くふるいにかける手段をもっていないことが多く，強烈な感情や強い言葉を解き放つ場をカップルセラピーが提供することができる。

　感情焦点化療法（S. M. Johnson, 1996; S. M. Johnson & Whiffen, 2005）は，カップルが病気に関連した自分たちの感情体験を1つひとつ扱いつつ，その感情の正当性を認め，正常なこととしてとらえるとともに，お互いが慰めを感じられるよう援助することである。実証研究で効果が示されているこのセラピーは，困難な感情をクライアントが経験しているとき，その感情の意味を理解し，パートナーへの肯定的なアタッチメントを含む新しい視点をもって感情に上手く対処できるようセラピーが援助するのである。感情焦点化療法の創始者は，そのモデルがアタッチメントに注目する点で，メディカルファミリーセラピーの目標と一致していると述べている。それは，重篤な病気には，喪失やアタッチメントの問題が非常に重要となるからである（Kowal, Johnson, & Lee, 2003）。

希望する対処方法やサポートのあり方を同定する

　コミュニケーションのための一つの戦略が，すべてのカップルに役に立つことはありえない。片方ががんを患っているカップルのなかで，コミュニケーションスタイルが調和しているカップルは，争いやストレスがあるという報告が最も少ない（Dakof & Liddle, 1990）。2人がともに自分の感情について話したいと思っているカップルは，2人がともに病気については話し合いたくないと思っているカップルと同様にうまくいっていた。互いが異なるコミュニケーションスタイルを持つカップルは，病気や2人の関係についての争いや苦悩の訴えが，他のカップルより多い傾向にあり，2人のコミュニケーションのスタイルの調和の方が，病気について率直に話せるかどうかということよりも重要である。ローランド（Rolland, 1994）は，コミュニケーション

方法に関する好みの違いは，病気に対処するカップルの親密さを高めるよりも，カップルを分離させるような関係の歪みの1つの要因になると述べている。その他よくある関係性の歪みには，カップルのそれぞれがいつ診断を受け入れるかの違いや，病気が2人の共有する心配事なのか，あるいは病気のパートナーだけに属することなのかといったものがある。

　慢性疾患に対するカップルの反応について多岐にわたる広範な研究をレビューした報告では (Berg & Upchurch, 2007)，個々人の対処のスタイルではなく，カップルが共有する反応に焦点があてられていた。危機が2人に起こったこととみなすカップルは，物事に対する見解を2人で共有し，それによってカップルとセラピストは，「病気に対処する私たち」のように病気を外在化し，いかにして2人が協力してやっていけるかを考えることができる。互いの経験を共有しているように見えるカップルは，病気の経験を話す中で「私たちは」や「私たちを」という言葉を使うが，彼らの心理的な苦痛は比較的低いことがわかっている (Scott, Halford, & Ward, 2004)。このレビューは，カップルが病気の危機についての見解を共有しているとき，そしてパートナーが相手に対してコントロールしたり，過保護になったり，かかわりを失くしたりするのではなく支持的で協働的であるときに，よりよい適応状態を報告されていると結論付けている。

　マーガレットとポールは，互いがポールの脳腫瘍にどう対処してきたかを話し合った。2人とも，マーガレットの恐怖心については話題にはならなかったと言った。このパターンは病気を抱えるカップルによく見られ，健康な方のパートナーは，自身の問題や心配を隠し，争いを避けるために病気のパートナーに対して屈した状態に自分を置くもので，**保護的な緩衝**とみなされる (Coyne & Smith, 1994)。コインとスミス (Coyne & Smith, 1994) による他の2つの対処スタイルは，病気のパートナーへの**過保護**と，病気のパートナーを含めて計画や問題解決の話し合いを行う**積極的なかかわり**である。保護的な緩衝という戦略が概して役に立たないこと (Manne et al., 2007) や，夫婦の満足感がより低いことに関連する (Hagedoorn et al., 200) ことは，臨床的な直観通りに，いくつかの研究によって支持されている。これらのパターンはそれぞれ単独で起こるかもしれないが，保護的な緩衝は，病気のパートナーへの過保護とともに通常は起こる (Kuijer et al., 2000)。このパターンは，危機が起こった当初はおそらく役に立つが，ときを経ると病気のパートナーの能力が下がり，健

康なパートナーが過剰に機能することで結果的にうっ積した憤りを生むことにつながる。

　なお，妻による積極的なかかわりは，心筋梗塞後の夫が自身の行動を改めて健康管理をするようになるためには有益であるとも報告されている（Vilchinsky et al., 2011）。妻が肯定的に夫の変化をサポートし，夫の望ましくない行動への批判を避けることが述べられている。興味深いのは，妻の肯定的な対応は，夫自身が妻のことを支持的であると認識しているときに，より良好な影響になる。セラピストは，カップルがどのようにサポートを提供し，受け取っているかを評価し，サポートと問題解決を2人がともに行えるよう援助することができる。

　マーガレットとポールは，それぞれが保護的な緩衝と過保護のパターンを維持してきたことに気づき，あまりうまく対応してこなかったことに落胆していた。他のどのようなセラピーであっても，カップルは過去のパターンのいくつかを振り返って失望することがある。メディカルファミリーセラピストは，カップルが過去を振り返って分析したときの自責感に配慮する必要もある。病気は，心的外傷的で孤独にさせる経験であり，カップルは病気に計画的に反応できるような道しるべをほとんど持ち合わせていないのである。

　セラピストは，カップルの病気への反応を正常なものとして認め，2人の異なる反応がときには適応的であるかもしれないことを強調することもできる。たとえば，ポールにとっては，自分が健康であることに注目し，将来のことや完治していることに焦点を当てることが，彼には最良の選択であったかもしれず，またその時点ではマーガレットにとっても，それが役立っていたかもしれないのである。セラピストは，彼らの最初の頃の反応が，何年か前の時点では機能していたことや，状況は変わって，彼らが既に病気の危機には直面してはいないことを確認する援助を行った。実際，今の時点で2人には，それまでとは異なる対処のスタイルを検討することが役に立つように思われた。

　彼らは，病気における両価性が2人の間で頻繁に表れていたと話した。実際に，カップルの一方が心配する役割を担い，他方が健康であることを強調する発言をすることがあるかもしれない。それは彼らが病気の両価性を「共有」する1つの方法ではあるが，それぞれが自分の立場に執着すると夫婦が分極化してしまうことがある。ポールが，恐怖心にはいつまでもとらわれな

かったと話したことで，マーガレットは，ボールが口には出さなかったけれども，多少の不確かさを経験していたと知ることができた。メディカルファミリーセラピーのセッションのなかで，カップルは「心配を共有する」試みを実践することができる。

　マーガレットとボールは，2人の経験が互いに異なっていても，ともにそれらが正当であることを認識するようになると，彼らはセラピーのなかで，より冒険的な試みを行うようになった。彼らは，パートナーの一方が配偶者に長期的なケアをする場合によく生ずるパターンについて話を深めた。養護教諭・看護師というマーガレットの職業により，2人の役割の分極化が増悪したのかもしれないが，「ケアをする人対患者」の関係性が生じてくるのは一般的なことであり，それが2人の共同的関係のバランスを揺さぶることがよくある。このパターン変化について話しあうことで，マーガレットとボールは，これまでは2人が概して平等の共同関係を維持してきたことに気づくことができ，カップルとして自分たちが持っている強さに対して，より自信が持てるようになった。

病気のコントロールをめぐるダンスを描写する

　糖尿病の夫が自身の食事管理に無関心であることに対し，妻は「自分1人で夫のケアをしている」ことの疲労感の大きさを語ることがある。パートナーが病気をいとも簡単に考えており，病気に対して十分に「闘う」姿勢がないと他方が感じていることは少なくない。そうなると病気を持つ側は，自分は可能な限り病気をうまく管理しているのに，パートナーからは薬を飲むようにとか，食事に気を付けるようにと「しつこく追われる」ことが嫌になるという言葉を聞くことが多い。

　この「コントロールのダンス」は，家族成員の多くの組み合わせで見られる。病気を持つ思春期の子どもと親が，病気をコントロールし，どう対処するかについて，非建設的な争いに引き込まれることはよくある。カップルにもコントロールのダンスはよく見られ，周囲にいる人々がそれに対してどうすることもできず挫折感を持つことや，その問題を主訴にカップルがセラピーを求めることもある。このパターンは，病気のパートナーに対して他方が，病気のためにしなければならない事柄についての悪気のない問いかけをすることから始まる場合もあるだろう。そして，病気を持つパートナーが他

方の「ケアする気持ち」を認めようとせず，自分自身が選んだ行動を優先すると，ケアする方のパートナーは，無視されたり，軽んじられたり，締め出されたような気持になる。このパターンはエスカレートしやすく，それによって両者がお互いに無視され，尊重されていないという気持ちや欲求不満を持つようになる。

　ローボーら (Rohrbaugh et al., 2001) は，相手を変えようとするパートナーの試みが，かえってその変えたいと願う行動を永続させるという**皮肉な過程** (ironic process) について論じている。パートナー自身がその試みが役に立っていないとわかっていても，その過程は続いていく。それは，人は問題を解決しようとして，うまく行かない方法を何度も繰り返し試すものだからである。たとえば，相手の飲酒や喫煙行動を調整したり抑えようとするパートナーの試みが，逆に相手の行為を増加させているように見えることがよくある (Lewis & Rook, 1999)。ローボーによる家族コンサルテーションモデルでは，カップルには問題を維持させるような皮肉な過程があることを見つけだし，その過程がおさまるように，少なくとも2人のどちらかがそこに積極的にかかわらないようにする方法を両者が検討できるように援助する。

　援助すること，コントロールすること，そして，批判することが紙一重になっているカップルも中にはある。家族と精神疾患，特に統合失調症に関する**感情表出** (expressed emtion, EE) の研究では，批判と敵意が重要な要因として認識されている (Leff & Vaughn, 1985)。それと比較して，批判と他の医学的疾患との間の関連はそれほど明らかではない。ヘルスケアにおける感情表出に関する研究のレビューでは，批判と敵意が，たとえば肥満の管理などのような行動やストレスと関連する健康指標にマイナスに影響する可能性を認めている (Weardon, Tarrier, Barrowcloug, Zastowny, & Rahill, 2000)。同様に，リウマチ性関節炎を持つ妻は，夫が批判的であればあるほど，適応的な対処行動が乏しく，心理面の状態も不良であった (Manne & Zautra, 1989)。感情表出は健康行動に影響があるかもしれないが，感情表出や批判が，病気の経過 (Weardon et al., 2000) や生存 (Benazon, Foster, & Coyne, 2006) と関連しているとの証明はされていない。そのためセラピストは，病気の転帰に影響することはないかもしれない批判的な行動を同定することには，それほど注目をする必要はない。むしろ，病気に対するカップルの肯定的な行動を増大させることによって，行動変容と病気への適応が促進される可能性がある。

メディカルファミリーセラピストにとっての課題は，援助したいと望むパートナー側の苦難に気づいて，認めてあげることである。彼らの行動は，周囲からは相手をコントロールしようとしているように見えたり，批判や敵意ように見えたりするが，それに対し単純に注意を促すことは容易い。しかしパートナーにとって，援助は一か八かの賭けのような体験であり，自分にできることはほとんどないと感じていることも多い。病気を抱え自分で対処しようとしているパートナーにとっては，相手から援助を押しつけられていると感じると，自分で決断したり行動の選択をすることが難しくなる。この押したり引いたりの，病気の「コントロールのダンス」を止めることは容易ではない。しかし，カップルがともにより良いダンスができるようになることは可能である。より良いダンスとは，病気をカップルの外に位置づけ（外在化），2人が手を取ってその困難に対して最も効率的に対処する方法を一緒に考えることである。

性についての話し合いを始める

　性についてのいかなる話し合いも，それを導入するかどうかは，通常はセラピスト次第である。病気のときにはカップルの性活動は減少し，停止することも多いからである。性活動が少なくなることは，必ずとは言えないまでも，ときにはカップルの間の親密さが薄れる感覚と相互に関連しあう。障害をもたらす病気は，心理社会的な適応に影響するが，身体的な親密度を保っているカップルはその影響を緩衝できるという研究結果もある（Druley, Stephens, & Coyne, 1997）。

　しかしながら，病気を抱えながら身体的な親密さを保つことは必ずしも容易ではない。ある研究では，前立腺の完全切除後の男性が，性や排尿機能に中程度の困難を抱え（Perez, Skinner, & Meyerowitz, 2002），その研究参加者の80%以上に性機能不全の訴えがある（Badr & Taylor, 2009）との結果を示している。またパートナーの性的な満足感の減少も報告されている（Badr & taylor, 2009; Neese, Schoer, Clein, Zippe, & Kupelian, 2003; Shindel, Quayle, Yan, Husain, & Naughton, 2005）。相互の建設的なコミュニケーションがうまくとれていると言うカップルは，それぞれの結婚満足度は別としても，2人の結婚の適応度は高い。性についての話し合いを互いに避けている度合いが高いパートナーは，苦悩も大きいと報告している。

女性にとっての乳がんは，男性にとっての精巣や前立腺がんのように，性的な関心や満足感に影響するような身体的意味を持つ。セクシュアリティに関係するボディ・イメージへの懸念は，乳房切除術を受けた女性は他のがん治療を受けた女性よりも大きなものとなり（Hopwood et al., 2000），パートナーの反応をその女性がどう認識しているかについては，特にパートナーが否定的反応を示す場合，女性の心理的かつ性的な適応に影響する（Manne & Badr, 2008）。パートナーが肯定的に自分を受け入れてくれたという女性の認識は，特に傷跡や乳房切除術への最初の反応が肯定的だった場合に，女性の性的な関心や全体的な満足感と関連していた（Wimberly, Carver, Laurenceau, Harris, & Antoni, 2005）。

　パートナーの最初の反応に女性が敏感であることは，強調して述べる価値がある。何故なら2人の間の対立が，手術後に長期にわたって続くことがあるからである。夫が自分を愛してくれていることや，乳がん治療の間も始終傍にいてくれたことはわかっていても，夫が自分の傷跡や乳房切除に嫌悪感を持っていると述べる女性は多い。その思いに対して夫は，手術後，最初に乳房を見たときに動揺したのは，彼女に魅力を感じなくなったのではなく，どの部分であっても身体の一部を大きく切除するという経験を彼女がしたことが衝撃だったのだと言う。最初の頃に夫が緊張感や苦悩を抱えていたとしても，最初の夫の反応が必ずしも永久に続くことはないとカップルが理解できるようセラピーは援助する。

　研究による知見で重要と思われるのは，勃起障害や自己像の変化の影響や衝撃よりも，健康面の危機の後におけるカップルのコミュニケーションや関係性である。セクシュアリティ，親密さ，対立の調整，コミュニケーション，身体的な順応が，すべて相互に関係している。感受性の高いメディカルファミリーセラピストにとっては，これらが複雑に相互作用することをカップルが認識できるよう援助する機会を見出すのは容易であろう。毎年約5,000人のゲイあるいはバイセクシュアルの男性に前立腺がんの診断がされていると推定される（Blank, 2005）が，ゲイやバイセクシュアルの人々が性機能や性関係の問題をどのように経験しているかは，異性愛の独身男性の場合と同様にほとんど知られていない。

　セラピストは，それぞれのカップルに特有の経験や懸念について好奇心を持っていなければならない。セラピストは，健康面の危機が続いている間，多くのカップルが性的な関係を回避や制限したり，後になって性的な親

密さを再び取り戻すことに困難さや気まずさがあるのは一般的であると伝えて、会話を始めることができる。カップルにおける性に関する経験が正常であることを認め、カップルにとってそれが問題となっているかを尋ねることで、セラピストは2人が性に関する問題をより自由に話し合える機会を提供する。

ポールとマーガレットは、数回のセッションの後ようやく、病気が彼らの性的な関係に及ぼした影響について話し合おうと思うに至った。ポールが身体的に健康を取り戻してきたと感じ、2人とも性的な活動を再開したいと思っていたときであっても、沈黙が続いていた。いかなる理由でも、途絶えていた性関係を再度取り戻すことには気まずさを伴うことが多いが、病気の問題には特有なものがある。パートナーは、セックスが手術後のさらなる痛みや、障害による苦痛を相手に再び引き起こすことを恐れたり、ポールの場合のように、妻が増大する責任を負ってすでに疲労している上に、さらに負担をかけることへの恐れを持つかもしれないのである。ときに、性的関係の途絶は、役割の変化 ── ロマンチックな関係から介護者と患者の関係への変化 ── を反映している。役割の変化は、ゆっくりと2人の関係に入ってくるパターンであり、役割の変化をオープンに話し合ったり、ときには変えていくように注意を向ける必要があるかもしれない。この過程を2人が話しあうことによって、他のカップルも役割の変化の中断を同様に経験しており、彼らは、自分自身やお互いを責めることを止められるのだと認識できるようになる。そして彼らには「普通の結婚」の関係に戻ることができるのだ、という希望がもたらされる。

マーガレットとポールは、彼らの信頼と親密さの基本的なきずなが壊れたのが、怠慢や愛情の喪失、互いへの思いやりの欠如や個人的な失敗によってではなく、心身ともに健康であるという彼らの核となっていた感覚が病気によって揺さぶられたためだとわかって、安堵感を得た。命にかかわるような病気の経験は、1人の人や、カップルの基本的な安心感を変えてしまう実存的な危機になることが多い。しかし、基本的な信頼感やアイデンティティの感覚が存在することで、親密さは最も適切に保たれるのだ。カップルが親密さや信頼を再燃させるには、多くの場合に意図的にそれに取り組む必要があり、それには性的な関係を創造的に探索することに目を向けてみることも含まれている。セラピストは、この過程において極めて重要な役割を担い、創

造性に富む同盟者となることができる。

レジリエンスに焦点を合わせる

　本章では，病気に対処するカップルにおける重大なストレス要因と，セラピーによる治療的な対応のいくつかを論じた。病気に関連する困難があったとしも，カップルのどちらかに命に係わる病気の診断があったとしても，離婚率の増加がないと報告されていることは特筆に値する。ある腫瘍学者のグループ（Glantz et al., 2009）が，神経腫瘍科，総合腫瘍科，そして多発性硬化症の3つのクリニックに連続して紹介された515件のデータを前向きに収集し調査した。5年以上の期間での平均離婚率は11％であり，複数の先行研究の結果とも矛盾せず，健康なカップルの離婚率と一致していた。

　しかしこの研究では，病気の発症後に，離婚に至る傾向には性差があることが示唆されている。別れたカップルの88％は病気を患ったのは妻であった。妻が重病を患ってから別れたカップルが20％だが，夫が病気となって別れたカップルは2.9％に過ぎなかった。性差が最も重要な変数であったが，この研究では結婚年数もまた変数の一つであり，別れたカップルの平均結婚年数は14.4年であったのに対し，病気を通して婚姻関係を続けたカップルの発病時の平均結婚年数は27.4年であった。

　困難な病気の状況に直面した際に，カップルが婚姻関係を続けるかどうかは，多様な理由があるが，結婚年数が長いことと，ケアに対するより伝統的な性別役割の期待があることが影響しているかもしれない。しかしながらセラピストが出会うカップルは，大概の場合に，病気の困難に対処しようと努力し，責任や役割の多くの変化にバランスをとる方法を模索している。

　本章に記述したカップルは，病気になったのが親であっても，子どもやパートナーであっても，その病気のストレスにうまく対応できないと感じてセラピーに訪れていた。彼らは自分たちが，誰にでもある人生の出来事や普通の過渡期に対処できなかった落伍者だと自分らを感じていた。トーニャとマヌエルは，ステップファミリーとしての対立をどう収めていくか，特にトーニャの子どもたちへのかかわりについて，夫婦は意図的な話し合いを結婚前に何度も重ねていた。夫婦は，トーニャが息子の糖尿病のケアについて持つ強い感情を，重要な要因としては考えていなかった。ローズとエドはともに，エドにおいては母親への支援の優先度が高いことをわかっていながら

も，エドが結果的に負担を感じ，ローズがないがしろにされた気持ちになったことで，自分たち自身へ怒りを感じるようになっていた。両者は互いに相手から理解されていないと感じていた。マーガレットとポールは，以前には話しあうことがなかった事を考えることによって，ポールのがんへの2人の最初の反応が永続的なパターンとなってしまい，互いの親密さや正直なコミュニケーションが減少してしまっていたことで2人がともに失望を感じていた。

　セラピストは，カップルの「失敗してしまった」という感情や，失望，自責感に注意を向け，カップルが実際に病気にうまく対処した具体的な方法を明確に示すことができるであろう。カップルの持つ強さを見出すことにより，彼らが危機に対して肯定的な方法で応じたことを認識させ，新たな夫婦の物語を創る手助けにもなる。**レジリエンス**は「逆境から跳ね返り，より強く，より機知に富むようになる許容力」として，ウォルシュ（Walsh, 1998）によって広範に論じられている。セラピーを通して，これらのカップルのそれぞれが，実際はレジリエンスを持ち備えていたことに気づいた。セラピーはまた，将来のストレスに対しても，レジリエンスを維持していられるよう援助したとも考えられるだろう。それぞれのカップルがセラピーの場で，自分たちの心配や失望，恐怖を表現する機会を持ち，医療におけるトラウマが2人の関係に及ぼした影響について認識することもできた。それと同時にセラピーによって両者は，数多くの危機にうまく対処し，責任を果たし，相手に新しい資質を見いだしたことを認め，互いへの思いやりと愛情をどのように示し続けるかを認識する機会をも持った。カップルはまた，自分たちの努力が妥当であったとセラピーのなかで認められた。それは他のどのような場においても経験できない体験であったかもしれないのだ。

健康上の問題の歴史 ── すべてのカップルセラピーに必要なこと

　メディカルファミリーセラピーをカップルに考慮することは，カップルに対するすべての種類のセラピーにとって，単なる追加ではなく必要不可欠な部分だと考えられる。長期の関係を持つすべてのカップルが，親の病気や喪失，またはお互いどちらかの重大な病気に対処してきているか，将来は必ず対処することになるからだ。これまで論じてきたように，健康面の危機は，

それぞれの原家族との関係，互いがどのようにサポートされていると感じているか，コミュニケーションの違い，セクシュアリティ，アタッチメントや喪失といった，カップルが交渉し対処しなければならない重要な問題のいくつかを健在化させ関係を悪化させる。これらは，カップルがセラピーに持ち込む核心的な問題である。カップルや家族への健康上の問題に関する介入について，シールズ，フィンレイ，チャウラ（Shields, Finley, & Chawla, 2012）は広範な文献レビューを行い，ほとんどの介入がカップルセラピーではなく，家族心理教育プログラムであったと報告している。しかし彼らはまた，家族への介入が，パートナーの苦悩を和らげ，薬物治療を忠実に遂行することを促し，カップルの関係を強化する可能性があると述べている。

　カップルの歴史の一部分として，病気や喪失があったことや，ケアの責任を担うことがあったことを納めることは，セラピストにとって難しいことではない。カップルが高齢になる親をどうケアするか，また，親の病気という出来事に対して2人がどう反応するかといった状況は，今にも爆発しそうなカップルの他の問題が明るみになる舞台でもある。セラピストはこの事態を用いて，パートナーがこれまで互いがどう支援してきたかを認識できるよう援助することができる。もしもカップルの一方が，現在または過去にサポートされてこなかったと感じていれば，セラピストは，家族成員が互いをケアする方法はそれぞれ異なっているのは正常なことだと認め，癒しを深めていくこともできる。最も重要なことは，カップルが過去の経験を話しあい，これまで認識していなかった懸念を明らかにし，2人が互いをケアしながらいかに他の家族のケアができるか交渉できるよう，セラピストとして援助することである。

第9章
妊娠喪失と不妊,生殖技術

> 若い頃,私たちは妊娠してはいけないと何度も何度も教えられた。それが今では,妊娠できなくなっている。
>
> ホーリー・フィン著『ベビーチェイス ── 不妊という冒険』

　妊娠喪失と不妊,生殖技術は,メディカルファミリーセラピーで取り組まれている最も一般的な問題と最先端テクノロジーの一部を網羅している。少なくとも5回に1回の妊娠が流産に終る (Covington, 2006)。子どもは欲しいが妊娠・出産が容易ではないという人々にとって,21世紀の科学は驚くほどさまざまな治療的介入の広がりを生み出している。その一方で,科学の進歩に伴うことに多い倫理的・心理社会的ジレンマも提起している。こういった生殖の問題は一般的であると同時に,メディカルファミリーセラピーにまつわる課題も反映しているため,本章ではそれらについてある程度掘り下げてみたい。

　子どもを持つということは大方の男女にとって待望の目標である。多くの宗教 (例:ヒンズー教,古代ギリシア人やケルト人,ナバホ人の宗教) には,信仰の役割と受胎の望みの証として子宝の神様または多産のシンボルが存在している。ピュー・センターの報告書によれば,現在18歳から29歳の未婚で子どももいない人々の74%が,子どもが欲しいと答えている (Wang & Taylor, 2011)。

　今日,さまざまな生殖可能性が存在している。これらの選択肢を考慮する人々は,パートナーとの子を妊娠するのに成功したり,生殖技術や代理母,養子縁組の助けを得たりして自分の意思で親になる人から,親になりたくなかったが妊娠していることがわかったので,子どもを育てることを選択する

人や，不本意に親になり，子どもを養子縁組に出す人，子どもは欲しいが妊娠喪失を経験したり不妊症であったりして授からない人，そして妊娠中絶やまったく妊娠しないことを選択して自分の意思で子どもを持たない人まで，多岐にわたっている。

　専門家の多くや孫の誕生を待ち望んでいる祖父母予備軍は，ライフサイクルにおける生殖の段階を，成人としての輝かしい標識だとみなしている。妊娠と出産は新しく親になる者とその親たちとの関係を即時に変える拡大家族のイベントでもあり，親を退けようとする思春期や成人してゆく過程で荒れた親子関係の時期の後に，両者の関係に修復または和解の機会を提供することにもなる。

　20世紀に書かれた多くの心理学的な家族研究の論文は，伝統的・生物学的生殖を家族の継続性の中心とみなし，それに焦点を当てていた。たとえば，ボゾルメニィ・ナジとスパーク（Boszormenyi-Nagy & Spark, 1984）は「家族のきずなは，生物学的・遺伝的な親族関係を基盤としている点に特徴がある」(p. 42)と書いた。家族の形成過程がどのようなものであれ，また遺伝的なきずながあってもなくても，それは世代から世代に引き継がれる大人から子どもへの愛情であり，それが家族のアイデンティティと家族の遺産，そして家族の物語を形作ってきた。女性はしばしば何年間も母親になることを予期して過ごす。小さな女の子は人形を抱くことができるようになったときから，次の世代を世話して育てることが大事なことだと教えられる。

　社会の規範や価値観と生物学の知識により，女性は自分が出産すること，多くの場合に子どもを育てることに対して最大の義務を担うこと，生殖の可能性は40代のある時点で終わるため，自分の選択肢には時間的な制限があることを，強く意識するようになる。

　男性もまた，子どもを持つことに非常に大きな価値を置くよう教育されてきた。古代ユダヤ教の戒律では，父親でない男は不完全とされていた。しばしば，男は家族の系譜を引き継ぐことを期待され，伝統的に子どもの存在は男の生殖能力を示唆している（Edelman, Humphrey, & Owens, 1994）。

　しかし，世界中の10組のカップルのうち約1組が，生物学的な子どもを持つことができない何らかの不妊の問題を抱えているのが現実である。発展途上国では，その原因はほとんどの場合，性病や栄養失調，または他の未治療の健康障害に関連している（Butler, 2003）。世界各国の不妊率は大きく異なる。

米国では，15歳から44歳の女性のおよそ12％が，妊娠したり妊娠を継続したりすることに問題を抱えており，730万人の女性が人生のある時点で不妊治療を受けている（疾病管理予防センター：以下「CDC」，2011）40歳から44歳の女性のなかで，子どもを産む能力に問題がある率は18％に近い（Chandra, Martinez, Mosher, Abma, & Jones, 2005）。CDCはまた，330万人から470万人の男性が子どもを授かることに関連して助けを求めたことがあると見積もっている。米国の約20％の女性が35歳を過ぎてから第一子を出産しているが，女性が35歳を超える夫婦の3分の1が不妊の問題を抱えている（CDC, 2011）。不妊症例の約3分の1が男性に関連する要因，さらに約3分の1が女性に関連する要因に原因を特定できる。残りの約3分の1は両パートナーの問題によるか，もしくは説明することができない理由による（American Society for Reproductive Medicine, 2008）。生殖介助術は女性が35歳以下の場合成功率は41％で，この率は女性の年齢が高くなるにつれて低下する（CDC, 2011）。

　こういった個人や夫婦，彼らの家族にとって，生殖の生物学は，パートナーの選択，性のあり方，妊娠，出産にかかわる単純ではないプロセスである。それどころか，生殖の問題はアイデンティティの混乱，心に痛手を残す喪失と悲しみ，自己不全感と嫉妬，夫婦生活に深くかかわる医療従事者との長期化するつきあいを伴う。さらに，セクシュアリティ，コントロール，喪失にまつわる問題は，妊娠喪失または不妊のストレスを経験している夫婦にとって，共有される場合もあるが，不和を生じさせる原因にもなる。

　心理学的評価とカウンセリングは今日，大半の不妊治療施設における標準的治療となっている（Domar, 2011）。ときに夫婦は，不妊治療が2人の感情生活に及ぼす影響に気づいていないことがある。一組の夫婦が相談にやってきた。妻の兄のことで，彼が自分の幼い娘に連絡を取ろうとしても，その娘の母親がどうしてもそれを許さない状況があり，それに夫婦が巻き込まれているという。そのことで来談したこの夫婦自身が，この女の子の叔父叔母としての役割の喪失を感じており，また兄が父親としての役割を喪失したことに深く感情移入してしまうという。しかし夫婦は自分たちを典型的な問題のない人間と考えており，どうしてこの状況のせいでこんなに身動きがとれなくなってしまったのかわからず当惑していた。相談を締めくくるにあたって，セラピストはこの30代後半の夫婦に，どうして自分たちの子どもを作らなかったのか尋ねた。すると夫婦は，ストレスに満ちた7年間の不妊治療を受

けていたことを明かした。そのことを彼らは，兄が経験している喪失にどうしてそこまで感情的に巻き込まれてしまうのかということに関連づけてはいなかったのである。

　健康保健上の相談，または心理療法に紹介されてやってくる患者は，不妊治療のプロセス ―― 不妊の初期診断から，ストレスの多い治療を経て，不妊または妊娠喪失に起因しているが関係ないように思える未解決な問題に至るまで，どの段階でもやってくる。

　女性の健康クリニックまたは不妊クリニックでは，内科医や助産師またはナースプラクティショナーが，生殖上の問題を抱える患者を，クリニックに勤務するメディカルファミリーセラピストのカウンセリングに定期的に紹介しているところもある。また，診断のための精密検査や喪失に伴う急激な感情的反応を示している患者を紹介してくる産婦人科医や不妊治療の専門家もいる。患者のなかには，ストレスの多い期間に専門家のサポートを求めて，あるいは治療のオプションを考えるための手助けが必要で，自らセラピストを訪れる者もいるであろう。

　心理療法士とその他の医療専門家とが協働すれば，患者の医療システムとの交渉を助けることができ，この難しい仕事を行う生殖臨床医とセラピストとの間に相互支援を生み出せる。不妊への心理社会的介入のエビデンスベースは構築され始めている。文献を精査すれば，不妊カウンセリングは，関係の機能改善よりも悪影響の緩和により成功することが明らかになる。歴史的に，妊娠率は心理社会的な介入には影響を受けないだろうと考えられてきた。しかし，体外受精（IVF）を行っている女性のうち，心身交互作用を踏まえたグループセッション（例：否定的な思考を変える，ストレスを緩和する，リラクセーション）を10回受けた者は，コントロール群の女性より妊娠率が有意に高いことがわかった（Domar et al., 2011）。心理教育と技能訓練（行為者性の増加とストレスの減少）を重視するグループは，感情表現とサポートを重視するグループよりも，より介入効果が高い傾向があることがわかった（Boivin, Griffiths, & Venetis, 2011）。リラクセーション訓練や，ソーシャルサポートを得ること，自身や他者に対する期待への修正はいずれも，不妊に関連した困難を乗り越えるのに有用なアプローチとなりうる。今後は不妊への心理社会的介入と生殖技術 ―― 特にそれらが患者やパートナー，子ども，拡大家族に与える影響 ―― について，コントロールされた科学的に厳密な研究が必要とされている。

本章で後に論じるように、メディカルファミリーセラピーでは、生殖医療において、組織の倫理委員会から相談されたり、意見を求められたりするような倫理的問題に直面することがしばしばある（Horowitz, Galst, & Elder, 2010）。生殖面での困難に陥っているカップルは、個人的にも、対人的にも、倫理的にも複雑で難しいジレンマに追い込まれ、それが家族生活の中核に打撃を与えている。不妊治療のテクノロジーは絶えず変化しており、不妊や妊娠喪失、生殖技術の心理社会的な影響を完全に理解しようという努力は始まったばかりである。メディカルファミリーセラピストは、夫婦や家族、医療提供者がこういった問題に対処するため、夫婦のコミュニケーションと、彼らが直面する意思決定に対するコントロール感を、最大限に高めるアプローチを考案するのを手助けできる。生殖上の問題を抱える患者は、セラピストにジェンダーと生殖、喪失に関連した強い反応を引き起こしやすい。女性のセラピストは男性のセラピストよりもこういった症例によく出会うかもしれない。なぜなら、生殖は男性より女性に責任があるとする生物学的・文化的な偏見があり、また、多くの患者が女性のセラピストのほうがこういった問題についてより同情的で支持的だろうと思い込んでいるからである。しかし、現代社会は出産と育児における男女両性の重要性を認識しているので、より多くの男性セラピストがこの分野に興味を示すようになり、また、よりシステム論的志向の強いセラピストがこういった問題の解決の手助けに必要とされている。

　多くのセラピストが妊娠喪失と不妊を専門としているが、こういった不安や葛藤を抱えている夫婦の数も多いため、セラピストは専門分野にかかわらず妊娠喪失または不妊を経験している夫婦の治療にあたる傾向にある。夫婦は喪失に対処することを最重要な関心事項としてやってくるかもしれないし、または、他の問題でセラピーを受けていて、妊娠喪失または不妊が未解決の問題として浮上したり、問題として再燃するかもしれない。本章では、メディカルファミリーセラピストが夫婦のなかにみる不安や葛藤の種類についての説明を設ける。われわれはまず、妊娠の喪失──流産、子宮内胎児死亡、選択的中絶を含む──から始めて、具体的な問題を特定することにしよう。その後、男性、女性、夫婦、セラピストにとっての不妊経験について記述する。これに続いて、男性と女性の不妊症のタイプと罹患率、生殖介助術──授精、IVF、代理母を含む──についても論じる。アセスメントと

介入のためのメディカルファミリーセラピーのスキルについての議論は、これらのセクション全編に組み込まれている。

妊娠喪失

われわれの社会はつい最近になってやっと、流産その他の妊娠喪失の重大性に気づき始めた。今日においてさえ、この喪失の重大さが認められないことによって、女性やそのパートナー、彼らのことを気遣う人々が孤立する結果を導いていることがある。多くの症例では、親は妊娠喪失に対する激しい悲しみを何か月も何年も経験している。デフレイン (DeFrain, 1991) は、家族が心の回復に要する平均時間は流産の後は9か月から15か月で、死産または乳幼児突然死症候群の後では3年であることを発見した。ブラックモアら (Blackmore et al., 2011) は、英国の1万3,000人以上の女性を対象にした研究で、流産または死産を経験した女性は、その後の妊娠で不安やうつを有意に高いレベルで経験すること、また、これらの症状は健常児が生まれたあとでも解消しないことを発見した。さらに、米国の7,770人の女性を対象にした別の研究は、20週前での流産または妊娠喪失を経験すると、妊娠がうまくいった夫婦と比較して、離婚のリスクが22%上昇することを発見した (Gold, 2010)。これらから、メディカルファミリーセラピストと医療チームの他のメンバーによる早期の心理社会的な支援と介入が、健全な悲嘆のプロセスを促進する上で重要であることがわかる。妊娠喪失のピアサポートグループもまた、助けとなり得る (Leff, 1987; Leppert & Pahlka, 1984)。

妊娠喪失をめぐる悲嘆は、どれほど妊娠が望まれていたか、妊娠期間の長さ、夫婦が得られた医療面・社会面でのサポートの量、夫婦がお互いにサポートし合える能力、夫婦の年齢および不妊歴が絡み合い、複雑なものになる。もし妊娠喪失が、長期に及ぶ不妊治療の結果妊娠できた比較的高齢の夫婦に起きた場合には、比較的若い健康な夫婦に起きた場合とは異なる意味合いを持つかもしれない。メディカルファミリーセラピーでは喪失経験を正常化するため、夫婦がその喪失に畏敬の念を抱く助けとなる植樹などの儀式を行うよう促すことがある。どのような危機でもそうだが、危機は、当の個人および夫婦が協力し、人生の目標についてよく考え、その経験を乗り越えることにより、行為者性および感情共有の感覚を高められる機会となりうる。

ファミリーセラピストはおそらく専門家グループの一員として，妊娠喪失直後，または悲嘆反応が悪化していることが理由で，当の夫婦に会うかもしれない。妊娠喪失に対するソーシャルサポートは歴史的に不足していたため，今日でさえ，この忘れられた悲しみは，さまざまな個人的，対人的な問題を引き起すが，それが妊娠喪失と関連していることに患者が気づいている場合とそうでない場合がある。結果的に，セラピストはジェノグラムで家族歴を理解するために，つねに流産や死産，その他の生殖上の問題についてその日付と情報を具体的に尋ね，妊娠喪失と遅れてやってくる悲嘆の影響の大きさをアセスメントしなくてはならなくなる。

流産

流産（20週目までの妊娠喪失と定義される）または自然流産は，全受胎の20％から50％が流産に終るという見積もりから考えると，しばしば起こり得る出来事といえよう（Covington, 2006）。あまりに早期に起きる場合，女性またはそのパートナーが気づかないままに終わることもある。

生殖介助術は，新しいカテゴリーの妊娠喪失――IVFサイクルの失敗，多胎妊娠における一胎児の喪失，多胎妊娠の選択的胎児削減――をもたらした。従来の妊娠喪失でも介助妊娠喪失でも，ショック症状や激しい悲しみ，悲嘆を生じるのが典型的で，それは1年の長きにわたって続く。夫婦によっては，早期の喪失は苦痛であり，妊娠のことを知らない，あるいは妊娠喪失の重大性を理解していない家族や友人のせいでサポート不足が拡大し，その苦痛がもっと大きくなる場合もある。この種の悲しみは権利を奪われている――つまり，社会的に明らかでもなく，認識されもしない（Harvey, 2002）。女性やそのパートナーのなかには，失われた妊娠の出産予定日まで，深い悲しみの時間を過ごす人もいる。メディカルファミリーセラピーでは，喪失経験を正常化するため，悲嘆のプロセスを早める儀式を行うよう促すことがある。どのような危機でもそうだが，危機は，当の個人および夫婦が協力し，人生の目標についてよく考え，その経験を乗り越えることにより，行為者性および情緒共有の感覚を高められる機会となりうる。

一組の夫婦が，妻のトレーシー（28歳）が最初の子を流産したあと，カップルセラピーに参加した。トレーシーは取り乱しており，夜眠ることができず，流産後の6週間で体重がひどく減少していた。ボブ（49歳）は妻の苦悩

に心を注いでいた。彼はこれが2度目の結婚で，トレーシーとは最初の結婚のあいだに不倫として始まった関係だった。ボブは最初の結婚でできたティーンエイジャーの子どもが2人おり，トレーシーが妊娠して母親になることを強く願ったために，トレーシーとの間に子どもを1人もうけることに同意したのである。最初は妊娠を知らされて否定的な反応はしたものの，ボブは赤ちゃん用品をいくつか購入し，ゆりかごを作り始め，流産の直前まで赤ちゃんについて肯定的なことをずっと話していた。しかし，妊娠喪失のあと，ボブは彼自身のためらいが「赤ちゃんを失う原因になった」と口に出して悩むようになった。治療を受けている間に，夫婦は内輪でのお葬式をすることを決めた。ボブもトレーシーも失くした子どもにメッセージを書いた。近しい家族と友人が食べ物を持ち寄り，夕食を共にした。トレーシーの重い症状はその後すぐに寛解したが，夫婦のどちらも流産した年は断続的な悲しみに襲われた。セラピーの目標は，2人の関係の初期から未解決であった信頼の問題に対処することに移っていった。

子宮内胎児死亡

　死産につながる子宮内胎児死亡（FDIU）は，女性とそのパートナーが胎児とのきずなを感じ，まだ生れぬわが子に希望や夢を抱いて多くの時間が経過した妊娠の後期に起きる喪失である。FDIUは，女性は胎児が死んでいることを知りながら妊娠し続けていなければならない場合があるため，特に苦悩の激しい経験である。彼女はその後，生きた赤ん坊という最後の褒美のない陣痛と出産に耐えなくてはならない。FDIUに気づいていない者にとって，死産は陣痛と出産の末にショックとして訪れる。それは，ショックや怒り，抑うつ，罪悪感といった当然の感情を伴う予期されなかった深刻な喪失となりうる。多くの場合，胎児死亡または死産の原因は不明で，それが夫婦の絶望感につながる。たいていの病院は，危機介入を提供し，この喪失を乗り越えることを支援する死別チームを持っている（L. Cohen, Zilkha, Middleton, & O'Donnahue, 1978; Leff, 1987）。メディカルファミリーセラピストはこれらのチームの重要なメンバーになりうる。多くの夫婦が，死産した子どもを出産後に見て，支援してくれるコミュニティとともに，赤ん坊とその死を讃えるために葬儀などの儀式を行うことは有用だと感じている。

選択的中絶

　メディカルファミリーセラピストは，女性やそのパートナー，または家族が妊娠中絶をするかどうかについての意思決定を進める際に，要望に応じて力を貸すことができる。大半の女性において，妊娠の計画された終了，つまり中絶は，長期に及ぶ行動保健学的に重大な影響はほとんど持たない（Munk-Olsen et al., 2011）。妊娠テストのためにクリニックにやって来たティーンエイジャーに関する1つの研究では，中絶を選択したグループは，赤ん坊を産んだグループまたは妊娠テストで陰性だったグループよりも，2年後の社会的・心理的機能のスコアが高かった（Zabin, Hirsch, & Emerson, 1989）。中絶後の問題のリスクが最も大きいのは，抑うつや不安またはその他の精神疾患の既往歴がある女性である（Munk-Olsen, Laursen, Pedersen, Lidegaard, & Mortensen, 2011）。女性とそのパートナー間または家族間で処置についての意見の相違がある場合は，それが困難を生み出すもう1つの原因となりうる。

　妊娠終了の意思決定をする際に葛藤するかもしれない女性とそのパートナーの特定のグループは，胎児の重大な問題を明らかにする遺伝的異常テストの結果が陽性であった人々である。メディカルファミリーセラピーは，妊娠を継続することを決心した人々のために，病気や障害を抱えた子どもを持つことが，家族の人生の軌跡をどのように変える可能性があるかについて，安心して話し合える場所を提供する。こういったすべての女性とそのパートナーのために，メディカルファミリーセラピーは，喪失に関連する，複雑でときに矛盾する感情を受け入れ，中絶によってぶり返した過去のトラウマや喪失経験に対処し，深い悲しみをサポートする場を提供する。メディカルファミリーセラピストは中絶手術の前後に，個人または夫婦に会うことがある。たいていの中絶は妊娠の初めの3か月間に行われ，それは医学的な見地からは早ければ早いほどよいため，家族はその問題を迅速に解決しなくてはならないという強いプレッシャーを感じる。この時間的制約が不安をあおり，家族間でのコミュニケーションに行き違いが起きる可能性が高まるため，こういったケースはセラピストにとって難しい問題となる。個人的な信条からこの仕事をしているセラピストは，女性とそのパートナーができる限り最善の決定を下せるよう，どちらか一方の側につくことなくコミュニケーションを明確にするファシリテーターとして機能することができる。この問題をめ

ぐる家族内での対立は，以下の例が示すように解決できないことがある。

　ムジーカ夫妻はムジーカ夫人の妊娠についてもめている最中に，夫婦セラピーにやってきた。この夫婦には6歳未満の3人の子どもがおり，ムジーカ夫人は4人目の妊娠も継続することを希望していた。ムジーカ氏は彼らの結婚はすでに不安定であり，この妊娠は終了するべきであると感じていた。両者とも妊娠のタイミングはストレスに満ちたものであるということには合意した。しかし，彼らは妊娠を中絶するかどうかという点では，意見が真っ向から対立した。ムジーカ夫人は夫に対して怒り，彼の態度を，夫人を支配しコントロールしたい気持ちの象徴であると見ていた。ムジーカ氏は，妊娠についての意思決定プロセスから締め出されたと感じ，妻の態度を意思決定に彼のニーズを取り入れようとしない拒否の象徴だと見ていた。2回のセッションを短期間に続けて行った後，ムジーカ夫人はこの問題についてさらに議論することを拒否し，妊娠についての意思決定を単独で行う権利を主張した。夫人は子どもを産み，婚姻関係は2年以内に終結した。離婚後，セラピーは夫婦とすべての子どもたちの間に良好な親子関係を維持することに役立った。

　ファミリーセラピストは，中絶の意思決定の問題で夫婦に会うことに加えて，中絶後の苦しみや解決されない悲しみを背負っている患者とそのパートナーに会うことがある。中絶には選択が含まれるため，女性のなかには測り知れない罪悪感を抱く人がいる。ときには聖職者への紹介が役に立つ。また，メディカルファミリーセラピストが，過去の後悔を克服し，癒しを促すために非公式な儀式を考案するのを手助けできることもある。ある女性は，結婚していて子どもが2人いたが，現在の夫と出会う前に5回中絶していることへの罪悪感に苦しんでいた。彼女はカトリック信者で，異性関係が満たされないものであったときでも，子どもを持ちたいという強い願望があったのである。彼女は信頼している神父に長い告解をし，その後，夫の助けを得て，もう妊娠することはできないことを認め，そのしるしとして裏庭に小さな樹を5本植えることができた。その後，彼女は中絶に関する悪夢を見なくなった。

　こういった問題に苦悩している患者や家族を扱うときの課題として，中絶に対するセラピスト自身の立場を明確にし，それを明確に患者に伝える一方で，女性とそのパートナーが彼らにとって最善となるような独自の意思決定

をしなくてはならないことを強調する。たとえば，セラピストは「私自身は中絶に反対はしていませんが，これはそれぞれのご夫婦にとって，重要で個人的な意思決定であると思っています。私はお2人がこの問題について語り合い，お2人とご家族にとって最善となる意思決定ができるようにお手伝いしたいと考えています」と話す。セラピストのなかには，中絶は間違っていると考え，結果的に中絶するという意思決定を導きうる治療には携わりたくないため，そのような意思決定にかかわるケースを扱いたくないと思う者もいるかもしれない。このようなセラピストは，同じ信念体系を共有し，中絶に代わる方法を見つけることを必要としている女性や夫婦にとっては，助けになるかもしれない。いずれにせよ，このような状況についてのセラピスト自身の価値判断は無視することはできず，それは治療プロセスの一部にならなくてはならない。この事実をオープンに認めることは，患者が脆弱で葛藤しているかもしれないときに，セラピストが密かに患者の意思決定に影響を及ぼすことを防止するのに役立つ。

不妊

　中絶についての意思決定に直面している女性とそのパートナーは，不適切なタイミングで妊娠したことに苦しむことが多い。不妊と格闘している夫婦は異なる苦しみを抱えており，その苦しみは夫婦にはさらにコントロールが難しいことでもある。不妊は，夫婦が妊娠を期待するのをやめ，生物学的に子どもを持つことはできないかもしれないという認識を持ち，個人として，パートナーとしてのそれぞれのアイデンティティの再定義を行うことを必要とする医学的，心理学的，社会的経験である。子どもを持つ準備ができていながら，彼らは，生殖が困難，あるいは不可能であることを発見する。たいていの不妊専門家は，1年間試みても受胎しなかった場合を不妊と定義している。また，35歳以上の女性が6か月間試みても妊娠しなかった場合は医師に相談するようにというアドバイスがある (American Society for Reproductive Medicine Practice Committee, 2008)。しかし，クック (Cook, 1990) は，個人が自分で選択した時間枠内で妊娠を達成できなかった場合を不妊とし，不妊についてもっと経験的な定義づけを行うことを提案している。

　妊娠を成功させるための必要条件は生物学的には複雑であり，さまざまな

器官やホルモンの相互関係がかかわっている（心理療法士のための不妊の評価と治療の医学的側面については，Keye, 2006 を参照）。

最も一般的な不妊の原因自体が複雑かつ多様である。薬物療法，がん治療や他の病気が男性および女性の不妊の原因となることがある（Mayo Clinic Staff, 2012）。不安やストレスなどの心理的要因が受胎の妨げとなることもあるが，この点については十分に理解されてはおらず，不妊自体が患者や家族にとって強いストレスになっているため，研究するのは難しい。20世紀前半に，「不妊」と「妊娠への女性側の消極的な態度」との間に強い関係があることが研究で示された。こういった考えに対しては，かなり前から異議が唱えられている（Noyes & Chapnick, 1964）。不妊ついての最近の心理社会的研究と治療は，被害者，つまり女性側を責めるようなことを避け，不妊への先行要因に焦点化するのではなくて，不妊という結果を心理社会的に捉えることに重点を置いている。

不妊の経験

不妊の心理社会的な経験は，愛する人の死に向き合うことや，慢性疾患の診断に立ちむかうことにある意味で似ているようにも思われる。死を受け入れていくのと同じように，患者は不妊の診断後に悲嘆の各段階，すなわち否認，ショック，怒り，とりひき，抑うつ，受容の段階を経る（Kübler-Ross, 1969; Myers, 1990）。治療中，患者は長期にわたって28日周期で希望と喪失に耐えることになる。慢性疾患と同じように，診断と治療に対応するために生活スタイルも調節しなければならない。診断のための処置は侵襲的であり，きまりが悪いもので，精神的な重圧になる（例：男性は精子計数用の精子を産生するために瓶にマスターベーションし，女性は性交から数時間後に性交後検査のために診察を受けなければならない）。

不妊症の治療は挫折感と制御不能感が際立っているのである。患者の多くは，「なぜ自分なのか？」と問うであろう。不妊の評価と治療は，性的不安感や疑念をも増強する。中には自分の不妊は，性的行為あるいは他の悪行に対する神からの罰だと考える人がいる（Menning, 1977）。原因や説明を求めることに加えて，多くのカップルはストレスの多い境界線に乗った曖昧な体験として不妊を経験し，自分たちが望んでいる子どもに対しては，心理的には存在するが，肉体的に存在しないものとして経験するのである（Burns, 1987）。こ

のような，あらゆる不妊症に関したストレス原因は目に見えない。したがってカップルにとって不妊症は秘密を抱え混むことや社会的孤立につながる。

男性と女性が報告する不妊経験には差がある。不妊診断のための検査は，女性よりも男性の検査の方がはるかに簡単で侵襲性が低い。これらの技術的および生物学的要因は，性別による役割分担の社会化と伴に，男性と女性の不妊経験の差に影響している。

女性の不妊症

新しく優れた避妊具が特に利用可能になって以来，世界中の多くの女性は，自分の生殖能力を以前にもまして自分で管理できるようになったと感じている。現在，多くの女性が教育やキャリアのために出産を遅らせており，女性自身やその家族は出産を決意すればできるだけ早く子どもが欲しいと望む。中年になって再婚して子どもを望む女性もいる。だが，女性の受胎能力は有限である。女性の生物学的時計は「チックタック」と時を刻んでいるのである。排卵は女性の年齢によって左右される機能である。そのため，加齢に伴って女性の受胎能は低下し35歳からは急激に低下する。35歳を過ぎるまで最初の妊娠を遅らせた女性の3分の1は，受胎に関する問題が生じると推定される。40歳を過ぎると，50％が妊娠を成功させることが困難になる (Petok, 2006)。

女性は，生殖障害を個人的な能力不足として経験する場合がある。性的魅力，性欲の欠如，他の性的機能障害について不安を抱く，あるいは男女関係から全面的に撤退することもある。不妊の女性は対照群より大きな心理的苦悩を抱えていることがわかっており，たとえば，うつ病の発生率が高いと報告されている (Chen, Chang, Tsai, & Juang, 2004; Greil, 1997)。不妊の心的外傷に関連したストレスは十分に実証されており (Benyamini, Gozlan, & Kokia, 2005)，カウンセリングによってこの苦悩が軽減されることも示されている (Smeenk et al., 2001)。通常，女性はパートナーよりも大きな苦悩を示し (McCartney & Wada, 1990)，不妊の問題が疑われるときに，最初に医学的助言を求めようと提案するのは通常は女性の方である (Matthews & Matthews, 1986)。介入によって心理的要因を改善することができるためにカウンセリングが推奨されている。

男性の不妊症

さまざまな文化にわたる研究で、女性は不妊症により打ちのめされることが報告されている一方で、多くの男性は不妊症ではほとんど影響されないことがわかっている (E. W. Freeman, Boxer, Rickels, Tureck, & Mastroianni, 1985; Lee & Sun, 2000)。クラフトら (Kraft et al., 1980) による研究では、ある男性は自分の不妊について「20分ほど動揺しただけです」と語っただけであった (p. 625)。男性はしばしば自分たちにおける不妊の最も大変な部分は、妻の心痛だと言っている。多くの男性は、妻のために強くならなければならないと感じている。だが、マイヤーズ (Myers, 1990) が述べているように、「生殖について男性が何も言わないことを、受け入れや協力の態度と同等視することには危険がある」(p. 34)。一部の男性の否認と沈黙は、不妊は自分たちにとって、男性として夫として容認できないという強い感情を反映していると思われるからだ。実際、不妊が生じるときの女性要因よりも男性要因のほうが汚名にかかわるという考えを支持するエビデンスがある (Miall, 1994)。セラとナヤビット (Cella and Najavits, 1986) は、ホジキン病を放射線療法と化学療法で治療し、治療による影響で80〜90％で男性不妊症が生じると告げられた男性についての研究を報告した。治療前に精子を精子バンクに預けるよう助言を受けたにもかかわらず、研究対象の男性の40％は精子を預けなかった。精子を預けなかった男性の圧倒的多数 (93％) が、生殖能力が維持されると思っていたと語っていた。この結果は、恐らく不妊についての苦悩を認めない男性がいるという事実と関連しており、不妊の男性は生殖能力のある男性よりも身体化障害の発生率が高いという報告もある (Covington, 2006)。

生殖における男性役割について感情を表現する、あるいは生殖の役割は自分側にあると主張する男性はしばしば社会的には支持されないため、男性不妊については触れられなかったり、あるいは不妊を隠したがる男性がおり、そういった男性たちの苦悩は見逃される。それに対し女性は、多くの場合、医学的に不妊と診断されたのが男女どちらであろうとも、不妊に「取り組み」、パートナーが診断された場合でも、カップルの心痛を表現する。不妊のパートナーを持つ女性のなかには、男性および男性の能力意識を守るために、自分に問題があると言って、友人や家族に嘘をつく人さえいる (Czyba & Chevret, 1979)。

男性不妊にまつわる感情を否定したり，あるいは考えることを避ける男性もいるが，男性のなかには自尊心を失い，個人的な失敗だと感じたり，男性としての適性についてくよくよと思い悩む人もいる。いくつかの研究では，不妊だと診断された男性に勃起不全（Zolbrod & Covington, 1999）と他の性的問題のリスクがあることが示されている。不妊の問題や不妊に対する男性の反応は複雑なため，メディカルファミリーセラピストは，男性の合理的な情緒的ストレスや痛みが語られることがなくとも，その苦悩に気づくことである。

　マイクは29歳の男性で職を維持することができなかった。陽気で，優しく，どちらかというと受け身的であった。外交的で積極的で，しっかりとした妻のリンダがそばにいるときは特にそうした態度であった。リンダは，マイクが学校を卒業せずに，自宅の仕事をやり遂げないことにいら立ちを感じカップルセラピーを開始し，その過程でカップルは不妊検査を受け始めた。

　2人の性格的な特性はここにも現れ，リンダは診断テストを精力的に進めたが，マイクは予約のスケジュールを忘れ続けた。8か月の間に何回か予約があり，リンダの検査は外来の外科処置を必要とする1つの処置を含めるとすべて陰性であった。マイクの男性不妊が疑われ精子数を調べるための予約が入っていた。医師は問題を確証するために，マイクに対してあと2つ検体を提出するよう求めた。リンダの怒りにもかかわらず，マイクは献体を提出しなかった。マイクは予約を忘れ，予約を覚えているときには，精子検体を忘れていた。担当のセラピストはマイクと話をし，マイクの口に出せない内的苦悩を理解した。セラピストは敬意をもってマイクに対応し，子どもの頃に病気がちで，自分の父親や妻から男として扱われていないことからくる心の痛みのために不妊検査に耐えるのが難しいということについて話し合った。マイクは長い間，感情的に恐れていたこと，すなわち男性としての能力の欠如が，検査によって生物学的に確証されてしまうと感じているようであった。

　最終的に，カップルセラピーのなかで，リンダはマイクが不妊検査を続けたくないと思っているという事実を受け入れた。最終的にこのカップルは養子を求め綺麗な女の赤ちゃんを養子にした。マイクは満ち足りているようだった。マイクは親となり，娘とほとんどの時間を過ごし，娘の世話をし，一緒に遊び，娘の幸せを求めた。マイクは幸せで，父親としての能力に誇りを持つようになった。

カップルにとっての不妊

あらゆる危機と同じように，不妊という体験によってカップルのきずなが強くなることもあれば，カップルに重大な問題が生じることもある。性的，経済的，情緒的重圧はすべての不妊カップルに共通の課題である。不妊の診断と治療は，カップルの関係のなかでも最も親密な領域，すなわち性生活のプライバシーに踏み入ることになる。

いくつかの研究は，不妊および不妊治療がカップルの性的親密さにダメージを与える可能性を実証している（Boxer, 1996; Saleh, Ranga, Raina, Nelson, & Agarwal, 2003）。サバレッリ，メス，ガバッツィ（Sabatelli, Meth, Gavazzi, 1988）は，不妊サポートグループの男女のサンプルの60％近くが，診断後の性交頻度の減少と性交満足度の低下を報告することを発見した。

不妊症の診断後，他にも関係性の問題が生じることがある。カップルによっては，子どもを育てることが結婚契約の基本的な要素であり，不妊が結婚の概念そのものを脅かすことがある（Kraft et al., 1980）。これらのカップルにとっては，不妊症診断後に結婚契約について再交渉することは難しく，不可能な場合もある。「家族」になるためには，子育てに「暗に」あるいは明確に頼っているカップルもいるからだ。多くの若いカップルは，自分たちの子どもを育てることによって，カップルの忠誠心が生まれ，育った家族成員からカップルのパートナーに移る。

不妊症の危機に際して互いのきずなを深める相補的スタイルを持っているカップルもいる。マキューアン，コステロ，テイラー（McEwan, Costello, Taylor, 1987）は，女性が配偶者との間に信頼関係を築いている場合，不妊にかなりうまく適応することができることを発見した。そうでないカップルは，不妊症への対処スタイルにおいて衝突が生じる。こういった場合，女性は不妊症に関するストレスについて語りたいと思うが，男性はそのことを「忘れようとしたがる」のである。

一般的に，同レベルの不妊症ストレスを感じているカップルは，ストレスレベルの異なるカップルと比較して，結婚生活をうまく調節することができる。親になりたいという気持ちをカップルで持っている女性は，親ニーズが調和していないカップルよりもうつ病的症状を報告することが少ない（Peterson, Newton, & Rosen, 2003）。親になりたいという気持ちや不妊症ストレスの夫

婦間不一致は，この問題の負担を重くすることがある。

このことは，メディカルファミリーセラピーが，カップルが互いの個人的経験や，ストレスへの対処スタイルを互いに理解し，互いが共感できるように助けることが重要であることを明確に示している。

マシューズとマシューズ（Matthews & Matthews, 1986）は，不妊症の診断を抱えている人は，罪悪感を覚え，パートナーの愛情を疑う傾向にあることを発見した。こうした人たちは，配偶者が別のパートナーと結婚していれば，子どもをもうけることができたのではないかと想像する。ときに，パートナーが浮気をしたり，あるいは物質乱用や摂食障害を生じることもある。これらの症状は，カップルが自制心をなくした状況で生じる制御障害として理解される。

セラピストにとっての不妊

不妊症は，特に，妊娠可能な年齢で妊娠に向けて努力しているセラピスト，あるいは配偶者が妊娠に向けて努力しているセラピエストにとって強烈なトピックと言えよう。妊娠中のセラピストは，セラピストの妊娠という事実が，不妊問題を抱えているカップルを否定的に刺激することがあるため，カップルにいきなり会うことは避けたほうが良い。長期にかかわっている患者は，治療関係がすでに有益なものになっていれば，妊娠中のセラピストとのつき合いを継続することを選択すると思われる。

セラピストの生殖問題が，患者にとって問題となることがあるし，その逆もありうる。マクダニエルは自分自身が続発性不妊症[註1]カップルであった。最初の診断検査と治療から丸3年，再び第二子を妊娠したカップルのセラピーをしていた。セラピーの間，マクダニエルは自分自身も第2子を希望していたが，不妊症の闘いは過酷なものであることを彼女は知っていた。この現実をマクダニエル自身，セラピーのなかで認識していた。定期的な同僚交流会は，セラピストが自分自身の心配ごとを同僚に話すことで，患者の第二子出産の目標に注意を向けるさせる上で有用であった。幸いなことに，セラピストとカップルはどちらも第2子を互いに数か月内に出産した。

自分自身が不妊の問題を抱えているセラピストは，この問題を抱えている

▽註1「続発性不妊」とは，カップルが受胎に成功し妊娠し，問題なく1人以上の子どもを出産後に，さらに子どもを妊娠しようとするときに問題が生じるとことを指す。

カップルに特別な共感だけでなく，有用な情報を提供することができる。この場合も，セラピスト自身の経験ではなく，患者の不妊経験とニーズに重点を置くことが大切であろう。セラピストの自己開示は，各ケースに固有の事情に応じて異なる。不妊を経験し，この危機を乗り越えたセラピストは，自分自身の難しい経験を使って，医学的および情緒的知識を専門知識へと発展させることができる。

21世紀の生殖補助医療

生殖補助医療は，個人またはカップルが親になる方法に変革をもたらしている。2011年2月2日のニューズウィークの記事，「これが私の本当のモダン・ファミリー "Meet My Real Modern Family"」［訳注「モダン・ファミリー」は2009年から続くテレビ番組］をみてみよう。Figure 9.1のジェノグラムは，体外受精（IVF）テクノロジーと代理母を使って大きな拡大家族を作り上げた家族を示している。

2010年初頭（1月2日），ニューヨークタイムズマガジンは，メラニ・サーンストロムが書いた「ふたご的兄弟との出会い "Meet the Twiblings"」［訳注：twiblingはtwinとsiblingの造語］というタイトルの記事を発表した。メラニ41歳とマイケル36歳は晩婚であった。2人は受胎せず，すぐにホルモン治療に移り，その後体外受精を行った。体外受精の6ラウンドを失敗した後，代理母に頼ることにした。同じ年頃の2人の子どもを持ちたいと考え，2人の代理母と交渉し，その2人が彼らの代理母となった。代理母は別の女性の卵子とマイケルの精子を使った。彼らの家族写真には，2人の代理母，フィーとメリサ，メラニとマイケル，そして彼らの赤ん坊，バイオレットとキーランが映っており，赤ん坊は5日違いで誕生している。卵子の提供者はこの生殖写真のメンバーの1人であるが，現在は家族とかかわっていない。

不妊症と闘うカップルは，21世紀の家族生活の2つの例へと，どのように変化していったのだろうか？　子どもがない状態から親になるまでには長い道のりがある。

本セクションでは，最も一般的な生殖補助医療，それと関連した心理的および対人的課題，これらの扱いにくい境界線上の課題をうまく切り抜ける上でのメディカルファミリーセラピストの役割について述べる。生物学的子どもを望み，財源のあるカップルには，パートナーの精子の人工授精，ドナー

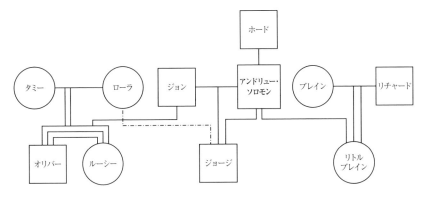

Figure 9.1. 21 世紀の今日的家族

図の左から時計回りに，タミーとローラは同性婚者（女性）である。ジョンとアンドリューも同性婚者（男性）である。タミーとローラにはオリバーとルーシーの二人の養子がいるが，その生物学的父親（精子提供者）はジョンである。ジョンとアンドリューにはジョージという息子がいるが，その代理母（卵子提供と出産）はローラである。右端のリチャードとブレインの夫妻にはリトルブレインという息子がいるが，リチャードが男性不妊のために，ブレインは大学の友人であったアンドリューから精子の提供を受けて出産している。

による人工授精，IVF，将来の移植のための胚の凍結保存，1 人の女性から別の女性への胚移植，合法であれば代理母など，性交以外の多くの選択肢がある。

米国では，2006 年に実施された生殖補助医療の手を借りた移植の結果，44％が妊娠に至り，36％が出生した (Sunderam et al., 2009)。正確な成功率の予測は，診断によって異なる。妊娠を達成するために，カップルは技術的介入の階段を上り，一段ごとに手技は身体的侵襲性を増し，費用が増加し，成功率が低下する。このプロセスは数か月から数年を要することがある。

低所得のカップルは不妊症の可能性がより高いが，妊娠を達成するためのバイオテクノロジーを用いた介入は高価であり，中間所得層から高所得層でそれは行われている (U.S. Office of Technology Assessment, 1988)。体外受精の成功率は約 30％で，1 回の処置の費用は約 1 万 2,400 ドルである。不妊治療の保険適用についての法律は州によって大きく異なる (American Society for Reproductive Medicine, 年不明)。薬物療法をカバーしている医療保険証券もあるが，多くの保険証券はカバーしていない。処置はほとんどの場合カバーされていない。

新しい生殖補助医療は，赤ちゃん獲得プロセスに新たな倫理的および情緒的課題をもたらしている。これらの処置について決断を迫られた際に，宗教的信念で苦悶する患者もいる。カトリック教会は，生殖のすべての代替手段

に反対しており、ユダヤ教の法律はカップル自身の配偶子を用いた受精やIVFを許可しているが、精子提供による人工授精は許可しておらず、一方原理主義者以外のほとんどのプロテスタントはこれらの処置を許可している（Schwartz, 1991）。不妊治療に直面している多くのカップルにとって、正しい答えや間違った答えというものはなく、難しい選択があるだけである。メディカルファミリーセラピーは、家族がこれらの選択肢とその予測できる結果を提起し話しあう場を提供することができる。

家族内配偶子提供は、カップルに遺伝的連続性をもたらすが、家族内に他の多くの複雑な動力学を持ち込む。強制が生じないようにし、関係しているすべての人が将来の子どもに対する自分の機能的役割について明確に把握するためには、評価とカウンセリングが重要である。同世代における配偶子提供（例：姉妹間の卵母細胞提供、兄弟間の精子提供）は、世代間配偶子提供（例：娘と母親間の卵母提供、息子と父親間の精子提供）と比べて一般的に心理的および倫理的には複雑でないと考えられている。

不妊療法を開始したカップルのメディカルファミリーセラピーでは、カップルが選択肢を注意深く調べ、治療を進めるために両者のモチベーションを探る手助けをする。サドラーとシロップ（Sadler & Syrop, 1987）は、不妊治療を求めているすべてのカップルが子どもを望んでいるわけではないことを指摘した。拡大家族からのプレッシャー、夫婦間の不和、喪失の補充、人生の段階で「普通」なことをしたいという願望が動機となっているカップルもいる。

メディカルファミリーセラピーは、カップルが「子どもを持つための努力を続けたいか」、「他の治療が必要か否か」を決定するのを助ける。カップルに不妊治療を達成したいという意欲がある場合、メディカルファミリーセラピーは、カップルの現状、次に何をするべきか、「どの段階で治療を終わらすか」についてパートナー間で交渉および再交渉するプロセスへと移る。これには、不妊症処置に特有がストレス、倫理的な軋轢、これらの治療に伴うリスクについての認識が含まれている。メディカルファミリーセラピーは、エビデンスに基づいて、個人およびカップルに、否定的な感情や不安を減らし、健康的な行動を促進し、ストレス緩和のための運動を行うよう指導し、心理教育を提供する。最新のテクノロジーの場合、当然ながら、人々の経験、特に子どもと両親が長期的にどのように適合するかについてほとんどわかっていない。

カップルと不妊症チーム，すなわち医師，遺伝カウンセラー，検査室および管理スタッフとの関係には重要な力動がかかわっている。最良の状況では，カップルと医療チームは共通の「目標」と共通の「敵」を持っている(Covington, 2006)。だが，不妊カップルを治療する医師は，妊娠させるためのパワーを有している。医師，ときにチームは，処置が成功すれば生涯にわたって感謝され，成功しなければ怒りの矢面に立つことになる。ときに，医師またはチームへの不満が，失望したカップルを結びつける潜在的な役割を果たすことがある。医師や臨床チームは，治療初期には理想化されているが，妊娠が達成されなかった場合怒りに変わり，それが医師や臨床チームのストレスとなる。メディカルファミリーセラピストとスタッフが協力することで，相互支援と情報を提供することができる。

　メディカルファミリーセラピストは，治療中のジェットコースターのような感情の上がり下がり，希望と失望の繰り返しを平坦化するように，カップルと一緒にそれに取り組むことになる。そのためには，コミュニケーションスキルを駆使して，治療の先行き不安に対処し，不妊治療以外の人生の報いのある側面に目を向け，治療を中断して休暇をとることを選択する方法をカップルのそれぞれに理解させる。

男性不妊症の治療

人工授精

　男性不妊症の最も一般的な治療法は，パートナーの（成功の可能性を高くするために「洗浄」または「貯蔵」した）精子またはドナーの精子を用いた人工授精である。男性が原因の不妊の治療における最近の最も重大な進歩は，卵細胞質内精子注入法で，単一の精子を単一の卵母細胞に注入し，受精卵母細胞を作る。この新しい技術は，精子数の少ない男性でも父親になれるため，重要である。薬物療法，手術，繰り返す精子数検査など，他にも多くの努力を要するが結果は不確かな男性治療法がある (Keye, 2006)。

ドナーの精子を用いた人工授精

　ドナーの精子を用いた人工授精は，患者に心理的かつ対人的に複雑な課題をもたらす。精子提供による人工授精（DI）にはいくつかの議論がある。

カップルが自分で人工授精を行い、いわゆる「ターキーベイスターベイビー」［訳注：ターキーベイスター＝感謝祭の七面鳥に肉汁をかけ直すために使う大きなスポイト。「人工授精」のスラング］が誕生することもあれば、医学的支援を受けて行われることもある。後者のケースでは、医師と精子バンクの主導で、ドナープールが選択される。ほとんどの精子バンクにカタログがあり、将来の両親は、身体的特徴、血液型、特定の関心事、技能などをもとにドナーを選択することができる。ドナーは人道主義的理由や財政的理由から精子を提供する。AIDS や他の疾患についてスクリーニングが実施される以外は（精子は通常、性行為感染がないことを保証するために 6 か月間凍結され検疫される）、伝統的な精子バンクはドナーに多くを期待していない。精子の提供は、通常、男性にとって心理的に複雑でない問題だと思われ、そのアイデンティティは匿名を維持される。匿名の DI ベイビーが成人になり、そういった人々から「遺伝的曖昧性」について抗議が高まったことで、いくつかの精子バンクは現在オープンになっている、すなわち将来の子どもが精子提供者の名前や連絡先情報にアクセスできるようになっている。

いくつかの宗教的伝統（例：ローマ・カトリック、正統派ユダヤ教、キリスト教原理主義、イスラム教）は、妊娠は結婚した男女の卵子と精子からのみ達成されるべきだという立場をとっており、DI に反対している（Christian Apologetics and Research Ministry, 2012; Dietzen, 2010; Shirazi & Subhani, 年不明; U.S. Office of Technology Assessment, 1988）。

ときに DI に躊躇し、DI に伴う課題を慎重に検討するためにカウンセリングに来るカップルもいる。DI の選択にあたって、女性はパートナーの生物学的子どもを持てないことに悲嘆し、男性は、生殖能力喪失を実感し、妻とドナーの両方をうらやましく思う。典型的には、DI の感情的な問題は赤ん坊が生まれると次第に消え、母親と父親は新しい子どもとの関係を築き始める。早期の研究（Levie, 1967）で、DI を受けたカップルは 11 年後に高い満足度を報告した。96％以上が同じ方法をもう一度選択すると答えた。これらのカップルは、自分たちの結婚もきずなが深まり改善されたと評価した。

DI は、不妊の問題を抱える異性カップルが子どもを持つことを可能にする。パートナーのいない女性やレズビアンのカップルが子どもを持つことも可能にする。メディカルファミリーセラピストは、DI を希望するパートナーのいない女性やレズビアンの人を評価する、またはカウンセリングするように求められることがある。DI を希望するシングルの女性は十分な教育を受けており、財政的に安定しており、30 代後半で、子どもが産めるタイ

ムリミットがくる前に子どもが欲しいと考えている傾向がある。こういった女性の多くは，結婚や結婚と同等の関係を親になることよりも複雑で，難しく，望ましくないものだと考えている。カウンセリングは，こういった女性たちがDIを進めることを望むかどうかについて現実的な決定をするのに役立つ。レズビアンのカップルとのカウンセリングでは，どちらのパートナーが妊娠により適しているかといった課題について話しあうことができる (European Society of Human Reproduction and Embryology, 2001)。

　DIについての機密性の課題は，依然に議論の余地がある。DIの場合，カップルは不妊問題についてのプライバシーを守ることができる。DIで生まれた子どもは，両親が共同で生み出した生物学的子どものように家族や友人に見える。以前は，一部の医師やメンタルヘルス専門家はDIで生まれた子どもに対して出自の背景を話さないよう推奨していた (Waltzer, 1982)。最近では，成人になったDI児のグループが組織化し，養子の場合と同じようにドナー記録を透明化するよう主張している (Noble, 1987)。メンタルヘルスの専門家は，子どもには知る権利があり，家族内の秘密は情緒的破壊を招くとかねてから主張している (Shapiro, 1988)。離婚する父親が怒りに任せて子どもにDIを明らかにするといった悲惨なシナリオが生じることがある。2004年に，米国生殖医学会は，カップルは始めから，子どもの生物学的起源と出生にまつわる話に正直であるべきだと推奨し始めた (American Society for Reproductive Medicine Ethics, 2004)。これらの勧告は根拠のしっかりとした理論と実践に基づいているが，現時点までの調査が限られており，DI情報の開示によって，子どもにとって情緒的に健全な結果が得られるかどうかは示されていない。184組のサンフランシスコのカップルを対象とした研究の結果は，DI情報を開示した子どものグループと開示していない子どものグループで，親子のきずなまたは関係の質に差がないことを示した (Nachtigall, Tschann, Quiroga, Pitcher, & Becker, 1997)。英国の30家族を対象とした縦断研究で，開示は家族の機能や子どもの適応に困難な問題をもたらさないことがわかった (T. Freeman & Golombok, 2012)。

　メディカルファミリーセラピストは，カップルが子どものために，愛情，サポート，子どものバックグラウンドについての情報が詰まったナラティブを作成するのを手伝うことがある。これらのナラティブは，育児日記に記録された子どもの受胎の話から始まり，幼い頃の話へと進み，その子どもがどれほど望まれ愛されているかを示す。

女性不妊症の治療

女性不妊症の治療法として，薬物療法，手術，IVF，代理母が挙げられる。治療の選択は診断に左右されるが，多くの治療は確定的な診断なしに行われている。バイオテクノロジーを用いた妊娠達成のための介入は，身体的かつ情緒的負担を強いる (Stotland, 1990)。働いている女性の場合，仕事を休む必要が生じる。

薬物療法

明確な診断がない女性の場合，クロミフェンやタモキシフェンなどの排卵誘発ホルモン剤などの薬剤が投与されることがある。60〜70%の女性はこれらの薬物療法で排卵が生じ30〜40%の女性が6か月以内に妊娠する (Keye, 2006)。骨盤内感染後の癒着や卵管閉塞と診断された女性は，ファロピウス管の顕微手術による再建で治療される。これらの処置後の妊娠率は50%までである (Keye, 2006)。妊娠を達成できない人たちにとって，メディカルファミリーセラピーは，カップルの意見の不一致に折り合いをつけ，自分をあまり責めないようにし，カップルの性生活の自発性と親密性を守りながら，妊娠の可能性を最大にするために必要なスケジュールを守れるようにするにどうすれば良い話しあう上で有用だと思われる。

体外受精

体外受精 (IVF) は，試験管内で精子が卵子に受精し，受精卵が再移植される処置である。IVFは血液検査，超音波検査，排卵誘発剤，手術などを伴う複雑で高額な，ストレスの大きい処置である。カップルは2人以上の専門家を受診し，医者が変われば成功の可能性が増加するのではと期待する。メディカルファミリーセラピストは，カップルが気に入り信頼することができる専門家とカップルをつなぎ，カップルがIVFの不確かさを理解し受け入れるようにする。一般的な成功率はおよそ4人に1人で，若い女性であれば高く，高齢の女性だと低くなる (Lalwani et al., 2004; WebMD, n.d.)。IVFにはかなりの費用がかかり，また大半の個人やカップルはIVFで結果が出ず，苦悩することになる。

（自分自身の配偶子でなく）ドナー配偶子を使用するカップルの場合，患者がインフォームドコンセントを提供し，関連のある身体的，心理学的，対人的課題についてじっくりと考えることを保証するために，通常心理学的評価が求められる（Verhaak, Lintsen, Evers, & Braat, 2010）。これらの評価には，通常，人格査定目録（Blais, Balty, & Hopwood, 2010）などの心理学的テスト，および女性（ドナーとレシピエント），カップル（ドナーとレシピエント），ドナーが不明の場合は女性とパートナーとの個人面接が含まれる。個人面接では，ドナーのモチベーション（財政面以外），およびいったん移植されれば自分のものだと主張することができない贈り物として配偶子をみる意志があるかを調べる。カップルの面接では，カップルのそれぞれがIVFを求めるモチベーションを探る。家族面接では，オープンなコミュニケーションを強調する。将来の妊娠と赤ん坊に対する反応を予測するのは難しいためである。しつけ（ドナーがレシピエントのしつけ法に賛成しない場合どうなるか？），名づけ親（両親に何かあった場合，誰がその子どもを育てるか？），ドナーの子どもや他の拡大家族への開示といった課題がある（McDaniel, 1994; McDaniel & Speice, 2001）。いったんIVFを開始すれば，メディカルファミリーセラピーは，このストレスの多いプロセスの間中ずっとカップルをサポートし，うまく妊娠できなかった場合，サイクルを進めるのか中止するのかというしばしば難しい決定を促す役割を果たすことができる。

　2000年以降の2つの新たな技術開発によって生殖補助医療が拡大され，IVFにとって，卵母細胞凍結手段と着床前診断が強くかかわっている。卵母細胞を凍結保存することで，女性は年齢と関連した要因，卵巣機能不全，がん治療など疾患と関連した懸念がある場合に，自分自身の卵子を使用することができる。女性が自分自身の卵子を使用する機会を維持するという面で明らかな利点があるが，凍結保存によって「使い残し」の凍結胚が生じる可能性がある。これらの胚を破棄することに抵抗を覚えるカップルもおり，特に同胞胚から赤ちゃんが誕生している場合に抵抗が大きい。マクダニエルは，昔から親しくつきあっている別のカップルに自分たちの凍結胚をあげたいと願った1組のカップルを知っているが，1組のカップルは黒人で，もう1組は白人であった。どちらのカップルもこのプロセスに傾倒しており，互いのきずなも強かった（興味深いことに，白人カップルは黒人街で育ち，黒人カップルは白人街で育っていた）。メディカルファミリーセラピーは，この状況に伴う潜在的な問題を調べるために，個別セラピーおよび合同カップルセラピーで構成された。

着床前遺伝子診断は，重大な遺伝性疾患の遺伝的素因を有する子どもができる可能性が低い胚を選択することを可能にする。他の形の中絶と同じように，このプロセスを支持しない宗教やカップルもいる。だが，宗教にかかわりなく，慢性の消耗性疾患を経験した家族がいるカップルの多くは，自分たちの子どもを疾患の可能性から守りたいと切望する（遺伝病についての詳細は，12章を参照）。

着床前遺伝子診断には議論の余地があり，すべての不妊センターで実施されているわけではない。さらに物議を醸しているのは，ファミリーバランシングと呼ばれるプロセスであり，男女を産み分けるために胚を選択することである。一部のセンターでは，その家族に男女どちらかの子どもが既におり，別の性の子どもを希望する場合に認めている。これらの難しい倫理的な問題には，メディカルファミリーセラピストや他の医療専門家と家族との話し合いが有益である。

ストレスと不妊の関係は，長年来の議論の的となっている。いくつかの研究は，苦悩とIVFの不良転帰との関係を示しているが（Ebbesen et al., 2009; Klonoff-Cohen, Chu, Natarajan, & Sieber, 2001），メタアナリシスでは関係がないことが示された（Boivin et al., 2011）。苦悩は，自発的に治療を終了した女性が挙げた圧倒的に頻度の高い中止理由である（Domar, Smith, Conboy, Iannone, & Alper, 2010）。

心理学的介入によってIVFによる妊娠率が増加するかどうかについてのエビデンスは混在している（Hämmerli, Znoj, & Barth, 2009）。個々およびグループ文献のレビュー（Domar & Prince, 2011）は，教育的および認知的介入は，情緒面を重視した支持的な介入よりも効果的であると述べていた。最も効果的な介入は，5つ以上のセッションを実施していた。ドーマーと同僚ら（Domar, et al., 2011）は，最初のIVFサイクルを受けることになっている女性を対象とした心と体のストレスを管理するための10週間のグループ介入を設計した。この介入は，認知行動介入，保健行動の変化，リラクセーショントレーニング，ソーシャルサポートで構成されていた。ドーマーら（Domar, et al., 2011）は，143名の女性を対象としたランダム化対照試験で，介入群の女性は，サイクル2の妊娠率が有意に増加したことを発見した。将来の研究がこの結果を支持するか否かにかかわらず，メディカルファミリーセラピーは，これらのエビデンスに基づく不妊治療に系統的なメタフレームワークを提供することができる。

代理母

Figure 9.1 に示されているように，女性不妊症の治療，又は同性愛の男性カップルに子どもを提供する手段としての代理母は，メディアの大きな注目を集めてきた。代理母は，どこでも法律で認められているわけではない。法律で認められている場合，姉妹などの家族成員が，愛と気遣いから自発的に子どもを宿す（義理の兄弟の精子によって受精した姉妹の卵子を使用，又は義理の兄弟の精子によって受精し自分自身の卵子を使用）。家族以外の人で，感情的なつながりのない代理母への報酬は，通常高額である。家族内であろうと家族外であろうと，心理的かつ対人的に複雑で，最も重大な懸念は，代理母が妊娠後に赤ん坊をレシピエントに引き渡すことができるかどうかである。ほとんどの代理母は後悔することなく赤ん坊を引き渡すことができるように思われる（Jadva, 2003）が，医師や弁護士との協力が重要である（Hanafin, 2006）。こういったケースでは，妊娠前および出産後の注意深い評価やメディカルファミリーセラピーが有益である。

家族内での受胎対策

家族内配偶子提供又は代理母は，高額の費用がかかり，複雑な問題をはらんでいるが，カップルは少なくともカップルのうちの1人から遺伝的連続性を得ることができる。マクダニエルは，症例を評価から出産後長年にわたって追跡調査した。これらの症例では，兄弟が自分の不妊の弟兄に精子を提供し，いくつかの症例では姉妹又は義理の姉妹が不妊の姉妹のために子どもを宿し，すべて非常にうまくいった（McDaniel, 1994）。

家族内ドナー

人工授精のケースでは，多くの療法で，匿名のドナー又は家族ドナーのどちらを使うかを慎重に検討する必要がある。子どもが父親の家族の遺伝子を継承できるように家族ドナーを使用するケースもある。通常4〜6か月にわたってセラピーが実施され，誰にドナーを依頼するか，この計画を誰が誰に開示するか，子どもにどのように伝えるかといった課題が含まれる。あるケースでは，精巣がんに続発する男性不妊患者とその妻が拡大家族と会議

を開き，関連問題について話し合った。前述の IVF のケースと同じように，このカップルも慎重に自分たちの依頼を贈り物として組み立て，ドナーと子どもとの機能的関係はおじとしての関係であることを強調した。彼らまたは彼らの家族が重大な躊躇を示した場合，ドナーの可能性は除外された。ほとんどの家族は，兄弟が子どもを持てるように手助けできる可能性に対して協力的かつ感動的な反応を示した。拡大家族は時間をかけてその計画を支持するようになり，家族と子どもたちはうまくいっている。ある家族は，家族成員をドナーとして DI によって複数の子どもを授かっている。

同胞代理母

　本章で前述したいくつかの例は成功しているが，家族内の代理母は身体的にも感情的にも複雑になることがあり，ファミリーセラピーのセッションを何回か行った後，この方法を採らないことに決めるカップルもいる。私たちの診療では，代理母自身の子どもや友人に対して妊娠をどのように取り扱うかといった懸念が生じている。別のカップルは自宅が全焼し，その後代理母の方法を断念した。これらの家族にとって代理母は，理論的には優れたアイディアだが，実践ではそうでなかったように思われる。これらの家族は，メディカルファミリーセラピーを通して，代理母にかかわる多くの課題を探り，その方法をとらないことに決める，あるいはすべて承知の上で続行を決める機会を得ることができる。

　代理母妊娠を完了した家族は，すべて非常に親密な関係にある姉妹がかかわっており，これらの代理母は結婚生活が安定しており，既に自分自身の子どもがあった。代理母から生まれた子どもの長期的結果について心配する人もいる。3 歳，7 歳，10 歳で評価した子どもについての早期研究からは，心理学的問題は明らかにされなかった (Golombok, Blake, Casey, Roman, & Jadva, 2012)。全国的なニュース・ペーパー・マガジンが人々に非伝統的な家族について書いてほしいと求め，成功が例証された (White, 1990)。デブラ・ホワイトは，自分の姉を代理母とした経験を記した手紙を書いた。デブラの姉のライズは，デブラの夫の精子を受精され，妹の代わりに妊娠した。家族はオープンに，このプロセスについて話し合った。デブラはライズの妊娠コーチであった。「ときどき，自分が妊娠していないことを本当に忘れることがありました。ライズが私を妊娠にかかわらせてくれたためです」

ジャドソンの誕生以来，ライズはジャドソンのおばとして親密な関係を継続しており，拡大家族はこの関係を受け入れている。9 歳になるまでに，ジャドソンは何度か部外者からの普通でない反応に出くわした。一度，日曜学校の教師からメモを貰って帰ったことがあった。

> ホワイト様，子どもたちにラブストーリーを発表するように求めたところ，あなたの息子さんは，あなたのおなかが割れ，彼はあなたの妹さんのおなかのなかで育ち，あなたの妹さんが彼を産んだと言いました。彼は混乱しているようでした。彼にちゃんと話をしてあげてください。

子どもへの開示の問題と同様に，メディカルファミリーセラピーは，両親が自分たち自身の回答を計画し，代理母や他の生殖補助医療の情報に対する部外者の反応にどのように対応すればよいか子どもに指導する機会を両親に与える。

私たちは，妊娠喪失，不妊，不妊治療について話しあう中で，共感を示し，カップルに自分たちの話を語らせ，しばしば困惑させるような選択肢や決定についてカップルが交渉するのを助けるために，カップルと伴に取り組むことができる課題を特定した。Exhibit 9.1 は，これらの問題に立ち向かっているカップルにとって，メディカルファミリーセラピーのテクニックが具体的にどのように役立つかを示している。

結論

かつては SF の世界の出来事だったものが，今では現実となっている。

メディカルファミリーセラピストが，親になることが難しい個人，カップル，ファミリーのためにできる事柄はたくさんあるであろう。生殖補助医療を用いて個人やカップルとともに取り組むには，最先端の 21 世紀の科学技術を使用することにともなう多くの倫理的，心理的，対人的課題を管理する必要がある。メディカルファミリーセラピストは，これらの驚くべき進歩にかかわって，患者，家族，医師，医療チームが生殖補助医療の心理的，対人的，倫理的意味を理解するのを助け，親になりたいと願う人々のために代理と共有の感覚を増加させるのを助ける機会と責任を有している。

Exhibit 9.1. 生殖の問題を抱えている個人およびカップルのための臨床戦略

ストレスと喪失を認める。 　しばしば目に見えない喪失を積極的に認める。 　儀式や葬儀で喪失に印をつける。 　可能であれば，妊娠喪失後，特に女性が産後うつや不安を経験した場合は，次の子どもを妊娠しようと試みる前に，妊娠喪失後1年待つ（Hughes, Turton, & Evans, 1999）。
経験を正常化する。 　以前の家族や個人の喪失について考える。 　カップル間の「一致しない悲嘆」を正常化する。 　難しい倫理的または宗教的問題について話しあう。 　不妊又は妊娠喪失の「秘密」について話しあう。 　個人またはカップルが人々にどう話せば最も支えになってもらえるかを指導する。 　家族のプレッシャーにどのように対応すれば良いか話しあう。 　カップルの話を注意深く聞き，それぞれの人およびカップルの関係に対する不妊の特有の意味を理解する。 　カップルの差を正常なものと認める。
教育を促進する。 　個人又はカップルに，不妊チームから自分たちの状態について詳細な情報を得るよう促す。 　国立衛生研究所のホームページから情報を得る。 　RESOLVE（不妊症の人々のための地方支部を有する全国組織 http://www.resolve.org）または PEND（Parents Experiencing Neonatal Death：新生児死亡を経験した両親）などの支援グループに参加する。 　現実的な財政計画をたてるようにカップルを促す
身体的および情緒的健康をモニターする。 　深い悲しみは，他の病気に似た症状を呈する，あるいは病気を隠すことがある。 　妄想，自殺傾向，フラッシュバック，その後の危機に対する不相応な反応などの極度の持続的な悲嘆反応をスクリーニングする。
不妊の問題を外在化する。 　不妊が他のすべての役割を支配し，自分に価値がないという感情を強化しないようにする。 　生き方として不妊に適合するのではなく，常に楽しんできた趣味や他の活動を継続するようカップルを促す。 　受胎能を，性的能力や生活の他の側面の能力と分けて考える。
不妊治療のモチベーションを探る。 　子どもがいない状態を選択し，ジェネラティビティのニーズを仕事や他の領域にシフトするのではなく，不妊治療又は養子縁組手続きのプレッシャーに耐えようとする各パートナーのモチベーションを探る。
限界を定める。 　積極的な妊娠を求めることから定期的に休憩をとるようカップルを促す。 　医療チームと連携して，どの段階で妊娠への挑戦を中止するかカップルが決定するのを助ける。
不妊チームと協働する。
愛情あふれるストーリーを作成する。 　無事出産したカップルが，その子どもがどのようにして誕生したかについて子どもに語るための愛情あふれるストーリーを作成し，育児日記を始められるように手伝う。
セラピストの個人的な反応をモニターする。

第10章
子どもへのメディカルファミリーセラピー

　子どもに生ずる重篤な慢性疾患は，セラピストの情緒面にとって難しい課題になることがある。セラピストは，こうした家族とかかわる中で，自分自身や身内の子どもの健康面への私的な恐怖心や，子どもを守りたいという本能的な欲求，若くして苦悩し死を迎えなければならないことへの理不尽さ，また，病気の子どもに最善のケアをしていないように見える親や医師，他の大人への怒りの気持ちが引き起こされる。これらの子どもたちを哀れむ気持ちや同一化がセラピストには即時に生じ，助けたいという強い動機が起こって過剰にのめり込む傾向や，他の医療従事者を悪者にする傾向もおこる。本章では，慢性疾患を持つ子どもの家族へのセラピーについての特徴を記述し，これまでの章で述べたセラピーの治療や協働，成人の慢性疾患についての論述を基礎にさらに発展させる。

　大多数の子どもは健康であるが，小児の慢性疾患は驚くほど一般的なものである。推定で7.3%の子どもが，慢性的な健康上の問題によって活動制限を受けている（Center for Disease Control and Prevention, CDC, 2008a）。診断されている疾患のなかで，子どもに最も頻発する慢性の病気は喘息であり，小児人口の9.5%である7百万人の罹患がある（CDC, 2013）。成人の慢性疾患の大多数は，循環器系の疾患，糖尿病，がんの3つの疾患のカテゴリーに入るが，小児の慢性疾患は多様であって，それぞれの疾患は成人の「三大」疾患よりも珍しい部類に入る。例として，発作性疾患，脳性小児麻痺，若年性関節炎，血友病，嚢胞性繊維症，そして糖尿病があげられる。小児の慢性疾患の多様性を考えると，メディカルファミリーセラピストは，かかわるケースの医療的な面について詳しく調べて学んでおく必要がある。

家族にとってのリスク・レベル

　小児の慢性疾患は非常によく見られることから、メディカルファミリーセラピストによる支援を最も必要としている家族を見極めることが重要である。実際、子どもの病気にうまく対応している家族の多くは、セラピストを必要としなくても、地域の資源を用いて困難な状況に対処している。カザックとノール（Kazak and Noll, 2004）は、国立精神衛生研究所（National Institute of Mental Health）による予防ための概念的フレームワークを適用し、子どもの重篤な病気や死に直面した家族の心理社会的リスク・レベルをカテゴリー分類する有用な概念的フレームワークを提唱した。3つのカテゴリーには、一般的（universal）リスク、選択される（selected）リスク、対象となる（targeted）リスクがある。子どもの重病の最初の診断や治療は、すべての家族においてストレスである。多くの家族、特に既存の心理社会的問題がない家族では、時間の経過とともに疾患に適応し、セラピーを受けることはないと思われる。小児がんの研究から、カザックとノールは重篤な病気の子どもを持つ家族の60％が、一般的カテゴリーに属すると推測した。これらの家族は、病気に対しての十分な社会的支援と現実的な信念を持っており、通常は診断前の家族機能が良好である。

　次の"一般的リスクグループ"に属する家族（カザックとノールの2004年の研究で、全体の約3分の1にあたる）には、既存のリスク要因があり、それにより適応面で顕著な問題が生じる可能性が高まっている群がある。この群が、"選択されるリスクグループ"である。これらの家族は、対処スキルの面で困難に直面し、医療レジメンに忠実に沿うことができない可能性があり、また、順調に機能していくことを脅かすような他の生活上のストレスを抱えていることがある。また、専門職と関わったこれまでの経験がどのようなものであったかにもよるが、案外、プライマリーケアの場面で日常的に提供されているメディカルファミリーセラピーを抵抗なく受け入れるかもしれない。この選択されるリスクグループの家族は、さまざまな専門職が密に協働することをありがたいと思うことが多い。

　最も少数の家族のグループ（7％）が、"対象となるリスクグループ"であり、高いストレスを抱えており、対処能力が低く、持ち合わせている資源が

少ない。これらの家族は，診断以前から問題を抱え，診断によって親たちは圧倒されてしまう。治療を最後まで終わらせることに深刻な困難を抱え，医療従事者との間にも問題が生じるかもしれない。また，心理面の障害を持つ家族成員がいるかもしれない。メディカルファミリーセラピーを最も必要とするのがこのグループであるが，セラピーに専念することが難しい場合があり，医療従事者と心理社会的専門家との高度な協働が必要となる。

　このリスクの概念的フレームワークは，ヘルスケアの現場におけるメディカルファミリーセラピストの役割について考える上で有用である。一般的リスクの家族は，子どもの病気によっておこる困難に関して提供される教育的で支持的な援助を役立てることができ，集中的なセラピーの支援は必要としない。選択されるリスクのある家族は，「自発的」にメディカルファミリーセラピーを受けるケースであり，医療従事者や看護の専門職が家族の苦悩に気づき紹介することが多い。対象となるリスクの家族は，「不本意に」メディカルファミリーセラピーを受けることになるケースであることが多く，行き詰まりを感じた医療提供者へのコンサルテーションという形で支援が始まり，その医療提供者が徐々にセラピストと家族と引き合わせていくことが多い。対象となるリスクの家族はまた，多くのメンタルヘルスの専門家とかかわってきた「ベテラン」の家族であるかもしれず，メディカルファミリーセラピストへの紹介に抵抗せずとも，専門家の間での三角関係化を起こすことで問題を露呈させるかもしれない。これらの家族への支援には，最も高度なスキルと専門家チームに対する家族の信頼が必要となる。しかし，円滑に支援ができれば，かかわる人々にとって最も高い満足感をもたらすことになるだろう。

慢性疾患の子どもの家族に特有な問題

　家族が慢性疾患に見舞われる場合，家族の誰が病気であろうとも，その家族にとってはストレスとなる。しかし，子どもが病気になる場合には，特異的な問題点がいくつかある。

親の罪悪感

　親は，自分自身が子どもの人生の守り役であると考えているため，子ども

の病気に対して何か自分自身に責任があるように感じることがよくある。この罪悪感で親は意気消沈し、家族に対して、あるいは子どもを治すことができない医療従事者に対して怒りという形で罪悪感を表出するかもしれない。ある父親は、自身が感じている憤怒が、娘を白血病に「させてしまった」という自分自身を許せない感情から生じていると気づいたと言う。

普通の子ども時代と、思い描いていた将来を失うことへの悲嘆

家族成員が、病気や障害が慢性的であると知ったとき、それは、健康な子どもが持つ夢を手放さなければならない嘆きと悲しみを所有することを意味する。この悲嘆が子どもの誕生時に始まる場合には、多くの遺伝障害や出生時の外傷的障害の場合と同様に、子どもとの愛着形成のプロセスが複雑になることがある。家族成員が、病気によって子どもの余命や成人としての生活の質に限界があることを知ったとき、将来の希望や計画がだまし取られたように感じて、一層の悲嘆と怒りが生ずる。この反応は、成人の病気でもよく起こるものであるが、子どもの病気や障害の場合は、何十年もの健康的な生活が失われる特有の痛ましさがある。ある致死性の筋委縮症と診断された子どもの比較的年配の母親は、もう決して孫が持てないと知ったとき、自分でも驚くほど深い悲嘆に襲われたと話した。

「伝染」の恐怖

子どもの重篤な病気（がん，発作性疾患，後天性免疫不全症候群など）に対しての恐怖や無知から、他の親や親族でさえも、どういう形にしろ自分の子どもに病気が伝染することを恐れて、その子どもや家族を避ける場合がある。著者の1人の原家族は、1950年代のポリオ大流行の間、叔母と叔父がポリオにかかった子どもの見舞いに病院には行かないと断言し、その後10年続く家族の断絶を経験した。彼らは病気を自分の子どものいる家に持ち帰ることを恐れていたが、その恐怖は理解できるとしても検討違いの結果を招いた。

発達面の問題

子どもの発達段階によって、慢性疾患の発症のタイミングと悪化が、深刻で長期的な影響を子どもに与えることがある。その病気や、家族が病気にどう対処したかによって、子どもの発達を途中で「凍らせる」ことがある。著

者の 1 人は，思春期初期にクローン病を発症して以来，心理社会的に成長することができなかった若者とかかわった経験がある。子どもの病気によって，個人の発達と同様に，期待される家族の移行が遅れたり止まってしまったりすることもある。子どもが成長して家を出るなどという他の家族にとっては普通の移行が，たとえばダウン症の子どもの親にとっては，耐えがたい決断になることがある。

医療従事者を前にしての傷つきやすさ

子どもの生命を守り，できるだけその健康を保つことを仕事とする医療従事者から，親は批判されているという思いや，支援してもらえないことに対する独特な傷つきやすさを経験する。この医療従事者への傷つきやすさは，囊胞性繊維症や糖尿病のように，親の行動や見守りが子どもの状態に測定可能な結果をもたらすことが多い慢性の障害の場合に特に起こりやすい。結果不良な事態に対し，ときに親が説明責任を負うとき，親は自分がだめな親だと言われているようにも感じる。

このような力動が起こる例に，重篤な喘息の子どもを持つ家族があげられる。重篤な喘息は，家族の情緒的な雰囲気に密接に関連する病気である（B. L. Wood et al., 2006）。

7 歳のターニャと 11 歳と 13 歳の姉の 2 人は，4 年前にある夫婦の養子となった。ターニャは喘息の薬を規則正しく飲んでおり，急性の発作には吸入器を使っていた。両親は医療的な危機状況に直面して，彼女を病院の救急に連れて行くことを何度も経験した。ターニャの喘息エピソードは，主にアレルギー反応から生じていたが，特に学校に行く際に両親と離れたり，ベビーシッターに任されるときのストレスによっても，引き起こされることがあった。両親はセラピストに，ターニャが 2 歳のときに中国で放棄されていたのを見つけられたのだと説明した。両親のストレスには，親族がターニャのことを，養子縁組機関によって押しつけられた「傷物」とみていて，サポートしてくれないことであった。ターニャはいつもは健康に見えていたので，親族たちは，親が過保護で，彼女の体調を心配し過ぎているせいだと思っていた。ターニャのアレルギー科医と呼吸器科医は主に緊急時にかかわっていたが，緊急な状況で医師に接するときに，両親は自分たちがすべきことをし損ねていたかのように感じていた。例をあげれば，両親は，彼女を仲良しの友

人の誕生パーティのために，飼い猫で喘息反応が起きるかもしれない家に行かせるかどうかなど，どこまでのリスクが彼女に受け入れられるかについて口論していた。

　ターニャの家族は，慢性疾患の子どもの家族特有の問題をいくつか示していた。娘の喘息が環境的に誘発されており —— そして両親が環境を統制すべきであり —— 両親は彼女が発作を起こすたびに罪悪感を持つという特性を有していた。彼らは将来，自分たちが彼女を守れなくなったときのことや，彼女が自立した将来を持てるかどうかについても心配していた。親族はターニャの問題を理解しておらず，両親が過保護であるとみていた。医療従事者は，ターニャが社交の場に参加できるかどうかよりも，喘息のコントロールの方を懸念しており，両親はそうした専門家からの批判に対しても，傷つきやすく弱い立場に置かれていた。

子どもの健康に影響する家族力動

　子どもの慢性疾患の研究で最も興味を引くのは，家族の相互作用が子どもの生物学的活動性にどのように影響するかという，盛んに研究されている分野である。多くの研究が，夫婦葛藤と子どもの行動面の適応との間の関連について特筆していることから，ゴットマンとカッツ（Gottman & Katz, 1989）は，夫婦不和が4〜5歳の子どもの生理的な健康度，生理的興奮，ストレス関連のホルモンと，同年代の子どもとの関係に及ぼす影響について調査した。研究室での複雑な方法を用いて，夫婦と家族の相互作用を評定するとともに，さまざまな生理面の測定を行い，研究者たちは結婚がうまくいかず苦悩している夫婦の子どもに，より高いレベルの慢性的なストレス（尿のストレス関連のホルモンレベルが高いことから示される），通常レベルより重い病気（母親の報告による），通常より高いレベルの生理的興奮（研究室での相互作用の実験中の測定）があることを発見した。それにより，子どもの健康に関連する生理的なプロセスは，両親の関係性の質と関連していることが示されている。

「心身症家族」 —— 最新の知見

　ゴットマンとカッツ（Gottman & Katz, 1989）が，最新の評価尺度を用いて行った研究は，ミニューチン，ロスマン，ベーカー（Minuchin, Rosman, & Baker, 1978）

により 11 年前に始められた研究の伝統を継承している。彼らの著書『心身症家族 Psychosomatic Families』は，糖尿病の子どもを三角関係化する両親の行動と，子どものストレスに関連すると考えられている血中の遊離脂肪酸レベルとの間の関連を実験結果で示し，心身の病気に関する家族システム理論を提唱した。原典の心身症家族モデルは，以下のような家族の相互作用が子どもの慢性疾患に影響し，また，逆に影響されると述べている。

□複雑に絡み合った関係／過剰にかかわることや，過剰に反応すること
□過保護／過度に世話することや自主性を制限すること
□柔軟性の欠如／機能していない固定したパターンを維持する傾向
□まずい対立解決／または葛藤を避けること
□三角関係化／子どもの病気に集中することで，夫婦間や家族の葛藤が迂回されていること

心身症家族モデルは，慢性疾患を持つ子どもの家族の力動に多大な関心を引き寄せたが，子どもの病気に対して親を非難している点や，実証性に欠ける点で批判されてきた（Coyne & Anderson, 1988; Rosman and Baker, 1988 の返答も参照のこと）。1990 年代にメディカルファミリーセラピーが専門分野として定式化するまで，一部のファミリーセラピストが，子どもの疾患の心理社会的側面について唯一熟知していたのが心身症家族モデルであったが，それは概してモデルついての表面的な理解でしかなかった。これらのセラピストは，親を批判したり非難したりする立場をとり，糖尿病や喘息などの疾患の生物学的な次元に目を向けず，家族力動がある種の小児疾患の「原因となる」という概念的に単純な見方をすることで，このモデルを誤用する傾向があった。なお悪いことに，家族が子どもを病気にする「必要がある」という臨床的見解までを主張し，独創的に病気をつくりあげるセラピストもいた。ミニューチンやその同僚（Minuchin, Rosman, & Baker, 1978）が意図していた生物心理社会的な枠組みなくして，心身症家族モデルは危険なものとなりうる。

ビアトリス・ウッドらは，心身症家族モデルの原典に，大幅な理論的洗練を加え，より正確な研究方法によって最新の結果を導いた（B. L. Wood et al., 2006, 2008）。これらの研究者たちは，家族プロセスが，小児の三種類の腹部疾患であるクローン病，潰瘍性大腸炎，反復性臍疝痛症候群とどのように相互作用

しているかを調査した。これらの家族の評価は，家族相互のやりとりのテーマ，昼食場面，そしてインタビュー場面のそれぞれについて，標準的なビデオ録画を通して行われた。結果の測定には，疾患の状態を示す検査の数値が用いられた（血小板数，ヘマトクリット値，アルブミン値など）。研究を通して，疾患の状態は，三角関係化，夫婦間の機能不全，心身症家族の総点数と関連していることがわかった。この研究から，心身症家族モデルに関して2つの重要な研究結果が得られた。1つは，家族のパターンがどのように疾患の状態に関与するかは，3つの疾患それぞれで異なり，クローン病は心身症家族の最も高いレベルに関連していたことである。2つ目は，夫婦間の機能不全と三角関係化は，複雑に絡み合った関係，過保護，柔軟性の欠如，対立回避，まずい対立解決に比べて，より有力な関係要因であった。

家族の問題と，子どもの病気の恐怖が組み合わさった影響は，子どもが回復した後も続くと考えられる。愛着理論を用い，重篤な慢性疾患（この事例の場合は小児がん）の長期的結果を調査した研究がある。アルダファ，ナヴサリア，カザック（Alderfer, Navsaria, & Kazak, 2009）は，家族機能と思春期の心的外傷後ストレス障害に強い関係があることを明らかにした。リスクの高い家族は，子どもに過剰にかかわるか，またはかかわりが少ないかのどちらかであり，情緒的コミュニケーションをうまく用いることができず問題解決力が低かった。著者らは，家族システムが疾患と治療から外傷的な影響を受けながらも，そのなかでいかに小児がんサバイバーが成長していくかについて，親と子どもへの長期的な影響を含めて注目すべきであると結論している。

家族の相互作用のプロセスと，子どもの身体的および心理的な健康度との間に関連があるというエビデンスは増加している。心身症家族モデルの原典は，効果的な臨床実践やその後の研究，また，この分野での理論の発展を刺激するものであったが，さらに洗練された理論的かつ実証的な成果があげられている。ゴットマン，ウッド，カッツ（Gottman, Wood, Katz）を始めとする学者により，家族関係と子どもの健康との間の関連について，複雑なレベルの細かい区分が論証されている。

糖尿病

家族と健康に関する文献で最も注目されている疾患は，小児期の糖尿病である。アメリカ合衆国において，20歳未満で糖尿病に罹患した人口は

約186,300人であり、この年齢集団全体の0.2%を占めている（Center for Disease Control and Prevention, 2010b）。小児期および思春期の糖尿病の大部分が、歴史的には1型糖尿病であり、身体の免疫システムが膵臓のベータ細胞を破壊することからインスリン産生が欠如して起こる。この状態から糖尿病性のケトアシドーシスが起こることがあり、積極的な治療が行われないと、糖尿病性昏睡や死につながる場合がある。しかし近年では、思春期や前思春期での2型糖尿病（以前は成人発症型糖尿病と呼ばれていた）の発症数が増えている。2型糖尿病は、さまざまな臓器でインスリンへの抵抗がおこり、その抵抗への抑制に十分なインスリンを産生する膵臓の機能低下が進行することにより起こる。結果的に、膵臓が食事に反応してインスリンを十分に分泌できなくなり、過剰な血糖値レベルとさまざまな合併症が起こる。肥満は、2型糖尿病の一般的なリスクであり、近年の小児や思春期での肥満の増加により、多くの子どもがこの型の糖尿病リスクにさらされている（Kumanyika & Brownson, 2007; Sperry, 2009）。

葛藤レベルが高い家族の子どもは、思春期の子どもも含め、糖尿病のコントロールがより困難になるという研究結果がある（Sander, Odell, & Hood, 2010）。これらの子どもは、重度の低血糖やケトアシドーシスの頻発を経験する。家族葛藤はまた、摂食障害の発症にもつながるが、摂食障害は糖尿病をもつ思春期の子どもにより多く見られる（Gonder-Frederick, Cox, & Ritterband, 2002）。家族葛藤に加え、親が子どもに侵入的であることがよくあるが、そうしたケースを担当するセラピストは、親を非難し子どもを救いたいという気持ちになることがある。臨床的に重要な概念として、コイン、ウォートマン、リーマン（Coyne, Wortman, & Lehman, 1988）が紹介し、ハリスら（Harris et al., 2008）によって拡大された「届かない援助」があるが、これによりセラピストは援助の落とし穴から軌道修正することができる。

届かない援助とは、よい養育者であろうとするための親側の投資と、親が主導する援助が、子どものよりよい健康につながるという考え方を基礎にしている。子どもの健康状態が向上しないとき（糖尿病の場合、血糖コントロールが達成されないとき）、親は自分をだめだと感じ、不満や失望を子どもに伝える。子どもは、余計な口出しをされて責められたような気持ちになり、怒ったり憤ったりする。それに続く葛藤により、家族環境はストレスに満ちたものになり、刺激された子どもは親に反抗して医療レジメンに従わないことで病気はさらに悪化する。これは、良い意図が逸れてしまう古典的な家族システム

の力動であり，ときに対人関係や生物学的な面でも破壊的な結果をもたらす (Harris, et. al., 2008)。

小児慢性疾患が家族に及ぼす影響

ホッブス，ペリン，イリーズ (Hobbs, Perrin, & Ireys, 1995) の著作である『慢性疾患の子どもとその家族 Chronically Ill Children and Their Families』の次の引用は，これらの家族が直面する多くの同時期に起こる課題をまとめている。

> 慢性疾患の子どもを持つ家族は，他の家族が知ることのない課題に直面し，重荷を背負う。初発したときに診断が下された衝撃，否が応でも知識を緊急に取得しなければならない必要性，危機によって予想外に始まり消耗させるような絶え間ないケア，持続する経済的な心配の数々，子どもの痛みを継続して目の当りにすること，慢性的なケアによる疲弊により高まるパートナーとの間の緊張感，子どもの同胞への健康状態の心配，家族の時間やお金，心配をどう公平にシェアしたらよいかに関する多くの疑問 ── これらが，慢性疾患の子どもの親が直面しなければならない課題である (p. 80)。

病気の急性期とは，診断後，家族は互いに支援し合い，その危機をなんとかしようとする決意を持って力を合わせるときである (Alderfer & Kazak, 2006; Doherty & Campbell, 1988)。しかし治療が始まり，家族が我に返るにつれて，すべき事の多さや通院という新しい現実が明確になると，ストレスは増して家族の凝集性や柔軟性を圧迫するようになる。家族機能のスペクトラム上の，複雑に絡み合った関係（Enmeshed）か解離（disengaged）のどちらかの極に家族が陥る傾向もある。

両親がそろった家族では，子どもの慢性疾患という長距離走の間，夫婦関係には緊張が生ずる。たとえば，バージとパタソン (Berge and Patterson, 2004) は，嚢胞性繊維症と家族機能に関するレビュー論文で次のように報告している。

> 嚢胞性繊維症の子どもの親（特に母親）においては，心理的な問題がより多く，役割の負担感が重く，夫婦間の満足度が低い。夫婦間の満足度

が低いことは,一緒に過ごす時間が減ること,コミュニケーション・スキルの低下,性的な親密度の低下,親役割とケアの役割との間の緊張感に関連していた。(p. 87)。

パタソン(Patterson, 1988)は,この小児慢性疾患が家族に与える影響について,家族の適応と順応の反応モデル(family adaptation and adjustment response model:FAARモデル)という表題でまとめた(FAARモデルは,パタソンとハミルトン・マククビン(Patterson and Hamilton McCubbin, 1983)が発展させた)。このFAARモデルでは,家族がある種のまとまった信念や,あるいは意味づけのなかで,要求される事柄と家族の能力との間で均衡を取ることが重要と考える。小児慢性疾患により,要求される事柄－身体的,情緒的,社会的,経済的な次元──での均衡が崩れ,家族の持つ資源や能力が枯渇し不十分になることがある。こうした不均衡よって家族は危機に陥り,自ら均衡を取り戻す方法を見つけなければならなくなる。

メディカルファミリーセラピストは,家族が均衡を崩したときから関わり始めることが多いが,セラピーが一つ要因となって家族の能力が高まり,病気とそれ以外の生活に要求される事柄の両方に対して,家族でなんとかやりくりできるようになるかもしれない。ときとして,家族は,病気の子どもへの対応がうまくできないからではなく,夫婦関係または病気の子どもの同胞についての苦難を理由にセラピーを求めることもある。小児期の慢性疾患は,家族のさまざまな面での均衡を崩すため,セラピストが家族のサブシステムにかかわることは非常に重要である。

ターニャと家族は,喘息の問題を抱えていたが,家族力動と喘息がいかに相互に影響し合っているかが明らかとなったケースである。「警戒する」ということが,この家族の中心となるテーマであった。両親はターニャの喘息の症状と彼女の不安を警戒しており,ターニャは両親との分離の徴候を警戒していた。さらに,家族に葛藤が生じると,ターニャは他の家族成員のストレスを引き受け,ときにそのストレスを自身の呼吸の問題という形で表現した。それが起こると両親は,何かをしていても,その手を止めてターニャに薬を与えたり,ときには病院の救急窓口にターニャを連れて行ったりした。前任のセラピストが両親に,夫婦関係のためにも2人だけで外にでかける時間を作ることが必要であると勧めたが,2人が出かけるとターニャが不

安の発作を起こし，それが喘息発作になるので外出は困難であった。両親にとって，娘と分離することは，生きるか死ぬかといった大事であるかのようであった。彼らは，ターニャが学校に行かなくても家で勉強できる家庭学習制度にすることを決め，母親が一対一で勉強を教えるようにした。こうした環境は，ターニャにとって社会的なリスクに向き合う機会や，新しい友だちを作り，初めて出会う大人とかかわる能力を損なう環境に身を置くことでもあった。このように，この子どもの喘息の素因が，育児放棄された生育歴，密着した過保護な家族力動と組み合わさり，困難な医療的心理社会的な状況を生み出したのである。

小児期慢性疾患に特有のアセスメント上の問題点

アセスメントとその後の治療評価について，第 2 章の臨床的戦略の内容をここで詳しく論じる。慢性の疾患や障害のある家族成員が子どもである場合，その家族にかかわる上でいくつか重要となる局面がある（Exhibit 10.1 参照）。このような家族に対してメディカルファミリーセラピストが貢献できるのは，病気の子ども，親，同胞，治療チーム，そして家族を取り巻く社会的なネットワーク，連鎖するニーズとそれらの「強さ」を見るシステム論的な視点を持つことである。メディカルファミリーセラピストにとって，とりわけ家族システムは，治療で考慮すべき子どもの生活における単なる「文脈」ではなく，小児期の疾患というドラマが演じられる中心基盤でもある。

家族の信念

家族成員は子どもの健康上の問題に対して，自分自身の信念や意味付けを寄せる（Wright, Watson, & Bell, 1996）。最も重要な点は，子どもがそれぞれの発達段階によって，親や医療従事者のようには病気について理解できない可能性があることである。たとえば，嚢胞性繊維症の子どもは，具合が悪くなければ病気があることを信じないかもしれず，また，1 日に何回か親から腹立たしくも背中をたたかれること（肺から液体を流すために）が病気への対処であることを理解できないかもしれない。親や祖父母，他の親族や親しい友人の健康に関する信念も，家族にとっては重要な影響要因になるかもしれない。同様に，家族間で信念の分極化や長期にわたる意見の食い違いがあるかをアセ

Exhibit 10.1. 小児期慢性疾患に特有なアセスメント上の問題点

1. 家族成員は，子どもの健康上の問題に対してどのような信念を持ち，意味づけをしているか？
2. 子どもの病気が，家族のなかで非機能的な三角関係化の一部となっていないか？
3. 他の家族関係にはどのような関心や注目が向けられているか？
4. 同胞はどのように機能しているか？
5. 問題のどの部分が発達段階に関連し，どの部分が病気に関連するものか？
6. 親は医療従事者とどのようにかかわっているか？
7. 家族の社会的なネットワークは，どの程度支援的であるか？

スメントすることも重要である。子どもの健康や命にかかわる問題になると，大人は自分の信念を強烈に主張することがある。

非機能的な三角関係化

　子どもの病気は，家族のなかでの非機能的な三角関係化の一部となることがある。ファミリーセラピストは通常，三角関係化や，子どもを巻き込むことで親同士の争いを迂回することについて，アセスメントする技術を十分習得している。慢性疾患や障害は，こうした家族力動を開花させるような肥沃な土壌を提供する。これらの三角関係化は，迂回の形を取ることがあり，それによって両親が子どもに集中することで一致団結の関係を保つ。また，世代間連合の形をとることもあり，一方の親が子どもと連合して他方の親と対立する。

　ターニャの家族では，彼女の喘息への適応に関して，「厳しく」あるべきか「優しく」あるべきかの論争を通して，両親は夫婦間の対立構造を表していた。その対立は，ターニャの友達の猫が喘息発作を引き起こす危険があったとしても，ターニャをお誕生パーティに出席させるべきかどうかの言い争いで頂点に達した。その争いは，父親が母親の用心深さに「勝った」結果となり，ターニャはパーティに行ったが，その結果，ターニャは急性発作を起こし，母親が一晩中ターニャの面倒をみることになった。翌朝医師が母親の意見に同意し，結局のところ母親が「勝った」結果になった。これらの争いは，2つの問題に端を発していた。1つは両親の夫婦関係の問題であり，2つ目は，ターニャの発達面のニーズを視野に入れてどのように喘息とつき合うかといった，健康面に関する信念が両親間で異なっているという問題であった。ターニャの発達面を考えると，彼女にとっては同年代の子どもたち

と普通に活動し，友人関係を持つことが重要であった。両親は，ターニャの生活と家族の生活のなかに占める病気の大きさについて，互いに異なる考えを持っていたのである。父親は，受け入れ可能なリスクの範囲でできるだけ娘について「平常通り」を望み，母親は，喘息が再燃するのを予防することだけに集中していた。

他の人々との関係

小児期の慢性疾患により，家族間の相互作用の問題が生じる場合に最も頻繁に見られるのが，1人の親（通常は母親）が，子どもの主な世話役になることである。父親や他の大人は，母と子の二者関係からときが経つにつれて関わりを失くしていき，夫婦関係，父子関係，彼らの両親との関係，他の子もや拡大家族との関係，友人との関係など，他の人々との関係が母子連合により蝕まれていく。他者が母の過保護を非難し，それに対して，母親が他者の理解や支援がないことを非難するようになる。結果的に，関係が均衡を崩し過ぎたとき，誰かが挫折したり，いずれかの関係が破綻したりする。

同胞

慢性疾患の子どもの家族のなかで，視野から外れることの多い存在が同胞である。ミルトン・セリグマン（Seligman, 1988）は，家族の情報の輪の中から同胞が外されることが多いことや，同胞が世話係の責任を担う可能性があること，病気または障害に自分も「かかってしまう」ことを恐れていることや，病気の同胞の状態に怒りや罪悪感を持つことが多いと述べている。もしも，「きしむ車輪は油をさしてもらえる」ということわざ通りだとすれば，健康な同胞は，親からの注目を浴びようと競って問題を持つかもしれない。ときに彼らは，自分たちの心配に親が注目せざるを得ないように，問題行動という形で自分の「きしみ」を作りだす。しかし親は，すでに家族が大きな緊張を抱えている状況で，その子どもが問題行動を起こして非協力的になる「理由がない」と，その行動そのものを裏切り行為とみなしがちである。こうした場合，家族は，慢性疾患の子どもではなく同胞をIP（identified patient）としてセラピストに相談することもあるだろう。

発達面の問題と病気に関する問題

　問題には，発達面と病気に関する面の両方の要素が含まれている。思春期で反抗的な子どもが糖尿病を持つ場合，病気に対する行動を通して，思春期に典型的な親への抵抗を示すかもしれない。慢性疾患を持つ子どもが，生活で制限されていることや医療レジメンに対してときに挑戦的になるのは自然なことである。同様に，病気の子どもは，たとえば同胞の誕生といった家族の発達段階の移行期に，病気の再燃を経験するかもしれない。セラピストは，子どもの問題行動が，全て病気に関する家族力動の問題から生じるものだと決めてかかるべきではない。病気が，煩わしくとも正常な家族葛藤の材料にされてしまっているときもあるからだ。

親と医療従事者

　家族に慢性疾患の家族成員がいるとき，家族もまた，医療従事者と「慢性的な関係」を持つことになる。慢性疾患と医療従事者の両方が，多かれ少なかれ家族の生活の一部分となり，それが永遠に続く。前述のように，親は医療従事者の行為が支持的でないことに対して特に傷つきやすく，憤りを持つかもしれない。スタッフの不満や，親の怒りや抵抗を引き起こすような否定的な状況の悪化は，次の2つの状況のときによく起こる。1つ目は，診断が不明であるか，治療がうまくいっていないときであり，親は医療チームが十分な助けになっていないと怒りを持ちやすい。2つ目は，医療チームが子どもに対して支援的であって技術的にも優れたケアをふんだんに提供している状況のときであり，子どもを慈しみ守るという養育者としての立場を取って代わられた親が感じるときである。親が家族の葛藤にスタッフを巻き込んで三角関係化する場合，さらに困難な状況となる。こうした非機能的な関係を専門家との間に持つ家族を援助することが，実力あるメディカルファミリーセラピストの1つの証となる。

家族の社会的ネットワーク

　究極的には，子どもは親のみに育てられるのではなく，家族や友だち，近隣の人々，学校，教会，地域の広い支援ネットワークによって育てられる。慢性の疾患や障害を持つ子どもを育てることは，ほとんどの親にとって非常

に困難なことであり，親には活動的で献身的な支援ネットワークが必要である。病気や障害を持つ子どもの親たちは，慢性の病気についての理解が深いため，とりわけ重要な援助の資源となる。また，家族が支援のネットワークにうまく繋がれるかを見極めることも重要である。彼らがどのように援助を求めるか？　どのように援助を受け入れられるか？　病気という文脈以外で，他の人々とかかわれるか——つまり，子どもの病気が焦点となっていないなかで，他者と相互に支援しあうことができるか？

　ターニャの家族は，子どもの慢性疾患を抱える家族を支援する際に生じる問題のなかで，アセスメントにかかわる特有の問題を多く示していた。両親の夫婦関係において，ターニャと2人の子どものことが中心になっていくにつれ，健康管理に関する信念をめぐる夫婦の意見の対立が一層問題になっていった。なぜなら，夫婦にはターニャの健康管理以外の関係性がほとんどなかったからである。両親が家を空けなければならないときは，13歳の長女が世話役割を担った。長女は，ターニャが親との分離不安の発作を起こすたびに無力に感じ，両親が自分に責任を負わせて外出することに憤った。11歳の姉（次女）は，ターニャに向けられている注目の度合いの大きさに憤慨し，両親に対して小さな反抗の数々を繰り返した。この次女は，母親がターニャに対して過保護であることに対して，父親と連合をつくり母親に対立していた。一方母親は，この11歳の娘が手に負えなくなってしまったと感じていた。父親は，ターニャに関して医師が話したことを母親が歪曲していると信じており，医療従事者が母親とだけと関わりもっている限り，この家族は否応なく三角関係化が生じ連合が生まれていた。最終的には，ターニャの家族は，元々この養子縁組に理解がなかった原家族からも，また，子どもたちにとって重要な地域機関（すなわち，学校）からも孤立した。なぜならターニャは家のなかで母親から勉強を教えてもらっていたからである。

　しかし，この家族には，重要となる強さが確実に存在していた。教会によって家族は地域社会に帰属している感覚を持っており，問題がありつつも，思いやりのある献身的な関係性を他者と維持していく高いレジリエンスがうかがわれた。ターニャはいつも不安そうに見受けられたが，魅力的な人柄でもあり，他の子どもへの共感能力も高かった。

小児慢性疾患特有の治療に関する問題

　メディカルファミリーセラピーは，具体的な臨床モデルではなく，メタフレームワークであるという視点を持つがゆえに，本章では，小児慢性疾患を抱えた家族へのセラピーのうち一つの方法だけを推奨することはしない。バイオサイコソーシャルなシステム論的視点（それがメディカルファミリーセラピーの刻印となる特徴である）があれば，セラピストは幅広い臨床モデルと技法を用いて成果をあげることができるからだ。しかし，以下に述べる特有の問題については，それぞれのセラピーの様式に合う方法をもってして扱うことを忘れてはならない。

子どもの病気を受容する

　子どもの病気や障害にうまく適応できない家族に，否認のパターンや未解決の悲嘆の問題があると，新しい現実に順応することが妨げられることが多くなる。そのような家族は，生活のなかに病気が入る場所を作ることができず，必然的に，医療従事者が生活に入ることをも受け入れない。セラピストは，家族が行動パターンを変えるために行う支援において，家族の否認や悲嘆の問題に，介入の際の序曲として取り組まなければならない。親のどちらかが病気を受け入れ，病気が家族のなかに納まる場を作り始める過程で，親が調整する行為を，他方の親や，あるいは祖父母が家族に受け継がれている行動パターンを裏切る行為のように感じることも珍しくない。医療従事者は，子どもの重篤な医療的問題の現実を，認知的に理解できなかったり情緒的に受容できなかったりする家族に対し，責任感が低いとみなしてしまうことが多々ある。

　進行する病気の現実や，それによっておこるさまざまな制限を受容するには，継続的に状況を見直していくことが必要であるが，その見直しのサイクルごとに，悲嘆が封じ込められ，否認や両親間の亀裂が生じる可能性もある。あるデュシェンヌ型筋ジストロフィー（進行性で致死性の筋ジストロフィー）の子どもの1人親が，その実母に，息子には車椅子が必要だと伝えると，その実母は娘が息子をそのようにして「あきらめた」と捉えて驚愕した。セラピストは，車椅子を生活に取り入れることをメタファーとして扱い，彼女らの生活

のなかに病気の存在やその影響力を受け入れることを援助する必要があった。

子どもの病気をしかるべき場所にとどめておく

　子どもの慢性疾患や障害に適応してきた家族には，次の課題がある。それは，病気による負担があっても，家族関係を完全な状態に保ち，慣例や行事，世界観を維持していくことである (Gonzalez et al., 1989)。病気は家族の均衡を本質的に崩すものであり，病気や障害が重篤であればあるほど均衡の乱れは大きい。その不均衡はまた，子どもが発達段階に応じて適切な責任や課題を与えられないときに起こりうる。そのような場合，発達段階を背負っている子どもとしての本来の存在は病気の背後に消えてしまう。均衡の乱れは，両親がそろっている家族では，両親の関係性が子ども病気についての話し合いや病気の不安のなかに吸収されてしまっているときに起こることがある。1人親の家族では，親が家の外での楽しみや興味をほとんど持てないときに起こりうる。同胞は，家族の情緒的な輪の中から外されたり，普通の子どもとしての経験を削られ，ケアの責任を負わされるかもしれない。子どもの病気に居場所を与えない家族が，病気に対する責任感の低い家族パターンを作り上げるように，病気をしかるべき場所にとどめておかない家族は，子どもの問題に対して過剰な責任感を持って対応するパターンを作り上げる。

　私たちは，家族が病気から自分たちをどのように守るかについて，家族と話しをすることが役立つことをこれまでも経験している。例として，病気に家のなかの一部屋を与えてください —— たとえば2階の空いたベッドルームなど，台所や居間のような家族が親密に関わる場所ではない部屋を与えてください —— などといったメタファーを使うことさえある。そうした後，セラピストは，家族が病気のケア以外の活動を具体的に計画できるよう援助する。病気をしかるべき場所にとどめる他の技法には，年齢相応の反抗や無責任さといった子どもが示す問題について，その行為や態度の正常な発達面を強調する方法がある。こうした対応によってその子どもを病人としてではなく，1人の子どもとして扱うのである。

オープンなコミュニケーションを促進する

　子どもに健康上の問題が生じると，最初に犠牲になることの1つが，病気や障害についての「オープンな話し合い」である。親は，病気の子どもや子

どもの同胞を動揺させることを恐れる。子どもも同様に，親や兄弟を動揺させることを恐れる。子どもの健康状態は，タブーな話題となり，「大丈夫」，「調子がいい」，または「様子をみよう」などといった決まり文句でのみ話されるようになる。家族の間で，病気についての信念，期待，恐れ，希望を，オープンに話し合える形をもって親交を促進することが，メディカルファミリーセラピストの主な仕事の1つである。これは，家族合同セッションという形で可能であり，そこでセラピストは家族成員に対してそれぞれに順に，病気についての考えや気持ち，病気による困難さについて尋ね，病気に伴っていて避けることができないさまざまな家族の反応を正常な反応として受け入れる。ときには，家族全員でのセッションを行い，またあるときは親だけ，ときには子ども1人だけと行うこともあるだろう。あるケースでは，障害のある子どものことで深く心配をしていながら，決してそれを表には出さない父親がいた。その父親は，妻の苦悩が明らかであったので，妻のためにも自分自身を強く保とうとしていた。彼が妻に対して（セラピストの穏やかな問いかけによって），地下の部屋に行って「作業をしている」ときに，将来が心配になって悲しんでいると伝える機会があった。妻はそれまで，夫が全く気にもかけてくれないと非難してきたが，夫の言葉の意味に気づいて和らいだのである。[訳注：夫が地下の部屋で「作業をしている」と言っていたが，夫は「作業をする」という口実で誰もいない地下に行き，1人で悲しんでいたことに妻が気づいたのである] メディカルファミリーセラピストがその場に存在して家族を支えることで，家族間の距離を調整し，混乱を招くような沈黙の壁を崩す援助が可能になる。医療の専門家がこれらの打開の瞬間に立ち会って関与できる機会があると，その専門家は，他の家族も同じような経験をすることが理解できて，支援につながることが多い。

家族が医療従事者や学校と交渉することを援助する

親のなかには，子どもの慢性疾患において最も苦痛な事の1つが，医療従事者とのやりとりであるという人もいる。メディカルファミリーセラピストは，家族が過去や現在において専門家とどのようにかかわっているかを注意深く分析し，特に家族の信念や期待を形成する重大な出来事がなかったかを探すことが必要である。たとえば，筋ジストロフィーの子どもの家族が，医師が冷淡に診断を伝えたと感じたことから，その医師を嫌うようになってしまったと言った。ある家族は，担当医が診断を伝えた直後にレジデントが近寄り，解剖の許可を求めてきたことさえあると言った。障害や慢性疾患を持

つ子どもの親は，ヘルスケアシステムだけでなく，教育システムとも格闘しなければならない。親は学校関係者と，子どもが普通教室で学べるか，学校教育に関して，教室の外で講義を受けたり，自宅で教育を受けたりするという難しい交渉をしなければならない。これらの話し合いは，学校とヘルスケアの専門家との間で行われるが，その調整やコミュニケーションが欠如することにより，一筋縄ではいかず難しくなることがよくある。

　メディカルファミリーセラピストの担う課題は，ヘルスケアチームや学校関係者チームを悪者にしたり，三角関係化させることなく，親の話を聞いて支援することである。セラピストは，ヘルスケアシステムがどのような仕組みで動いているか，また，セラピストが関与する医療やケアの文化を理解しておく必要がある。家族をエンパワーしつつも，家族が医療従事者に対して失礼にならないように導くことも1つの役割であろう。家族は，質問をしたり正当な要求をしたりして，コンサルテーションやセカンド・オピニオンを求め，薬や医療的伝達の正確さを確認し，必要であれば，今の専門家とのかかわりを終了して新しい関係を築くこともできるようになる。同様のスキルが，学校システムとのやりとりにも適合するが，公立の学校システムから離れてどこか別のところに移る選択に関しては，限界がある場合もある。

　ターニャのケースでは，ある重大な出来事があった。その出来事は，メディカルファミリーセラピストが，家族や，家族とヘルスケアシステム，家族と学校システムとの相互関係にどのように働きかけたかを例示している。ターニャには慢性的な膝の問題があった。それは先天性の問題で，ときに怪我に至ることもあるが，喘息ほど家族の生活に影響を及ぼすものではなかったが，手術が予定されていた。前回の手術の際，医学生と外科レジデントによる腕の静脈ライン確保の前処置のために45分を要し，ターニャと両親は，そのときの痛みの経験が再び繰り返されることを心配していた。そのときのターニャは自分がスライスされた肉であるかのように感じ，腕の静脈ライン確保は手術やその後の回復よりも嫌な経験となった。両親は，ターニャの血管で医師が苦労していることを知っているため，その状況についてはどうすることもできない無力さを感じていた。

　メディカルファミリーセラピストは，麻酔科レジデントが通常は点滴を始める専門家であり，日常業務以外に緊急時にも点滴を行い，点滴ラインを確保することが難しいケースでは他の医師からの依頼を受けることもあると指

摘した。セラピストは親に，医師に対して懇願し，もしも必要であれば最も経験のある麻酔科レジデントに点滴ラインの確保を始めてもらいたいと話してみてはどうかと伝えた。外科医は反対することなく，麻酔科レジデントに依頼し，彼は一度でラインを確保した。ターニャは大喜びし，両親はヘルスケアシステムのなかで自己選択をすることができたことにより，エンパワーされた気持ちになった。

　夫婦がともに，娘の手術とその後（両親が医療的な不手際を防いだ後）に力を合わせたことは，両親にとって肯定的な経験となった。娘の喘息の問題に関しては，両親が，ターニャを守る必要性と，ターニャに自分自身でリスクを請け負う決断をさせたいという思いの間で，均衡を取るのが難しいことにセラピストは理解を示した。両親の意見の食い違いの一部は，母親とターニャが通常2人だけで呼吸器科医の診察に行くため，両親間で情報が共有されないことから生じているとセラピストは指摘した。両親は，医師との重要な話し合いには両親2人で同席し，何かを決断するときは，必ず両親がそろって先ず医師から直接医療情報や助言を聞くことに同意した。

　それ以外にもメディカルファミリーセラピストは，ターニャが自分で薬をのむように自己責任を持たせ，公立学校に行くよう促すなど，家族の均衡をとるような働きかけを両親に行った。セラピストの助言により，両親はターニャの先生と校長に会い，娘の医療的な状態と母親が体験している分離の恐怖について説明した。母親は，ターニャが1人で学校に歩いて行けるようになるまで，数か月の間は登下校につき添った。セラピストは，次に同胞の問題に目を向け，長女の責任の限度を明確にする援助をした。一番下の妹が他の2人よりも注目されていることに対するうっ積した憤りについてオープンに家族に問いかけ，11歳の同胞と両親との間に境界を築いた。

　これらの医療面や育児に関する問題が解決した後，ターニャの両親は，夫婦関係や原家族との関係の問題に取り組みたいと積極的に願うようになり，医療の問題についてはセッションで再度持ち上がるごとに断続的に立ち返るようにした。2人は，自分の両親や同胞との緊迫した関係について，セラピーのなかで意義ある進展を重ね，彼らの孤立した関係の緊張感は和らいでいった。

協働における特有の課題

　小児慢性疾患の問題に関して，医師や他の医療従事者と協働するセラピストにも特有の課題がある。それは，重篤な病気の子どもや，ときに機能不全の家族と直面した専門家が経験する，異常なほどの自身の傷つきやすさ（脆弱性）やどうしても子どもを守りたいという保護的な感情である。これらのケースが話し合われるとき，医師や看護師が，子どもの状態について情緒的な苦悩を見せることは珍しいことではない。セラピストにとって，ときに最も有用な協働となるのは，彼らの訴えに耳を傾けて情緒的なサポートを提供することである（第3章の協働についての概論を参照）。もちろん，自分の子どもが病気であったり，亡くなりつつあるときには，セラピスト自身もサポートを必要とするかもしれない。こうした悲痛の感情は，自分自身が親でもある専門家にとっては，とりわけ強烈になることがある。

　辛い気持ちや悲嘆と結びつく感情の背景には，子どもにとって「正しいこと」をしていない親に向けた怒りや憤慨がある。医療的な治療を受けている家族の難しいケースについて話合われるとき，ヘルスケアチームの1人は，子どもを家族から無理にでも引き離すことを要求するかもしれない。その要求は，情緒的で過剰な関与や，自身の燃え尽き状態，親への不満，人間行動の複雑さや家族力動への理解不足から生じている可能性がある。メディカルファミリーセラピストとしての課題は，医療従事者の持つ感情や正当な懸念をサポートしながら，親が悪者になったり抑圧されたりすることを防ぐことである。システム論的視点の訓練を受けたセラピストであれば，家族のために医療チームを悪者にしないことを確実にし，その逆の問題が生じることも避けることができるだろう。ターニャの家族のケースでは，セラピストは，子どもと家族が関与する学校や他のシステムにもかかわっている。家族と専門家との間の断絶があまりに大きく，家族が援助を受けようとしない「大失敗」のケースであっても，セラピストは，ヘルスケアチームがこのケースから学び，将来同様のケースがあった場合には異なる方法がとれるように援助することもできる。こうした困難なケースを重ねることで，やがてヘルスケアチームが「われわれは，もしかしたら家族の問題を維持するための援助をしているのではないか？」と，システム論的視点を表現する核心的な問いか

けができるようになる。

結論

　慢性疾患の子どもと家族にかかわる仕事は，ヘルスケアシステムにおいてメディカルファミリーセラピストが持つ使命の中核であると言えよう。その仕事は1970年代の半ば，サルバドール・ミニューチンと同僚が，フィラデルフィアのチルドレンズ・ホスピタルの糖尿病学の医長から非公式の依頼を受けた後，心身症家族モデルとともに始まった。1970年代半ばからわれわれが学んできたのは，子どもの健康状態は生物学的にも心理社会的にも，家族関係の一部であるということである。子どもの身体は，私たちすべての身体と同じように，家族のリズムに共鳴して波長を合わせ，身体に何か不調があると，その反響が家族の意識や専門家の意識にも深く浸透するのである。

　メディカルファミリーセラピストには，医療や健康管理で子どもたちに提供されているものに加え，より良いものを提供する義務がある —— それはより充実した胎児期のケアや予防的なケア，適切な治療へのより良いアクセス，より健康的な環境の提供である。メディカルファミリーセラピストは，子どもたちの生活に甚大な影響を与える家族にも，さらなる支援を提供する義務がある。十分な支援が得られなかったり，専門家からの支援が乏しいことが多い現状で，家族は，慢性疾患の子どもを持つという予期せぬ衝撃と精神的な重荷に対処しようと苦闘しているのだから。

第11章
身体化患者とその家族

ブラウン氏：背中が痛いんです。頭もズキズキします。それから，喉が詰まるので食べられません。がんではないでしょうか。喉に腫瘍はできるんですか？

M医師：今日はとても虫の居所が悪いようですね。ブラウンさん，あなたの先生は，あなたががんを患っているとは現時点では思ってないのですが，新しい症状は彼と話し合ってください。先程あなたのジェノグラムを書いていたとき，あなたの2人の赤ん坊が出産直後に亡くなったと言いましたよね。これについてもう少し話してもらえますか？

ブラウン氏：子どもたちはすでに亡くなりました。私の腰痛がひどくて，子どもたちが亡くなった直後に入院せざるを得ませんでした。腰の椎間板の手術をしたんです。それから常にどこかがおかしいんです。仕事ができず，妻は私が怠惰だと責めます。ところでニューズウィークにでている新しい薬は効くと思いますか？

身体化症状はブラウン氏のように難しい生活状況をもつ人が不安，うつ，および人間関係の問題ではなく，多数の身体症状を呈するような状態であり，最も厄介だが同時に最も興味をそそる人間の過程の1つである。身体化行動は心と体の相互作用の過程に存在するが，完全には理解されていない。それは予想通りに治療もできない。それを何と呼ぶかさえ合意が得られていない。しかし，身体化症状はすでに負担がかかっているヘルスケアシステムにさらなる巨大な費用を上乗せするため，創造性，研究，協働的ケアを必要とする問題でもある。

身体化症状を呈する患者は，感情と身体の経験を識別せず，感情的苦痛を表現するのに感情的言語を使用しない。代わりに彼らは身体的であれ感情的

であれ，すべての苦悩を表現するのに身体化言語を使用する。身体化はある人にとって生涯続く対処様式の一部で，他の身体的また感情的ストレスにより潮の干満のごとく変動する慢性疾患のように機能する。この章の最初の対話にあるブラウン氏は，2人目の息子の死の直後に椎間板破裂を経験した。彼が抱える問題の感情的要素は，彼が完治できないことに大きな影響を与えた。

身体化はDSM（Diagnostic and Statistical Manual of Mental Disorders, DSM; American Psychiatric Association, 2000）では心気症や身体化障害などの身体表現性障害と分類されるが[註1]，それはまたクリニックでよく見られる身体化行動の広いスペクトラムも含む。これらの問題を**医学的に説明不可能な症状**（R. M. Epstein et al., 2006）と呼ぶ方がよいという考えがあり，「身体化」と呼ぶのは，患者が実際に経験するわけではない身体的症状と心理的症状の人為的な分離を暗示すると論じ，さらにそれは「屈辱的診断」だと言う議論がある（S. K. Johnson et al., 2008）。他には**機能障害，精神生理学的障害**または**物議を醸す病気**と呼ぶ方がよいという考えもある。これらの各名称に伴う限界を認識した上で（Creed, 2010），本章では相互作用の過程を示唆する身体化や身体的固着という用語を使用することとする。

医学的に説明できない症状は，プライマリケアで最も多くみられる疾患に相当する（Kroneke et al., 1997）。それらは合併する精神疾患や器質性疾患の有無にかかわらず発症し，医師からのヘルプシーキングのサイクルに陥る。身体化症状を呈する患者は器質性疾患があると強く確信する。彼らは頻回に医学的治療を求め，医療提供者にとっての挑戦となる。彼らの身体の症状は生理学的に理解できないか，あるいは身体所見から予期されるよりも明らかに過度である。すべてではないが，患者のなかにはその問題にはいかなる感情的要素も関与していないと強く主張するものもいる。

これらの患者の多くは**「心配性」**とみなされ（Figure 11.1参照），医療提供者は，彼らを安心させ，多くの時間を費やすことを求められる。ある1つの研究では，説明できない症状をもつ患者のなかには，心理社会的あるいはストレスに関係した心配事を話す機会があるものもいるが，医師はたいていこ

▽註1　これらの用語の確立された基準については最新のDSMを参照。たとえば第5版のDSMは身体化疾患について，30歳以前に始まる多くの医師への訴えの既往をもち，その訴えが7年以上続く4つの疼痛症状，2つの消化器症状，1つの性的症状，および1つの偽神経的症状を含まなくてはならない，という詳細な定義を記している。

*	*	*	*	*
身体的否認	身体の感覚に敏感になる	「心配性」	症状に執着する	身体的妄想
(Somatic denial)	(Sensitive to bodily sensations)	(The "worried well")	(Obsessed by symptoms)	(Somatic delusion)

Figure 11.1. 患者による身体化固着の程度

Family-Oriented Primary Care (2nd ed. ; p.126) by S. H. McDaniel, T. L. Campbell, J. Hepworth, & A, Lorenz, 2005. New York, NY: Springer-Verlag. Copyright 2005 by Springer-Verlag より。許可のもと編集。

の機会を無視するので，このような患者は「声にしても聞いてもらえない課題」をもつ（Salmon, Dowrick, Ring & Humphris, 2004）ことになる。社会心理的懸念をほとんど口にしない深刻な身体化障害をもつ少人数の患者こそが，医療提供者の専門技術の質を問い，医療システムの急騰する費用の問題をつきつける一番の課題である。ディグルイ，コロンビア，ディッキンソン（deGruy, Columbia, & Dickinson, 1987）は以下のことを見いだした。より深刻な身体化症状の診断をもつ患者は，適合したコントロール群に比べて50％以上高い診察率，50％以上高い医療費，平均に比べて2倍近く厚いカルテ，および著しく多くの診断名をもつということである。これらの患者は高額で危険性を伴う不必要な手技や治療を経験するかもしれない。身体化障害の患者に多くの入院歴や外科的治療の経験があることは稀ではない。ヘルスケアシステムにおけるこれらの患者の全医療費は膨大である。バースキー，オラヴとベイツ（Barsky, Orav, & Bates, 2005）は年間2,560億円の医療費が身体化症状に起因していると推定した。

身体化への文化的影響

デカルトの心と体の二分は，病気の経験を説明するよう構築された骨組みや意味の理解に浸透している。身体症状は主に器質的原因をもち，感情は主に心理的経験により定められるという概念がわれわれの社会では広く受け入れられている。心と体は統合され，関連し，お互いに会話をしている一つの全体であるという考えは，ごく最近になり暫定的に西洋社会の主流派により取り入れられるようになった。身体化という複雑な疾患は，生命の身体面と感情面の統合と相互依存関係を認識することに対する私たちの文化の葛藤を

▽註2 身体化疾患は30歳以前の身体的訴えの既往，既知の医学的状態からは完全に説明不可能な8つの症状を含むDSM診断である。症状は故意に偽ったり生み出されるものではない。

象徴する。医学人類学者，アーサー・クラインマン（Kleinman, 1986）は身体化を「文化的に公認で，社会的に有用で，個人的効力をもつ」（p151）と描写した。身体化の有病率は文化によってさまざまである。アジア文化では，西洋文化より心理社会的な説明をさらに受け入れにくく，西洋人に比べてより高い身体化発生率があるようだ（Bhatt, Tomenson & Benjamin, 1989; Ryder et al., 2008）。またラテン人も白人より高い身体化発生率をもつ傾向にあるようである（Willerton, Dankoski & Martir, 2008）。

さらに，西洋文化では病気への自己責任に悩まされる。ここでもまた心身二分化がみられる。われわれは概して自分は身体的疾患や病気に責任はないと信じる一方，感情的問題は自分に責任があると考えがちである。問題を「身体的」と定義することは身体化患者にとっては事実に反しないことで，ほとんどの人々が是認する受動的で依存度の高い患者の役割を可能にする。

われわれの文化全体がそうであるように，医療や心理療法の分野もまた心身二分化に苦戦する。医学がますます生命工学に依存するにつれて医師や患者は身体に固着し，生物医学が患者の診断や治療のただ1つの重要な要素というよりも医学自体だと判断する。われわれが行動で示すように身体化症状に対して生物医学的アプローチのみを導入することが症状を増悪し，患者と医師を苛立たせ，医療診察や費用を増加させる。同様に心理療法の領域ではもっぱら心理社会的問題に集中することで，身体化患者は治療を拒否し，またセラピストも患者に嫌気をさすということが起こる。

身体化行動への生物心理社会的アプローチは，心身二分化の文化的影響を妨ぐ。これにより医師とセラピストがともに，いかなる身体症状も生物学的，心理的またしばしば社会的要素をいくらか含むと推測することができるようになる。バイオサイコソーシャルアプローチは症状が「器質的」か「すべて心理的」かということを解明しようとする還元主義を避けることができる。身体化症状は身体的，感情的，およびそれらの相互作用のプロセスが混合していることがほとんどなのである。

紹介医師の経験

身体化は医療の「盲点」と呼ばれてきた（Quill, 1985）。もし患者やその家族にとって持続する身体症状が苛立たしいものであれば，治癒によって満足感

を得る医師にとっても，その経験は極めて苛立たしいものとなる。午後の身体化患者診察後，自分のキャリア選択に疑問をもった医師が書いた次の詩について検討されたい。

思い直して

やっと5時5分
あと少しで今日も終わり
すべての患者を診た
あと1人を除いて。

診察室のドアの
外に立つ。
ナースのメモ書きを読んだ
恐怖におののきながら。

新患者は言う
夜に歯がいたみ，
靴の紐がきつすぎるときには
おなかが痛む。

しびれが
膝にはじまり，
めまいは
1963年から。

食べ物があがってくる
下にいくのではなく，
常にだるく，
寝ころがる。

涙がこぼれおちようとする
隠すことなんてできない。
メモ書きは
無限に続く。

階段を上がると
おならがでる，
車をとばすときは
匂いがわからない。

左手に痛み
右手には脱力感，
手から足へ
くしゃみで痛みが走る。

先週
胸に痛みが……
やめろ！　もうたくさんだ！
これ以上読めない！

ビジネススクールに行くほうが
賢明だった。
なぜなら彼らは
身体化患者を診ないのだから。

　　── ティルマン・ファーリー医師[註3]

　医師によっては，医療に取り組む中で自らが身体に固着するものもいる。つまり複雑な問題の身体面にもっぱら集中する（van Eijk et al., 1983）。身体化行

▽註3　著者から承諾を得て転載。

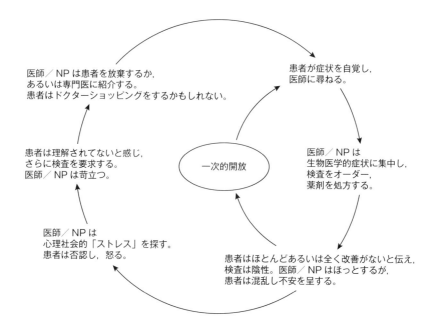

Figure 11.2. 身体的に固着した医師患者関係

Family-Oriented Primary Care (2nd ed. ; p.133) by S. H. McDaniel, T. L. Campbell, J. Hepworth, & A. Lorenz, 2005. New York, NY: Springer-Verlag. Copyright 2005 by Springer-Verlag より。許可のもと編集。
NP＝ナースプラクティショナー

動によって伝えられる間接的コミュニケーションを誤解し，主訴を理解し治療するのに生物医学的フレームを利用する。この医師らが身体化患者に対し，医学的に問題ないと言ったり，症状は比較的良性であるというような説明をするとき，患者は誤解されていると感じたり頑固な症状や要求で反応したりする（他のほとんどの患者は，反対にこの知らせに安心する）。身体化患者は，これらの医師は問題を解明できず，自分を治療したくないのだと思う。生物医学的志向の医師は，無力に感じて患者の要求に腹を立てたり（「すべて気のせいです」），距離をおいたり（患者からの電話に返答しないなど），また診断的検査ばかりオーダーしたり他の専門家に紹介するかもしれない（Figure 11.2 参照）。患者と同じように身体的に固着した健康観を持つ家族は，患者の症状が良くならないと医療システムに苛立ちを表すかもしれない。これらの患者や家族のなかには，ホメオパシーや祈とうなどの非従来的やり方で診療する医療提供者に助けを求めるものもいる。

医師やナースプラクティショナーがこのサイクルから抜け出すには，患者ケアの最初からバイオサイコソーシャルアプローチを用いることである（Figure 11.3 参照）。このアプローチでは医師が生物医学的また心理社会的な質問をちりばめた面接を行い，包括的な評価をする（Doherty & Baird, 1983）。医師は患者とその家族との間に，権威主義的というよりは協働的な関係を築き，不確実性を許容する姿勢の手本を見せ，患者の苦痛が正当であると認める。またメディカルファミリーセラピストに治療チームに参加してもらうよう依頼してもよい（McDaniel, Hepworth, & Doherty, 1995）。医師とセラピストは一緒に小さな目標を設定し，医療チームは患者の症状より機能を経過観察する。セラピストは，可能性のある心理社会的要素を医師が常に意識していられるよう協力できる（この協働の例は Taplin, McDaniel, & Naumburg, 1987 を参照）。いったん医療専門家と家族に協働の関係が確立すると，メディカルファミリーセラピストは，医療チームが患者の症状を理解し，問題の身体化要素に対応し，家族が患者の健康と安心感をサポートし，また患者が身体的および感情的ニーズを管理する能力と自信を育むことができるような統合的アプローチを築き上げる支援をする。家族がセラピーを終了した後も，医師とヘルスチームは対応可能であるようにする。

　従来のメンタルヘルスのアプローチでは，このような患者に対応することができなかった。精神力動論は身体化を患者の性格構造として理解する。それは患者の，恐ろしい感情的経験に対する防衛の一部なのである。身体化は深く定着したものと見られ，またセラピストは身体化患者と治療同盟を確立することを難しいと認識するため，これらの患者は従来「セラピーにはふさわしくない」と考えられていた（Greenson, 1965）。われわれは，支援を切望するプライマリケア医からの紹介を受け，精神科医からはその患者が基本的に治療不可能だという報告を受けてきた。身体化は患者の経験や心理的機能，そして家族や医療チームとの協働が，診断を下すことより重要なのである（Epstein, Quill, & McWhinne, 1999）。認知行動療法のアプローチが，ある患者において有効であっても（Allen & Woolfolk, 2010），これらの患者に個人療法で対応しすぎると，患者の症状とセラピー間の勝ち目のないゲームになり得る。身体化行動をめぐる家族の文脈や相互関係の問題を取りあげることにより，治療の成功へとつながる影響力と必要なエネルギーがもたらされる。

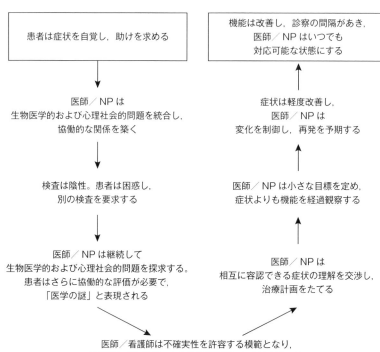

Figure 11.3. 身体的固着へのバイオサイコソーシャルアプローチ

Family-Oriented Primary Care (2nd ed. ; p.135) by S. H. McDaniel, T. L. Campbell, J. Hepworth, & A. Lorenz, 2005. New York, NY: Springer-Verlag. Copyright 2005 by Springer-Verlag より。許可のもと編集。
NP＝ナースプラクティショナー

身体化患者とその家族を理解する

　身体化患者は身体からの合図に極めて敏感である (Barsky, 1979)。ケルナーとシェフィールド (Kellner and Sheffield, 1973) は、日記を使って身体症状を記録する方法により、健常人の 60 から 80％がどの州においてもいくらかの身体症状を経験するということを明らかにした。もちろんほとんどの人々は、これらの症状を医師の介入が必要な問題として見なさない。しかし個人の症状認識はさまざまである。いくつかの研究により、同じ容量の組織病変でも人によって程度の異なる機能障害や主観的苦痛として表れることが明らかになっ

た。身体からの合図に敏感な人や,より多くの障害や苦痛を経験する人は症状を,治療の必要な問題として認識する可能性が高い。Figure 11.1 は患者が訴える身体化固着の幅広いスペクトルを示す。それは身体化の否定から身体化に関連した妄想に及ぶ。

　スージーは 28 歳の女性で,パートナーと別居中であり,複数の身体化症状をもつ。頭痛と腕の痛みがあり,頭と足への電撃痛,頻繁におこる胃の不快感,早朝覚醒を訴えていた。スージーは医師がまだ見いだしていない深刻で生命を侵す可能性のある病があると確信していた。彼女は問題を見つけだすため,知りうる限りの（高額な MRI を含む）採血検査と診断手続きを要求した。彼女の最大の懸念は,5 歳の息子だった。彼女には息子が自分と同じ症状の多くを呈しているように思えた。彼女はその「疾患」が伝染性のもので,自分が息子に感染させたかどうか心配した。スージーは他の誰にもその疾患を伝染させないように,自分は隔離されないといけないのではないかと何度も思った。

　スージーはしばしば,機能的によく活動した。彼女は自分が働く大会社で高く評価され,生産性の高い従業員だった。また彼女は運動もやり,週に 5 回活発なエアロビクスクラスに通った。医師は彼女の内在的経験と外見の違いに苛立ちを感じ,メディカルファミリーセラピストに紹介した。

　スージーが話を打ち明けるまでには数か月かかった。彼女の症状は夫と別居する頃に始まったと言った。スージーは夫との関係に不満をもち,また職場の男性との関係を発展させるために夫と別居した。別居後,職場の男性は彼女と性的関係を持ち続けたものの,彼は真剣な交際を誓約する気はないとうちあけた。これを聞いて,スージーはたて続けに浮気をした。そのうちの 2 人の男性は,ただの顔見知りの軽い関係だった。その後すぐに彼女はこの経験を苦痛に思った。そして彼女はウイルス感染を患ったのである。

　スージーは医師にすべての性感染症を検査するよう頼んだ。検査は陰性だったが,ウイルス感染症状は続き,生命を侵すかもしれないと思うようになるまで増悪した。当初は彼女はこの疾患が AIDS,性感染症で最終的には死に至るようなものではないかと心配した。彼女が症状を経

験して一年後，メディアでは慢性疲労症候群の症状に関する記事が出はじめた。スージーは自分は「疲労のない慢性疲労症候群」なのではないかと説明した。彼女は夫との別居やそれに引き続く浮気に伴う長引くストレスや感情的困難をいっさい否定した。彼女は自分の「ストレス」は自分の病気を誰も診断し治療することができないことからくるものだと言った。

スージーは身体化を呈する多くの典型的な患者のように，病気を経験し，問題の治療を求めて苛立ちを感じていた。彼女はまたいかなる気分障害も否定するにもかかわらず，うつ病や不安の身体的症状の多くを呈することにおいても典型的であった（スージーは自分がうつを経験したことがなく，別居後は「ほっとしただけ」だと確信していた）。身体化固着は強迫症の一部か，あるいはその傾向の場合がある（Okasha, Saad, Khail, El Dawla, & Yehia, 1994）。身体化患者には不安要素の有無にかかわらず抗うつ薬を含めた治療が有効であることもある。スージーは，抗うつ薬が慢性疲労症候群に効果的であるという理由から内服に同意した。スージーはその薬は問題を治癒するわけではないにしろ，疼痛の軽減に効果的だと言った。身体症状をもつ患者には認知行動療法の技法（Kroenke & Swindle, 2000／家族により効果が強化される）やマインドフルネスを基礎としたストレス軽減のクラス（Basler & Hill, 2001; Bohmeijer, Prenger, Taal, & Cuijpers, 2010／患者のみよりも患者とそのパートナーあるいは介護者同席が最も効果的）もまた効果的かもしれない。

スージーのような身体化患者のすべてがうつ病やパニック症のスクリーニングを受けるべきである。これらの患者でよくみられるこの両方の疾患は紹介医に見過ごされることが多いが，抗うつ薬の治療には反応する（Katon & Russo, 1989）。薬剤処方をしないファミリーセラピストは，患者のプライマリケア医やコンサルタントの精神科と協働して，治療計画にこのスクリーニングを含めるよう支援することができる。

身体化行動はどのようにして起こるのであろうか？　ケルナー（Kellner, 1986）は多くの身体化患者で起こると考えられる悪循環サイクルを説明した。

　　　心気症反応でよく目にする連鎖は，不安や抑うつがあるときに新たな身体化症状を経験し，身体感覚の選択的な知覚が引き続いておこる。その知覚は，病気への恐れやその後の身体化症状の増悪に伴う不安の高ま

りによってさらに強くなる。これらの要素が繋がることで悪循環となり，頻回に繰り返されることで過剰学習され，その連鎖が常態化する。(pp. 10-11)

この行動を強化するような家族や医師とのやりとりを想像するのはそれほど困難ではない。

身体化の発達と維持における家族の要因

多くの家族要因が身体化行動を促したり影響を及ぼすことがある (Phillips, 2008)。感情的経験に対する言語が欠落している家族もある。家族全員が無感情的で身体的症状についての言語のみ許されるような場合。また子どもが身体的痛みだけに注意を配られ，感情的苦悩には対応してもらえないような場合。このような家族のアプローチによって，子どもはどのような要求や問題も身体的なものとして経験するよう条件付けられ，身体的症状がさまざまな経験を表すための言語となる。虐待は感情が貧困な環境では珍しくない。いくつかの研究では深刻な身体化行動は早期の貧困，身体的あるいは性的虐待またトラウマと関係していることが明らかになった (Fiddler, Jackson, Kapur, Wells & Creed, 2004; Katon, 1985; E. A. Waker et al., 1999)。これらの患者にとって早期の感情的トラウマは，多大な身体的構成要素をもつ。小児や思春期患者の身体化障害の発症についての系統的レビューでは，次のような家族の危険因子がさらに明らかになった。それは両親の身体化，恋人の器質性疾患，身近な家族の精神病理，機能不全の家族状況である (Schulte & Petermann, 2011)。

臨床的には，深刻な身体化を呈する家族は，感情的苦痛を避けたり麻痺させるような意思疎通のパターンを共有するようだ。多くの身体化を呈する人は，同じように身体化する人と結婚する。これらの夫婦は身体的不快症状の言語を共有する。身体化をもつ人には，自分を介護してくれる人と結婚する人もいる。その介護者は同様に，自分が病気でなくても身体的事柄についてやりとりする特権をもち，ほとんどの感情的経験を否定する。また身体化はアルコール依存症やその家族歴と関連して起こることも多い。

スージーは過去に身体的および性的虐待は一切ないと否定した。しか

し彼女は苦難の幼少期を送っていた。父親がアルコール依存症であり，父の行動は全く予測できなかった。彼女いわく母親は"いつも病気"だった。スージーは身体化行動をかなり早期に目にせざるを得なかった。そして彼女は常に症状を呈するような男性と結婚した。彼は自身の疾患や電気会社で架線作業員としての仕事でおこる多くの事故のために，彼女に世話してもらうことが多かった。しかしスージーは世話役に怒りを覚えるようになり，彼が病気の際に彼女が十分に世話をしているかについて彼らは言い争った。彼と別居してから，次の彼は身体的には健康であるものの，アルコール多飲の傾向があった。この関係では，彼女が患者で彼が世話役となった。

身体化患者の家族を治療に参加させることは，必要不可欠なことである。それは，身体症状だけに基づくコミュニケーションパターンを遮り，感情経験に基づくコミュニケーションを加えるゆとりを家族が認められるようにするためである。スージーとの治療後半のある重要なセッションでは，彼女の恋人と慢性疲労サポートグループから2人の友人を招いて行われた。そのセッションの最後にスージーは，そのサポートグループから脱退する決心を告げ，「このグループは私のニーズを満たさない。友人関係は継続したいけど，今は運動プログラムに集中しなければ」と言った。数週間後，スージーはアルコール依存症の治療を拒否した彼とも別れた。1年後のフォローアップでは，スージーには新しい彼がいて，新しい仕事を持ち，頭痛はたまにしか発症しなくなっていた。

身体化患者の家族は，症状をもつ最愛の人の身体の健康と薄幸の両方を心配することが多い。この心配から，家族は患者が特に治療に抵抗する初期の段階でセラピーを受けるための重要なサポート役になるかもしれない。スージーの妹と母は「すべてのことを試してみなければ彼女は死ぬかもしれない」と心配して，初期のセッションにスージーを連れてきた。実際には身体化患者の寿命は一般人のそれと比べて短くはない (Coryell, 1981)。しかし患者とその家族の生活は身体症状，対人関係における苦闘，および過剰なヘルスケアに支配されるかもしれないのである。

スミス，モンソン，レイ (Smith, Monson, & Ray, 1986) は，プライマリケア医が精神科にコンサルテーションを求めて助言を得ることで，身体化障害をもつ

患者の医療コストが53％削減されることを見いだした。統合的な協働的ケアの初期の実験で，ホイゲン（Huygen, 1982）は彼の診療所におけるファミリーセラピストへの紹介は，医療サービスの過剰利用を大幅に減らす結果となることを見いだした。米国の健康維持機構（Health Maintenance Organization）を利用している成人292人の研究では，ロウとクレーン（Law and Crane, 2000）が医療サービスの利用を21.5％削減することを見いだした。満期出産で生まれた子どもと極度の早産児を，4歳半時に比較した前向き研究では，早産児に乳児期の入院や痛みの経験があり，親の育て方が「最善でない」場合に，身体化が起こりやすい傾向があると示した（Grunau, Whitfield, Petrie, & Fryer, 1994）。早産児を持つというトラウマを経験した両親が，普通に起こる子どもの痛みに対して不適切な親の対応をするようになるのはよくあることであり，メディカルファミリーセラピストはこれを是正し，後に起こる問題を防いでいけるであろう。いくつかのコントロール群なしの研究では，ファミリーセラピーが身体症状を呈する成人（Hudgens, 1979）と子ども（Mullins & Olsen, 1990）の治療で成功を収めることを示した。

身体化患者とその家族を治療する臨床的戦略

紹介プロセスにおける協働

　身体化患者のなかでも，メンタルヘルスや行動科学の専門家への紹介を容易に受け入れる人のほとんどは，深刻な身体化による問題を定義上持たない。初期の治療契約は紹介医との間で行われる。患者やその家族は，セラピストに会うことに対して懐疑的であるか明らかに抵抗するかの間の範囲内にいることが大抵で，紹介するには医師やナースプラクティショナー，そしてセラピストには創造性と忍耐力，そして一層のエネルギーが必要となる。これらの紹介に際するセラピストの仕事の多くは，親密な協働的関係を築くためにできるだけ早期の段階で紹介医にコンサルトし，患者の紹介を人と人との繋がりのなかで丁寧に行う「ウォームハンドオフ」が可能なときにいつでもできるよう計画することなどである。以下の提案は身体化患者の紹介時に，セラピストが紹介医と連携する助けとなるであろう。

　医師に共感する

　まず，紹介がなされるまでに医師が感じてきたフラストレーションを表現

する機会を設けるべきである。このような患者を医学的に治療することの不確実性を許容することが医師にとっていかに難しいかに共感することである。プライマリケア医の誰もが知るように，身体化患者は他の患者と同じように深刻な疾患を発症する可能性がある。医師は，重要な医学疾患を見逃さず，なおかつ身体化行動に操られて情緒面の問題に対して高額な生物医学的検査をしないようにするという，微妙な境界線上を歩いているように常に感じているのである。

協働による治療

医師とセラピストが，患者とその家族に定期的また継続的にかかわるような統合的治療アプローチを提案すべきである (Figure 11.3 参照)。医師は長期間にわたる苛立たしい診察の後に，このような患者を「厄介払い」したいと思うかもしれない。セラピストに責任があると思いたくなることもあるだろう。特にセラピーが続く間は，新しい，または増悪した症状について，患者や家族を評価し安心させる医師の役割の重要性を強調すべきである。両分野の専門家が定期的なスケジュールで患者を継続して診ることで，診察を受けるために症状を呈する必要がないようにすれば，成功する可能性が高い。このように理解することで，医師が患者から遠ざかることを防げることが多い。また患者の「治癒」の要求を，医師が継続治療の要求と理解する助けとなるかもしれない (Kaplan, Lipkin, & Gordon, 1988)。

患者が医学的に説明不可能な症状を呈する場合や，身体化の最も深刻な段階にない場合には，彼らの生活のなかでの心理社会的ストレス要因と考えられる「聞いてもらえない議題」を探索することである。またこれらの患者は瞑想，ヨガおよびマインドフルネスに基づいたストレス軽減などのセラピーに反応して，身体的経験の感じ方を変え，思いやりをもって自らの苦悩を見つめることができる。マインドフルネスの原理をカップルセラピーやファミリーセラピーに統合することも可能である (Gehart & McCollum, 2007)。

サポートを求める

患者とその家族を紹介するにあたり，医師に紹介後も積極的にサポートしてもらえるよう，依頼すべきである。医師からの継続的なサポートは，紹介を成功させるために不可欠であることが多い。タプリン，マクダニエルおよびナンバーグ (Taplin, McDaniel, Naumburg, 1987) が，このサポートの重要性を示した例を参照されたい。しかし患者に紹介を受け入れるように説得する場合，

医師は約束し過ぎないようにするべきである。むしろ次のように言えるかもしれない。

> 私の同僚のセラピストで，不可解な疾患をもつ患者への援助に特別な関心をもっている人がいます。多くの患者やその家族が，彼女のセラピーは助けになると思っているようです。私たちは多くのことを試してきましたが，功を奏しませんでした。あなたはこれらの症状とともに生き，人生の楽しみを取り戻そうとしているのですから，彼女に会って助けになるか試して下さい。

必要なときには合同で会う

深刻な身体化症状をもち，紹介に抵抗する患者にとって，ウォームハンドオフや1回あるいは複数回の医師，患者とその家族との合同セッションは，問題行動への医療的ケアの成功において特に重要だろう。身体化症例は，通常，患者より紹介医がはるかに高い治療へのモチベーションをもつ点で，裁判所からの紹介に似ている。合同セッションでは，医師がセラピーを求める家族に直接的なサポートを表現することができる。またこのようなサポートのもと，そのセッションで患者やその家族はセラピストとセラピーの経験を理解し信頼関係を高めることができる。医師を招いたセッションが一度行われた後は，多くの場合，家族だけでセラピストに会うことに前向きになる。身体化患者における協働に特別な関心をもつ医師やセラピストは，両者が治療を通してお互いにチームとして協力しあうことで，扱いにくい症例を効果的に能率よく治療できるかもしれない。このアプローチについては，マクダニエル，キャンベル，ヘプワースおよびロレンツ（McDaniel, Campbell, Hepworth, & Lorenz, 2005）による例を参照されたい。

患者のなかには短期間の問題行動に関する医療コンサルテーションよりも，むしろ長期のメディカルファミリーセラピーが必要な者もいるだろう。長期のセラピーは費用がかかるが，その費用は不必要な検査や処置，および入院の費用とは比較にならない。クレーン氏の次の症例は最重症の身体化に分類される。これらの患者は生物医学的答えを求めるあまり，著しい苦悩を経験し，医療チームを苛立たせ，医療ケアのコストを急上昇させるため，われわれはこの症例のある程度の詳細を治療の早期，中期また後期に分けて記すこ

とにする。ここでは，それほど深刻ではない身体化症例に利用できる臨床戦略を示す。

　配管工を引退した63歳のクレーン氏は，前立腺がんと診断されるまで活発に活動していた。クレーン夫人は両側乳がんの病歴をもち寛解期にあった。プライマリケア医であるゲール医師は，クレーン夫妻から慕われていた。クレーン氏をセラピストに紹介する際，ゲール医師は「彼は私の父親を思い出させる」と言っていた。

　ゲール医師はクレーン氏が発症したとき早期診断検査を追及しなかったため，がんが発見されたとき後ろめたく思った。一旦診断がつくと，クレーン氏は早急に手術を受けた。術後，クレーン氏は放射線治療が必要かどうかで少し混乱した。外科医ははじめクレーン氏は「完治した」と言ったが，それを翻して放射線治療が必要だと言うようになった。クレーン氏は入院中ある疼痛薬に反応して精神病エピソードを呈した。彼は精神疾患の既往がなく，その薬が中止されると彼の精神症状はおさまった。

　放射線治療中クレーン氏は重いうつ状態になり，1週間の精神科入院を余儀なくされた。精神科医は彼がカタトニーの状態でサイコセラピーには反応しないだろうと言った。

　プライマリケア医は術後6か月で彼をファミリーセラピーに紹介した。その際，医師はクレーン氏が手術の傷に固着し，痛みを訴え，がんはすべて除去されなかったと確信していると伝えた。セラピストはこの患者についてゲール医師と電話で2回話し合った。そのほとんどは早期がんの症状に気がつかなかったことに対する彼女の罪悪感を聞くことであった。セラピストはまた，患者が他の身体化症状を持ち，他のメンタルヘルス専門家に会うことにかなり抵抗していることを知った。クレーン氏は，問題はがんであり精神状態ではないと言った。しかし夫婦は長年にわたる医師との親密な関係をもっていたため，セラピストへの紹介はさほど困難ではなかった。患者は妻と医師に強く勧められてセラピーを受けることに賛成した。

治療早期のジョイニングに時間をかける

　身体化患者は警戒心が高く不信感をもち，自分の病気に関する情緒的側面を認めることに抵抗するため，クレーン氏のような身体化患者とのジョイニングの時期は一般的に長期間を要する。これらの患者に敬意を伝えることが最も重要である。1つには，彼らは苛立ちを感じる医療提供者を経験しているからである。双方が納得する治療計画をたてるまで数か月かかることもある。

　治療の早期は，患者は生物医学的に治癒することを願って，セラピーの診察は間隔をあけた予約を望むことが多い。ときに薬剤漸増の比喩が次の来院時期の交渉を進める上で役立つ。「回復に効果的な服薬量を処方するために，ある程度の頻度の診察が必要です」。患者や家族がセラピーに強く抵抗し，彼らの人生の情緒面を話さない（あるいは話すことができない）時期には，セラピーの進み具合が遅いと感じるかもしれない。システムズアプローチと，医師との親密な協働，多大なる忍耐および粘り強さをもって臨むことで，これらの家族がこの時期を乗り切る援助を達成できることが多い。

　これらの患者とのジョイニングで最も重要な技術は，彼ら自身の問題の定義をいくらか受け入れることである。多くの早期セッションでは，症状は医学的問題を呈するため，セラピーは必要ないと患者が自分自身や家族，あるいは特にセラピストを説得することで特徴づけられる。以下にセラピストがこれらの症状に対応する助けとなる技術をあげる。

症状に集中する

　セラピストは患者の数えきれないほどの症状に対し，おどおどしないことが重要である。むしろ診察中は大きな紙にそれらを書き並べ，患者に身体症状の絵を描かせ，症状についての情報を聞き出す。また病気の評価の一部として，診察外で症状日記をつけるように勧めるべきである。症状日記はフォーマット化し，身体症状をページの左欄に，情緒的反応を右欄に記録する。このフォーマットにより，患者は身体的および情緒的プロセスが織り交ざっていることを認識させる。患者の病気にかかわる家族もまた患者の観察について日記をつけるといいだろう。

病気のストーリーを聞き出す

問題についての患者と家族のそれぞれの説明と診断を聞き出すことである。症状や病気，そして医療システムのそれぞれのストーリーと，それぞれとの経験について耳を傾けること。それぞれの人がもつ症状の意味を理解するよう尽くすべきである。患者とその家族の全員が理解されていると感じる経験をすることが必要である。

家族と協働する

患者の病気の未知で説明し難い側面を強調する協働的アプローチを用いるべきである。何が少なくとも改善をもたらし，何が症状を悪化させるのかを見出すように患者と家族から聞き出すことから始めることである。

患者と家族の強さと長けている面を引き出すべきである。これらは治療の上で有用な助けとなるだろう。身体的固着，また貧困や虐待の既往をもつ患者は多くのサポートを必要とする。

家族の健康に関する信念が，医師，ヘルスケアチームおよびセラピストの信念とどの程度一致していて，またどの程度異なるのかに留意すべきである。治療経過中のゴールは，患者，家族，医療チームまたサイコセラピストがお互いに許容できる症状の説明に到達すべく協力することである。

ジェノグラムを作成する

家族の病歴をとるのに，まずジェノグラムを利用することである。「家族のなかでこの症状に似た病気を持った人はいますか？」と聞くことで，患者の症状の世代間における意義について情報を集める。ムリンスとオルソン (Mullins & Olson, 1990) は子どもの身体化の発症にはモデリングが重要な要素であることを見いだしている。

時間をかけてストレスの多い生活上の出来事について尋ねることである。患者の信頼度が増すと，患者とその家族の幼少期の虐待，貧困，解決されない悲しみ，薬物乱用，仕事中毒や他の形態の過剰な活動について評価すべきである。

役割の変化を認識する

病気がどのように従来の家族の役割やパワーバランスを変えたかに耳を傾けることである。一組の夫婦は浮気で結婚が危機に陥った後，両者の身体化が2人を引き合わせることになった。他の夫婦では，退職後何もすることがなかった夫に，病気が患者という「仕事」を与えた。ほかには過程で多くの役割を負い，家族農園で長年働いていた妻が病気となり，夫は家事や親業をせざるを得なくなった例がある。

医学の言語を使う

初期の間は，医学の言葉を用い，リラクセーションテープ，運動，睡眠や食事への配慮など，身体的介入をすべきである。これらの多くの介入は家族の課題となり，身体へのより健康な視点を表現するようになる。少なくともセラピストは，家族がこれらの介入をサポートするように，または少なくとも妨害しないように働きかけなければならない。

治療初期には情緒的な言語を避ける

この時期には情緒的な言語や，リフレーム，情緒面の徹底的な探求は尚早である。セラピストは，家族と患者の準備ができているというシグナルを待たなければならない。多くの場合，家族の準備が整い，話すことができるようになるまで，何か月もの間，重要な家族歴は打ち明けられない。その時間は尊重されるべきである。

不確実性を許容する

病気の生物医学的状態を観察するのに加えて，病気について未知の部分を常に意識しておくべきである。生物学的要素が浮かびあがり，生物医学的治療が必要となっても，セラピストは医師と同じように症状を完全に理解しているわけではないこと，問題を解決するための手っ取り早い答えや薬はないこと，また患者の問題のさまざまな側面に取り組みながら不確実性に耐えることができると伝えなければならない。

　　治療の初期にクレーン氏は妻と一緒にセラピーに参加したが，「先生，

これは私にとってもあなたにとっても時間の無駄だ」と確信していた。彼は礼儀正しかったが，治療に積極的ではなかった。何度かクレーン夫人が診察に参加できなかったときに，セラピストは症状について聞いたり説明したりする以外，クレーン氏と会話を継続することは困難であった。彼はいくつかの症状に固着し，症状は執拗に繰り返した。また他の話題について聞かれると素っ気なく答えた。彼は症状日記をつけたが，その内容は幾度とない繰り返しで，左欄には身体症状について1日にいくつかのパラグラフが書かれていたが，右欄にはストレスのかかる出来事や情緒的反応についてはときおり単語が書かれているだけであった。

クレーン氏は症状が前立腺がんの再発であり，医師たちがまだみつけられない再発のためだと信じていた。一方クレーン夫人は夫の症状は再発ではなく不安に関係していると信じていた。彼女は彼が大丈夫である，医師たちは信頼できるとしばしば彼を安心させようとした。

夫の病気への対処は，クレーン夫人に，彼女自身のがんの経験を思い出させた。乳腺切除術後，彼女は一度6か月間うつ状態になり，家族や地域の繋がりを避けるようになった。彼女は夫にも同じことが起こっていると感じた。クレーン氏は数か月後，自分の病気をひどいうつ状態になった晩年の父親の経験と比較した。父親は精神的には回復せず，心筋梗塞で亡くなった。(クレーン家のジェノグラムはFigure 11.4を参照)

クレーン氏は父親と親密で，彼の父親は親切で「感情を抑制する」タイプの人物でもあった。母親にはそれほど親近感はなかった。クレーン夫人は父親から性的虐待を受けていた。彼女は彼の家族，特に父親に惹かれ彼と結婚したと言った。クレーン夫妻はどちらも喧嘩をしたことはないと言った。クレーン氏は，父親がそのような人物であったことに敬服していたから，クレーン夫人は彼女が育った家庭とは違う家庭にすると決心していたからである。

クレーン夫妻は多くの強みをもっていた。彼らには2人の成人した息子と数人の孫がいて，皆州外に住んでいた。夫妻は自分たちの結婚について，密接な関係でお互いが助け合う存在と表現したにもかかわらず，何年ものあいだ異なる寝室を利用していた。2人とも自分自身の身体と相手の身体に対して，不安で心地良くない関係を持っているようだった。クレーン氏は退職前に特に地域で精力的に活動し，教会に行ったり病気

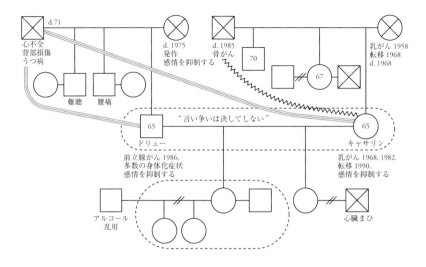

Figure 11.4 クレーン家

の友人を訪ねたりした。彼は行動志向で，退職後は自分の自由時間を満たすことができないでいた。

　夫婦は感情が少し平坦で不安感を持ち，むしろ愛情に欠けるようにみえたが，感じは良かった。クレーン氏は手術痕に感じる不快感を癒すための呼吸に集中するリラクセーションテープを聞いた。彼は他の筋肉リラクセーションテープには反応しなかったが，妻はそれらを利用した。

治療中期を継続する

　重症の身体化のある家族との治療中期は，6か月から数年に及ぶこともある。この期間中，症状の程度より機能レベルの変化を経過観察して進展を評価することが重要である。無症状の生活（「治癒」）はときに起こるが，これらの患者では治癒の見込みは少ない。より現実的な目標は，症状の軽減と職場や家族関係における機能の向上などである。この治療期間にはいくつかの方法が一般的には有用である。

問題の定義を交渉する

お互いが許容できるような問題の定義を見出すように努めることである。これは身体と感情の説明を架け橋とするような言語を聞き出したり示唆することで多くの場合達成できる。以下にこの例を示した。

「クレーンさん，ここ数年あなたたちが経験してきたことで，あなたの体に多大なストレスがかかっているようです。あなたの体は敏感でこれらの症状はあなたにとって警告サインとなっているようですね。これらの症状に注意を払って，症状が何を伝えようとしているのかを理解しなければなりません」

「ゴンゾラさん，ご主人の心筋梗塞は深刻な問題です。6か月経った今，ひどい事故でお孫さんを亡くされました。心が張り裂けそうに感じられているに違いありません。医師に胸痛を検査してもらうと同時に，最近起こった痛々しい経験及ぼす影響についても評価しなければなりません」

「イースタリーさん，あなたの体はもう病気ではありませんが，これまであなたの身にふりかかってきた事全ての結果が，内的な傷として残っているようです。われわれはこれらの古傷を含めたすべての傷を癒さなければなりません。そうすれば，苦痛を最小限にして生活できるかもしれないからです」

好奇心を示す

患者とその家族に好奇心を示し，彼らのストレスが多い生活上の出来事や慢性的な苦痛に対し，自分自身の反応の仕方を決められるよう援助することである。身体的反応と情緒的反応の両方の可能性があることを知らせて取り入れる。患者とその家族が身体的感覚と情緒的感覚を区別し始めるよう日記を継続することである。

情緒的な言語を取り入れる

いったん身体的感覚と情緒的感覚を架け橋とする語句に対して患者とお互

いに納得が得られた後、ゆっくりと情緒的経験には情緒的言語を用いるようにし、セッションが身体的に執着することを徐々に減らすようにしていく。情緒的言語の例はクレーン氏の症例の後半に示されている。

治療への積極的な参加を促し、リスクを評価する

家族がより積極的な活動や相互へのかかわりに興味を示すよう、試みてみるよう促し、症状化行動の強化を差し控えるのを助ける。

患者の症状が消失したり改善したりすることで、家族の生活はどのように異なるかを尋ねることで変化のリスクを探求する。身体化が慢性的問題である場合、変化のリスクは最も大きい。夫の浮気が原因で結婚の危機に直面したあと、ともに身体化を呈し始めた夫婦は病気のおかげで人生の優先順位を立て直し、お互いの距離が近づくように感じた。会社に復帰し、外で友人と会うようになるほどまで改善すると何が起こるのかと彼らは心配した。夫は病気のためにひどい飲酒習慣をやめた。しかし2人とも夫が良くなるとまた飲酒が再開するのではないかと心配した。治療の中期にこれらの問題に対応することが重要だった。

心理社会的固着を避ける

統合したバイオサイコソーシャルアプローチを駆使することによって、心理社会的に固着することを避けるべきである。患者が新たなあるいは異なる症状を呈するときは、医師やナースプラクティショナーに問い合わせる必要がある。身体的に固着する患者に対する最善の介入は、生物医学的また心理社会的介入を混合したものである。つまり、心理的に納得できる生物医学的介入と、生物医学的に納得できる心理的介入である（McDaniel, Campbell, Hepworth, & Lorenz, 2005）。医療チームの協働と情報により、これらの介入は可能になるだろう。本章に前述のとおり、ブラウン氏は明らかに2人の赤ん坊の死という解決できない悲しみに打ちひしがれていた。カップルセラピーでその死の悲嘆を話すたびに、夫はさらなる身体症状を訴えた。最終的に医師との合同セッションで医師が赤ん坊の死亡診断書を一行一行読んだ後、医学的意味が話し合われた。この介入は1時間かかり、夫婦は初めてその死について話しあうことができた。何が起こったのか彼らには多くの疑問があった。そのセッションは治療の転機となった。

ときに治療中期に患者の症状が継続し，患者，家族と医師間の力関係の対立が激化し，患者が医師（あるいは医師のチーム）を解雇することがあるかもしれない。これらの症例では治療チームが崩壊し，唯一セラピストが患者に継続的ケアを提供することになる。医師との問題が解決できなければ，セラピストは身体化患者の治療経験があるチームに紹介してもよい。ここでの治療とは，互いに思いやる関係の文脈のなかで，患者の話を聞いたり制限を設けるということである。

　クレーン氏は非常にゆっくりとしたペースではあったが，自分の症状は命にかかわるものではないかもしれないということを信じ始めた。彼は外科医と腫瘍内科医の診察を受け，がんの再発はないと言われ続けた。彼の日記の右欄はより多くの書き込みを見せ始めた。また彼は教会に参加し，礼拝に参加するときにはいかに平穏で落ち着いているかを話した。
　クレーン氏は自分の問題を「不安」の1つと表現し，いつも最悪のシナリオに集中していることについて冗談を言い始めた。また手術痕の「不快感」を，がんの再発よりもむしろ活動的に無理をしている証拠だと言い始めた。セラピストは，その不快感は彼が何かで悩んでいるという信号で，身体的なものか情緒的なものかを検討すべきだという合図だと考えるように提案した。ラベルを書き直す過程の早期には，クレーン氏は医師に身体症状の解決を強く求めたように，セラピストに「不安」を解決するように求めた。セラピストは彼の病気の不確実性を許容しつつ，この夫婦が協力して彼に有効な治療計画を見出せば，彼の機能は改善すると確信した。
　クレーン夫人は夫の問題を説明するのに同じ言語を使用し始めた。夫婦はクレーン氏が時間を持て余し，無為にときを過ごし「病気について心配」して「うつ」になったということに納得した。彼女は夫に趣味の木彫りを再開するよう提案した。セラピーではクレーン氏の活動レベルを増やすことに焦点が当てられた。クレーン夫人は，夫が古いボーリング仲間を尋ねる日は好きな食事を作ることに賛成した。クレーン氏の気分が良くないときは体を休める必要があるということにも2人は同意した。彼はリビングルームで横になるのではなく寝室へ行き，そこで夫人が看病するようにした。

セラピストは，ネガティブな感情を自覚したり，意見が合わなかったり，自分を率直に表現したとしても，お互いに安心感を損なうことはないということについて少しずつ夫婦と話し始めた。この過程は，怒りや落胆を抑制し沈黙を保ったクレーン氏の父に触れつつ進められた。クレーン夫妻はともに，彼の父親の晩年のうつ病が，何に悩んでいるかを彼が話せなかったことに関係しているかもしれないと問い始めるようになった。ときが経つにつれて，クレーン夫人は口喧嘩と呼ぶ「健全な話し合い」と，幼少期の虐待に特徴づけられる実家での対立とを区別し始めるようになった。

　クレーン氏の活動機能はこの治療時期の大半で大幅に変わった。彼は新たな症状を経験するたびに主治医のところへ戻った。あるとき彼は外科医に怒りを感じた。彼は外科医ががんの完治について「嘘を言った」と信じていたからである。彼は転院も考えたが，不満を外科医と話しあった後，思いとどまった。

　治療の別の地点では，彼はかなりの長期間，手術痕に固着した。プライマリケア医とセラピストは問題を評価するために合同セッションを開いた。患者には再評価のため腫瘍医のところへ戻るとともに，もっと協会で祈ることを勧めた。この固着は数週間で軽減した。

　クレーン氏は退職前はガーデニングに熱心になっていた。この治療期に彼は1つのトマトの苗木（数回も枯れかけた）から始め，次シーズンにはさまざまな野菜の小さな菜園へと広げた。これらの野菜ができるまでの様子は，治療過程の貴重な比喩として使われた。最初の苗木の最初のトマトは夫婦とセラピストに喝采で迎えられ，一緒に味わわれることになった。

　クレーン氏の活動機能が改善し始めると，いくつかのセッションでは回復に伴うリスクに焦点が当てられた。夫婦は多くの症例と同じように，病気が2人を結びつけたということを認めた。病気はまたクレーン氏に「仕事」をもたらした。夫婦は彼が調子の良いときにどのように親密な関係を保っていられるかを話し合った。また彼が楽しんで活発的に参加できるような趣味やボランティア活動についても話し合った。セラピストはクレーン氏が忙しいときに最も幸せを感じるような人であることに同感した。しかしセラピストは彼の「傷」が悪化しないように，2人が

これらの新しい計画にゆっくりと取り掛かり，また彼がどう感じているかに注意を払うように忠告した。

治療後期で変化を強化する

　治療の初期と中期では，セラピストは変化に伴うリスクを探索し，患者は症状を注意を要する問題の「警告信号」か，あるいはコミュニケーションの方法と理解することを学ぶ。いったん患者とその家族の機能が改善すれば，セラピストは何が症状を悪化させるのかを時間をかけて探索することで患者が症状をよりうまくコントロールできるよう援助することができる。家族は観察者になることで，患者のコンサルタントの役目をするかもしれない。これらを試し終えると治療終了を考えても良い。すべてのメディカルファミリーセラピーの症例においてそうであるように，治療を終了するということはプライマリケア医とその他のチームメンバーに患者を送り返すということを含む。身体化症例は，治療終了後も必要に応じて家族（と治療チーム）に対応可能であることが重要である。身体化症状が長期的で広範囲な対処方法となっている場合，患者やその家族がある新たな節目やストレスに直面する際には，セラピストが一定期間の治療のために患者とその家族と再会することは珍しいことではない。メディカルファミリーセラピストは必要時に対応が可能なプライマリケアチームの一部である。通常，身体化行動が増悪すると，セラピストと家族は他のチームメンバーに比べて迅速に問題の情緒的側面に目を向けることができる。身体化の治療後期では以下の戦略が有効であることが多い。

後退を予測する

　患者の症状が改善し始めたときには，後退を予測すべきである。困難の予測がなされなかった症例の1つでは，患者はセラピストが休暇中に症状を呈し始めた。患者はプライマリケア医に電話し，医師から新たな卵巣がんの恐怖については安心するように言われたが，来院するようには言われなかった。患者は結局産科医に診察してもらい，やっと軽度の症状軽快をみた。セラピストが戻ったとき，セラピストは患者にこの過程が一度しかなかったことは

素晴らしいと言った（これまで劇的な改善が見られていた）。しかし患者が改善し始めるときにセラピストが問題を予測していたならば，患者の落胆をある程度防げたかもしれない。予測可能な後退は，患者の家族や友人が新たな診断を受けたり，重要人物が亡くなったり，あるいは何らかの多大なストレスがかかった結果としておこりうる。

「病気への処方箋」を書く

セラピストによる「病気への処方箋」は，何をすると患者の症状が再発したり悪化するかを詳述するものである。ある家族の「頭痛の処方箋」を書くのに，患者は自分がどんな症状も否定し，夫とできる限りの喧嘩をし，両親に連絡を取らず，運動をやめ，十分な睡眠をとらなかったとき頭痛がおこると言った。彼女の夫は彼女が病気のとき以外は妻を無視し，何を考えどう感じているかを彼女に話さず，子育てをすべて彼女に任せると彼女の頭痛はおこると言った。彼らの10歳と12歳の息子たちは母が静かにするよう頼むときに喧しく喧嘩し続けると母親の頭痛はおこると言った。

治療を徐々に終了し将来のコンサルテーションの受け入れを可能にしておく

治療を終了するタイミングについては，プライマリケア医に相談すべきである。セラピー終了後は，患者が医師かナースプラクティショナーとの診察予約を確実にいれるようにする。

家族と他の医療チームが治療終了に同意するまで，月に1回，その後は3か月ごとに家族に会うべきである。チームが同施設内で働く場合は治療終了後も対応可能にしておくことは容易であるが，全く新たな問題が発生しない限り，以後の問い合わせは新たな一連のセラピーというよりはむしろ「コンサルテーション」(Wynne, McDaniel, & Weber, 1986) となることを患者に伝えておくべきである。

クレーン氏は改善するにつれて，治療終了についての話題を持ち出した。クレーン夫人は当初，彼がまた何もできなくなるのではないかと恐れて反対した。彼女の心配に応じて，セラピストは夫婦が「クレーン氏の疼痛と不安のための処方箋」を書くよう促した。2人は何が彼の症状

を増悪させるかについて聞かれたとき，活動しないでじっとしている，運動不足，信頼している医師を定期的に受診しない，お互いに正直に話さない，新たな病気の発病，と口を揃えた。セラピストは次にどちらかが不快に思ったとき，故意にお互いに話をしないことで症状が悪化するか試してみるように宿題を出した。その宿題は完了することができなかった。不快を感じても2人は話さずに黙っていることができず，お互いにふざけあってしまったからである。

その後クレーン夫人の支えもあり，セラピストは3か月ごとの診察を1年間継続したあと治療を終了した。この期間，クレーン夫妻はともに定期的にプライマリケア医を受診した。医師は彼の症状増悪や活動性の低下は見られないとセラピストに報告し，ともにセラピーを終了する時期であることに同意した。

クレーン夫妻は1年経ってクレーン夫人が転移がんの診断を受け，うつ病を発症して2人が再紹介されるまで戻らなかった。妻ががんの知らせを受け，クレーン氏は妻の介護をするべくさらに活動するようになった。妻は自分のがん診断は夫にとって「ショック療法」だと言った。夫婦は月に一度か二度セラピーに来て，このストレスの多い時期にサポートを求め，隠しごとのないコミュニケーションを続けるよう努めた。初めにコミュニケーションでつまずいた後は，終末期の病気は夫妻をさらに近づけた。彼らはお互いの喜びや悲しみについて話した。クレーン夫人は死への恐怖を，クレーン氏は彼女なしの生活への恐怖を話し合った。

クレーン夫人が亡くなった後，クレーン氏は予想通りいくつかの症状を急性的に再発した。また彼は情緒面における深い悲しみも自覚していた。彼は生活をうまく立て直すことができたので，悪化した身体化症状は3週間継続したが2か月以内に寛解した。

身体化家族を治療するセラピストへの課題

「身体化患者は，延々と私たちの前に立ちはだかり，身体疾患や老化，衰弱，そして究極の死に対する私たち自身の脆弱性をつきつける」(Chabot, 1989, p. 133)。これはおそらくすべてのメディカルファミリーセラピーにとってあ

てはまるであろうが,特に病気や死への恐怖が非常に強い身体化患者にかかわる際は特にあてはまることであろう。身体化患者は家族の死への恐怖,生への恐怖,あらゆる不確実性への全般性不安を表現することが多い。このような患者とのかかわりを楽しめるようになるには,セラピストは,スピリチュアルな面と情緒面で,これらの生に関する基本的な問題に立ち向かえるようなリジリエンスを育まなければならない。セラピストはまた,症状についての不確実性に直面した医師や医療チームがより安心できるよう支援する。治療チームが不確実性に直面しつつ突き進むことができれば,それは人生の知りえなさを承認して生きつつも,家族が活発であり続ける模範となる。

　身体化患者とその家族とかかわることで,セラピストは実存的なレベルの課題だけでなく,しばしば技術的なレベルを試されることになる。前述のように,ジョイニングの時期は難しく延長が必要なこともあり,セラピスト側には忍耐が要求される。患者の症状が全く器質的か否かに関して,患者との力関係の問題に容易に巻き込まれる。症状や家族への説明に焦点をあてることでこの問題は軽減される。患者の生活の情緒面における言語が乏しい間は,治療はうんざりするようなものになりうる。患者の日々の情緒面を写しだす身体症状について好奇心をもつことは,セラピストがこの時期をしのぐ助けとなるであろう。

　医療チームとの協働は,セラピストにとって重要なサポートにもなる。セラピストの経験が満足感,希望,苛立ちや退屈を繰り返す場合,われわれは定期的に,身体化患者について医師とセラピストで開かれるコンサルトグループ(McDaniel et al., 1986)で検討する。「退屈」な家族が難しいこともあれば,治療チームへの苛立ちが難しいこともある。異なる観点をもつ他のメンバーのサポートや情報は,通常セラピストが新しい戦略を試みたり,その症例に新たなエネルギーを注ぎ込む助けとなる。

　身体化の患者とその家族を治療するということは,ほとんどの場合苛立ちや困難を感じたりする時期を伴うが,知性を刺激し個人的な満足感が得られるものである。この仕事はまさにわれわれが**心**と**身体**と呼ぶ概念を理解しようとする苦闘に直接かかわるため,概念的にも重要である。患者は自分たちを「理解」して,医療システムのなかで最善の方法を見出すことを手助けしてくれる人を探し出し,非常にありがたく思うことが多い。患者や家族が情緒的出来事を経験できるようになり,言葉で表現するようになるのを見るの

は感動的である。これらを成し遂げるにつれセラピストとより意義深く繋がることとなり、お互いがより重要なものとなる。セッションは平坦でかつ不毛な生物学的な会話から一転して、友好的でユーモアのある表現のやり取りへと変わる。これらの経験はメディカルファミリーセラピストが人々の人生に変化をもたらすことができる証である。

第12章
ゲノム医療の経験
新たなフロンティア

　サリーの場合，母親が乳がんで亡くなった6か月後の23歳の検診で，内科医受診時に遺伝子検査の質問があがった。内科医はサリーの母が45歳の若さで亡くなり，サリーの叔母にあたる母の姉妹は34歳で乳がんを克服したことを知った（Figure 12.1 参照）。乳がんのうち5〜10パーセントだけが遺伝性であるが，サリーのようにこの疾患に罹患した一等親血縁者を2人もつということは，この疾患が遺伝的に関連しているリスクを増加した（Easton, Ford, & Bishop, 1995）。その内科医はこのことを考えながら，サリーに遺伝子検査への紹介を受けるよう強く主張した。

　サリーはまだ母の死の深い悲嘆の最中であった。この若い女性は，内科医診察ののち取り乱し，遺伝子カウンセリングの紹介を受け入れないだけでなく，内科医診察に戻ることもなかった。従来の生物医学的観点からみると，内科医のこの介入は完全に正当でありエビデンスに基づいていた。しかし心理社会的観点からみると，これは早まった介入であった。サリーへのリスクは即座には起こらないであろう。また彼女の情緒面の状態は，この新たな情報を吸収できなかった。彼女には悲しみのプロセスを乗り越えるサポートや，自身のリスクの可能性を徐々に受け入れ，それに対してどうすべきかの決断を助けてくれる医療専門家と，統合的に協働するバイオサイコソーシャルアプローチが必要であった。

　やがてこのアプローチは，サリーの新しいプライマリケア医，遺伝学者および遺伝カウンセラーとの協働のもとメディカルファミリーセラピーで実現した。新しい夫との1年間のカウンセリングの後，サリーは遺伝子検査は受けず，通常より頻回の乳がんのサーベイランス（定期的な乳房検査，頻回なマ

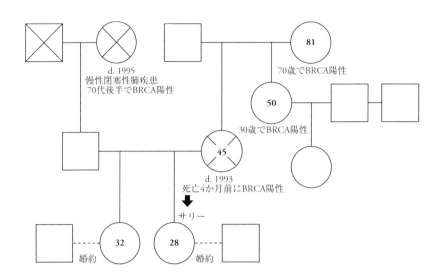

Figure 12.1. 乳がん遺伝検査の意思決定

ンモグラム）を継続して受けることにした。サリーは子どもをもうけて家族をつくりたいという思いで頭がいっぱいだった。不確実性への彼女の対処法は，遺伝子検査をひとまず横に置き，自分がコントロールできると感じる健康面に集中することであった。

サリーのケースに見られるように，急成長する遺伝子科学は健康と病気の境界線を不鮮明にする。**ゲノミクス**（genomics）は全人類の遺伝子同士の相互作用であり，またその環境との相互作用でもある。ヒト遺伝子コードの解明のおかげで，ほぼすべての病気や疾患がその原因だけでなく感受性，抵抗力，予後，進行および治療への反応において遺伝的要素をもつということをわれわれはさらに気づかされることになった。

メディカルファミリーセラピーの意義は広範囲に及ぶ。遺伝子疾患は定義上は家族の疾患であり，診断と介入においては家族システム論の観点を必要とする（McDaniel, Rolland, Feetham, & Miller, 2006）。さらに，遺伝子検査は患者とその家族にとって心理社会的および倫理的困難のパンドラの箱を開けることとなる。本章は，単一遺伝子やより一般的な遺伝子疾患のゲノミクスについての基本的情報について先ず述べる。そしてわれわれは遺伝子疾患をもつ患者とその家族の経験の段階を模索する。これは遺伝子検査前の段階を自覚するこ

とから，遺伝子検査を通して情報を得ることや，患者や家族が長期適応に向けて結果を取り入れることを含む (Rolland, 2006)。これらの患者に関係する多くの他の専門家との協働の重要性や，この刺激的な新しい医学領域の進化にメディカルファミリーセラピストが加わる機会について議論する。

遺伝子リスクと遺伝疾患

　遺伝疾患についての情報は急速に拡大しているため，遺伝子リスクや遺伝疾患に直面する経験は移り変わる景色を見ているようなものである。いかなる心理社会的介入も遺伝子検査，遺伝子診断および治療に影響を及ぼす新たな知識に対応するためには柔軟でなければならない。メディカルファミリーセラピーは特定の遺伝子疾患における心理社会的な特性やニーズ，患者や家族それぞれの独特の経験にもまた敏感でなくてはならない。

　疾患のなかには，喪失への予期に伴う強い感情を引き出すものがある。これらの疾患には，高い発症の可能性，深刻な重症度，ライフサイクルのどのタイミングで起こるかがわかってしまう，そして効果的治療がないという特徴をもつ従来の単一遺伝子疾患が含まれる。例えばハンチントン病は（他の原因で早期に亡くなることがなければ）遺伝子検査陽性が疾患発症を示す診断となる。新たに診断された患者は，中年期発症のおおよそのタイミングや疾患の推定される経過を知る。特に予後が悪く一見手に負えないような場合，この種の遺伝リスクの情報を受けて感情的に身動きが取れなくなる人もいる。他には疾患の予測できる経過を知り，人生で優先すべきことや人生計画に焦点を当てる人もいる。

　糖尿病や心疾患などの最もよく見られる疾患には，まだよく理解されていない複雑な複数遺伝子や環境的相互作用が関連する。これらの多因子遺伝疾患は，単一遺伝疾患よりもはるかに変化しやすく発症しにくい。予防や治療は可能であるが，発症，経過および結果についての軌道は不確かである。これらの変異についての遺伝子検査陽性は，疾患を発症するリスクや可能性について提示するもので診断ではない。予防的手段が可能である場合，生物学的問題に直面しその影響力を少なくできるという点で，征服した感覚があるかもしれない。この種の疾患の遺伝的リスクの情報を知ることは，従来の遺伝疾患の場合とは全く異なっている。

遺伝疾患のリスクをもつ家族の心理社会面と家族システムの評価や介入は，臨床の技術革新と発見の初期段階にある。多くはこれから科学的に有効性を研究されなければならない。家族性疾患の遺伝変異の状態を知るということは何を意味するのか？　健康な個人と家族が遺伝情報に対応するのにどのような介入が助けとなるのか？　2002 年のレビューでは，広範囲の疾患において多くの患者は，遺伝子検査陽性後，著しく動揺したり取り乱したりするわけではないと結論づけている (Lerman, Cyoyle, Tercyak, & Hamann, 2002)。しかし各個人の反応は，可能性のある疾患の重症度や効果的治療があるか否かに加えて，それまでの人生経験，家族の健康に関する信念，家族の病いの経験，そして現在や過去の精神疾患の問題により形作られる。

自覚する　遺伝子検査の前段階

　家族が遺伝疾患を患っているかもしれないと思い始める経緯はさまざまである──メディア，医師，科学の授業，あるいは家族成員に新たな診断が下されることなどがそのきっかけとなる。結婚や出産などの家族のライフサイクルの移行時期に起こることもある。それは各々の精神力，ストーリー，喪失および人生における他の心理社会的問題という背景で起こる。患者は病気についての情報を得て，可能性のあるリスクを理解するためにプライマリケア医，遺伝学者あるいは遺伝カウンセラーに助けを求める。メディカルファミリーセラピストが持つ技術は，家族歴，病気の意味，またライフサイクルの移行期という観点から，可能性のある遺伝疾患を理解することである。
　家族が遺伝疾患のリスクを扱うことは合理的プロセスではない。情報のみでは健全な決断は生み出されない。ミラー (Miller, 1995, 2006) は人々がどのように遺伝子検査や遺伝子情報に対処するかを研究した。彼女は二種類の対処の様式を説明している。1 つ目はサリーの例に見られる回避的行為のようなもので，ミラーはそれを**鈍化反応** (blunting behavior) と呼んだ。鈍化とは悪いことが起こりそうなことから注意をそらしたり，先延ばしにしたり，避けることである。鈍化行動をする人々は遺伝情報の重要性を否定して，その情報を最小化したり避けるかもしれない。さらに極端な例として，遺伝子陽性の結果について家族に嘘をついた男性のケースもある。彼は不安に対処するために鈍化行動を用いた。鈍化行動を用いるほとんどの人々は遺伝検査や治

療を決して求めないという方法で現実を最小化して評価する。彼らは対処しようとするために情報を集めることをせず，家族に連れてこられたり，疾患過程の増悪により，もはや否認ができなくなったときに初めて検査や治療を受ける。彼らは自身の最小化行動と向き合う必要があるかもしれない。もし予防や介入が起こらなければ，どのような結果が予想されるだろうか？ 遺伝関係にある家族もない家族（配偶者など）も，この患者が無症状の時期に関心を持つよう促し，スクリーニングや遺伝子検査，そしてサーベイランスを受ける過程を通してサポートできる。

　医療情報に対応する第二の対処様式は**監視行動**（monitoring behavior）である。この行動のなかには悪いことが起こりそうなことを細かく詳しく調べることが含まれる。監視行動をする人々はより不安を感じ，疾患にかかり易いと感じる傾向がある。彼らは情報を求めるが，それにより圧倒されるリスクがある。メディカルファミリーセラピーにおいては，対処法として監視行動を用いる人々には，的を絞った情報やサポートが有効となる。配偶者などの特に血縁関係にない家族が遺伝カウンセリング中の重要な情報を記録したり，愛する家族の不安を減らすためのサポートを提供することが有用であるかもしれない。

　ときに遺伝子検査が不可能であったり，疾患が明らかにならないことがある。たとえば33歳の女性であるリンは，遺伝学専門のシン医師から紹介されて45歳の彼であるグレッグとメディカルファミリーセラピーに訪れた。リンは失明とバランス維持困難を引き起こす稀な進行性の遺伝疾患をもっていた。彼女は結婚して子どもが欲しかった。成人が遺伝疾患の検査を希望するただ1つの最大の理由は，子どもを現在持つか，持つ計画をするかにかかわらず，子どものために知るということである。グレッグは離婚歴がありリンを愛していたが，彼女の疾患の遺伝子を引き継がない確率が50％以上あると確信できる場合にのみ，結婚し子どもを持つことを望んだ。グレッグは田舎に住み，1時間かけて都市の仕事に通っていた。彼は平衡障害をもった盲目の妻が，特別なニーズがあるかもしれない幼児の世話をする中，自分が何マイルも離れたところにいる状況を想像した。この夫婦にとって病気の意味は結婚への移行期と織り交ぜられていた。リンは極端な監視方法を取り，三万ドルに値する遺伝子検査を国内の遺伝学センターにて受けたが，結果的にいかなる結論的診断も得られなかった。夫婦と医師らは診断に注目し，得

られることのない確実性に焦点を当てた。がん治療でもしばしば起こるように，遺伝専門医は別の検査の施行を望んだが，何も明らかになることはなかったであう。

夫婦がかけてきた費用は莫大なものだった。結果が出されることなく終わったそれぞれの検査で，2人の関係のひずみが増した。彼らがメディカルファミリーセラピーを受け始めるまでに，リンはグレッグに自分たちの未来について楽観的な見方をするよう懇願した。グレッグは自分の気性，自身の対処法および過去の失敗した結婚をふまえて断固として譲らなかった。彼はこの時点でもさらに確実性を求めた。

夫婦は自らの病気とは関連しないアイデンティティを喪失した。彼らは過度に遺伝子検査に集中し過ぎて，2人の関係の現実には向き合っていなかった。すべてのメディカルファミリーセラピーにおいても同じように，他の医療専門家との協働が鍵となる。遺伝専門医とメディカルファミリーセラピストは相互の苛立ちを分かち合った。この電話からは特別な計画は生まれなかったが，シン医師に会った後セラピーに来た夫婦は変わっていた。彼らは医師が新しい異なる言葉を使ってリスクを説明したので，いかなる検査も彼らが求める情報を明らかにすることはないであろうということが理解できたと言った。これには2人ともがっかりするとともに安堵を感じた。結婚を計画する典型的な夫婦と比べると将来は不確かであったが，残りの診察は彼らの関係と結婚の可能性について模索することに費やされた。

3回のセッションを終える頃，グレッグはますます2人の関係から引いていった。彼はリンとの結婚を望まなかったが，リンの遺伝疾患はその原因の一部にすぎないことが明らかになった。リンは悲しみに打ちひしがれたが，行き詰まりが終わりなく続くように思われていたため，はっきりさせることができて満足した。診察後の電話では，シン医師は以下のようにメディカルファミリーセラピストに言った。

> 病気についてあなたがどのように夫婦と話していたかについて聞きました。リスクについて異なった方法で話す必要があったということに気づきました。遺伝子リスクをいつもの標準的な方法で伝えたことで，私たちがいつかは答えを出すだろうと夫婦に思わせてしまいました。

専門家たちの協働を通して，このカップルは問題を自分たちから外すことができた。そしてまたこの症例では，二人がお互いの関係からも外れることにもなった。メディカルファミリーセラピストはプライマリケア医，遺伝専門医および遺伝カウンセラーと連携し，遺伝子検査を検討している患者や家族に心理教育やサポートを提供することが可能である。

情報を得る　遺伝子検査と検査後の時期

　遺伝子検査を受けるかの決断は概して個人的危機，多くの場合は家族の危機を引き起こす。家族は病気自体，誰にリスクがあるのか，決断に誰を含むべきかについて学び，それから検査するかしないか，あるいはすべての決断を見送るかについて決断しなければならない。これは陽性者と同様に，陰性者にとっても遺伝子検査結果の意味を考慮するということを意味する。一旦検査を受けると，その知識は変わることはない。これは多くの人々が1980年代と1990年代に，有効な薬が可能になる以前にHIV検査を受けることについてどう感じたかに類似している。彼らは自分の状態を知ることが有益かどうか想像したが，多くの場合どう反応するかについての予想は，検査結果に続く実際の感情とは合致しなかった。

　リサは48歳の女性で，22歳で初めて大腸がんと診断され，44歳に再度大腸がんと診断された。どちらの場合も治療が有効であった。彼女は家族の多くがその病気を発症していたので，遺伝子検査を受けに行った。

　患者の家族歴は家系図に示されている。これは遺伝専門医によって利用される遺伝疾患や突然変異を追跡するジェノグラムのようなツールである。(Figure 12.2.参照。丸や四角内の塗りつぶされたパイ形はがん診断を示す。) これは大家族でおこっている劇的な症例である。この家系図は数々の小家族に共通して経験されうるさまざまな問題を示している。リサの父親が大腸がんの症状を呈したのはまだ36歳だった。彼にはアルコール依存症の既往があった。リサの母親は数か月間にわたって医者に行くように夫に持ちかけたが，彼は鈍化行動により抵抗した。リサの母親はパニック症の既往があったが，これは父親のがん診断により増悪した。両親ともに病気についての本質を6人の子どもに説明しなかった。1年後，父親は37歳で悲劇的に亡くなった。

　リサが22歳で大腸がんと診断されて，家族は大腸がんの遺伝感受性につ

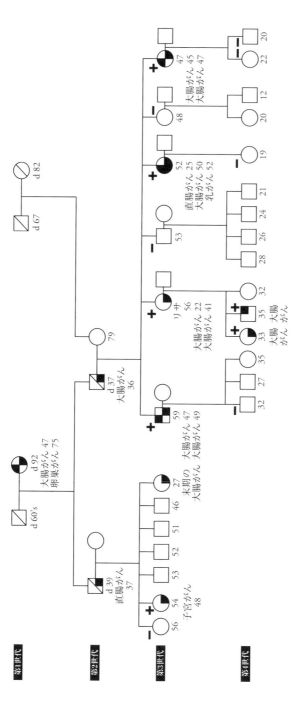

Figure 12.2. 大腸がん突然変異を伴う家系図

いて初めて考慮し始めた。リサは小さな子どもの母親であり，そのことが診断と治療の感情的トラウマを増悪した。その診断により兄弟や従妹 ── 父の子どもたちと叔父の子どもたち ── もまた遺伝子突然変異の影響を受けているかもしれないということが明らかになった。2組の親戚は，父親間で家族のビジネスにおける口論が発生してから数年間連絡を絶っていた。しかし，前の世代についての遺伝子情報を収集し，家族間で共有する必要があることは明白だった。47歳で大腸がんと診断をされた父方の祖母に加えて，リサの父方の叔父は39歳で大腸がんと診断された。リサは3世代目で初めて結腸直腸がんの診断を受け，また家族内で既知の早期発症の直腸がんの4回目の診断も受けた。この変異により卵巣がんのリスクも増加したため，リサと次の妹は予防的卵巣摘出術を希望し，互いに支えあうために同じ日に手術の予約を入れた。

　その後リサの兄が47歳で大腸がんの診断を受けた。彼は長年にわたる苦い未解決の対立を経て，兄弟や従妹と再び連絡を取った。遺伝子検査の経験のおかげで，離れた兄弟や従妹に連絡し情報だけでなくサポートを分かち合った。さらに彼は自分の子どもや次世代の子どものことを心配した。彼は従妹たちに向けて積極的に教育キャンペーンを始め，遺伝子検査を受けるべきだと強く主張した。このキャンペーンは，20代前半でこのような心配を子どもにさせたくないという2人の妹との間にひずみを生んだ。リサとその下の妹はこれにひるまず，家族とのあらゆる会話のなかで情報交換と十分な情報を得た上での決断を優先させた。

　リサの一番下の妹のがん診断は，結婚生活が特に問題を抱えた時期の最中に下された。彼女は経済的問題に付随する夫の怒りを恐れ，また子どもたちの遺伝子検査に心配を感じた。実際には遺伝子検査は研究の一部として無料で行われた。

　遺伝疾患をもつ家族には，疾患遺伝子を誰が受け継ぐ傾向があるかについての理論や考えがあることが多い。メディカルファミリーセラピストはこの家族の仮説を明確にするように働きかける。その仮説には，長男／長女が遺伝を受け継ぎ，次の兄弟姉妹をとばして，その下がまた受け継ぐというように突然変異が交互に起こるなどというものがある。別の家族では，患者と類似した身体的特徴をもつ家族成員が突然変異を起こす（ありふれているが）という信念があり，また半分ユーモアを交えてではあるが，変形した小指を持つ

か否かに関係しているかもしれないという考えもあった。宗教への熱心な信仰心がある場合には，遺伝疾患陽性を対処しのりこえるべき試練と信じる人もいる。

遺伝子検査が可能になったとき，突然変異や可能な検査について全員に知らせるために家族会議が開かれた。会議に参加した医療従事者には遺伝専門医，遺伝カウンセラー，2人のメディカルファミリーセラピスト（大家族であったため）が含まれた。37人の家族中28人が参加し，そのなかには4世代にわたる家族と，亡くなった弟たちの親戚2組の家族がいた。突然変異についての情報はビデオによって提供され，その後遺伝専門医と遺伝カウンセラーによる教育が引き続いた。メディカルファミリーセラピストの1人は，個人と家族に対する突然変異と遺伝子検査の意味について1時間に及ぶ話し合いを進めた。セラピストらは，意思決定において各個人で相違があることに敬意を示すよう家族に勧めた。また，決断するという多大なストレスに対して，以前に有効だった対処法は何であったかについても尋ねた。話し合いは録画され，参加できない者や見たいと希望する者に情報ビデオとともに共有された。

初回の会議の最後に，家族は彼らのニーズに応じた間隔をあけてフォローアップの会議が提供された。彼らは3か月毎の家族会議を2年間継続することを希望した。ゴンザレス，ステイングラス，リース（Gonzalez, Steinglass, & Reiss, 1989）による，慢性疾患をもつ患者のための心理教育グループについての研究を生かして，この会議の最初の15から20分は遺伝専門医が新しいリサーチや情報について伝え，大腸の遺伝的突然変異についての質問に答えることで始まった。彼の後は，最後の1時間でメディカルファミリーセラピストが家族へのサポートと建設的なコミュニケーションを促し，家族の死に関する問題に対応するよう働きかけた。

家族は遺伝子検査の結果について他人が尋ねる権利があるのかということについて話し合った。尋ねられるということは1つの気遣いの形であると感じるものもいれば，自分から情報を提供しないのであれば侵害だと感じるものもいた。家族の会話の焦点が子どもの学校やスポーツの成果などから最近のスクリーニング，遺伝子検査，予防的手術および将来の健康の懸念に変わったため，休暇や誕生日の集まりの雰囲気は大幅に変わった。メディカルファミリーセラピストはゲノミクスのおかげでこれらのお祝い行事に影を落

とすことがないように，家族が日常的に行われる習慣や日課に戻るように勧めた。

　大腸の突然変異の遺伝子検査の前に，家族はこのがんへの高いリスクをもつことについて不安に感じ，大腸内視鏡検査による定期的なサーベイランスを受けることに重圧を感じた。全員が若年で検査を受けたものの，その後およそ半分は悪い知らせを避けるために受けることをやめた。しかしDNA検査が可能になったとき，12人のうち7人は検査を利用した。1人は兄弟姉妹や従妹に言うことなく検査を受けることにした。なぜなら彼は56歳でがんの罹患がなく，自分には家族性突然変異がないだろうと思い，兄弟や多くの従妹が検査結果が陽性であるときに自分の検査が陰性であったときに後ろめたく思うのを避けたかったからだ。

　2人の姉妹は他の同世代とは異なり，定期的な大腸内視鏡検査を受けず従来の鈍化行動で対処した。多くの家族成員に説得された後，2人は遺伝子検査を受けることに同意した。彼女らのDNA検査は突然変異を示していなかった。リサの叔父の最年少の息子は，研究の一部として無料で提供された検査を拒否した。またその叔父は，検査後に出る結果に恐怖を感じたのか，子どもたちを説得して検査をやめさせた。この決断をした年に，彼の娘は27歳で末期がんと診断され，家族にとって胸の痛む結果を迎えた。

　遺伝子検査を受け陽性であった3世代のメンバーのうち，多くの者にとっては自分の子どもの検査の方が自分自身の検査よりはるかに感情的な話題であった。彼らは突然変異を将来の世代に引き継いでしまったのだろうかと考えた。4世代目に関しては，死ぬ運命に真剣に向き合うには「若すぎる」と感じ，多くのものはその問題について考えないようにした。その世代の上の家族には，大腸内視鏡検査のみを受けることにしたものもいた。1人は，「もし検査が陽性だったら，私は子どもを持てない」と感じ，自分が子どもを産むにふさわしいかという決断について述べた。出産前診断は可能であったが，彼女には信仰する宗教があったため妊娠中絶は受け入れられないと判断した。

　27歳の従妹の末期がん診断により，4世代目にとっての早期がんのリスクが劇的に明らかになった。がんは診断時には手術不可能だという事実で二重に恐ろしいものだった。また遺伝子検査を拒否した彼女の父が，突然変異のキャリアであるということも明らかになった。父親はその知らせを聞いてうつ病になり引きこもるようになった。四世代目はより積極的にサーベイラン

スや遺伝子検査を求め始めた。

次世代の検査はリサにとって特に困難であった。彼女の3人の子どものうち2人は突然変異をもち、リサの直系家族の四世代目のうちリサの子どもだけが陽性であることがわかった。「このリスクは私の家族に不公平だわ！」と彼女は嘆いた。彼女の娘たちは母親と似ていたため検査が陽性であると予想された。(1人は陽性で、もう1人は陰性であった。)彼女の息子は父親に似ていたので検査が陰性であると予想されたが、彼は母親を喜ばせるためにDNA検査を受けることに賛成した。彼の検査が陽性だとわかったとき、家族の類似性の伝説は打ち砕かれた。最年長の娘は検査陽性の直後、大腸内視鏡検査へと踏み込んだ。がんが見つかり手術により除去された。家族は突然変異キャリアの重荷と、通常のがん発見よりもずっと早期のがん診断に伴う安堵感とのバランスをとることに苦悩した。この家族は、「知識は力である」という立場をとったことが正当だと示されたように感じた。

従妹のうち2人は家族会議で話し合われた問題の結果、個人心理療法を希望した。兄弟の1人は数回のカウンセリングに出席し、遺伝子の突然変異を子どもたちに伝えることへの罪悪感に関する問題に取り組んだ。リサは長期の個人セラピーとカップルセラピーの両方を継続し、家族内での遺伝疾患に対応する上での数々の困難と長年問題のある結婚生活、そして幼少期のトラウマからくる未解決の対立と喪失に集中して取り組んだ。

結果を統合していく　長期的な適応

遺伝子の突然変異を知った家族の長期的な適応については、現在も研究途中である。乳がん遺伝子学研究者の依頼で、2人のメディカルファミリーセラピストは、研究の一年前に陽性の結果を受けた女性のための6週間の心理教育グループを始めた (Speice, McDaniel, Rowley, & Loader, 2002)。そのグループは2人の姉妹、1人の女性とその姪を含む9人の女性で構成された。そのグループの年齢は32歳から60歳に及んだ。3人は症状を示さず、6人はすでにがんを克服していた。

そのグループ構成は、以前に記述した家族性大腸がんのリスクをもつ人々のための親戚を含んだ家族会議に類似していた。それはまたプライマリケアで普及している医療従事者の集団訪問 (medical group visit) とも類似していた。

各グループの初めの15分は遺伝専門医と遺伝カウンセラーが質問に答えて，遺伝子，疾患および治療についての新たな情報について伝えた。次の75分は初回のセッションで女性らが自らあげた話題についてであった。それらは以下のことを含んだ。遺伝子検査に対する家族の反応──それは配偶者，子どもや親戚らの家族の反応，結果の公開──家族の他の誰にリスクがあるのか。誰にいつ告げるのか。保険業者や職場での守秘義務，彼ら自身の情緒的反応や対処法，身体イメージおよび医師との関係などであった。

　セッションは感情的に張りつめていた。女性らは初め躊躇っていたが，経験を分かち合い，初めてこのような方法で理解されたと感じるにつれてすぐにお互いに通いあった。彼女らはすっかり孤立したように感じた状況にあり，人との交流を力強く感じた。多くの問題は，死の必然性に直面することに関することだった。たとえば，距離をおくようになった夫や，自分が病気にかかりやすい可能性があることに怒りをもった子どもたちである。1人の女性は，息子に急かして受けさせたBRCA1と2つの突然変異の検査が陽性で，彼の娘たちが1つ以上の突然変異をもち最終的にがんを発症する可能性が増加するとわかったときに，その女性は家族からの対立と断絶を経験し悩んだ。息子の嫁は言った。「今では娘たちの顔をみると，死のことを考えてしまうわ。あなたが私たちの将来にしたことに怒りを感じている」そのグループのほとんどの女性が，寿命を延ばすと考えられる予防的乳房切除術など予防的手段を取った。息子が自分に話をしなくなったという女性は言った。「検査は私が生き続けるための教育なんだから受けて良かった。私にとって検査は重要だけど，子どもたちに強く勧めたことを今は悪かったと思うわ」

　このグループの女性たちの生活における機能は良好だった。家族性の乳がんがあったため，彼女らは突然変異遺伝子をもつと予想されていた。すべてが遺伝子検査前のカウンセリングを受けた。しかしこの女性たちの全員が，乳がんの突然変異遺伝子が陽性であるということが自分にとって何を意味するのかを過小評価していたと言った。

　長期にわたる適応は，ハンチントン病などの従来の単一遺伝疾患に直面したときと異なる意味をもつ。たとえば，ジルはハンチントン病の家族歴をもつジョーの妻である。ジルは初め1人で来院し，彼女自身のサポートとカップルセラピーを希望した。ジョーはしばらくの間個人セラピーを受けており，そのほとんどを仕事に関する問題に集中して取り組んだ。彼らは内科医によ

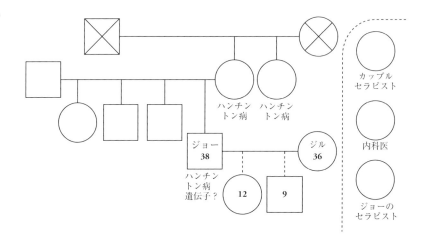

Figure 12.3. ハンチントン病に直面する夫婦

り紹介された。

　ジルはセラピーでは夫への愛と彼の健康に対する恐怖を話し悲しくなった。ジルとジョーには12歳と9歳の2人の子どもがいた（Figure 12.3.参照）。2人とも長く辛い不妊治療期間の後に養子にもらわれた。ジョーの母がハンチントン病の診断をされたとき、2人は初めて不妊がありがたいと感じたとジルは言った。少なくとも彼らは自分の子どもが病気をもつか心配する必要がなかった。

　彼らの医師は明らかな要因なく、ジョーが疾患を受け継いだ見込みは低いだろうと言ったとジルは伝えた。セラピストが医師に電話した際に、医師は気弱に「まあ、ハンチントン病になってほしくはないのね」と言いながら、ジョーがハンチントン病を免れる可能性があることで2人を安心させたことを認めた。その医師はこの両患者がセラピーを受けていることを知って明らかに安堵おし、彼らが遺伝子検査についての決断に取り組む際は協力することに同意した。

　個人セッションでは、ジルは過度に用心深くなり、ジョーの行動が不適切な場合、たとえば睡眠中にピクピク動くことから鍵を忘れることまでについて、いらいらすると話してすすり泣いた。彼女は彼をしっかりと観察して言った。「私はいつも自分に問いかけるの。この問題は普通の夫婦間の問

題なのか，ジョーはハンチントン病を患っているのか，って」遺伝子検査はこの質問に答えてくれるだろう。しかし何回かの個人セッションとカップルセッションの後，ジルとジョーは自分たちが愛情溢れ信頼しあった関係をもっているが，遺伝子検査を受ける前に自分たちの夫婦間のコミュニケーションを強めたいという結論に達した。彼らは2年間，行為者性と親交を向上させるように努力した。この期間の最後には，2人の機能ははるかに良くなり，検査を受けたくないということを2人で決断した。彼らはむしろ知りたくなかった。

　前述したように，ハンチントン病は進行性で死に至るもので，現在治療法はない。ある者にとっては未検査による病気の不確実性がより深刻で，ジョーやジルのような者にとっては検査により病気に対する知識をもつことがより深刻であった。ハンチントン病の予後を考慮すると，リスクのある人々にとって検査を受けようという意思と実際に検査を受けるかどうかの行動との間に，著しい差異があることはおそらく驚くことではないだろう。乳がんの突然変異をもつ大家族のいくつかの研究では，35～43％が検査を受診した（Lerman, Croyle, Tercyak, & Hamann, 2002）一方で，ある研究ではハンチントン病のリスクをもつ人で実際に遺伝子検査を求めたのは10～20％だった（Craufurd, Dodge, Kerzin-Storrar, & Harris, 1989）。遺伝子検査の心理社会的側面に関した最も興味深く堅実な研究では，行動，意思決定，検査後の情緒面の結果に影響を与えるのは，科学的リスクというよりは，その人が認識するリスクであるということがわかる。これは情報自体ではなく，人々が情報から作り上げる意味が問題で，その情報にどのように反応しそれに対して何をするかということに影響する。

　この一連のメディカルファミリーセラピーの4年後，ジルとジョーは予約をとろうと電話してきた。ジョーがついに検査を受け，彼らがその結果に順応するのに困難を感じているという理由でセラピーに訪れた。なんと検査は陰性だった！　彼らはこれまでハンチントン病のせいにしてきた問題で，今ではジョーと2人の関係に起因するとわかった全ての行動や問題について話しあった。ジルは配偶者が健康で長生きするかもしれないということに順応する必要があった。彼らは良い知らせを受け入れることがどれだけ難しいことかに驚いた。ジョーは鍵をなくすなどの夫婦が互いにハンチントン病のせいであろうと考えてきた行動に責任をもたなければいけないことについて話

した。ジルは配偶者が長生きする可能性があることに慣れないといけなかった。数回のファミリーセラピーは，遺伝子検査の結果によって著しく変化した家族のナラティブを書き直すことに費やされた。

遺伝学のヘルスケアチームとの協働

　遺伝疾患をもつものやその家族のケアにおいて最も効果的で包括的なアプローチには，多分野にまたがる遺伝学ヘルスケアチーム間の協働がある。このチームはプライマリケア医，ナースプラクティショナー，遺伝専門医，遺伝カウンセラー，外科医，糖尿病専門医，呼吸器科などの専門医および牧師とメディカルファミリーセラピストなどを含む。Figure12.4.にはどのように遺伝疾患の疑いがある患者が医療専門家と会うかが記載されている。そこにはたとえばプライマリケア医，メディカルファミリーセラピストあるいは聖職者との継続的な関係や，遺伝専門医，遺伝カウンセラーおよび内科や外科の専門医や専門分科の医師との定期的な診療などを含む。専門科間の二方向性の矢印は，チームが最善に機能するためのコミュニケーションや協働の重要性を示す。

　プライマリケア医とメディカルファミリーセラピストはともに，患者や家族についての長期的な文脈を含めた知識を持ち合わせているかもしれない。その知識は，遺伝子情報が患者や家族にとって何を意味するかを認めて理解することに直接関わるものである。遺伝学専門チーム（遺伝専門医，遺伝カウンセラーおよび看護師）は遺伝カウンセリング，診断および教育を提供することにより集中した役割を担う。プライマリケア医は患者と家族の総合的な長期の健康にかかわるニーズに対応する。専門医は遺伝疾患を治療するであろう。メディカルファミリーセラピストは家族が持つ長所をサポートし，彼らが遺伝子検査を考慮することから疾患に伴う困難までの過程の全ての段階において，ストレスに対応できるよう援助する。

　この仕事は遺伝専門医，遺伝カウンセラーにとって，またメディカルファミリーセラピスト自身にも精神的に難しいものである。1つには，われわれのほとんどがどのようなものかは知らないにしろ全員が遺伝子突然変異をもつ。乳がん突然変異グループの女性たちを紹介した遺伝専門医自身が，その紹介をした同年に黒色腫と診断されたことをわれわれが知ったのは，彼の葬

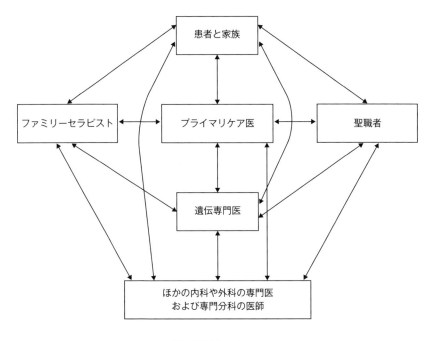

Figure 12.4. 遺伝疾患のためのヘルスケアチーム

Individuals, Families, and the New Era of Genetics: Biopsychosocial Perspectives (p.531), edited by S. M. Miller, S. H. McDaniel, J. S. Rolland, & S. L. Feetham, 2006, NewYork, NY: W.W. Norton & Company. より。Copyright 2006 by W. W. Norton & Company. 許可を経て翻案。

儀の場であった。その女性たちだけが苦しんでいるのではなかった。

　同様に，ある医学生が遺伝学のコースを受けているとき，自分の祖母と叔母が乳がんの突然変異遺伝子をもっていることを知った。生体臨床医学に興味をもつことから，彼女は23歳で検査を受けた。彼女の検査も陽性で，彼女はその情報を得ることの心理社会的側面への準備ができないまま情緒的な突然の落ち込みを経験することになった。メディカルファミリーセラピストにとっても，この仕事は個人がどれくらい知りたいか，不確実性を受け入れられるか，そして他の家族との生物学的繋がりについての問題を提起する。それは屈辱的な経験でもあろう。この章で記述された患者が経験した感情的試練をどのように扱うかについて，誰も確実にわかるわけではない。

結論

　ゲノム学の科学は，これらのバイオテクノロジーの介入に伴う人間の経験の理解をはるかに先行している。これは生物学，倫理学，心理社会的反応が衝突するところでもある。メディカルファミリーセラピストはとりわけ，家族と人間関係の密接なかかわり合いのなかで遺伝に関する懸念に対応するように訓練されている。われわれは家族が意思決定し，不確実性に耐え，遺伝情報を既存のアイデンティティに統合するように助けることに大いに貢献できる。またわれわれは他の遺伝医療専門家が，患者や家族の複雑な経験を理解することを援助ことにも貢献し，遺伝疾患を扱うときに必要な倫理学的，情緒的および人間関係の考察を伴う彼らの医学知識を高めることができる。

第13章
介護すること,終末期のケア,そして喪失

　人を介護することは容易なことではない。時間やエネルギー，経済的な資源が費やされる。強さや決断力が吸い取られてしまう。効率よくすることや希望を持つといった単純明快な考えにも大きな疑問が生じてくる。苦悶が増大して，死にもの狂いの気持ちになっていく。自己が分断されることもある。家族の争いが明らかになる場合もある。介護する人，介護しない人，または，介護が手に負えないと感じる人に分けられる。介護とは極めて困難なことである。介護することはまた，倫理を定義づけすることでもある。それは，共感的に想像することや，責任を担い，その場に立会い，非常に苦しい状況にある人と結束する実践である。その倫理的な実践は，介護する人や，ときには介護を受ける人がより現存し，それによって完全に人間らしくあることを可能にする。(Kleinman, 2009, p. 293)

　病気や高齢の家族を介護している人（以下介護者とする）は，これまでのどんな時代でも，家族として，彼らの人生の一部であった。アメリカ合衆国での新しい変化として，家族による介護に関する専門的，非専門的な情報の著しい増加があり，それは介護する人々の重要性やニーズへの文化的な認識を反映している。この急激な進展には，家族のサポートや資源についての情報[註1]や，家族介護に対する医療の領域からの正式な承認，そして1993年の育児介護休業法（Family Medical Leave Act: FMLA, 1993）や全国家族介護者支援プログラム（National Family Caregiver Support Program, 2000）のようなアメリカ合衆国の法的な支援が含まれる。

▽註1　多くの非営利団体が，看病や介護などのケアを提供している人々への積極的な支援に取り組んでいる。ウェブサイトやブログにより，あらゆる種類の病気を経験する患者や家族への情報とサポートが提供されている。例：全国家族介護者協会（http://www.nfcacares.org）。

実際1年間に，合衆国の人口29%にあたる6,500万人以上の人々が，慢性疾患や障害を持っている人や，高齢である家族や友人の介護をしており，その間，一週間に平均20時間の無給の時間を費やしている（National Alliance for Caregiving in collaboration with the AARP, 2009）。同じ調査は，介護者の三分の二以上が女性であり，全体の三分の二が家の外に仕事を持っていることを明らかにしている。介護が家族の情緒面，社会面，経済面，そして健康面を圧迫する負担は相当なものであろう。介護することのストレスが，メディカルファミリーセラピストに頻繁に語られる心配事や懸念の中心であることは当然とも言える。セラピストは，家族が介護負担について語り，喪失，悲嘆，死をめぐる問題に向き合うことへの援助ができる。

介護者は治療チームの一部であり，その役割がより重要であることを医療の領域も認めつつある。医療を専門とするアメリカ最大の組織である米国内科学会（The American College of Physicians）は，9つの他の医学系の組織の是認を受けて，患者，医師，介護者の相互の支援的な関係を築くための倫理的な手引きとして，方針説明書を提示した。この画期的な条項は，伝統的な医療の倫理が患者と医師の関係に集中し，家族や社会的な関係から孤立していることについて特に言及している。この手引きは，介護者に支援的で，彼らを招き入れるコミュニケーションや情報伝達の方策を重要視し，以下に述べる点を主な特徴としている。

□患者の尊厳，権利，価値の尊重が，すべてのかかわりの指針となるべきである。
□必要なときに医師にすぐに連絡したり話したりできるアクセスの良さや，優れたコミュニケーションが支援の基礎である。
□介護者が，患者と切り離せない連続した存在であり，情報やケアの源であると認識され，可能な限り高い生活の質を得られるようサポートが必要である。
□介護者自身がヘルスケアの専門家である場合には，専門家としての技能を用いて機能することを期待するのではなく，あくまで介護者として支援されるべきである。

この倫理的な手引きは，介護者と患者，医療従事者との間で，介護に対す

る期待が異なるときに，緊張が生じる可能性を強調して述べている。また，家族における役割の重要性や，特に家族自身がヘルスケアの専門家である場合に起こりうる境界に関する難題についても指摘している。本章では，重篤な慢性疾患や障害，不治の病を持つ成人や高齢者を介護している家族にのしかかる重圧の数々について述べる。また，家族を介護している配偶者，パートナー，成人した子どもや他の家族を支援する上での臨床的な方策を提示する。特に終末期ケアの重要性を考慮し，本章では，喪失や死による衝撃と影響についても考察し，死別のときに家族が互いにサポートできるよう援助する方策についても論じる。

介護者の経験

　ジーナは管理職に就く 56 歳の女性で，夫のカールが脳卒中の小発作と心臓の症状のため退職したときに，メディカルファミリーセラピーを受け始めた。カールには，発作の影響による認知面の障害が残ったようであるが，多くの専門家や神経内科医，精神科医と相談しても診断や予後は明らかにはならなかった。妻のジーナが前面に表す感情は欲求不満であった。それは，医療システムから明白な答えや治療法が得られないこと，夫の認知面の問題からくる失敗，能力低下，健康を勝ち得ることに対する夫の無関心さ，他の人々が自分の生活の変化や困難さを理解してくれないことへの不満であった。

　ジーナは月に一度のセラピーを 4 年以上続けてきた。当初彼女は医療チームに対して，夫の代弁者として，必要な検査を要求したり，可能な答えを出してほしいと強く主張していた。時間が経つにつれ，彼女には，行為者性や親交の感覚が育っていった。彼女は，不確定なことをめぐる困難さを，以前よりも受け入れられるようになり，機能低下していく夫の状態や認知症の診断も認められるようになった。ジーナの情緒表現は，不満を越えて，喪失，悲嘆，無力感，悲しさ，そして孤立感へと広がっていった。彼女の日常の経験で最も困難なことの 1 つに，「彼の身体はそこにあるのに，彼はもはやそこにはいない」ということであった。もう治癒はないと彼女が受け入れるにしたがって，彼女はよりよい介護を提供すること —— 彼に，そして自分自身へも —— を考えるようになっていった。

　メディカルファミリーセラピストとのセラピーを通して，ジーナは，長期

になるかもしれない大変な介護に，自身とカールをともにサポートするための生活設計を創った。彼女は，カールが認知症の成人のためのデイケア・プログラムに通う手続きをして，自分が仕事を続けられるようにした。彼女は非常勤として働くことに決め，週に2日は彼が施設でケアを受け，自分自身が休みを取れるよう手配した。以前の彼女は，彼が他者との簡単な会話にもついていけない様子に不満であった。しかし今は，友人や家族に対して，彼の状態について説明することはあっても，彼の「代理」をしなければならないという気持ちは持たなくなった。彼が怒りの爆発をしても，自分への個人的な攻撃ととらえなくなり，明確なフィードバックをすることで爆発を制限する援助もするようになった。ジーナとカールは，気候の温暖な州に住んでいる彼女の弟と義理の妹を訪ねたり，ジーナが女友だちと小旅行に出かけられるように，2人の成人した子どもたちと孫がカールと過ごしたりすることもある。ジーナは夫に対して自分がしていることは正当なことだと認識できるし，この先振り返ってみることがあっても，自分がステップアップしたと思えるだろうと考えている。

介護者の持つこれらのさまざまな葛藤は，メディカルファミリーセラピーでの話し合いの中心となる。介護者はよく，強い人であるべきだとか，高潔な人であるべきだと言われる。また，「もっとこうすればよかったのに」という助言を受けることもある。友人は「何かできることがあれば連絡して」と言うだろう。しかし，介護者の多くは，他人に負担をかけるのをためらい，具体的な援助が提供されるのを待っているが，通常それが実現することはない。

介護者にとって，家族と友人が親友のようであったとしても，自分がいかに困難さや欲求不満を感じ，疲労し，孤独に思っているかを気軽に打ち明けることはできないかもしれない。セラピストは，彼ら自身が持つ両価的な感情のすべてを受容できるよう促し，自分自身や家族成員の介護や休息のためのあらゆる選択肢を検討してみるよう勧めることができる。介護者へのメディカルファミリーセラピーでは，病気や障害を持つ人もセッションに同席する場合がある。介護者だけのセッションもまたよく行われるが，それは彼らが，病気を持つ家族の気持ちを傷つける心配をせず正直に話す必要があるときである（McDaniel & Pisani, 2012）。

介護者／隠れた患者

　身体的に健康な家族は「隠れた患者」になることが多く，そのニーズや苦しみが専門家に直接表現されることはない。ヘルスケアの実践者は，介護者に，「短距離走ではなく，マラソンである」と知らせながらセルフケアを勧めるようにと教育している。しかし，病気を持つ人の現在のニーズの方がより明確であるので，セラピストは，介護者のニーズを過小評価するようになる。また，介護者が非常に上手に対処しているように見える場合は特に，介護者自身も自分のニーズを過小評価するようになる。

　しかし，介護者にとって，長期間，家族の世話をすることが，医学的にも心理的にも有害な結果を招くことは多くの文献に示され（Schulz & Beach, 1999），そこではうつ病リスクが高く，身体面の健康度がより低いこと，そして死亡率のリスクが増加することが含まれる。女性は特に，介護役割を1人で担うべきだという，無謀で不健康な期待を持たれやすい（McDaniel & Cole-Kelly, 2003）。介護者が仕事を持っていると，そのストレスは倍増する。

　認知症介護においては，そのストレスは特に高く，やるべきことの量（介護者への重荷）と介護と他の役割とのバランスに関する精神的葛藤（介護の重い負担。Hunt, 2003; Ory, Hoffman, & Yee, 1999）がそこに含まれる。たとえば，慢性疾患を持つ高齢者が，アルツハイマー型認知症のパートナーをケアする場合，同じ慢性疾患を持っているが介護していない人と比べると63％も高い死亡率であった（Schulz & Beach, 1999）。介護者の多くは社会的活動を続けることができず，友人もそれにどう応じていいのかわからないことが多く，寂しさや孤立感が介護者には高まる。ヴァションら（Vachon et al., 1977）の研究では，夫のがんの長い終末期を通して友人が離れていってしまった未亡人が，その状況を「社会的な死」であると述べている。

　幸いなことに，介護者を対象とした支援プログラムが効果を上げている。たとえば，介護者への支援プログラムによって，アルツハイマー型認知症を持つ家族の施設入所時期を遅らせることができたという効果がある（Mittelman, Haley, Clay, & Roth, 2006）。REACHプログラム（Schulz et al., 2003）は，トレーニングを受けたファシリテーターによる構造化されたセッションであり，問題解決スキルと支援を重点的に行うプログラムであるが，介護者にとって若干有意である効果と，介護者と家族成員との間の関係の向上が示された。メディカルファミリーセラピストは，これらのグループリーダ──を担った

り，知識や技能を提供する資源となるべきである。介護者にかかわること，それ自体が，メディカルファミリーセラピーの実践を築いていく方法において重要であると主張するメディカルファミリーセラピストもいる。

　家族心理教育のグループは，さまざまな病気に対処する人々（Conzalez & Steinglass, 2002; Steinglass, 1988）や，がんのような特定の疾患（Kim & Givern, 2008），慢性疼痛（Lemmens, Eisler, Heireman, Van Houdenhove, & Sabbe, 2005），喘息（Wamboldt & Levin, 1995）に対処する人々への情報とサポートを提供している。拡大家族グループのプログラムの多くが，家族が疾患や対処スタイルについて学び，同様の状況を経験する他の家族からのサポートを得られるように複数回のセッションを設けている。セッションに参加することにより，共同体が形成される利点はあるが，複数回の実践が現実的に難しいこともある。がんの子どもを持つ家族の，拡大家族グループプログラムを1日行うだけでも，家族のストレス軽減には有効である。がんを乗り越える介入プログラム（Surviving Cancer Competently Intervention Program）は，がんやその治療についてのコミュニケーションの改善と，家族の信念を変えていくことに重点を置いている（Kazak, 2005; Kazak etl al., 1999）。

　成人した子どもが病気や障害を持つ場合，その介護には特有の負担がある。キース夫妻は，60代前半の夫婦で，重度で痛みの強い珍しいタイプの関節炎を持つ29歳の息子であるダンの介護をしている。この若者は，車椅子で自分のことができるときもあった。そうでないときは，ベッドから車いすへの移動や，ベッドサイドの簡易便器への移動に，両親が彼を持ち上げる援助が必要だった。あるとき，一度入院したダンが主治医に相談をして，父親の怒りや，自分や母親に対する暴言が増していることについて，父親と主治医が話をしてほしいと頼んだ。その主治医は，メディカルファミリーセラピストに家族合同の話し合いを依頼し，そこで父親は，どなったり脅したりしたことは一度もないと猛烈な勢いで事実を否定した。

　セラピストが，介護家族にかかるストレスについて話題に挙げると，この家族は，父親の怒りが昨年か一昨年から悪化していると話し始めた。キース氏は，ゆっくり温度があがっていく水槽の蛙は，徐々に熱さに慣れていくためそこに留まっていられる［訳注：熱湯に入れられた蛙は熱さに耐えられず飛び出すが，ゆっくり温度が上げられていく水槽の蛙は，飛び出すタイミングがないまま弱ってしまう］というメタファーに理解を示した。彼は，自分自身にとってもストレスが徐々に増し，欲求不満や怒りの表現になってしまったと認めると，その感情は和らい

でいった。介護者の40%から70%に臨床的にも深刻な抑うつ症状があることが伝えられると，キース氏は抑うつのスクリーニングや薬物治療に同意した。彼はまた，カップルセラピーを受けることで，ストレスや抑うつへの反応から形成された良くない夫婦間のコミュニケーションパターンについて考えることにも同意した。

この例のように，統計データを用いることは，介護にストレスを感じるのは正常なことであるという理解を促す1つの戦略でもある。特にダンの父親のように，自分自身への心理的な介入に最初から抵抗するクライアントには有用である。家族が，自分たちの反応が他の家族と変わらないことを認識すると，自分たち自身へのケアをより検討しやすくなる。家族には，ストレスだけでなく抑うつ症状でさえも，異常な状況への典型的な反応であることをより良く理解してもらうことが重要である。

ダンのような，成人となった子どもを持つ家族は，介護の責任が何十年も続くと見越している。これは，若いカップルの一方が，致死的ではないが重度の病気や外傷的な障害を持つ場合でも同様である。彼らは，病気や障害を持つ人のニーズと，他の家族成員のニーズのバランスを取るだけでなく，自分たちが先々介護ができなくなったときの長期的な手段を整えておかなければならない。愛する人の将来の生活や環境について，また，成人の同胞などの他の家族成員が介護にどれだけ参加し責任を負ってくれるかの意向や，長期的なケアを保証する法的な手続きなどの問題もある。これらの難しい決め事に家族が直面する際には，重点的に支援をすることが必要である。

長期にわたる病気や障害は，患者や家族に多くの種類の喪失をもたらす。介護が必要な人が亡くなるという喪失は，長期間の介護の後であればあるほど，家族は死別という最後の喪失と，介護それ自体の喪失に順応しなければならない。その後の家族は，死別の段階へと進んでいく。

介護の最後 ―― 家族が喪失に折り合うことへの援助

メディカルファミリーセラピストは，喪失を予期していたり，喪失を経験している患者や家族に対し，積極的に自分たちの選択肢を考えられるように促し，家族が辛い思いを互いに支えられるよう支援する。メディカルファミリーセラピストが家族を援助するためには，病気の文化的な意味や，家族特有の病気についての解釈の仕方，死について考えることへの抵抗について考慮しなければならない。ウォルシュとマクゴールドリック（Walsh & McGoldrick,

1991)の編著は，死という喪失体験についての家族の経験を扱った最初のファミリーセラピーの著作である。その後，多くの文献が続いて出版されているが（Boss & Carnes, 2012; McGoldrick & Walsh, 2004），今でも，死や喪失についての話し合いを家族と始めることが難しいと感じるセラピストもいる。

　死を扱うことへの私たちの文化的な抵抗感は，私たちの用いる言葉に映し出されている。「消え去る」「逝ってしまう」「もはや私たちとはいない」という語句は，死を認めることの気まずさを避ける手助けの言葉になっている。精神科医であるエリザベス・キューブラー・ロス（Kubler Ross, 1969）は，これらの文化的な回避のパターンを取り上げて論じた。彼女はヘルスケアの提供者や一般に死別にかかわる人々に，死にまつわる不快感に向き合い，死に行く人と生き延びている人が一緒に死について話し合い，死の現実を表現する言葉を用いることを勧めた。キューブラー・ロス（Kübler-Ross, 1975）は，ソーシャルワーカーが，死の回避をどのように認識しているかについて，以下のように述べている。

　　　私たちの多くは，死についての話をどんなものであれ，回避しようとするが，その主な理由の1つは，患者を慰めるために言えることやしてあげられることが何もないという，恐ろしく耐えがたい気持ちが存在するからである。私も過去には，高齢になり衰弱していった多くのクライアントと関わる途上，同様の問題を経験した。私たちは老化や病気が非常に破壊的なことであると常に感じており，彼らに希望を伝えたいと思っても，絶望しか伝えられなかったのです。病気や死の問題はあまりに解決不可能なものであるため，こうした人々を援助することは不可能に思えたのです。(p. xvi)

　腫瘍医（oncologist）は，死を扱うことに必要な医療的専門性を持つが，患者の死に関して自分自身の悲嘆を患者の死と分断することができる（Vranek, Tozer, Mazzotta, Ramjaun, & Krzyzanowska, 2012）。トザーらは，患者をケアするために患者に近づくことと，患者を喪失する自身の心の痛みを避けるために患者から離れることの間の緊迫感について述べている。死に近づく患者から退く傾向として，**否認**（denial）と**分離**（dissociation）が対処戦略として特記されている。
　死に対して，医療の専門家の多くが持つ反応には，少なくとも2つある。

死は，自分自身が死ぬべき運命にあるという，望まない認識を白日の下に晒す。患者の死はまた，たとえ，それが防ぎようがなかったときであっても，多くの専門家にとっては失敗であると感じられる。そのため医療専門家が，差し迫る喪失に対する自身の感情に向き合うよりも，生命維持の技術の背後に身を隠すことが多いことも理解できる。幸い，今日では，緩和ケアやホスピスが増加し，この緊張感の仲立ちとなり，家族にとって必要とされる多くのケアの提供に役立っている。

経験のある医長（Zagieboylo, 2012）が，ホスピス・チームの年次大会での講演のなかで，多くの人々が，「痛みなく，突然，眠っている間に死にたいと主張する」と話した。彼はこのような突然の死は，亡くなる人にとってはよいかもしれないが，家族にとっては，別れの機会を失ってしまったという思いを残すと述べた。より慢性の経過を辿る人々は，ホスピスのかかわりによって，死にゆく人だけでなく家族も同様に，どのような選択肢があり，互いに何を共有したいかについてより意識的に考えることができる。

メディカルファミリーセラピーもまた，可能なときはいつでも，家族が死について意識的になれるような機会を提供できる。メディカルファミリーセラピーが提供することは，介護しているときから死別による喪失までのすべてを通して家族が直面するあらゆる問題への援助である。しかしそれは，簡単な臨床ではない。介護が家族にとって困難なことであると同様に，セラピストも，介護者や家族と一緒に人生のなかで最も辛い時期の1つに関与するための準備を整えておかなければならない。クラインマン（Kleinman, 2009）が，ケアについて「援助を非常に必要としている人のもとに立ち会い，その人と結束する機会」(p. 293)と述べているが，これはセラピストにもあてはまる。喪失を経験する家族とともにいるとき，私たちは「よりそこに在りつづけ，より完全に人間らしくある」機会を得ている。本章の後半は，ケアをする人と家族が，ケアすることをめぐる課題や，時期に応じて死別や喪失について話しあうことへの援助について，臨床的な戦略を症例を通して論じる。

介護者を援助する臨床的戦略

Exhibit 13.1 は介護者を援助する臨床的戦略の概要である。それぞれについての詳細は，以降の各セクションで論じる。

Exhibit 13.1. 介護者への臨床的戦略

心理教育を提供し，家族と資源を結ぶ
家族力動の変化を正常なことと認める
患者と家族が，行為者性を持てるよう促す
家族が曖昧さに耐えられるよう援助する
家族が介護役割を共有できるよう援助する
家族が未解決な情緒的問題に対処できるよう援助する
スピリチュアリティについて尋ね，儀式を促す
家族が不可避の死に直面することへの援助をする
家族の喪失を共有する

心理教育を提供し，家族と資源を結ぶ

　介護者がセラピーに来るときはすでに，彼らは通常，失敗したと感じていたり，少なくとも，普通の人生の転換期であるはずのことにうまく対処できていないと感じている。セラピストが介護者に，ストレスや心配で圧倒されていることは異常ではなく，介護は特に難しいことであると，正しい理解を促すことが重要であり，介護の意義の大きさを過小評価はできない。介護は，学校で学べるような類のことではない。クラインマン（Kleinman, 2009）は著明な医療人類学者であるが，自身が介護者の立場に置かれる前に，介護について論じているが，自分に準備ができていなかったことについて記している。

　　　私は，実際に介護することで，介護の仕方を学びました。介護しなければならなかったのです。目の前にその必要性があったからです。ほとんどの人が，そうやって介護者になるのだと思います。けれどもちろん，これは親が，特に母親が，子どものケアを学ぶ方法と同じでもあるのです。(p. 293)

　介護者にとって，何世代も前の状況を振り返って考えることは役立つかもしれない。その頃は，家族が親族や近隣の人々の近くに住み，女性は通常，家の外では働いておらず，介護は多くの人と分かち合われ，そして最も重要なこととして，障害や重篤な慢性疾患の人々はそれほど長生きすることもなく，複雑な介護の手順やスケジュールも存在しなかった。セラピストは，現在の家族が，自分たちに先立つ世代よりもより多くの責任を背負い，それがより長期間続くことに気づくように援助することができるだろう。人々は，

Exhibit 13.2. 介護に関するウェブサイトの抜粋

アルツハイマー病協会 http://www.alz.org/index.asp
家族介護連盟 http://www.caregiver.org
米国介護連盟 http://www.caregiving.org
米国家族介護協会 http://caregiveraction.org/

介護役割をめぐる緊張感や負担が何故これほど困難なのかに疑問を持つため，負担や期間への気づきが役立つことが多い。

　メディカルファミリーセラピストは，家族が介護をしている期間や喪失のときに役立つすべての資源を把握している必要はなく，家族サポートグループやウェブサイト，地域の資源について家族が自ら調べるよう勧めることができればよい。家族支援をしている一般的な組織のリストは，家族が一歩を踏み出す手がかりとして役に立つ（Exhibit 13.2. 参照）。家族がソーシャルワーカーやケース・マネージャー［訳注：日本ではケアマネージャー］と会い，条件に合うプログラムや資源の数々について情報を得たり交渉することは，家族の利益につながる。

　セラピストは，家族がこれらの資源にあたってみた時の経験について尋ねることが必要である。すべてのクライアントが，これらの経験を肯定的にとらえているとは限らないことに留意すべきである。たとえば，ある認知症の女性のパートナーが家族のサポートグループに参加したが，病状が進行した家族の介護をしている人々で溢れていたため，気持ちが沈んだと言うことは多々ある。しかしながらセラピストは，レスパイトサービスや，家庭で受けられる部分的な医療ケアを検討するように家族に勧めることで，家族が主体的に介護を調整していくことを促し，同時に介護者が介護を長期に続けられるように援助ができる。また，家族が引き続き他者の手を借りられるように―― 他者からの援助を受け入れたり，他者に援助を依頼したりするという難しい行動も起こすように ―― 動機づけることはできる。人とのつながり ―― 親交 ―― は，家族が自分たちの役割を長く維持する援助となる。

家族力動の変化を正常なことと認める

　病気の家族を介護することにより，家族内の関係が変わる。大切な家族が看護師になり，成人した子どもが親に指示を与える。しかし，大切な家族は看護師であるだけではなく，成人した子どもはいつまでも親にとっては子どもである。そのため関係は複雑で，曖昧さを含んでいる。それらは時間の経

過とともに変わることもある。進行した乳がんを患い，夫に排泄の援助をしてもらうことに慣れていた妻が，ある日，夫には夫であってほしい，夫にお手伝いさんになって欲しくないと言うこともある。あるいは，認知症を持つ高齢の親が，息子が自分のお金の管理をするのを何か月も楽観視していた後，通帳を見たいと要求して，結果的に醜悪な口論になることもあるだろう。関係性は時間の経過とともに変わることもある。進行した乳がんを患い，夫に排泄の援助をしてもらうことに慣れていた妻が，ある日，夫には夫であってほしい，夫には自分のお手伝いさんになって欲しくないと言うこともある。あるいは，認知症の高齢の親が，息子が自分のお金の管理をするのを何か月も楽観視していた後，通帳を見たいと要求して，結果的に醜悪な口論になることもある。

　病気や，病気の家族を介護するストレスは，役割の逆転だけでなく，以前の家族の相互作用のパターンを悪化させることがある。高齢の親が，定期的に訪れて世話をしてくれる息子や娘の介護よりも，2つも州を越えたところに住む息子や娘の助言の方を好むことも珍しくはない。あるいは，すい臓がんの男性の姉は，義妹（弟の妻）と自分が十分なコミュニケーションをとっていないと感じるかもしれない。遠くに住む息子が，飛行機でやってきて，介護制度や妹が決めて進めた事を批判するかもしれない。これらの背景には，彼らが仲間に入れてもらえていないという懸念の反映であったり，遠くに住んでいる罪悪感であったり，援助したいという純粋な関心や，子どもの頃からの兄弟関係のパターンの繰り返しや，それらすべてを反映しているとも言える。家族の否定的感情が高まったときに，介護ストレスが複雑な力動パターンの形成につながる。これらのパターンは，家族独自の歴史性，民族性文化性や，ジェンダー観を伴う文脈のなかで起きる。この文脈には，以前の歴史や，誰に忠誠心があり誰を含み入れるかの問題，公平性についての問題が含まれ，それらには言語化されるものと言葉にならない視点がある。

　高い技能を持つメディカルファミリーセラピストであれば，各個人が，自分自身の投影や恐れ，感情のもつれをほどくための特有な機会を提供できるが，より重要なことは，家族が集まって一緒に介護を考えることである。それは必ずしも容易に決められることではないが，セラピストができるだけ多くの家族成員が集まれるように勧めることでより容易になる。インターネットや電話でのコミュニケーションをセッションに含めたり，地理的に分散し

た家族成員が集まったときに合わせてセッション時間に融通をきかせることなども考えられるだろう。

患者と家族が，行為者性を持てるよう促す

　メディカルファミリーセラピストは，患者と家族が医療的なケアについて選択し，自分たちに必要なことを医療の専門家に伝えられるよう援助することができる。共同意思決定（shared decision making）は，臨床家が情報を提供し，ケアの選択に患者と家族を含めるプロセスである。多くの家族は，医療の専門家とケアについて交渉した経験をほとんど持っていない。彼らは自分たちが望むことについて明確な考えを持っているかもしれないが，たとえそれを専門家から尋ねられても，躊躇して意見を言わないかもしれない。メディカルファミリーセラピストは，家族が自分たちの優先することは何んであるかを見出し，専門家にアプローチできるよう支援する。

　共同意思決定は，一般的には医療の文脈で使われるが，患者と家族，そしてヘルスケアのチームの間での交渉をも意味する。しかし，家族が同じ意見で1つの決断することはまれである。家族のなかに選択肢がある場合には，個々の家族成員が異なる意見を持つこともあるだろう。「決断」という文脈から生じるストレスは，家族力動を活性化することがある。その結果，たとえばどのように母親を介護するかをめぐって，家族の葛藤が表出してくる。よくある筋書は，大陸の反対側に住む成人した同胞が飛行機でやってきて，近くに住む同胞との間でせっかく決めた介護に関する多くの決定に対して問題点を指摘することである。ヘルスケアチームは，家族成員が対立し，チームを自分たちの味方につけようとするとき，三角関係化に巻き込まれる。チームは誰とコミュニケーションをとったらいいかわからなかったり，対立を避けたりする。その結果として家族内の対立が，ヘルスケアチーム全体を巻き込むまでに拡大する。こうした事態では，メディカルファミリーセラピストが家族内に介入し，可能であれば，ヘルスケアチームのメンバーも仲間に入れて介入するのが最も重要である。

　介護に関した家族の主体性は，治療についての患者の事前の意思表示と，科学技術に基づくケアにどこまで頼るかという明確な方向性について，オープンに話し合いを持つ中で高められていく。事前指示書（advance directives）は，病気の終末期に患者が望む医療技術は何かを具体的に指示できる。また，医

療ケアの代理人（health care proxy）と委任状（power of attorney documents）は，患者以外の誰が，必要とされる医療の決定権を持つかを明確にしてくれる。次に詳述するように，家族は事前の話し合いにおける痛みを避けることがあるかもしれない（Hepworth & Harris, 1986）。

　ベル婦人の63歳の兄は，肝臓がんがすぐに脳に転移して大きい塊となって発作を起こし，生命維持装置を使っていた。彼の脳波は脳の活動がないことを示し，家族と医師は生命維持装置を取り除くことで同意した。しかしベル婦人は，自分が望む以上に病院のスタッフが兄を死の方向に向けたように感じた。兄の死後のインタビューで，ベル婦人は以下のように述べた。

> ［看護師が］「さて，彼を見てください。受け入れるために必要なことの1つです」と私に言い続けました。そのときのことは決して忘れられないでしょう。それは，紙の上の点線をたどるような感じでした。そこに行ってこれをして，それからここでこれをしてと，人間味が全くなかったのです。彼女［看護師］はそうすることに慣れていたのだと思います。家族がこのこと，亡くなるプロセスとでも言うのですか，それを終わらせる援助なのでしょう。けれど私にとっては，"さて，次の家族の方ですね，私たちはあなたがこのことに対処するのを援助しますので，さあ急ぎましょう。次の家族がお待ちですから"というような感じを受けました」（Hepworth & Harris, 1986, p. 14）

この状況は，病院が家族を援助するための実施手順に沿って行った結果生じたものであった。しかしベラム婦人はこの状況を，自分の選択がスタッフによって人間味なく扱われたと記憶していた。

> 死を扱うためには，自分がそこにかかわっていると感じなければならないと思うのです……死が近づいた人を見るように強制されるべきではないと思います……その人のことを［別のかたちで］記憶していたいからです……私は，何を考えるべきか，どう感じるべきか，そして，あのような死が近い状態の兄を見たら，あなたは現実をもっとしっかり受け入れられると言われていたように感じます。そうではないと思うのです。むしろ，自分が何をどこまで対処できるかを，人は自分でわかっている

と思うのです。(Hepworth & Harris, 1986, p. 14)

メディカルファミリーセラピストは，家族が，自分たちに対処できることは何か，どのように最後まで介護をしたいかを決められるように援助することである。深刻な病や終末期の家族成員を，自宅で最期まで介護することを選択する家族もある。援助者を雇い，デイケアを部分的に用いたり，専門の介護施設を用いる家族もいる。これらの選択肢のそれぞれが，異なる種類のストレスを家族に引き起こすのである。連続した介護が必要となり休息できなかったり，患者といつも一緒にいないことに罪悪感を感じたり，病気の身内の見舞いに要する往復移動のストレスであったりもする。

家族にとって，医療における処置や管理に関与するための知識を得たり，自分たちがどのくらい介護に関与したいかを見極めるプロセスは，困難なものになりうる。この決定プロセスでは，家族成員が自分たちの価値観，信念，優先順位に正直に向き合い検討することが必要となる。メディカルファミリーセラピストは，これらの重要な決断が円滑に運ぶように援助し，決断後にサポートを提供する役割を担うこともできる。家族は，互いに交渉したり，正直に感情を共有したりすることを通して決断に到達することができ，自身の行為者性を高めていく。大きな喪失があったとしても，彼らはそのときのその体験を通して自分たちの価値観を熟考し，「紙の上の点線に従った」のではなく，自分たちが選んだ方法で応じたのだと認識することができる。

家族が曖昧さに耐えられるよう援助する

曖昧な喪失を認め，不確実さに耐えることは，慢性疾患にうまく対応するためには適応的なことである（Boss & Coude, 2002）。しかし，ゴンザレス，スティングラスとリース（Gonzalez, Steinglass, & Reiss, 1987）は，病気によって必要になる事態への反応として家族のパターンが形成されるが，そのパターンは堅く固持されることが多いと言う。「それはまるで家族が，病気への対処としてその場の状況で作られた構造を，少しでも調整をしようものなら家全体が倒れてしまうと思い込まされているかのようである」(p. 2)。こうした思い込みは予後の不確かさや，家族の今後の病状や行動が過度のストレスを招くものになるか否かを予測できないことから生ずる。家族が曖昧さや不確実さに耐えられるようになることが，介護が上手にできるようになるためのスキルで

ある（Boss, 2011）。家族は，不確かさを受け入れるだけの柔軟さを持つと同時に，有用な情報を収集して環境を整えられるための技能を備えている必要がある。これは難しいバランスであり，家族成員がどれほど不確かさに耐え，相互のかかわり方を変える意思があるかについて，話し合いを通して扱うことができる。

　ときにセラピーは，家族のストレスとなるような曖昧さを取り除き，封じられたコミュニケーションを促す援助ができる。エヴァは，転移性卵巣がんを患う78歳のイタリア系アメリカ人の女性であるが，自分のがんの病状について，成人した子どもには知らせたくないと思っていた。子どもたちは医師と会い，母親が死に向かっていることがわかっていることや，母親とともに死に近づいていることを認めたいけれども，母親は病気が良くなっているとしか言わないことについて相談してきた。子どもたちは「心からの親密な」会話を母親としたいと望んでいたが，どうしたらそれができるかわからないでいた。医師は，メディカルファミリーセラピストへのコンサルテーションの後，先ず患者と話をして，どれだけ子どもたちが母親を心配しているかを説明し，成人した子どもにとっては，母親のケアの詳細を知るほどに，彼らのストレスは下がるという専門家としてのアドバイスを伝えた。医師は，今，心から話し合うことが，母親が子どもたちにしてあげられる唯一のことかもしれないと説明した。エヴァは子どもたちと，医師，そしてセラピストと一緒に話しあうことに同意した。

　医師は，誰もがエヴァが良くなることを望んでいること，しかし，がんは広範に広がり，エヴァの生命を著しく縮める可能性があることについて説明した。セラピストは，家族が互いを大切に思い，辛い話題に触れないように互いを守ることでその深い思いやりを示してきたことを伝えた。エヴァの娘は，自分がどれだけ母親を愛しているか，この辛いときにこそ，もっと母親の力になりたいという思いを話し，エヴァはそうして欲しいと受け入れた。これは，かかわる人々すべてが最も苦悩し，傷つきやすく感じているそのときにこそ，これまで認められてこなかった秘密が，患者と家族の間に壁を築いてしまった状況であった。彼らが互いに秘密を守ろうとする以外にも，愛情を示すことができる可能性を家族に開くことで，家族はより率直な話し合いが持て，エヴァの子どもたちは，次の段階のケアについての決定に加わることができた。

家族が介護役割を共有できるよう援助する

　病気に対する急性のストレスにより，家族がその状況に飛び込んで介護を担い，他者と介護を上手に共有したり分担する方法について考える時間を十分持てないことがよくある。患者，家族成員，医療チームが，どのような種類の介護が必要で，誰がどの形態の介護をするのか，介護についての決定をどのようにするかを話しあうことが重要である。可能であれば家族が，介護に直接加わりたいと思う家族成員や友人すべてがその機会を持てるように，介護に関する責任の数々を整理すべきである。これは，普段から物事の決断が容易にできる家族にとってさえも，難しいことである。また，これらの決定に関するストレスが，過去における家族の不和を活性化することも珍しいことではない。その例は次にあげる症例である。

　グレース・ラークマンは，92歳の未亡人で，パーキンソン病と診断されていた。昨年から彼女は，物忘れや混乱症状を経験するようになっていたが，彼女は自分が目標としている独立した生活を一人で維持していた。彼女の5人の子どもたちと多くの孫たちは，車で1時間以内の場所に住み，頻繁に彼女のところに訪ねていた。ラークマン婦人の状態が悪化してくると，長女のエミリーが，母親のための買い物や簡単な掃除，日々の援助をするための主な責任を担った。最終的にエミリーは，母親の生活と自分自身の生活を両立させる難しさについて医師に不満を訴えるようになった。母親の介護が分担されたか，という問いに対して，エミリーは，堅実に介護するだけの責任感が兄弟にはないのだと答えた。その医師はエミリーを数回にわたって説得し，彼女は，兄弟と医師，そしてメディカルファミリーセラピストがそろって会うことに納得した。

　5人の兄弟たちの集まりは3回行われた。ラークマン婦人は最初のセッションに参加したが，混乱が大きかったため，その後のセッションには参加しなかった。3回という短いセラピーの間，すべての兄弟がケアに加わりたいという関心を示し，彼らはエミリーが何でも自分1人で進めてしまい，自分たちを仲間に入れてくれないと感じていると言った。セラピストは，こうした状況が典型的な過剰機能と過少機能のパターンであることには触れなかった。セラピストは，エミリーが殉教者のように振る舞っていると非難することも，兄弟が介護を放棄していたのだと，告げることもなかった。むし

ろ，セラピストは，エミリーがこれまでしてきたことは役に立っていて，それが介護の初期の段階においては有効であることに注目した。他の兄弟は，エミリーの努力に敬意を示すことができた。セラピストはその後，家族介護がこれからも続くことや，物事の決断や具体的な介護役割については，皆がかかわりたいと思っていると言い添えた。

介護を家族で共有し分担するように変えていくことは，セラピストにとっては大変なことであると家族には話した。セラピストは他の家族とかかわってきた経験から，それまで介護にかかわっていなかった人は，何をどうすべきかを理解するのが難しく，特に1人の介護者の場合やある特定一部の人たちだけが介護計画を握っているような状況では介護の共有と分担は一層難しいことを説明した。それまで主に介護を行っていた人にとっても介護の共有と分担は困難であろう。なぜなら，介護者が好む方法とは全く異なる方法で他の家族成員が介護することになるからである。フォローアップのセッションが2回行われることで，成人した子どもたちは，それぞれがどのように介護に積極的にかかわれるようになったか確認し，日々の出来事についても子どもたちの間で共有し，連絡事項を互いに伝えるために電子メールを活用する方法を見出すことができた。

18か月後，ラークマン婦人は入院したが，病状の悪化で亡くなった。母親に会いに訪れていた兄弟たちは，セラピストと再度会い，病気療養中の母の介護をするのは大きな喜びであったと語った。もちろん彼らは彼女の死を嘆いていたが，一緒に介護することで，子ども1人ひとりが一年を通して母親との別れを告げることができたのである。彼らはまた，喪失体験のときには互いにサポートを求めるようにもなった。

この症例は，メディカルファミリーセラピストにとって，2つの重要な臨床的視点を実例として示している。先ず，家族は，病気という視点ではない見方でとらえられる必要があるということ，2つ目には，家族の目前に差し迫ったニーズに対応することを重視することである。ラークマンの子どもたちとのセラピーで，どれだけ彼らが介護を放棄して姉1人に頼っていた事実や，どれだけ姉が他の兄弟の手に介護が届かないようコントロールしていたかについて注目していたら，この家族は変化することに抵抗を示したであろう。すべての人が介護にかかわれるようにするという目の前の目標に集中し，これまでの歴史への反省や指摘を最小限にとどめることで，子ども5人は母

親のニーズに素早く応じることができたのである。さらに一年を通して，ともにケアをすることが家族力動を変化させて，5人の兄弟が皆でかかわることができ，互いが平等であると感じる気持ちも強くなった。終末期の病気を持つ母親の介護によって，子どもたちは以前から未解決であった問題のいくつかを解決し，母の死による悲嘆反応が未解決で残ってしまう可能性を減らし，残された家族成員の将来の関係に肯定的に影響することになった。

家族の対立は，末期の病気の強烈なストレスによりしばしば悪化することがあり，ラークマンの症例ほど完全に緩和されるとはかぎらない。残念ながら，残される家族は，介護や遺産をめぐって不平等を感じることで，互いに敵対することもよくある。こうした対立は，従来の家族の交流パターンの繰り返しであることが多いが，死の別れを告げなければならないことに関する怒りが，他の家族に投影され表れているのかもしれない。家族によっては，悲しみよりも憤りを見せることの方が容易のこともある。

メディカルファミリーセラピストは，悲嘆を予期し，悲嘆を経験している家族と数回だけ会うことで，死後に生ずる家族の不和をコントロールするような援助ができる。セラピストは，喪の話し合いを促進し，受け入れられない気持ちにはどのような種類があるかを説明し，悲しみを認めないことによってもたらされる結果についても話しあうことができる。家族は，互いに介護に貢献したことや，病気の間に互いにサポートしあってきたことを認めることができる。ファミリーセラピストと医師は，家族が改めて病気の生物学的な現実に注意を向けることで，家族が互いに批難するのを制御することもできる。

メディカルファミリーセラピーでは，家族が互いに別れを伝える方法を創りだすことが重要になる。病人を介護し，互いをケアしあい，破壊的な情緒面の壁は取り除き，意味ある儀式を家族に創りだすことで，家族はさよならを伝える機会を得ることができる。家族が互いに寄り添うことができた場合，危機的状況に駆り立てられて，家族が意味あるきずなを創りだしたり，また，以前からの家族のパターンを変えるよう援助も可能になることがある。

家族が未解決な情緒的問題に対処できるよう援助する

病気のストレスにより，過去の喪失の痛みや未解決の悲嘆が湧き上がってくることも多い。子どもの死といった心的外傷的な喪失や，その他の最近の

喪失，あるいは医療的ケアの質や死亡原因に疑問が残っている喪失の場合は特にそうである。未解決の悲嘆は，家族成員が互いに距離を取ったり，別れてしまうという形で表れることがよくある。末期の病気を持つ患者にとって，死が不可避であることを認めることで，家族は「情緒的な出納帳のバランスをとる」ことができる（Boszormenyi-Nagy & Spark, 1973）。長期にわたって家族と疎遠になっていた終末期の患者でさえも，再度，家族ときずなを結びたいという切迫感を持つかもしれない（Walker, 1991）。再び家族のきずなを結ぶために，家族が互いに対して持ってきた積年の憤りをすべて共有する必要はない。きずなが結び直されることで，家族成員が伝えるべき大切なことは何か，手放すべき重要なことは何かを考えられるようになる。

　モーリーン・ファーは，自分がおそらく乳がんで死ぬだろうとわかっており，彼女は母親との間で経験したいくつかの対立についてセラピストに話をした。この話し合いによってモーリーンは，母親に対して常に完璧な関係だったわけではないけれど，自分がいつも愛されていることは，わかっていたと伝えることができた。彼女は，母親が自分よりも妹を大事にしていたことについて，今も怒りを持っているものの，どれだけ傷ついたかを母に言う必要は少しもないと自分では納得していた。モーリーンは，自分と母親が互いに許しの気持ちや親しさをより感じられるようにするために，自分の思いを母親に伝えることができたと喜んだ。

　家族成員は，これまでの経験と家族の神話にしたがって喪失へ対処する。メディカルファミリーセラピストであるジョン・ビング＝ホール（Bying-Hall, 1991）は，悲嘆の間，家族は過去の関係パターンを繰り返すような台本にふける傾向があり，互いに真に親密になる機会を意図せずして失うかもしれないと述べている。ビング＝ホールはまた，悲嘆によって起こる強い感情によって，家族成員が家族構造を改められることもあると示唆している。家族は，台本を修正することでそれまでの辛いパターンを変え，大切な思い出を見出すことで，喪失についての家族の伝統パターンを変えるかもしれない（Bowen, 1991）。死にゆく人は，将来への希望を伝え，自分がどのように思い出されてほしいかを家族に提案できる唯一無二の機会を持っていると言えよう。

スピリチュアリティについて尋ね，儀式を促す

　家族が慢性疾患に対処したり悲嘆を経験しているとき，その行為者性を高

めるためには，自分たちの儀式やスピリチュアルな価値観を取り入れられるよう援助する方法がある。家族によっては，自分たちに特別な信念や習慣があることに気づいていないことがあり，家族が望む儀式を選ぶプロセスによって，何が慰めとなるかを考えさせるための援助となる。宗教的な習慣によって喪の作業を行い死者を葬る構造化された慣習をもつ家族もある。宗教の集団に積極的にかかわっていなかったという理由からか，宗教的な慣習に慰めを感じなかったり，社会的慣習の儀式を行うことに躊躇する家族もある。

エヴリンは，成人した娘の早すぎた死の弔いに，教会での葬儀を選んだ。年長の叔父は，家族が長年教会に足を運んでいなかったことから，エヴリンの決定に最初は批判的だった。牧師は母親の求めに応じ，教会の儀式は信者を含む多くの人々のためのものであり，家族の悲しみに応じる適切な方法だと言って同意した。儀式は，エヴリンと親族に深い慰めをもたらした。それは，その儀式が，以前に他界した家族と娘がつながっていくという家族の信念を象徴していたからである。叔父は，教会の儀式が素晴らしかったと思う自分自身にも驚き，その儀式が行われたこと感謝した。

儀式は，喪失の刻印を押すために重要である。家族成員に対して，亡くなった家族のお墓を訪ねたり，ユダヤ教の伝統である「序幕」のように墓石の儀式を行うことを勧めることがよい場合もあるだろう。儀式はまた，介護している間も，繋がりと慰めをもたらす方法として重要になる。ある女性は，病気を患う夫が眠りにつけるよう，毎晩歌を歌った。その歌はかつて2人が地域の劇団で歌っていたものだった。彼女は，彼が劇団に参加できていた頃を思いだしながら彼とのきずなを感じていた。彼は病院のベッドで1人寝ている状況にあっても，彼女の存在を感じ安心した。

儀式は，過去を称え，現在を改め，将来を可能にし（Imber-Black, Roberts, & Whiting, 2003），家族のそれぞれにとって意義あるものとなるよう十分に配慮して選ぶべきである。セラピストは，家族が祭日のお祝いをどう変えているか，たとえば終末期の病気における祭日をどのように考えているかを尋ねることができる。ある20代の若い男性が，病気による長期の衰弱の末，兄の結婚式の4か月前に亡くなった。結婚式に招かれた人々のなかには，葬儀に出席できなかった人がいたため，家族は結婚式に，彼が亡くなったことへの追悼も含めたいと思っていた。式の晩餐の際，花婿は亡くなった弟にむけて特別な乾杯のあいさつをし，妹がそれに続いて，亡くなった兄は花婿の幸運を

きっと喜んでいると話した。

家族が儀式を選ぶ過程をセラピストが援助するとき，家族が率先して創造的なプロセスを進められるよう配慮すべきである。バガロッズィとアンダーソン（Bagarozzi and Anderson, 1989）は，提案された儀式の詳細を決めないでおくことを勧めている。息子を亡くした直後に結婚式を迎える家族に対し，セラピストは婚約したカップルと，結婚式ではどのように乾杯するかについて話し合った。しかし，家族が息子の死について何を言うべきかまでは決めていなかった。たとえば，家族成員が集まってどこに遺灰を散らすべきかについては合意するかもしれないが，それぞれが何を言うかの詳細は計画していないかもしれない。家族が自分たちの実践に責任を完全に担うことで，亡くなった家族のことを思い出して認める豊かで意味深い方法が創り出される。

家族が不可避の死に直面することへの援助をする

いつ治療を止めるかの決断は，患者と家族が医療チームに相談して決める事柄であり，その決断は，亡くなりつつある人が，これまで以上に心地よくいられるよう家族ができる直接的な援助である。死が避けられないことであると，認めることによって，家族は自分たちの懸念やこれからどうしていくかの計画を共有することができる。

がん患者は，「治療を止める」か，新しい，または異なる化学療法や放射線治療の一巡を始めるかを選択する立場に置かれることは多い。楽観してケアを求めることと，患者が耐え難いほどの長期の不快を受けることに対してバランスの問題が生じる。新たな化学療法コースは，もう受けないという患者の決断は，患者の近くにいる家族にとっては比較的理解しやすいかもしれない。しかし，遠くに住む家族成員や，何をすべきかについて異なる信念を持つ家族にとっては，患者の選択は受け入れ難いかもしれない。

こうした治療についての考えの違いは，ときに家族の対立を噴出させ，長期の不和につながることがある。肉親の死後何年たっても，「あなたのせいで，お父さんがあんなに長く呼吸器につながれていたのよ。お父さんは絶対そこまでは望んでいなかっただろうに」，「がんの治療の話はしないで。あなたはお姉さんが新しい薬を試すことついても嫌がったじゃないの」という言葉が聞かれることがある。メディカルファミリーセラピストは，家族がお互いの立場を理解し，話し合って交渉することが，目前の介護においても長期

的な家族の健康においても重要であると気づけるよう援助する。

家族の喪失を共有する

　死期が近づいてきた場合，メディカルファミリーセラピストは，家族がよりセラピストに相談しやすいように融通をきかせるべきである。家族と会う場所を家や病院にしたり，電話でのサポートを可能にしたり，次に会う時期を家族に決めてもらうようにすることで，セラピストが最も役に立てるかもしれない。また，家族が死後にもセラピストと医師とに合う機会を持てるようにすべきである。

　メディカルファミリーセラピストはまた，医療チームのメンバーの悲嘆をサポートをすることも可能である。メディカルファミリーセラピスト自身が治療チームの一員ではあるが，ある特定の家族や喪失への反応について，チームメンバーが話し合えるよう触媒の働きをすることができる。私たちの同僚である医師らは，こうしたときに私たちがいてくれて，役立っていることに謝意を示している。

　別れを告げることが家族にとって苦難であるように，セラピストも，死を前にしたクライアントの喪失に苦しい思いを持つかもしれない。終末期にある患者や家族とかかわるメディカルファミリーセラピストは，専門家である同僚のサポートを得て，自身の悲しみ，喪失，無力感について話しあうべきである。セラピストもまた，十分注意をしながら自分の気持ちを家族に短く伝えることができるが，家族がセラピストを支える必要を感じないよう配慮する必要がある。セラピストと医師は，家族と相談し許可がでれば葬儀やお別れの儀式に出席することを選択してもよいであろう。それが家族と専門家の双方にとって癒しになるかもしれないからだ。

　著者の1人は，最終的にAIDSで亡くなった患者と家族にかかわる援助をした。葬儀に到着すると，亡くなった若い女性患者の母親が，セラピストとナースプラクティショナーに葬儀で詩を読んで欲しいと頼んだ。セラピーのトレーニングでは，クライアントや家族と厳格な境界線を保つことを強調する意見があるが，この状況は柔軟性が求められるときである。この家族にとって，ナースプラクティショナーとメディカルファミリーセラピストが参加することは明らかに意味のあることだったが，専門家側にとってもそれは同様に大きな意味があった。

メディカルファミリーセラピストであるバリー・ジェイコブス（Jacobs, 2007）は，患者の葬儀に頻繁に「身元を明かさないで行っていた」と述べている。クライアントである患者の守秘義務は，死に至っても続く。セラピストのことを知っている家族成員はその存在に気づくかもしれないが，セラピストは自分自身の反応を最小限にとどめ，個人的な喪失感情については，悲嘆にくれる人々とではなく，同僚と話すことで対処しなければならないと述べている。

喪失を経験する患者や家族とかかわることにより，セラピーの治療的関係が変化する。セラピストと家族は，喪失をめぐる強烈な感情を共有し，通常はお互いへの深い敬意の気持ちを築く。家族が喪失の経験を用いて，より親密に，より正直に，そして人生により感謝の気持ちを持つよう成長していくのと同様に，セラピストもまた，喪失の経験から成長していく。

介護と喪失の遺産

介護者にとって，介護役割はストレスに満ちているが，満足感もあるという報告もある。このテーマでの研究レビュー（Kramer, 1997）は，介護者は一般的には自分の介護が役に立ち，感謝されたと感じていると述べている。発作に苦しむ家族を介護するアフリカ系アメリカ人の研究では，介護者の多くが，発作の後に家族とのつながりが深まったと感じたことを報告し，これはピアス（Pierce, 2001）が結合力として論じた概念を示している。比較的若いカップルで，パートナーに介護が必要な場合，カップルの関係がより親密になり，介護することで2人の関係が強くなったと両者がともに述べている（Gordon & Perrone, 2004）。

フレッドは，自分が人生の終わりにさしかかっていることを理解している患者であった。彼は，死後に公表されることを希望した手記のなかで，介護者にとって肯定的な面が介護にはあることと，患者自身も家族にケアを示すことができることを人々は知ってほしいと願った。

> このような現状にあっても，私はこれまで多くのケアと甚大なサポートの受け手でした。私は，深く愛されていることを知り —— 特に私の妻と子どもたちから —— 私の精神は感謝で溢れている。彼女らが私を愛していてくれたことは，いつもある程度わかっているつもりだった。

しかしその愛情のきずながいかに強いものかは，今になるまで本当には理解していなかった。だから私は，絶えず感謝と，毎時間が喜び――あるいは痛み――をもたらすことを知りながら人生を生きている。しかし今，私には明確な使命がある。その使命とは，私が，衰えていく健康と生きている人生の間の道を歩み，その苦しみを乗り切るのを助けてくれている彼女らを，私が支える方法を探し求めることである。

セッションは，介護者が，介護のストレス，介護の懸念，そして喪失を表現する場となる。これらの感情が表現されることは，介護が持つ肯定的な面について内省する機会にもなる。メディカルファミリーセラピーは，介護者が，感情の連続体のすべてや，自分たちの選択性に気づき，これまでどのように家族をサポートし，人を愛しケアすることについて，自分の家族が代々受け継いできた遺産に対して，どう貢献してきたか考える機会をも提供するのである（Piercy & Chapman, 2001）。

　　私たちの1人ひとりが，喪失，怒り，欲求不満の感情をこれまで経験してきました。私たちは，特別な類の苦痛を背負ってきたのです。しかし私たちはまた，深まっていく責任感と，ともに生きて乗り切ってきたことのすべてへの感謝，愛，連帯，そして私たちのコントロールを超越したものに対してともに耐え，私たちが個人としても集団としてもより大きな存在であることを，ともに感じる経験をしたのです。（Kleinman, 2009, p. 292）

第Ⅲ部　結論

第14章
メディカルファミリーセラピストは，医療変革にどのように貢献できるか

　私たちは，メディカルファミリーセラピーを実践し，かなりの年数を経るにつれ，その実践が単なる治療様式の1つにとどまらず，医療の変革に貢献するものであるという見解を強く持つようになった。世界中の人々が，自分自身を，家族や地域という文脈のなかに存在する1人の人として扱ってほしいと望んでいる。医療専門家や医療管理職に就く人々は，医療の質を上げ，コストを削減し，患者の医療経験をより良いものへと向上させるモデルを模索している。この人道的で包括的な統合的ケアついては，ドイツ，アルゼンチン，フィンランド，イスラエル，中国，そして日本という世界各地で探求されている。臨床技術の革新，財政不安，文化的多様性，科学的進歩の時代である現在において，メディカルファミリーセラピーが果たすべき役割は大きい。医療経済に関して言えば，今がまさにそのときであると言えよう。大規模な医療変革を実践しなければ，危機的な状況を避けることはできない。以下はアメリカの医療の主導的立場にあるドン・ベーウィックとその同僚であるアンドリュー・ハックバース（Hackbarth, 2012）が，現状をまとめた記述である。

　　合衆国の政治がどれだけ分極化してきたとしても，医療コストが維持不可能であることについては，ほぼすべての人の意見は一致するであろう。2011年の国内総生産（GDP）の約18％を医療費が占め，2020年までにそれは20％までに増加すると見込まれる医療費は，他の重要な政府の計画に必要な予算を余儀なく削減し，国家予算は侵食され，米国産業の競争力の土台を蝕んでいる。メディケアとメディケイドがしばしば注

目されてはいるが，医療費の問題は，公的部門と同様に民間部門にも影響を及ぼしている。(p. 513)

　上記は，医療のコスト面に限った問題を述べているに過ぎない。合衆国には，過剰な費用を支払っていながらも，必要とされる質の高い医療が得られていないという米国民の一般的な意見がある。この問題の背景は，効果的な治療が適用されていない分野と過剰な治療が提供されている分野が存在していることであり，それは出生前ケアと他の医療の中心的領域との間の不均衡にも重なる（Yong, Saunders, & Olsen, 2010）。実際に提供されている医療について言えば，今でも効果的な調整は行われていないというのが私たちの一致した見解である（Medicare Payment Advisory Commission, 2007）。

　変化の必要性が認められたとしても，医療コスト削減をしつつ医療の質と医療アクセスを向上させるために必要な改革については，今日においても政治的コンセンスが得られているとは言い難い。政治的コンセンサスは，この先何年かの間に得られるかもしれない。しかしその間，システム論的視点のトレーニングを受けた心理療法家が，医療変革にどのような貢献ができるかという点をここでは特筆する。言い換えれば，公的な組織や政治的な立場の指導者が，医療システムをマクロに変革し組織化していく改善策を採る間に，「現場の私たちにできること」は何かということ考えることである。実際に私たちが現場における革新を行わなければ，医療費支払いや医療提供のシステムを改造したとしても，質の高い，しかも支払い可能な医療を人々に提供することは不可能であろう。

システム論的な考え方

　ヘルスケアの問題は，他の何よりも分割された思考法に起因しているため，問題解決にはシステム論的な思考のみが有用とも言えよう。アルフレッド・ノース・ホワイトヘッド（Whitehead, 1926）は，部分を見て全体を見失うことや，個人の存在を彼らの文脈から抽出し，そこで何が起こっているかを自分たちの文脈で理解して考えるという過ちを描写する言葉として，**見当違いの具体性という誤信**（fallacy of misplaced concreteness）という造語を用いた。もちろん，人の部分に焦点をあてることで，偉大な科学的進歩（たとえば，遺伝子における細胞

機能）が得られたが，全人的な視点が失われるやいなや，これらの進歩は限界に突き当たるであろう。一度壊れてしまうと，ハンプティ・ダンプティを再び元の姿に戻すことはできない。そもそも健康というものを，別々の箱の寄せ集めであるとみなすこと，つまり，個々の臓器システムがそれぞれ別の専門家によって担当され，患者は家族から切り離され，家族は地域から切り取られ，社会的文化的な影響は医療的ケアの軌道範囲の外側にあるとみなされることが，結果として，医療的ケアを適切に提供するための調整の欠落に直結する。

　メディカルファミリーセラピストやシステム論的視点のトレーニングを受けている専門家は，断片化したケアシステムに，独特の学問的，臨床的伝統を持ち込める。しかしそれは，私たちが病人の家族にかかわるだけの専門家だと見なされ，自分自身を窓のないサイロに入れらえる（役割を限局化させる）ことに抵抗することで，初めて可能となる。20世紀初頭に医療ソーシャルワークの分野で起こったことであるが，医療専門家によって「真の」治療がされる中で，ソーシャルワーカーは患者の「社会的な問題」にかかわる付加的な役割へと退けられてしまった。社会的文脈のなかで個人に焦点をあてるというソーシャルワークの伝統的な視点は，医療システムには浸透しなかったのである。専門性を持つことへの圧力は21世紀まで続いたが，現在それに反する動向として，統合的なケアを提供する場や，患者中心の医療ホームにより，患者の健康面の目標達成を阻むような医療面，心理面，社会面のあらゆる課題に対して，すべてのチームメンバーが注目することが期待されるようになっている。ホグソン，ラムソン，メンデンホール，クレーン (Hodgson, Lamson, Mendenhall, & Crane, 2012) は，メディカルファミリーセラピストが複数のサイロを超える立場で，チームによるヘルスケアシステムが発展しつつある中で，その効力を発揮させることが理想であると述べている。

複数の視点を理解し取り組むこと

　患者を全人的に見て，協働的なチームで取り組むことは，あるレベルでは当然目指されるべき目標であり，個々人を見ない事務的で断片化されたケアを支持する人はほとんどいない。こうした理想の理論をすべての実践にどのように還元するかが課題となるが，その鍵となるのが複数の視点を持つ能力

であって，それこそメディカルファミリーセラピストが（特に）医療に適用するために備えている考え方と技術である。複数の視点を持つということは，医療をめぐるすべての利害関係者，特に患者と家族，そして臨床にかかわる人々，管理業務に就く人々や，より大きなコミュニティから，異なるニーズ，異なる視点，感情，そして関係者の意見を同時に理解し，尊重し，それらに取り組むことを意味している。協働では，問題解決のためにすべての人の持つ資源や力を理解すると同時に，その状況における，すべての人の脆弱性を理解することでもある。糖尿病に苦しむ患者のためにチームでかかわる場合に，患者は自身の持つ資源と脆弱性を持ち寄るが，こうした患者の部分を可視化することが，患者中心ケアのためにメディカルファミリーセラピストができる中核的な貢献の1つである。同様に，家族成員が持つ資源や脆弱性を見ることも，家族を重視するケアの核心である。患者や家族へのこうした視点が欠けることが多いのは，医療提供者に患者や家族への配慮がないということではなく，彼らが受けたトレーニングやインセンティブ，そして現実的な環境によって医療における視点が制限されていることが多いからである。

　システム論的視点からすると，たとえば糖尿病の患者にかかわる仕事において，現場の医療提供者は自分自身の脆弱性や資源を仕事に持ち込む。患者自身が自分の糖代謝を調節する責任が一層増している中で，患者の自己管理への動機を高めサポートし，教育するための時間や一連の支援技術を彼らは持ち合わせていない。しかし，システム論的視点のトレーニングを受けているセラピストは，こうした苦闘への共感的理解を示すことができるし，動機づけ面接などのツールを提供しながら，患者の援助にかかわる，各専門家が持つ最良の資源を治療チームが持ち寄れるような協働的方法を模索することも可能である。このように，個々の専門分野の視点を横断することは，専門性のある仕事の特質とは従来は考えられていなかった。現状はむしろその逆であり，協働の可能性をだいなしにするような縄張り争い，階層秩序（ヒエラルキー）をめぐる苦闘のため，患者にとって最良のケアとは何かについての論争が頻繁に起こってきたのである。

　メディカルファミリーセラピストがチームビルディングのために提供しうる重要な能力には以下が含まれる。

　□患者や家族に対応するのと同様に，チームメンバーの言葉に深く耳を傾

けること
- 時間をかけて信頼関係を築くこと
- チームのプレイヤー（実践者）それぞれの貢献に敬意を払い，ともに取り組める方法についてともに交渉すること
- 階層秩序（ヒエラルキー）の問題に注意を向け，力を持たない人の声を引き出すこと
- チームが経験している現在の問題がいかなるものであっても，そこでの自分自身の役割に目をむけること。そして反射的に他に責任を割り当てるのではなく，自分自身が変わることから取り組むこと。

医療においてシステム論的視点を持つことは，単に1つの専門的な戦略であるだけでなく，究極的には倫理的な責任でもある。それは患者と家族について考えるときに最も明確となる。彼らには人としての価値や尊厳があり，単なる医療的「問題」として正確に診断され効果的に治療されるだけの対象ではなく，行為者性や親交を求める存在である。これはチームの他のメンバーにも言えることである。カントの倫理学の言葉からすると，チームメンバーは患者への良いケアを目的とした単なる手段ではない。彼ら自身の存在が目的であり，各チームメンバーには価値と尊厳があり，仕事をする場においては，行為者性と親交を希求する存在である。医療の専門家がチームから無視されたり，チームから搾取されていると感じていると，患者へのケアに実質的な影響が及ぶことになる。

ヘルスケアにおけるシステム論的リーダーシップ

メディカルファミリーセラピストが医療の現場でシステム論的な技能を用いて役立つ存在になると，マネジメントやその他のリーダーシップを担う可能性が拓かれる。それは，より大きなシステムの変化を促す機会でもある。現在，医療における利害関係者が倍増し，システム論的な展望の必要性が一層高まっている一方で，私たちは，メディカルファミリーセラピストの基本である一連の臨床スキルが非常に貴重であるとも感じている。以下に，より大きい上位システムにおいても活用可能な3つの中核的スキルについて述べる。

□ **システム内における自分自身の不安を治める**　ユダヤ教指導者でありファミリーセラピストであるエドウィン・フリードマン（Friedman, 1985）は，リーダーシップを「不安なく存在すること」と定義している。そのためには，自分自身の感情を読み，ストレスや脅威，衝突の状況に反応することなく，応答する能力が必要である。

□ **複数の関係者やサブシステムの間を横断し，有効なコミュニケーションを促す**　メディカルファミリーセラピストは，多数の視点を考慮しながらも，それらからどのように「メタ」になるかを学んでいる。これはピーク（Peek, 2008）による「3つの世界の視点」であり，臨床の世界，実務面の世界，財政面の世界のそれぞれの世界に特有の言語を理解し，それぞれのニーズと制約を同時に考慮することである。

□ **個人やシステムの一部をスケープゴートにすることを避ける**　システムに関する良い原則の1つは，慢性化している組織的な対立はすべて，パーソナリティーを超える大きなものであり，多数の関係者がかかわる権力や歴史，さらにコミュニケーションのパターンを反映する相互作用によって維持されているというものである。メディカルファミリーセラピストは，複雑な構造的問題に対する非難を，その場限りで注目されたスケープゴートに向けようとする組織内の直観的な誘引に抵抗するよう訓練されている。

メディカルファミリーセラピストが持つその他のリーダーシップスキルには，将来を展望し洞察することや，戦略的な計画を立てることなどがあるが，それらはメンターから学んだり，医療における管理的職務に関心のある人への正式なトレーニングプログラムを通して得ることができる。こうした知識やスキルの習得には，集中して取り組む努力が必要になるが，システム論的志向のセラピストが既に提供しているリーダーとしての自己（self-of-leader）や対人スキルに比べれば，会得するための困難度は高くはない。

医療提供システムの外に目を向ける

今後ケアに必要とされる資源を考えたとき，ケア提供者中心の医療モデルの限界が明らかになる。これがメディカルファミリーセラピストを，チーム

のコンサルテーションだけの臨床実践の専門性のみに狭く限定してみなすべきではない，もう1つの理由である。真にシステム論的な視点からすれば，健康というものは，検査室や病院のなかだけで扱われるものではなく，家族やコミュニティとともに創りあげるものである。ヘルスケアは，「私たち専門家が他の人々に提供する」ことではなく，「我ら人民」[訳注：we the people 合衆国憲法前文より] が取り組む仕事となる。協働的なケアとは，ケア提供者のチームを超えたものとなる。コミュニティのケアにコミュニティそのものが主体となって取り組むものとなるのである。

　不運にも米国では，健康面に関するコミュニティの役割は予算不十分な公衆衛生部門に引き渡されている。公衆衛生の専門家の役割が重要であるように，病気の人々や家族とかかわる臨床家がコミュニティと深く繋がり，コミュニティの数々の集団と信頼関係を築く機会を持つことが重要である。第6章で詳述したセント・ポールにある活動的メンバーによるプロジェクト (Active Member Project) は，クリニックを専門家によるサービス提供の中心であるにとどまらず，率先して健康に関するコミュニティの場であるとみなした例である。活動的メンバーがクリニックのキッチンに集まり互いに健康的な食事の作り方を教え合い，メンバーが近所を散歩して隣人を訪れるとき，彼らは自身の健康を増進させているのに加え，コミュニティの健康面のケアにも取り組んでいるのである。住民の健康面のケアに熱意を持つメディカルファミリーセラピストであれば，伝統的なケアの提供方法以外で，さまざまな患者やケア提供者，コミュニティの他のメンバーとのかかわりに必要とされる一連のスキルを適用することができる。

　以上のように対面形式でかかわるプロジェクト以外でも，コミュニティが実際の健康面のケアを行うよう環境を改善することを支持し，公的な計画を立てる機会があろう。そこには，新しい散歩道や自転車通路の設立，地元の農産物マーケットの開催，親とパートナーシップを取りながら学校の食事のメニューをより健康的なものにするなどの活動が考えられるかもしれない。メディカルファミリーセラピストは，これらの支持の形にシステム論的な理解を適用し，コミュニティの集団や政治的な主導者らが横断的に信頼関係を築くことの重要性を強調できるであろう。

結論

　私たちは，現在そして将来を担う世代のメディカルファミリーセラピストが，ヘルスケアを変革する使命を積極的に担うよう奨励したいと考えている。これは，協働的チームによって提供されている家族志向のケアについて，今も発展しつつある展望を形成するプロセスに参加することを意味している。こうした参加はまた，関係性を重んじるシステムの考え方に忠実であり，人々や組織をその文脈から決して切り取ることなく，消費者としての患者から対価を得るケア提供者の役割に甘んじず，私たちのケアシステムが民主的で包括的な国家のなかで最も高い目的を達成できるよう探索し推進していくことを意味するであろう。

　私たちは，これらの目標への道を混乱させたり，あるいは推進したりする政治的権力や市場に働きかけなければならないが，ヘルスケアを現場のレベルで変えるためには，上層部から指示されたり与えられるのではない，創造性と大胆さが必要になるであろう。

　南アメリカの詩人であるジューン・ジョーダン（Jordan, 1978）の言葉がある。「私たちがこれまで待ち続けてきた人々は，私たち自身なのだ」

付録
メディカルファミリーセラピーの実践者たち

　1990年代初頭より長い年月を経て，毎日の医療現場でメディカルファミリーセラピーは発展してきた。当時，ほとんどのメディカルファミリーセラピストは学術機関のプライマリケアの場で働いており，研修医に講義をしたり，協働的健康医療を行っていた。今日，メディカルファミリーセラピーの主原則は，システム論を方向性として持つサイコセラピストにとって，ますます必要な習得スキルの一部になっている。とくに専門医療施設や地域に密着したプライマリケア，また，大きな都市部の病院や地方のクリニック，そして，セラピストがさまざまな状況下で医療提供者と協働する，伝統的なメンタルヘルスの診療などの場において，それは顕著な傾向として現れている。事実，メディカルファミリーセラピストは，小児診療から終末期医療まで関っており，多くの患者のために働いている。この付録の章では，医療現場で革新的に働いている，8人の有能なメディカルファミリーセラピストを紹介したい。私たちは，彼ら彼女らの仕事現場，臨床の様子，一緒に働く同僚たち，また直面する困難や自分たちが伝えたいと思う「知恵の言葉」などについて，インタビューを行った。[註1] もちろん，直面する課題やその課題への対処法について，セラピスト間で重なる面もある。しかし同時に，それぞれが際立った世界観を表現しており，個々人の興味深いプロフィールに加え，こ

▽註1　これらのインタビューと人物背景をまとめてくれたサマンサ・ゼイド（Samantha Zaid）に心からの感謝を捧げる。また，この章に登場する臨床家たち―オリビア・チャン（Olivia Chiang），ヘレン・クーンズ（Helen Coons），サラ・ディリンジャー（Sarah Dellinger），デビット・ドリスコル（David Driscoll），カール・グリーンバーグ（Carl Greenberg），クリスティ・ジューウイット（Kristie Jewitt），キャロル・ポドゴフスキー（Carol Podgorski）――そして彼ら彼女らのストーリーに感謝する。

れから紹介する才能あるメディカルファミリーセラピストは，多くの実際的な知恵を，この章を通して私たちに提供してくれるであろう。

婦人健康センターで働く
ヘレン・クーンズの場合

　ヘレン・クーンズ（Helen Coons）はさまざまな婦人科系の健康問題を複数の医療施設で扱う臨床健康心理士（clinical health psychologist）である。彼女の勤務場所の1つは，ペンシルバニア大学病院の婦人健康科（Penn Health for Women）であり，ここはプライマリケアや産婦人科，そしてリプロダクティブ・ヘルス（生殖健康医療）などの診療を提供している複合的専門保健グループでもある。彼女はまた乳がん専門の外科医とも協働している。ここで，彼女は，女性の生涯に起こるさまざまな健康問題と，民族的にも多様な女性たちがそれぞれに出会う，人間関係，性的関係，そして医療的問題に毎日直面している。

　彼女の典型的な診療日は，さまざまな背景を持った患者との予約，問題への取り組み，そして医師，看護師，理学療法士や外科医と協働する，といった具合で進んでいく。女性患者たちはさまざまな理由で彼女のところへ紹介されてくる。彼女の仕事の領域は，外科的手術や化学療法，そして放射線治療以外に，どのような選択肢があるのかを患者が理解できるよう手助けすることから，治療が患者に及ぼす感情的，認知的，また性的，肉体的影響とどのように向き合えばいいかを支援することが含まれる。

　クーンズは自分の職場には2つの長所があると感じている。まず，ここでの診療は，身体だけでなく，感情，人とのかかわり，そして性的な必要性，といったものを大切だと捉えていること。つまり，彼女の同僚たちは，患者の心理社会的必要性が満たされるよう，懸命にサービスを提供している点である。つぎに，ここでの診療は，個々人の患者をそれぞれの関係性の文脈のなかでとらえようとする点が挙げられるだろう。彼女はその他の強みを次のように示してみた。

□ 良いコミュニケーション技術がある
□ 危機管理能力がある
□ 互いの専門性や持っているスキルを尊重し合っている

□心から患者を思いやる姿勢がある
□医療提供者との結びつきを感じている患者の存在がある
□患者の声をすべてのレベルで聞き届けようとする姿勢が重んじられている

　クーンズはまた，協働関係を成功させるのに役立っている自分の個人的特徴について次のように言っている。柔軟な考え方を持ち，同僚に対して敬意を持っていること，必要とされるときに時間を差し出せること。何をすれば自分のチームに貢献するかはっきり知っており，自分の役割をわきまえており，うまくいく働き方を知っていること。同時に，大学のトップレベルの責任者，たとえば，婦人科の医長や管理者，または事務課長，といった地位の責任者のサポートなしに，診療における協働関係は決して成功しないと知っていること，などを挙げている。

　このような職場での課題として，彼女は次のように言っている。医療提供者全員が生物心理社会的モデルを支持しているわけではなく，個人的にクーンズと親しいわけでもないこと。また，診療所の大きさから言って，彼女にとっていつでも協働することが可能なわけではないこと。ときどきはコミュニケーションを取るのが困難なときがあるが，それは，クーンズが複数の場所を行き来する必要があり，患者の電子カルテにアクセスすることができないために起きる。こういった課題に応えるため，彼女はとくに協働して取り組みたいと思っている同僚たちとのコンサルテーションに焦点を当ててきた。柔軟に対応し，必要に応じて従来とは違った考え方で取り組んでいる。彼女はこう考えている。「協働」するとは，まず関係性を作り上げるところから始まり，それは時間と忍耐が必要である。

1. 大事なのは人とのつながり ── 人間関係を作り，維持する

　ビル・クリントンが彼の大統領選挙の際に掲げた有名なスローガンに「大事なのは経済なんだ，愚か者！ (It's the economy, stupid!)」というものがある。メディカルファミリーセラピーでいうならば，「大事なのは人間関係だ，愚か者！ (It's the relationship, stupid!)」となるだろう。メディカルファミリーセラピストとして，ヘレン・クーンズはインタビューのなかでこう言って

いる。「協働して取り組めるセラピストたちは，有効な人間関係を築くのに時間をかけます。こういったセラピストたちは，自分たちがどんなふうに貢献できるかを良く知っているからです」。同僚との関係で1つとして同じものはないだろう。それは，患者との関係がそれぞれ違っているのと同じである。医療専門職のなかには，メディカルファミリーセラピストが，自分の持っている難しい患者を扱うのを助けてくれるかどうか，それとなく試してみたり，そして，もしそれがうまくいったら，もっと協働関係を進めよう，と考えている同僚もいるだろう。また，一緒に仕事をする前に，休憩室でランチを一緒にしながら，お互いを知るようにしたいと思う同僚もいるだろう。中には，すぐにでも一緒に仕事を始めようと言い，ケースをどんどん入れてくる同僚もいるかもしれない。どのような形であれ，大切なのは，こういったチームメンバーと築いていく関係性が要となる。心にとめておいてほしいのは，廊下での立ち話は，関係を築くという点では，きちんと座って行うコンサルテーションと同じくらい大切な機会となる可能性があるということだ。同僚に対して配慮と共感を示すことにより，その同僚たちは，自分の患者もあなたのこういった人柄から利益を得るだろうと感じることになる。役に立つ臨床観察を提供すれば，あなたが治療チームにいてくれたらきっと有益だろう，と感じるに違いない。また，ひとたび協働関係が形成されれば，これらの関係は時間とともに他の関係性と同じような必要性が生じてくるだろう。つまり，継続したサポートが必要であり，ときとして避けようがない不和や困難に対して，十分注意を払うことなどである。

都市部の病院内小児科クリニックに勤務する オリビア・チャンの場合

　オリビア・チャン（Olivia Chiang）は大きなNPO法人による総合病院の小児科プライマリケアに勤務する臨床心理士である。彼女のクリニックでは妊娠，出産から22歳までの患者を担当しており，彼女はおもに低所得のアフリカ系アメリカ人とプエルトリコ人の患者に対して，小児科医とロチェスター大学からの研修医とで成るチームの一員として診療を行っている。彼女の仕

事は，患者との面接，講義，コンサルテーション，そして，心理研究員やファミリーセラピスト博士研究員のスーパービジョンなどで成り立っている。チャンは自分の役割を協働者でありメンタルヘルスサービスへのゲートキーパーと捉えている。しばしば，彼女は自分の協働的仕事を「道路脇のコンサルテーション」と呼んでおり，それは電子面談ノートをみて素早くアセスメントを行い，その状況，瞬間に扱わなければならない情報を医療従事者に提供することである。決して退屈なときなどなく，彼女の1日は，以下のような果たすべき責任で埋まっている。

- □ 評価にともなう仕事一式を行う
- □ 学校に電話する
- □ 弁護士に電話する
- □ ファミリーセラピーを行う
- □ 薬の処方と治療に関して，看護師と小児科医と会って協働する
- □ 患者の問題行動に関して小児科医から通常の紹介状を受け取る
- □ 面談を記録し，電話をかける
- □ 地域の教育的会議を促進する
- □ 院外の医療システムと協働する

チャンは自分の職場の強みとして，次のような点を挙げている。医療提供者は互いを良く知っている。皆，ともに働き，ともに食事をし，すべての仕事を隣り合わせで進めている。チームとして，彼らはいつでも患者に会えるようにしておくことと，チームメンバーとのコンサルテーションに時間を差し出すことの両方を優先課題としている。みな柔軟性があり，きちんとしている。専門領域がどこであれ，みなバイオサイコソーシャルアプローチを評価している。それぞれの専門職たちが，他と協働するために時間を作っていると感じる。

どんなふうに自分が職場に貢献しているかと聞かれると，チャンは次のように話してくれた。臨機応変に対応できること，順序立てて物事をきちんとできること，また，はっきりとした優先順位を持っていること。患者の医療上の必要が何をおいてもまず優先される。そのためにも，謙虚な協働関係を持つことが大切だと彼女は言った。

次にチャンは，現在の職場における課題として，次の3点を挙げてくれた。ここでの診療規模は近年拡大傾向が著しいので，病院内のスペースが限られてきたのは問題である。また，多くの低所得者層の患者にとって，カウンセラーに会うことに依然として偏見がある。最後に，彼女の現在の職場環境では，患者の生活必需品を支援できるようにはなっておらず，つまり，彼女はたくさんの社会福祉サービスへの紹介を行わなければならない，ということだ。

これらの課題に対応するため，チャンはうまく時間的な調整を行い，必要なペースでもっと多くの人々に会えるように工夫した。彼女は強力な協働関係を学校や裁判所，そして広範囲に及ぶ法のシステムと築くことに成功しており，時間の節約につながっている。なぜなら，こういった公的機関を通した協働者たちは彼女のことをよく知っており，どんな要求が出されるかも予想範囲内にあるからだ。最後に，こういった職場環境で行われた教育や築いてきた関係のおかげで，協働する専門職たちは，チャンと彼女の同僚が提供するサービスを効果的に使えるようになっている。たとえば，彼らはどのように基本的な危機アセスメントをすればよいか知っており，そのおかげで，チャンはそれ以外の懸念事項を優先的に伝える時間を確保できるようになった。

2. 臨床時間に対する柔軟性がカギである

おそらくセラピストというものは，1時間の枠でもって仕事をする職業人だろう。なぜなら，あのジークムント・フロイトがはじめたことなのだから！　時間に対する感覚を倫理的な議論へとすり替えたくなる人もいるかもしれない。たとえば，よいメンタルヘルスケアには，中断のない50分から60分の面接を必要とするものなのだ，というような形で。しかし私たちは，セラピストが自分の臨床時間に対して柔軟でないために，決して協働的な作業が起こらないクリニックを知っている。一方，都市部の病院の小児科で働くオリビア・チャンは，そこでケアの必要性が高い患者や家族が大勢いるとわかり，その環境に合わせて自分の時間を調節することを学んだ。ときとして1回60分のアセスメントであっても，彼女はこれをいわゆる「25分から30分を1枠」と見なして，もっと多くの患者に会

うようにしている。チームメンバーや学校，またコミュニティのシステムとの密接な協働関係のおかげで，こういった短い面接も効果的なものになっている。他のメディカルファミリーセラピストと同じように，チャンは，5分の「会って挨拶を交わす」短い時間の積み重ねが，現場の専門職をして紹介状を要請してくれるほど価値あるものになることを学んだ。また，健康に関する問題行動について10分から15分の短いコンサルテーションであっても，同じように効果的であることを学んだ。彼女は自分の経験した変化について次のように述べている。「かつては，全体の50％程度の患者が連絡なしで面接に現れない状態でしたが，今では紹介を受けたらすぐ，私はその医師の診察場所へ出向き，患者本人に会い，直接どうやって面接に来ればよいかを説明し，手短にアセスメントを行います。そうすることにより，患者は，自分が次にやってきたとき，何が起こるか見当がつくからです。このようにし始めて，セラピーに現れる率が70％から80％まで上がりました。患者は明らかに自分の担当医からの肯定的なコメントや祝福に影響されます」，とチャンは言った。「患者が私に会いに来るとき，よく自分たちの担当医が私を気に入っていることを教えてくれますが，これは重要なことです」こういった話から，私たちは，患者がメディカルファミリーセラピーへつながることができるかどうかは，チームとしての互いの関係性が重要な役割を果たしていると知ることができる。

中規模小児科病院で働く
デビット・ドリスコルの場合

デビット・ドリスコル（David Driscoll）は複合型開業病院で —— そこは医療現場とそれ以外の場所で行う協働的ケアの両方の特徴が統合されている —— 子どもや青年子女，家族，そして小児科医療に焦点を当てて取り組む他の4人のサイコロジストとともに働いている。かれらは通常見られる開業オフィスをそれぞれ持ち，小児科のグループ診療所（a pediatric group practice）のなかに分室を持っている。ドリスコルが分室勤務として出向く日はさまざまなことが起き，いつも興味深い1日となる。到着すると，まず彼はナースステーションへ直行し，その日1日何が起こるかをつかむことにする。そこに

は，何人もの小児科医の名前が書かれたリストがあるが，それは，この数日に起きた患者に関することで彼と話をしたい医師たちである。ドリスコルはこういった医師たちと面と向かってコンサルテーションを行い，50分刻みのセラピーを何人かの患者と行う。こういったコンサルテーションはほとんどの場合，形式ばらないものだが，その後は患者のファイルのなかに文書として残されるようになっている。典型的な協働的ケアの1日には，親たちからの電話を受けてトリアージを行うことも含まれている。

ドリスコルは自分の職場には，以下のような，いくつもの建設的な側面があると感じている。

□小児科医たちは"素晴らしい職業意識"をもって医療を行っている
□ここでの診療は患者と家族を中心としている
□ここでの診療は現代の家族が抱える必要性を意識しており，それらに見合う医療を提供できるよう努力している
□ここで働く専門職は協働的ケアを公に標榜しており，チームは子どもと家族に対して誠実に医療を提供している

こういったドリスコルの協働的診療実践に加わっている臨床家たちは，自分たちが出会う家族の強みに焦点を当てながらかかわっている。問題を解決するためには，その家族が持っている考え方が大切であることを，彼らは強調している。最小の介入で最大の結果が得られるようにと，彼らは介入の度合いが低いものから取り掛かり，注意深く，さらに集中的な介入へと移っていく。ドリスコルの行動保健科のパートナーたちは，同僚の小児科医たちに24時間，1週間の間いつでもコンサルテーションに応じられるよう，チームとして1つのコールを共有している。ドリスコルはこういった点が，ヘルスケアチームの成功には欠かせない重要な側面であると述べている。

強みという点からドリスコルは，自分の取り組みのなかでも，すべての医師と個人的なつながりを保っていることが，この職場での成功に寄与していると言う。

もちろん課題として，以下のような点が挙げられる：

□協働的取り組みという，興味深い，同時に困難もある仕事を一緒にやり

たいと思ってくれるセラピストを見つけること
□協働的ケアに費やす報酬対象外の時間があること
□非常に多くの医療提供者たちの間で守秘義務を維持すること
□雑然とした環境から発生する仕事上の要求度の高さ

こういった課題にもかかわらず，ドリスコルはこの現場で小児科医や家族たちとともに働くことのできる特権は何物にもかえがたいほど価値がある，と信じている。彼自身は，上記のような課題に対し，自分の仕事時間に限界を設けること，チームによるコールシステムを利用すること，そして，新しい誰かを協働ケアチームに招くときは，その仕事に何が期待されているかを，ハッキリと示すこと，といった対処法を活用している。

3. 中に入り，受け入れられるのには時間が必要

　協働的取り組みには忍耐がいる。メンタルヘルスクリニックにいったん雇われたら，自分の部屋のドアに名前が入り，やがて患者がやってくる。メディカルファミリーセラピストは，そんなふうにはいかない。行動保健問題の専門職を統合したケアで有名な職場に勤務できるようになった幸運なセラピストは別として，多くの場合，異国の文化に外国語と慣れないやり方で，自分がなんとか順応しようとしているように感じるかもしれない。最初は，旅行にやって来た観光客のように感じ，そのうち長期滞在の訪問者のごとく感じ，そして，やっとその地の市民権を持つようになった，そんな風に感じるかもしれない。また，最初の頃は，医療システムが周りでざわつき，一見，あなたの存在は無視されているように感じるかもしれない。これがつまり，デビット・ドリスコルが言う「混とんとした環境」というものだ。しかし，時間が経つにつれ，メディカルファミリーセラピストたちは，患者にとって一番良いケアを提供しようと心を砕くその姿勢において，彼ら彼女らの価値を証明していくことができる。形式的に笑顔を向けながら走り去っていっていた人たちが，あなたがいないと診察が成り立たないよ，というのを聞くようになるかもしれない。このプロセスが起きるのを確信をもって待つ必要がある。メディカルファミリーセラピーは，すぐに称賛されないと落ち着かないような職業人には向いていない。しか

し、時間が経つにつれ、その取り組みは、真にやりがいを感じるものとなる。

家庭医学研修医プログラムでのインターン経験
サラ・デリンジャーの場合

　サラ・デリンジャー（Sarah Dellinger）は資格取得前の夫婦家族療法のセラピストであり、以前、ワシントン大学の家庭医学研修医プログラムでインターン（実習生）をしていた。彼女がメディカルファミリーセラピーに興味を持ったのは、彼女の修士プログラムがこの領域に情熱的にかかわっていたからだった。彼女は医療現場はやりがいがあるし、自分に向いている、と感じていた。

　研修医のプログラムでは、医師がまず患者に会い、それからデリンジャーや彼女の同僚が紹介を受け、患者がやって来る。リスト上、次の面会時間が空いている者が、その紹介された患者を担当する。デリンジャーは通常の50分1回のサイコセラピーのために患者と会うが、同時に、これより短い時間の枠を複数、必要に応じて研修医のために確保している。協働作業は共同の部屋やオフィス、または廊下で行われることが多いが、医師たちのばらばらなスケジュール時間を考えて、デリンジャーは意識的にメールや電話を使って繋がるようにし、ときには緊急の案件を伝えるためにセラピー室から出て医師を探すこともある。彼女はまた、プログラムを担当している大学職員の医師との関係が重要だと気が付いている。彼らの意思が彼女の役目をサポートすると、研修医や他の医療提供者たちも彼女とうまく協働できるのである。

　ヘルスケアチームと協働するとき、デリンジャーは1つの中心的な問いに集中する。「どうやったら私たちはこの人を最も有効な方法で回復させるができるのか？」この問いに対する答えは通常、適切なリソースに適切なタイミングでアクセスすることだ。デリンジャーは次のように述べている。彼女のチームはそれぞれの患者を1人の人間として扱うために時間をかける。この点において、彼女は自分の仕事にやりがいを感じるが、同時に何事も当然だと思わないように注意している。「少し押しが強い」くらいでいること、

医師たちとの協働関係を生み出すこと，そして粘り強くともに働くこと。こういったことが大切だと彼女は述べている。

　彼女の同僚に共通する重要な特徴として，協働関係に対する寛大さと彼女の役割へのサポートが挙げられる。中には彼女の役割をそれほど認めていない医療従事者がいるかもしれないが，全体的に，セラピスト，管理栄養士，理学療法士，そしてその他の医療従事者がみなともに患者のために働こうとしており，そこで生まれる協働関係は支持されている。医療の実践の場ではバイオサイコソーシャルアプローチが評価され，特に患者の問題が複数の領域にまたがり，自分の専門でない場合は，積極的に患者を互いに紹介しあっている。

　協働への主な課題として，デリンジャーは次の2つの点を挙げている。まず，個々の医療提供者が多様な関心を持っており，セラピストと医師のオフィスが同じビルのなかでも互いに離れているため，容易に連絡が取れないという地理的な問題がある。これらの課題に対するデリンジャーの戦略は，まず自分が医療提供者たちに常にアプローチすることである。それは，彼らが一見協働には抵抗しているように見えるときにも，である。彼女は，自分の意見を押し付けるのではなく，アドバイスをお願いする。廊下や控室に立ち続け，自分の存在感が増すように時間をかける。医師たちに自己紹介をし，何度も自分を紹介する。自分がどんなふうに患者と接しているかを話し，医師たちの考えを聞き，できるだけ医師たちの役に立つよう努める。このような粘り強いアプローチは時間が経つにつれ，協働作業を大きく増やすことにつながる。

4. いろいろな形のコミュニケーションを利用する

　セラピストは往々にして，椅子に座り，一対一で，他とは隔離された状態でコミュニケーションをおこなうように訓練されている。しかし，それは医療の現場ではめったに起こらないタイプのコミュニケーションでもある。多くのセラピストはかなりの量のアセスメントや治療計画を書くようになるが，医療従事者である同僚たちのほとんどがそれらを読む時間をもたない。どんなコミュニケーションの形であっても利用できるものであれば利用するのが，有能なファミリーセラピストである。サラ・デリン

ジャーの観察によれば，コミュニケーションはときとして，集会室やオフィス，また廊下，といった患者の耳が届かないところで起こるものもある。彼女は意識的にメールや電話を使ってコンタクトを取るが，緊急の場合は，通常のセラピストが決してしないようなことをしたりもする。たとえば，面接室から出て医師を捜し出し，緊急のコンサルテーションを求めたりする。こういった形のコミュニケーションのすべてにおいて，簡潔さが最も大切である。

あるとき，1人のプライマリケア医がコートをひっかけて病院に走っていこうとしているとき，彼は急に部屋へ引き入れられ，1人の患者について情報を求められた。その患者は，彼を呼び止めたメディカルファミリーセラピストがその日に会うことになっていた患者だった。中年の女性，肥満気味で糖尿病を持ち，しかし治療を受けていなかった。限られた時間のなかでこれ以上の情報を聞き出したり，コンサルテーションに十分な時間はないですね，と言ったりする代わりに，セラピストは肝心の質問を1つだけ投げかけた。「誰が今，彼女の健康を心配していますか —— あなたと彼女，両方ですか，それとも，あなただけ？」医師は苦笑し，彼女の手を握り，こう答えた。「ありがとう，その通りだ。私だけなんだよ，今のところ彼女の健康のことできりきり舞いしているのは。じゃ，行かないと」

長期治療センターで働く
キャロル・ポドゴフスキーの場合

キャロル・ポドゴフスキー（Carol Podogorski）は25年以上公立の長期ケア施設で働いている。そこには500以上の長期入院用のベッドが備えられており，新生児からお年寄りまで幅広い年齢層の患者へサービスを提供している。彼女は2003年からここでメディカルファミリーセラピストとして働いている。ほとんどの患者は，過去の負傷や遺伝性疾患のため，また人生の不幸なできごとのために，経済的に貧しい人々である。彼女の仕事の範囲は，ケースの調整やスーパービジョン，患者へのケア，また高齢者医療へのかかわりなどがある。彼女は自分の職場が提供している共感性豊かなケアに対して，素晴らしいという思いを抱いている。

ポドゴフスキーの典型的な1日は，医師，看護師，ソーシャルワーカー，管理栄養士，またはセラピストとの協働を含んでいる。重要な紹介患者の場合は，次のようなプロセスを踏む。チームのメンバーと入院患者の現在のケアプランについて話し，経過観察ノートを読む。そしてその入院患者と話し，包括的なインテークを終了し，新しい治療計画を作成する。その後，チームミーティングで正式に，あるいは内輪で，チームと一緒にその計画について再度チックを行う。

　ポドゴフスキーは彼女の職場がもつ強みを次のように見ている。

□共感性の高いケアを提供している
□家族とのコンサルテーションサービスは，入院患者のストーリーを知るための時間とリソースを提供してくれる。それらは患者を人間味あふれた姿にしてくれるので，記録に書き留める上でも，チームにとっても助けになる。
□入院患者を知ることは，それぞれにふさわしい効果的な治療計画を作成するための助けとなる。
□彼女のチームの助けで，他の職員は入院患者をよく理解することができ，また，患者の機能に変化が見られたとき，チームは家族がそれを理解しやすいように手助けできる。
□チームアプローチによって，関与メンバーはばらばらに行動せず，互いに合理的な期待をもって，同じ目標を追求することができる。

　ポドゴフスキーはすべての臨床家を尊敬しており，謙虚なスタンスを堅持しているので，こういった姿勢が，前向きな協働関係の構築に助けとなり，職場での彼女の成功を増している。また，彼女の同僚は家族を中心としたアプローチを評価しており，家族というものを柔軟に捉える姿勢がある。ポドゴフスキーの職場では，ファミリーセラピーはコンサルテーションサービスとしてケアチーム全体に提供されており，これによってポドゴフスキーと同僚は，ケアチームと入院患者，そしてその家族に対して，「中立的な資源」となることができる。

　この長期滞在型施設におけるユニークな課題は，性的な親密さに関係することである。妻や夫の訪問や結婚のためには，プライバシールームが用意さ

れているが、入院患者たちのなかには共同部屋に滞在しているものもいる。スタッフのなかには、互いに同意した患者同士の性的なふるまいであっても嫌い、そのことについて話したり対処したりしたがらないものがいる。性的な事柄に関しては、それぞれのユニットで、いや、同じユニットのスタッフのなかでも、対処の仕方が違っていることもある。実際、入院患者の性的親密さへ対応が、ファミリーセラピストへの紹介の主な理由であることは多い。ときとして、価値観の違いが、セラピストとケアチームの間に存在することもある。たとえば、看護師長のなかには、難しい患者の問題行動に対して、セラピストから見ると懲罰的に見える対処の仕方をするのに対し、ケアチームの他のメンバーはそれを適切なものとみなしている場合などもある。ポドゴフスキーにしてみると、このような問題は、コミュニケーションにその原因があることが多い、と見ている。彼女は、まず、政策や手順についてもっとコミュニケーションを活発にすることが必要だと指摘する。対応の選択肢をブレインストーミングした後、彼女は、最善と思われる対策をケアチームへ持っていき、チームのフィードバックを聞く姿勢を示すのである。

5. 協働においては、自分がいつも中心でなくてもよい、とする気持ちが大切

最高のメディカルファミリーセラピストとは、自信が自分のスキルや貢献度に反映している者である。同時に、一般の行動保健専門職よりもっと幅広い使命を持っているチームの一員であることに謙虚な者でもある。この仕事は、自身の同僚からすぐに受け入れてもらいたい、と思っている人々には向いていないだろう。私たちは、自分たちの職業のもつ文化について学ぶ以上に、医療文化を学ばなければならない。「専門家ではない」スタンスを強調しながら、キャロル・ポドゴフスキーは防衛的になりやすい専門家としてのスタンスがもつマイナス面を指摘する。彼女によると、セラピストは自分の行動健康モデルの価値を変わらず主張する傾向がある、という。もちろん行動面が中心的な課題であるケースもあるが、所属するチームは生物医学的側面に焦点を当てていることを忘れてはならない。セラピストが異を唱えて声をあげたとしても、チームはアプローチを変えたりしないかもしれない。こうした反応に自尊心を傷つけられるよりも、成熟したメディカルファミリーセラピストであれば、チームを支えながら、

一方で，いつか変化をもたらすことのできる機会を待つことにするだろう。
　同様に，組織における取り決めで，所属するチームが電子カルテを使用している場合，医療保険の携行性と責任に関する法律（Health Insurance Portability and Accountability Act）が定めるメンタルヘルス情報に関するプライバシー規定に配慮していないように見えることがあるかもしれない。この件について，セラピストはどのように発言すればよいだろうか。理想的には，そのセラピストは，「チームは何か見落としていないか」といった援助的なトーンでこの件にアプローチするのがよく，「誰も私の意見を取り上げてくれない」といった調子で注意を喚起するのは避ける方が賢明だろう。予想できる未来において，「バイオサイコソーシャル」の「バイオ（生物学）」的な部分は，多くの医療現場では，「サイコソーシャル（心理社会）」的な傾向よりも重視された存在である可能性は高い。建設的に取り組み，心理社会的な側面を生物医学的な潮流と競争させないようにすることで，メディカルファミリーセラピストの良い影響は浸透していくことだろう。

がんクリニックの　カール・グリーンバーグの場合

　カール・グリーンバーグ（Carl Greenberg）はワシントン州の夫婦家族療法のセラピストであり，個人開業のがん専門ケア診療所で，20人の医師，6人の医療補助者，そして3人のファミリーセラピストとともに働いている。彼はこのがんクリニックに28年間勤務しており，これまでに関係を作り上げ，ネットワーキングを行い，一連の協働作業の機会を得て来た経験を持っている。
　グリーンバーグの典型的な1日は，まず，医師や看護師の紹介でやって来る患者に会うことから始まる。電子カルテを開くか，または紹介者である医療従事者に直接患者の情報を求める。いったん患者に会うと，電子版アセスメントフォームを医師に送り，コミュニケーションが密になるよう配慮する。また，グリーンバーグと彼の同僚たちは，危機介入にも対応できるようにしている。その他の協働関係としては，医師や職員の実施訓練や患者団体の代表者や看護師，そしてスケジュール管理者と一緒に業務を行うことなど

が含まれている。協働はシステム全体に及んでいる。廊下ではたびたび形式ばらないコンサルテーションが守秘義務の範囲内で行われている。グリーンバーグは言う。もし医療提供者にとって話しかけやすい雰囲気を作っていれば、彼らは自分を使ってくれる。グリーンバーグはまた何か組織のなかで対立や葛藤が起きた際には、部局の間を取り持って仲介役を果たしたりもする。

彼の職場の強みはまず、現場の医療従事者が包括的で、革新的、そして思いやりのある統合されたケアに真摯に取り組んでいる点にある。かれらは、患者が費用を負担できてもできなくとも、平等にケアを提供する。また、職場には協働作業への前向きな姿勢がある。つまり、ここでのケアは、医療従事者は1つのチームである、という前提でスタートしており、これは、互いに助け合うという強みに特に現れている。グリーンバーグと彼のチームは、腫瘍専門医だけでなく、外科医や看護師、そして、患者にかかわる誰にとっても、クリニックのなかで目に見える存在となっている。

自分自身の強みについて言うならば、グリーンバーグはまず自分の経験の豊かさをあげるだろう。家庭医研修施設に14年、そしてがん専門クリニックでは28年になる経験を持っている。ここの組織のメンバーはグリーンバーグのためにポストを創設して雇用したのだが、それほど彼の存在が求められていた、ということだろう。グリーンバーグは医療文化とメンタルヘルス文化という2つの世界を歩いていくことができる、と彼らは良く知っていたのだ。

権威的に機能しているというより、グリーンバーグのグループは協働的チームであり、相互補完的な強みを持っている。事務担当者もよい医療実践を支えており、そこでは、患者も職業人もどちらも、医療上の必要性に加えて、情緒的、スピリチュアルなニーズを有していると現場全体が認識している。グリーンバーグはまた、うまくいっている協働の理由は、医師がいつでも応じてくれる姿勢を持っているからだと考えている。医師たちは必要であれば時間をかけてくれる。

グリーンバーグは現在の状況で抱えている4つの課題を次のように挙げている。

□離れた場所同士、また忙しい医療実践の合間を縫ってコミュニケーションを取ること。

- □ 複雑な案件を抱えた患者と働くこと。
- □ 医師のなかには，協働が上手な医師とそうでない医師がいると認識すること。
- □ 非医療専門職としても重要な医学上の知識を獲得すること。

これらの課題に対する対策として，グリーンバーグはまず，事務的な流れを変え，もっと互いに連絡が取りやすいようにすること，また，問題が起きたらともに取り組むことなどを挙げている。グリーンバーグにとって，医療文化のなかで働くことは，困難とやりがいの両方を感じる経験である。彼はこういっている。「医師をこわがらなくていい。かれらだってストレスを持っている同じ人間だ。しかし，医師たちがわれわれセラピストの仕事を価値ある何かとして見ているのを忘れないように。だから，怖がらずに，『何かお役に立つことはありませんか』と言ってみよう」

6. 医学的概念や用語，そして医学文化に慣れる必要がある

カール・グリーンバーグがいうように，「私たちは医学的な話ができるようになる必要がある。そうすることは大切なのだが，簡単ではない」。実際，専門的訓練においては，誰もがこの情報は「自分の専門領域」か「自分の専門外」であるかを感知する能力を発達させる。メンタルヘルス領域の訓練では，患者の糖尿病（という診断は）は通常，ブラックボックスのようなものであり，その患者の生活にかかわる要因ではあるが，それ以上詳しく理解する必要のないものと考えられている。私たちは普通，その糖尿病がタイプ1なのかタイプ2なのか，といったことに注意を払ってはいない。インスリン注射を打っているのか，または投薬だけで治療しているのか，制御できているのかできていないのか，併発している他の症状があるのかないのか，患者によって十分に調整できているのか，また，糖尿病は家族内の摩擦の原因になっているのか，それとも家族からのサポートを得られているのか，こういった情報を私たちはほとんど得ていないのである。メディカルファミリーセラピストはこういった医学上の知識に慣れ親しんでいく必要がある。また，そのほかにも，多くの医師たちをとりまく文化的要素，たとえば，医師が自分患者の糖尿病に対してもつ責任感や，

患者の治療結果がヘルスケアチームにもたらす報酬や不利益といった，システム全体に影響を及ぼす要因などについて，私たちはもっと学ぶ必要があるだろう。

再生医療内分泌センターに勤務する
クリスティ・ジューウィットの場合

　クリスティ・ジューウィット（Christie Jewitt）は，ロチェスター大学医療センターと連携している再生医療内分泌専門クリニックに勤める夫婦家族療法のセラピストであり，そのセンターは不妊治療を専門としている。およそ75％の患者がさまざまな民族出身の女性で，社会経済的に収入は低く，公的支援も行き届いていない層に属している。この女性たちの多くがメンタルヘルスの問題を抱えている。残りの25％は，中流から上流の社会経済的背景をもつ女性やカップルであり，なんとか妊娠したいと治療を受けている人々である。ジューウィットの現在のポストは，医師たちによって望まれたものであり，さまざまな仕事の中身は報酬化されている。患者の医療保険に付随する「補完的サービス」として（たとえば，患者の包括的払い制度（（bundled payment））の一部として）扱われており，患者は診療報酬について心配する必要はない。また，必要なケアを受けるために余分な電話をかけたり，新しい病棟へ行ったり，［訳注：新しい医療従事者の紹介を受けるため］個人情報の譲渡許可書にサインしたり，個人の医療記録を送付したりすることを，心配しなくて済む［訳注：ジューウィットがすべてそれらをコーディネートしてくれるので］。診療の場では，セラピストは医療ケアに欠かせない存在と見なされており，それはすべての患者が享受する権利がある，と捉えられている。

　ジューウィットの典型的な1日は，いくつかの異なる層での協働作業を含んでいる。

□ 多岐にわたるインテークの種類から，うつと不安症のアセスメントに目を通す
□ さらにアセメントが必要と思われる患者に連絡をとる
□ 個人とグループに対する精神療法と心理教育のセッションを行う
□ 患者面談の前と後に医師と話す

- □ サポートが必要な患者へ電話をかけたり，メモを書いて渡す
- □ 職員が抱いている懸念について，あるいは患者が必要としている心理社会的サポートについて，ワークショップを行う
- □ 患者の経過や治療についてチームに最新の情報を伝える
- □ すべての患者 —— 行動保健科のサービスを利用している患者にも，利用していない患者に対しても —— 年4回発行のニュースレターを書く。

　ジューウィットの職場の臨床医や事務担当者はいつも提言を前向きに聞いてくれ，行動保健チームを信用して，新しいことを試みる自由を与えてくれているという。正式な協働関係もカジュアルな形のものも両方を通して，患者は全人的に扱われる。大局的な視点を持って，チームは患者の必要性によく応えることができ，患者もそれを感じることができる。そのためには，謙虚さを持ち，他の医療提供者の見方や考え方を取り入れていくことに前向きである必要がある。

　ジューウィットが協働的な環境で重用されるようになった理由には次のようなものがある

- □ 医療環境で遭遇する「違い」に寛容であること
- □ 忍耐強く，粘り強いこと
- □ 誠実な関係を創るよう一生懸命取り組むこと
- □ 最初はゆっくり，注意深く物事をすすめ，時間をかけて観察し，必要とされていることを明確にし，人に尋ね，そしてフィードバックを提供できること

　ジューウィットは自分の同僚たちが行動保健チームを受け入れる準備ができており，それを望んでおり，歓迎し，丁寧で役に立つフィードバックを差し出してくれる，と感じている。加えて，この現場の雰囲気には，敬意と親切さがある。ここでは，患者の必要性を前もって汲み取る，予防的介入を焦点とした実践が行われている。

　医学の文化と行動保健の文化に橋を架けるのは，ジューウィットの職場では簡単なことではない。使われる言語，ペース，治療結果に対する期待など，すべてが違っている。この問題を扱うためには，両方の側に柔軟さが必要と

なる。たとえば，標準的な45〜50分のセッションの代わりに，患者にはレントゲン検査に続く20分のセッションが必要なのかもしれない。臨床現場の専門職が異なる訓練を受けている場合，相手のペースやエネルギーに合わせるのは大変なことだが，誰もが前向きに適応しようとすれば，十分可能である。

7. 困難が予想できること

　もし，診療所のリーダーがあなたの仕事を評価しない場合，協働的ケアを医療実践に統合するのは特別な課題となるだろう，とクリスティ・ジューウィットは，まずこの点を強調する。完全に統合されるまで何年もかかるであろうことは，どんなに強調してもしすぎることはない，と彼女は言う。また，いつになっても，現場の臨床家のなかには，あなたが貢献できることを理解しないでよそよそしい態度をとる人もいるだろう。

　第2の課題は，インタビューしたすべてのセラピストが触れていたことであるが，忙しく，ときとして混とんとした，医療の現場環境がある。ジューウィットがいうように，あなたの患者は20分以内に診察を終わらせる必要があるかもしれない。その20分が，今日あなたが使える時間のすべてなのだ。しかし，ほとんどのセラピストは，このような時間のプレッシャーを調整していく訓練を受けてはいない。

　第3の課題は，統合された支払いシステムの欠如である。ジェーウィットが言うように，大部分の医学的，精神医学的治療は，それぞれ「ばらばらに」支払う仕組みになっており，一括して払えるようにはなっていない。行動保健の専門職は，自分の提供したサービスが補填されるために，異なる診断名を付けなければならないこともある。このような状態は，現在改革が進んでいるヘルスケアシステムのなかで変わっていくかもしれないが，今のところ，こと支払いシステムに関しては，心と身体の分断が顕著であるといえる。

　第4の課題として，協働作業に対しては払い戻しがつかない点があげられる。協働的ケアのためのコミュニケーションがあまりにも頻繁に空中で飛び交うように行われる理由の1つは，これが帳簿［訳注：日本的には保険点数の記録］記入の対象外となっているからである。つまり，患者のケアをどうやったらもっと

よくできるか，と話し合ったところで誰も報酬を得ることはないのである。それでも，良い知らせとして，現在脚光を浴びつつある，患者中心の医療ホームのなかには，チーム会議の重要さを強調する革新的なところもあり，そういったところは，保険の支払い母体との包括契約によってカバーできるよう調整している。類似したもので，治療結果に対する支払いシステムがあるが，これは，協働的ケアを実践しているところには朗報である，少なくとも協働実践が健康改善と費用削減に寄与していると証明できる場合に限ることだが。

5番目の課題は保健医療システム全体に，非常に多くの相違点がみられることがあげられる。確かにある国々は一貫した保健医療システムを持っているが，アメリカ合衆国は，小規模な個人診療のサービスごとに支払う伝統的なシステムから，大病院や外来型クリニックのような大きな利潤追求型の保健医療システム，またはカイザー・パーマネンテ（Kaiser Parmanente）のような統合された前払い式ネットワーク型病院，そして，多くの医学訓練や研究実験が行われる大学保健医療システムなど，多岐にわたる。メディカルファミリーセラピーが提供される際，患者が数十にわたる保険会社と契約している場合もあれば，ほとんどみな「メディケイド」や「メディケア」［訳注：どちらも公的医療費補助制度］の加入者であったりする。そしてさらには，健康保険がない人たちもいる。このような多様さゆえ，保健医療システムを横断して活躍するメディカルファミリーセラピストが一貫した実践を行おうとすると困難を感じることになる。

最後の課題は，メンタルヘルスのそれぞれの専門職領域に存在する固有の相違についてである。初心者の専門職のなかでも，メディケイド保険によって診療報酬が出る領域もあれば，出ない領域の専門職もいる。行動保健におけるメンタルヘルス職業団体同士の縄張り争いやライバル競争は，統合された協働的ケアを推し進めるのに何の役にも立たない。私たちの経験では，医療と看護領域の専門職は，行動保健領域の専門職（臨床心理士，ソーシャルワーカーなど）の学歴や出自を気にしておらず，患者とチームの助けになるのに十分な能力を有しているかのみを，問題にしているようである。

複数の家族医療クリニックに勤務する
ナンシー・ルディの場合

　ナンシー・ルディ（Nancy Ruddy）は，ライセンスを持つ臨床児童心理士であり，夫婦家族療法のセラピストである。これまで，ニューヨーク州のロチェスターからニュージャージー州の西部と北部にあるいくつもの家族医療クリニックで働いてきた。こういった現場で，彼女は入院患者と外来患者の両方にかかわってきた。彼女の患者たちは，都市部に生活する文化的にも多様なグループから，郊外に住む上流中産階級の人々まで多岐にわたる。現在，ニュージャージー州北部の家族医療研修プログラムで心理療法と教育を行っている。この仕事を彼女は臨床児童心理士のインターンとして始めたが，のちに，家族医学科に籍を得て，今に至っている。
　ルディの典型的な1日は以下のような業務を含んでいる。

☐教育やケースコンサルテーションを一対一で家族医療研修医に提供する
☐事務的な責任を果たす（学科会議への出席，カリキュラムの作成，採用）
☐慢性疾患の対処について研修医教育を行う
☐医師から紹介のあった患者に対する継続的な心理療法
☐正規の教育活動と非正規な形の教育活動
☐医師の診察に来た患者に対し，医師の隣でセラピーを提供することにより，その患者が行動保健サービスへ移行できるよう支援する

　ルディはこれまで，メディカルファミリーセラピストとして働いた職場に，それぞれの強みと弱みの両方を見て来た。あるところでは，協働することは易しく，特にこういった種類の取り組みに資金が与えられていたり，組織的な支援があったりした。別のところでは，生物心理社会的モデルを重視していていなかったり，協働的取り組みにはあまり重要性をおいていなかったりすると，医学系と精神衛生系専門職の協力は困難になる。なぜなら，医療とメンタルヘルス専門職は多くの場合，同一の訓練を受けていないため，互いに協働して取り組むことの大切さを把握できないのである。最も大きな困難の1つは，とルディは言う。「協働的な取り組みを志すことはできても，それを1人で実行することはできないのです。他の協働者の存在なしには，で

きないことなのです。そして，協働的取り組みがどれくらい困難かに関しては，地理的，文化的なさまざまな要因が強くかかわっているといえます」。加えて，保険の支払システムでは，協働作業は点数化されないのが現状である。

　こういった課題や困難にもかかわらず，ルディは彼女の職場環境のもつ多くの特徴が協働的取り組みの成功に寄与していると感じている。たとえば，医療専門職もメンタルヘルス専門職も高い職業意識を持っており，協働が患者へのケアを改善するために果たす役割の大きさを信じており，継続したケアの重要さを強調している。また，専門職が示す適応への柔軟さや，専門的ケアを提供するため質の高いリソースを有していること。そして，専門職が患者へ十分な時間を与えようとする姿勢がみられること。ルディの意見では，協働は，満足度の高い職場環境を創るために，また可能な限り最もよいケアを患者へ提供するために，必要不可欠なものである。「協働的な取り組みは，医療現場での仕事をもっと楽しく，生産的にしてくれます。あなたはひとりではない。左手は右手がやっていることを知っている。そのように，協働は最も望ましいケアを促進してくれます」

8. これはとても充実した仕事です

　ナンシー・ルディの話は，他のメディカルファミリーセラピストたちとのインタビューや私たちの経験のなかに共通に見つかる1つのテーマを，見事にとらえている。つまり，これは「やりがいのある仕事」なのだ。あらゆる困難や課題があっても，協働的環境で実践されるメディカルファミリーセラピーは，複雑な状況に対処できる者にとって，高い満足感が得られる取り組みであるといえる。あなたは，かけがえのない仕事を行うチームの一員であると感じる。患者と同僚の両方を助け，両者から感謝され，独立した個人開業のセラピストであれば，決してそこへはやってこないであろう患者や家族と，あなたは会うことができる。死といのちの瞬間を目撃し，同僚たちと涙や喜びを分かち合う。もちろん。この取り組み自体にはまだ未完成さがあり，通常のセラピーを提供することが，どちらかといえば落ち着いた仕事だと感じさせるような，過酷さや不安定感もあるだろう。しかし，大きな報酬は，粘り強く取り組む者，関係性を一番大切にす

る者に必ず与えられる。ナンシー・ルディの言葉を借りるならば、「それはちょっと宗教に似ているかもしれません。まず、信念をもって行動を起こすことが先決なのです」

結論

　21世紀になってまだ20年に満たない時期に，メディカルファミリーセラピーを取り巻く状況について書くことは，どこか，新しいコミュニケーションテクノロジーについて書くのに似ているような気がする。気が付くと，私たちの目の前の地面は動いている。未来の健康医療システムは現在のものとは，大きく異なっているだろう。こういった変化のなかには，メディカルファミリーセラピーがヘルスケアの世界で，もっと魅力的で実現可能な選択肢になっている状況も含まれるかもしれない。その主たる例として，協働的ケアのために必要なやり取りに費やされる時間が，保険によって補てんされる対象となるかもしれないということである。もう1つは，保険による補てんを患者の満足度や治療の結果と結びつける方向があり得るだろう。しかし，システムの変化のなかには，メディカルファミリーセラピーの仕事をさらに困難にするような変化も含まれるかもしれない。例を挙げるなら，支払いを削減するため，短期費用をシステムからかすめ取ろうとしたり，施術を行わない医療提供者を減らしていったり，といったことが考えられる。

　どのような変化が来ようとも，この付録に詳述した原則は，メディカルファミリーセラピーの取り組みの中心的な柱となることは間違いない。どのようなシステムであれ，そこで提供されるケアがばらばらであるなら，それはよいケアとは言えない。一方，提供者が協働し，患者や家族が中心に据えられたケアは，良いケアである。この点は，他の多くの例においても，たとえば，ヘルスケアホームや終末期ケア，また遺伝子カウンセリングなどにおいても，当てはまる真理である。賢いメディカルファミリーセラピストは，自分がやり易いと感じる1つの領域を専門化するよりも，柔軟に対応するために役に立つ道具箱を持ち，可能性のある新しい機会へ適応していくことができる。将来の革新的な状況では，おそらく患者の体験と患者の治療結果に

比重が置かれるだろう。メディカルファミリーセラピストは，医療提供者とともにその領域を改革していくことができるであろうし，メディカルファミリーセラピストだけでなく，共通する訓練を受けた専門職は同様に活躍できる。みな，自分たちの取り組みに互いに刺激を受け，充実感を覚えるであろう。周りの同僚たちも自分たちの仕事に誇りを感じることであろう。それは，まさに，一緒に旅する道なのだ。

監訳者あとがき

　研修医時代の体験を今でも思い出す。救命センターに搬送されてきた単身の肉体労働者がいた。急性の腎不全と脳出血になり緊急で透析することになった。研修医1年目の私は年上の看護師さんと一緒に，個室に透析機器を運んで生命管理をした。あの時の看護師さんの言葉と表情は今でも心に生きている。「この手で生きてきたのよね」と彼女は意識のないその人の手をさすりながら呟くように言った。あの時，彼女が何を思って，あんなことを呟いたのか……今の私なら想像できる。結局，10日してその患者は亡くなった。東北から2人の姉が遺骨を取りに来た。彼は長い間，姉たちに送金していたことを聞いた。病棟で頭を下げて帰っていく老いた姉の姿に，誰にでも家族があるのだと私は知った。

　研修を終えて精神科医になってからも，私の関心は患者の家族に向いた。それは私の原家族体験にも根ざしている。認知症の祖父，足の不自由な母，精神疾患があった叔母，私の原家族に病人や障害者がいたからだ（渡辺俊之：原家族が私に残したこと［特集：家族療法家，原家族を語る］．家族療法研究, 27 (2), 2010）。こうした個人的家族体験が今の治療に影響を与えている。

　リハビリ患者のQOLと家族環境との関係性を研究していた90年代の終わりに "Medical Family Therapy: A Biopsychosocial Approach to Families with Health Problems" という書籍を知った。システム論をベースにして家族との協働を説いた内容に惹かれたのもあるが，洋書の裏に載っていた背の高い美しい女性の写真に魅了された。彼女がスーザン・H・マクダニエルである。「外人女性」といえば，音

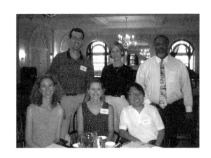

楽ビデオくらいしか知らない時代，私の心に火がついた。私は猛烈に彼女に会いたいと思った。あの時の感情は，スティービー・ニックス（金髪美女のロックシンガー）のコンサートに行きたいと息巻いていた学生時代の感情のようなものだ。

　ファンになったら恐いものはない。駅前留学で英語を学び，私はスーザンに連絡をとった。しかし，セミナーに原家族ワークがあることを知る。私には3歳の時に別れた消息不明の父親がいた。いつかは置いてきたままで未整理の原家族体験に向き合う必要があることは感じていた。研修を受けることを機会に，私は父を捜し出し40年ぶりに再開し，父親の生き様（子どもたちや母への罪悪感を抱えて生きてきた人生）を聞いた。

　スーザンに会いにいく準備は整った。はじめての米国への一人旅である。途中で荷物が行方不明になったり，ロチェスター医療センターの場所がわからず，オドオドしていると道で大柄な黒人に声をかけられたりして不安にもなった。その黒人はその後も親交を続ける産婦人科医のハリーである（写真後列右）。スーザンやスモールグループのメンバーは私の原家族体験を熱心に聞いてくれた。そしてスーザンは，群馬の田舎町で町医者をやっていた私の祖父がジョージ・エンゲルのようだと言ってくれた。

　メディカルファミリーセラピーの集中研修に日本からやってきて参加したのは私が最初であった。その後から私の紹介で日本から毎年1〜2人が集中研修に行くようになった。本書が刊行される頃，横浜でスーザンを交えて日本人研修生の同窓会が行われる。

　2006年，私は第23回日本家族研究・家族療法学会高崎大会にスーザンを招聘した。田んぼに囲まれた故郷の大学。まだ人も少ない朝の大学に私が行

くと，スーザンがエントランスに置かれた白いプラスチック製の椅子（量販家具店で2,000円くらいのものだろう）に座り水田を見ていた。そして「トシの故郷は素敵ね」と言った。あの時のスーザンの笑顔は自己対象として今も心に生き続けている。そして私と故郷を繋いでいる。

　スーザンは私のメンターになった。母が他界した時に喪失の感情を伝えると彼女はメールに大きなフォントで「HUG」と書いてきた。東日本大震災が起きた時には，毎日，メールをくれた。そのスーザンが，2015年より米国心理学会（APA）会長に就任した。心理学の中心からは離れた位置にある家族療法，その中でも辺縁であるメディカルファミリーセラピーを専門とする彼女が，100年の歴史を持つAPAの会長に選ばれたのである。その背景には，米国の医療改革の流れがあり，彼女の推進する統合的ケアが後押ししたということを後から聞いた。

　スーザン・H・マクダニエルは，1973年にデューク大学を卒業し，ノースキャロライナ大学で学位を取得，1981年から現在までロチェスター大学に在籍している。現在は同大学教授，家庭医学領域の副部門長，精神科の家族研究所所長，患者と家族中心アプローチの医師研修の企画と運営など35年以上にわたり貢献している。心理学，家族療法，家庭医学に関連する受賞歴は20回近くあり，ジョージ・エンゲルの流れを正当に受け継いだ愛弟子として米国内外に知られている（渡辺俊之，小森康永著：バイオサイコソーシャルアプローチ．金剛出版，2014）。

　本書は "Medical Family Therapy" の第2版であるが，原書タイトルは "Medical Family Therapy and Integrated Care" と変更されている。前書に比べると大幅に内容が変わっており，もはや第2版という印象はない。今日的医療のニーズに対応する内容にアップグレードされている。統合的ケア，その中心的技法となるメディカルファミリーセラピーが対象領域ごとに詳細に紹介されている。底流に流れている認識モデルはシステム思考である。医療スタッフ，家族，患者，そして症状と治療をシステム論的な枠組から理解する方法やコツが随所に紹介されている。この本が，新しい領域の技法紹介だけの内容だとすれば，プラスチック製の椅子のような硬い印象になっていたかもしれない。そこに，息吹が吹き込まれているのは，初版にはない第5章「メディカルファ

ミリーセラピーにおける自己」と付録「メディカルファミリーセラピーの実践者たち」の存在だと思う。そこには「人」がいるからだ（プラスチック製の椅子でも人が座れば，そこに温かみが生まれる）。5章は，ロチェスター大学の短期セミナーの原家族ワークのような内容である。セラピストの病気や治療をめぐる家族の歴史と体験が，私たちの臨床にどれほどの影響を与えるかを伝えている。付録は初版が出版された後にメディカルファミリーセラピーが米国でどのような苦労や努力の上で今日，展開されているかを理解できる。

　再び私事になるが，2015年の秋，同窓生や仲間からの強い要請もあり，故郷に後ろ髪を引かれつつ，母校の東海大学に戻ることになった。そこで私は，分断し粗末にしていた自己の身体に直面させられることになる。母校復帰を祝う友人の医師たちから検診を勧められ，再会した父が言っていた「50代で大腸がん手術した」という言葉が頭の片隅にあったこともあり，2015年12月25日に後輩のクリニックで大腸内視鏡検査を受けた。自覚症状もなかったし体調も悪くなかったが，偶然にも進行性の下行結腸がん発見され，その後の精密検査で小さな肝転移が見つかりステージ4の診断を受けた。
　がん患者になった私は，患者としての自己がアイデンティティに加わった。今，私は，患者になったことが自分の臨床や教育に役立っていることを実感している。がん患者になり診断が確定していく過程，術前術後の不安，肝動注治療や抗がん剤治療の副作用，外科医への尊敬，看護師への陽性転移など，患者という視点で医療を直接体験し，医師や看護師のコミュニケーションの重要性，そして何よりも家族を考える機会になった。がん患者になったことは，生きる意味を考える機会を与えてくれている。生きるとは，社会性を維持しつつ目に映る風景や草木を味わうこと，日々の出会いを大切にすること……。「バイオサイコソーシャル」はWHOの健康目的でなく，「生き方の姿勢」だと思うようにもなった。身体性，精神性，社会性を意識しながら生きることで健康は維持される。
　術後の抗がん剤の副作用で体力気力が落ちた私は「刊行はもう無理かもしれない」と思うことが時々あった。しかし，辻井弘美，小笠原知子，永嶋有希子の三氏は，健康を気づかう温かいメールを何度もくれて，翻訳を粛々と進めてくれた。そして，金剛出版編集者の高島徹也氏は，不安や不満から感

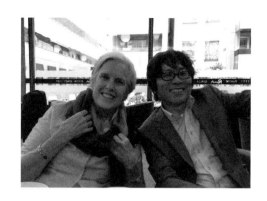

情的になる私を，常に「寛容」の気持ちで支えてくれた。感謝の念に堪えない。

　患者，家族，医療（ケア）スタッフの協働は，専門家たちが互いの職業的葛藤や競争意識などを乗りこえ，「寛容」を意識してチームを組むことから始まる。「メディカルファミリーセラピー」が医療やケアにおける共通の「言葉」になっていくことを願う。

渡辺俊之 Toshiyuki Watanabe

2016 年 8 月 22 日

訳者あとがき

小笠原知子 Tomoko Ogasawara

　当時まだ新しい潮流であったスクールカウンセリングをもっと学びたいと，14年前にニューヨーク州の大学院へ入学した私は，学位が取れる頃になると，当初予定していた帰国ではなく，ロチェスター大学医歯学大学院精神科内の family therapy program に入学していた。スクールカウンセリング実習中に出会った family counseling/therapy の可能性と実践の手応えに，もっと臨床を学びたい，これを日本へ持って帰りたいという思いで，どうしても諦めきれなかったからだ。そのロチェスター大学付属ストロング病院で，まさに新しい可能性の領域としてメディカルファミリーセラピーが始動しており，その中心的サイコロジストが，スーザン・マクダニエルだった。2年後，私はスーザンの推薦もあって，ミネソタ大学大学院のビル・ドアーティ（William J. Doherty：本書第2著者）をアドバイザーとして，couple/marriage and family therapy の博士課程に進み，さらにメディカルファミリーセラピーの基本理論や実践応用が，コミュニティや学校現場で広がっているのを，目の当たりにすることとなる。日本において，国家資格となった公認心理師の養成が本格的に始まろうとするこの時期，本書が翻訳され出版される意義深さと，その一端に関わることのできた幸運に思いを馳せている。国家資格となったとはいえ，変わりゆく社会のニーズにどう応えていけるかに，心理師職の将来はかかっているのではないだろうか。高齢化や生活習慣病が大きな社会問題となっている昨今，医療の現場で日々向き合う課題や不具合を，患者とその

家族のために何とかしようと奮闘している多くの医療職，臨床心理職の方々が本書を手に取ってくださり，これまでの専門性や職域にとらわれない「新しい心理師のアイデンティティ」なるものを，共に創っていくためのアイデア，励まし，未来像，などを見つけてくだされば，この上ない幸いと感じている。

辻井弘美 Hiromi Tsujii

　ロチェスター大学医療センターにおいて，スーザン・マクダニエルによって行われているメディカルファミリーセラピー（MFT）の研修に参加する機会をいただいた。この集中研修は，バイオサイコソーシャルモデルに基づき，身体症状を抱える患者・家族への統合的ケアを学ぶ本書の実践編とも言える。臨床現場でメディカルファミリーセラピストとしての役割を果たすためには，心理の専門家が熟練している個人の心理面への洞察や，一対一の対面での仕事とは異なる技術が求められる。そこには，システム論に基づいて，患者・家族だけでなく，セラピスト自身を含む多職種の生物心理社会面の相互作用を理解し，協働する技能が含まれる。本研修の半分は，セラピストとしての自己の訓練として，ジェノグラムを用いて自身の病いの歴史を振り返るグループ・ワークに費やされた。私たちのグループ4人は，職種や文化を超えて築いた親交を今も深め続けている。MFTの仕事は，米国の医療組織を変えるほどのものであるが，「仕事」としてセラピストの自己や原家族，人々の繋がりから切り分けられないものだと実感する経験となった。それは医療の仕事が，単なる知識や技術の寄せ集めではなく，病いや生死をめぐる人々と家族の物語と切り分けられないことと重なる。マクダニエルを中心に米国で築き上げられた統合的ケアが，本書を通し，日本の医療に関わる人々を繋いでいくことを期待したい。

永嶋有希子 Yukiko Nagashima

　私が5年間勤務したロチェスター大学家庭医療科では，家庭医と行動医学チーム（ファミリーセラピストや臨床心理士を含む）が臨床の現場で協働するシステムが確立されています。地域のクリニックで，このチームが協力し

合い，患者と密接な関係を築き，全人的な医療を提供します。患者一人に複数の医療職種がさまざまな観点から介入，また協働し，それが，患者によりよい医療を提供していることを私は実体験しました。同科では，さらに家庭医療の研修教育も盛んに行われます。研修医は，家庭医指導医とファミリーセラピストの指導医のもと，生物心理社会的アプローチに焦点をあてた5カ月の研修に従事します。この期間中に，各研修医は生物医学的要素と心理社会的要素が深く織り交ざる慢性疾患や行動変容介入を要する生活習慣病をもつ患者に，心理社会面に重点を置き医学介入を行います。このように異なる視点から患者に介入することで，患者に必要とされるケアを把握できるようになります。このような教育は，医師が生物医学面を，臨床心理士が心理社会面のみを扱うという二分化を避けることに繋がります。また，これは協働者である行動医学チームの役割を理解する助けとなり，有効な協働ケアへと導くことになります。日本でもプライマリケアにおける協働の重要性が示唆される今，プライマリケア医へのこのような教育を促進させることが必要だと考えます。

文 献

Agency for Health Care Research and Quality. (2012). Patient centered medical home resource center. Retrieved from http://www.pcmh.ahrq.gov/portal/server.pt/community/pcmh_home/1483

Alderfer, M. A., & Kazak, A. E. (2006). Family issues when a child is on treatment for cancer. In R. T. Brown (Ed.), *Comprehensive handbook of childhood cancer and sickle cell disease: A biopsychosocial approach* (pp. 53-74). New York, NY: Oxford University Press.

Alderfer, M. A., Navsaria, N., & Kazak, A. E. (2009). Family functioning and posttraumatic stress disorder in adolescent survivors of childhood cancer. *Journal of Family Psychology,* 23,717-725. doi:10.1037/a0015996

Allen, L. A., & Woolfolk, R. L. (2010). Cognitive behavioral therapy for somatoform disorders. *Psychiatric Clinics of North America,* 33, 579-593. doi:10.1016/ j.psc.2010.04.014

American Psychiatric Association. (2000). *Diagnostic and statistical manual of mental disorders (4th ed.; text rev.).* Washington, DC: Author.

American Society for Reproductive Medicine. (n.d.). State infertility insurance laws. Retrieved from http://www.asrm.org/insurance.aspx

American Society for Reproductive Medicine Ethics Committee. (2004). Informing offspring of their conception by gamete donation. *Fertility and Sterility,* 81, 527-531. doi:10.1016/ j.fertnstert.2003.11.011

American Society for Reproductive Medicine Practice Committee. (2008). Definitions of infertility and recurrent pregnancy loss. *Fertility and Sterility,* 90(Suppl. 5), S60. doi:10.1016/ j.fertnstert.2008.08.065

Andersen, T. (1984). Consultation: Would you like co-evolution or referral? *Family Systems Medicine,* 2,370-379.

Anderson, H., & Goolishian, H. (1988). Human systems as linguistic systems: Preliminary and evolving ideas about the implications for clinical theory. *Family Process,* 27,371-393.

Angell, M. (2004). *The truth about the drug companies: How they deceive us and what to do about it.* New York, NY: Random House.

Antonovsky, A. (1979). *Health, stress, and coping.* San Francisco, CA: Jossey-Bass.

Apostoleris, N. H. (2000). *Integrating psychological services into primary care in an underserved community: Examining the referral process for on-site mental health services.* Philadelphia, PA: Northeast Regional Conference of the Society of Teachers of Family Medicine.

Aveyard, P., Massey, L., Parsons, A., Manaseki, S., & Griffin, C. (2009). The effect of transtheoretical model based interventions on smoking cessation. *Social Science & Medicine,* 68, 397-403. doi:10.1016/j.socscimed.2008.10.036

Bacon, L., & Aphramor, L. (2011). Weight science: Evaluating the evidence for a paradigm shift. *Nutrition Journal*, 10, 1-13. Retrieved from http://www.nutritionj. com/content/10/1/9

Badr, H., & Taylor, C. L. (2009). Sexual dysfunction and spousal communication in couples coping with prostate cancer. *Psycho-Oncology*, 18, 735-746. doi:10.1002/ pon.1449

Bagarozzi, D., & Anderson, S. (1989). *Personal, marital and family myths: Theoretical formulations and clinical strategies*. New York, NY: Norton.

Bagchi, D., & Preuss, H. G. (Eds.). (2012). *Obesity: Epidemiology, pathophysiology, and prevention* (2nd ed.). New York, NY: CRC Press. doi:10.1201jb12261

Bakan, D. (1966). *The duality of human existence: An essay on psychology and religion*. New York, NY: Rand McNally.

Baker, L. (1987). Families and illness. In M. Crouch & L. Roberts (Eds.), *The family in medical practice* (pp. 97-111). New York, NY: Springer-Verlag.

Baker, L., Wagner, T. H., Singer, S., & Bundorf, M. K. (2003). Use of the Internet and e-mail for health care information: Results from a national survey. *JAMA*, 289, 2400-2406. doi:10.1001/jama.289.18.2400

Balint, M. (1957). *The doctor, his patient, and the illness*. London, England: Churchill Livingstone.

Barrett, M. S., & Berman, J. S. (2001). Is psychotherapy more effective when therapists disclose information about themselves? *Journal of Consulting and Clinical Psychology*, 69, 597-603. doi:10.1037/0022-006X.69.4.597

Barsky, A. J. (1979). Patients who amplify bodily sensations. *Annals of Internal Medicine*, 91, 63-70.

Barsky, A. J., Orav, E. J., & Bates, D. W. (2005). Somatization increases medical utilization and costs independent of psychiatric and medical comorbidity. *Archives of General Psychiatry*, 62, 903-910. doi:10.1001/archpsyc.62.8.903

Baslet, G., & Hill, J. (2011). Brief mindfulness-based psychotherapeutic intervention during inpatient hospitalization in a patient with conversion and dissociation. *Clinical Case Studies*, 10, 95-109. doi:10.1177/1534650110396359

Bateson, G. (1979). *Mind and nature: A necessary unity*. New York, NY: Hampton Press.

Benazon, N. R., Foster, M. D., & Coyne, J. C. (2006). Expressed emotion, adaptation, and patient survival among couples coping with chronic heart failure. *Journal of Family Psychology*, 20, 328-334. doi:10.1037/0893-3200.20.2.328

Bennett, K. K., Compas, B. E., Beckjord, E., & Glinder, J. G. (2005). Self-blame and distress among women with newly diagnosed breast cancer. *Journal of Behavioral Medicine*, 28, 313-323. doi:10.1007/s10865-005-9000-0

Benyamini, Y., Gozlan, M., & Kokia, E. (2005). Variability in the difficulties experienced by women undergoing infertility treatments. *Fertility and Sterility*, 83, 275-283. doi:10. 1016/j.fertnstert.2004.10.014

Berg, C. A., & Upchurch, R. (2007). A developmental-contextual model of couples coping with chronic illness across the adult life span. *Psychological Bulletin*, 133, 920-954. doi:10.103 7/0033-2909.133.6.920

Berge, J. M. (2009). A review of familial correlates of child and adolescent obesity: What has the 21st century taught us so far? *International Journal of Adolescent Medicine and Health*, 21, 457-483. doi:10.1515/IJAMH.2009.21.4.457

Berge, J. M., & Patterson, J. M. (2004). Cystic fibrosis and the family: A review and critique of the literature. *Families, Systems, & Health*, 22, 74-100. doi:10.1037/ 1091-7527.22.1.74

Berwick, D. M., & Hackbarth, A. D. (2012). Eliminating waste in healthcare. JAMA, 307, 1513-1516. doi:10.1001/jama.2012.362

Berwick, D. M., Nolan, T. w., & Whittington, J. (2008). The triple aim: Care, health, and cost. *Health Affairs*, 27, 759-769. doi:10.1377 /hlthaff.27.3.759

Bhatt, A., Tomenson, B., & Benjamin, S. (1989). Transcultural patterns of somatization in primary care: A preliminary report. *Journal of Psychosomatic Research, 33*, 671-680.

Blackmore, E. R., Cote-Arsenault, D., Tang, W., Glover, V., Evans, J., Golding, J., & O'Connor, T. G. (2011). Previous prenatal loss as a predictor of perinatal depression and anxiety. *The British Journal of Psychiatry, 198*, 373-378. doi:10.1192/ bjp.bp.110.083105

Blais, M. A., Balty, M. R., & Hopwood, C. J. (2010). *Clinical applications of the Personality Assessment Inventory.* New York, NY: Routledge.

Blank, T. O. (2005). Gay men and prostate cancer: Invisible diversity. *Journal of Clinical Oncology, 23*, 2593-2596. doi:10.1200/JCO.2005.00.968

Blechman, E., & Brown, K. D. (Eds.). (1988). *Handbook of behavioral medicine for women.* New York, NY: Pergamon Press.

Blount, A. (1998). *Integrated primary care: The future of medical and mental health collaboration.* New York, NY: Norton.

Blount, A., Schoenbaum, M., Kathol, R., Rollman, B. L.,Thomas, M., O'Donohue, W., & Peek, C. J. (2007). The economics of behavioral health services in medical settings: A summary of the evidence. *Professional Psychology: Research and Practice, 38*, 290-297. doi:10.1037/0735-7028.38.3.290

Bohlmeijer, E., Prenger, R., Taal, E., & Cuijpers, P. (2010). The effects of mindfulness-based stress reduction therapy on mental health of adults with a chronic medical disease: A meta-analysis. *Journal of Psychosomatic Research, 68*, 539-544. doi:10.1016/j.jpsychores.2009.10.005

Boivin, J. (2003). A review of psychosocial interventions on infertility. *Social Science & Medicine, 57*, 2325-2341.

Boivin, J., Appleton, T. C., Baetens, P., Baron, J., Bitzer, J., Corrigan, E., ... European Society of Human Reproduction and Embryology (2001). Guidelines for counseling and infertility. *Human Reproduction, 16*, 1301-1304. doi:10.1093/humrep/16.6.1301

Boivin, J., Griffiths, E., & Veneris, C. A. (2011). Emotional distress in infertile women and failure of assisted reproductive technologies: Meta-analysis of prospective psychosocial studies. *British Medical Journal, 342*, d223. doi:10.1136jbmj.d223

Bodenheimer, T., Wagner, E., & Grumbach, K. (2002). Improving primary care for patients with chronic illness. *JAMA, 288*, 1775-1779.

Boss, P. (2011). *Loving someone who has dementia: How to find hope while coping with stress and grief.* San Francisco, CA: Jossey-Bass.

Boss, P., & Carnes, D. (2012). The myth of closure. *Family Process, 51*, 456-469. doi:10.1111/famp.12005

Boss,P.,& Couden, B. A. (2002). Ambiguous loss from chronic physical illness: Clinical interventions with individuals, couples, and families. *Journal of Clinical Psychology, 58*, 1351-1360. doi:10.1002/jclp.10083

Boszormenvi-Nagy, L, & Spark, G. (1973). *Invisible loyalties: Reciprocity in inter, generational family therapy.* New York, NY: Harper & Row.

Boszormenyi-Nagy, L, & Spark, G. M. (1984). *Invisible loyalties: Reciprocity in inter, generational family therapy.* Levittown, PA: Brunner/Mazel.

Bowen, M. (1991). Family reactions to death. In F Walsh & M. McGoldrick (Eds.), *Living beyond loss: Death in the family* (pp. 79-92). New York, NY: Norton.

Boxer, A. S. (1996). Infertility and sexual dysfunction. *Infertility & Reproductive Medicine Clinics of North America, 7*, 565.

Boyte, H. C. (2004). *Everyday politics.* Philadelphia: University of Pennsylvania Press.

Boyte, H. C., & Kari, N. N. (1996). *Building America: The democratic promise of public work.* Philadelphia, PA: Temple University Press.

Brownell, K. D., Kelman, J. H., & Stunkard, A. J. (1983). Treatment of obese children with and without their mothers: Changes in weight and blood pressure. *Pediatrics, 71,* 515-523.

Bruch, H., & Touraine, A. B. (1940). Obesity in childhood: V. The family frame of obese children. *Psychosomatic Medicine, 2,* 141-206.

Buchbinder, M. A., Longhofer, J., & McCue, K. (2009). Family routines and rituals when a parent has cancer. *Families, Systems, & Health, 27,* 213-227.

Bums, L. H. (1987). Infertility and boundary ambiguity. *Family Process, 26,* 359-372. doi:10.1111/j.1545-5300.1987.00359.x

Bursztajn, H., Feinbloom, R., Hamm, R., & Brodsky, A. (1981). *Medical choices, medical chances: How patients, families, and physicians can cope with uncertainty.* New York, NY: Dell.

Butler, M., Kane, R. L., McAlpine, D., Kathol, R. G., Fu, S. S., Hagedorn, H., & Wilt, T. J. (2008, October). *Integration of mental health/substance abuse and primary care* (Evidence Report/Technology Assessment No. 173; AHRQ Publication No. 09,3003). Rockville, MD: Agency for Healthcare Research and Quality.

Butler, P. (2003). Assisted reproduction in developing countries-facing up to the issues. *Progress in Reproductive Health, 63,* 1-8.

Butryn, M. L., & Lowe, M. R. (2008). Dieting: Good or bad? In J. G. Golson & K. Keller (Eds.), *Encyclopedia of obesity* (pp. 184-187). Thousand Oaks, CA: Sage.

Byng-Hall, J. (1991). Family scripts and loss. In F. Walsh & M. McGoldrick (Eds.), *Living beyond loss: Death in the family* (pp. 130-143). New York, NY: Norton.

Cain, B., & Patterson, A. (2001). *Double-dip feelings: Stories to help children understand emotions* (2nd ed.). Washington, DC: Magination Press/American Psychological Association.

Callahan, D. (1991, May 7). *Caring and curing: Striking the right balance.* Plenary address at the Annual Meeting of the Society of Teachers of Family Medicine, Philadelphia, PA.

Cameron, J. K., & Mauksch, L. B. (2002). Collaborative family healthcare in an uninsured primary-care population: Stages of integration. *Families, Systems, & Health, 20,* 343-363. doi:10.1037/h0089509

Campbell, T. L. (1986). *Family's impact on health: A critical review and annotated bibliography* (No. DHHS Publication No. 86-1461). Washington, DC: U.S. Government Printing Office.

Campbell, T. L. (2003). The effectiveness of family interventions for physical disorders. *Journal of Marital and Family Therapy, 29,* 263-281. doi:10.1111/j.1752-0606.2003.tb01204.x

Campbell, T. L., & McDaniel, S. H. (1987). Applying a systems approach to common medical problems. In M. Crouch (Ed.), *The family in medical practice: A family systems primer* (pp. 112-139). Berlin and Heidelberg, Germany: Springer-Verlag.

Campbell, T. L., & Williamson, D. (1990). Presentation at a meeting of the American Association for Marriage and Family Therapy-Society of Teachers of Family Medicine Task Force for Family Therapy and Family Medicine, Washington, DC.

Candib, L. M. (1999). *Medicine and the family: A feminist perspective.* New York, NY: Basic Books.

Cella, D. E, & Najavits, L. (1986). Denial of infertility in patients with Hodgkin's disease. *Psychosomatics: Journal of Consultation Liaison Psychiatry, 27,* 71. doi:10.1016/ S0033-3182(86)72747-3

Centers for Disease Control and Prevention. (2008a). *Health, United States, 2008.* Washington, DC: U.S. Government Printing Office.

Centers for Disease Control and Prevention. (2008b). *National Health Interview Survey, 2008.* Retrieved from http://www.cdc.gov/nchs/nhis/nhis_2008_data_release.htm

Centers for Disease Control and Prevention. (2009). *Overweight and obesity.* Retrieved from http://www.cdc.gov/obesity/data/trends.html

Centers for Disease Control and Prevention. (2010a). *CDC's Healthy communities program.* Retrieved from http://www.cdc.gov/healthycommunitiesprogram/ overview/index.htm

Centers for Disease Control and Prevention. (2010b). *National diabetes fact sheet.* Retrieved from http://www.cdc.gov/diabetes/pubs/estimates07.htm#3

Centers for Disease Control and Prevention. (2010c). *Smoking and tobacco. Data and statistics: Fast facts.* Retrieved from http://www.cdc.gov/tobacco/data_statistics/ fact_sheets/fast_facts/

Centers for Disease Control and Prevention. (2011). *Infertility FAQ's.* Retrieved from http://www.cdc.gov/reproductivehealth/Infertility

Centers for Disease Control and Prevention. (2013). *Asthma.* Retrieved from http:// www.cdc.gov/nchs/fastats/asthma.htm

Chabot, J. (1989). Treating the somatizing patient: Countertransference, hate, and the elusive cure. *Psychotherapy in Private Practice, 7,* 125-136. doi:10.1300/J294v07n02_11

Chandra, A., Martinez, G. M., Mosher, W D., Abma, J. C., &Jones, J. (2005). Fertility, family planning and reproductive health of U.S. women: Data from the 2002 national survey of family growth. *Vital Health and Statistics, 23,* 1-160.

Charon, R. (2001). Narrative medicine. *JAMA, 286,* 1897-1902. doi:10.1001/jama.286.15.1897

Chassin, L., Presson, C. C., Rose, J., Sherman, S. J., Davis, M. J., & Gonzalez, J. L. (2005). Parenting style and smoking-specific parenting practices as predictors of adolescent smoking onset. *Journal of Pediatric Psychology, 30,* 333-334. doi:10.1093/ jpepsy/jsi028

Chen, T. H., Chang, S. P., Tsai, C. F., & Juang, K. D. (2004). Prevalence of depressive and anxiety disorders in an assisted reproductive technique clinic. *Human Reproduction, 19,* 2313-2318. doi:10.1093jhumrep/deh414

Chlebowski, R. T., Anderson, G. L., Gass, M., Lane, D. S., Aragaki, A. K., Kuller, L. H., ... Prentice, P., for the Women's Health Initiative Investigators. (2010). Estrogen plus progestin and breast cancer incidence and mortality in postmenopausal women. *JAMA, 304.* doi:10.1001/jama.2010.1500

Christakis, N. A., & Fowler, J. H. (2007). The spread of obesity in a large social network over 32 years. *The New England Journal of Medicine, 357,* 370-379. doi:10.1056/NEJMsa066082

Christakis, N. A., & Fowler, J. H. (2008). The collective dynamics of smoking in a large social network. *The New England Journal of Medicine, 358,* 2249-2258. doi:10.1056/NEJMsa0706154

Christian Apologetics & Research Ministry. *What does the Bible say about artificial insemination?* Retrieved from http://carm.org/what-does-bible-say-about-artificial-insemination

Clark, P. (2009). Resiliency in the practicing marriage and family therapist. *Journal of Marital and Family Therapy, 35,* 231-247. doi: 10.1111/j.1752-0606.2009.00108.x

Cohen, L., Zilkha, S., Middleton, J., & O'Donnahue, N. (1978). Perinatal mortality: Assessing parental affirmation. *American Journal of Orthopsychiatry, 48,* 727-731. doi:10.1111/j.1939-0025.1978.tb02577.x

Cohen, S. (2004). Social relationships and health. *American Psychologist, 59,* 676-684. doi:10.1037/0003-066X.59.8.676

Cohen, S., Janicki-Deverts, D., & Miller, G. E. (2007). Psychological stress and disease. *JAMA, 298,* 1685-1687. doi:10.1001/jama.298.14.1685

Cole..Kelly, K., & Hepworth, J. (1991). Performance pressures: Saner responses for consultant family therapists. *Family Systems Medicine, 9,* 159-164. doi:10.1037/ h0089225

Combrinck-Graham, L. (1985). A developmental model for family systems. *Family Process, 24,*139-150. doi:10.1111/j.1545-5300.1985.00139.x

Cook, C. (1990). The gynecologic perspective. In N. Stotland (Ed.), *Psychiatric aspects of reproductive technology* (pp. 51-65). Washington, DC: American Psychiatric Press.

Cooke, N. J., Salas, E., Kiekel, P. A., & Bell, B. (2004). Advances in measuring team cognition. In E. Salas & S. M. Fiore (Eds.), *Team cognition: Understanding the factors that drive process and performance* (pp. 83-106). Washington, DC: American Psychological Association. doi:10.1037/10690-005

Coons, H. L., Morgenstern, D., Hoffman, E. M., Striepe, M. L, & Buch, C. (2004). Psychologists in women's primary care and obstetrics-gynecology: Consultation and treatment issues. In R. Frank, S. H. McDaniel, J. H. Bray, & M. Heldring (Eds.), *Primary care psychology* (pp. 209-226). Washington, DC: American Psychological Association.

Coryell, W. (1981). Diagnosis-specific mortality: Primary unipolar depression and Briquet's syndrome (somatization disorder). *Archives of General Psychiatry,* 38, 939-942. doi:10.1001/archpsyc.1981.01780330097012

Council of Academic Family Medicine. (2012). *Behavioral health addendum to the joint principles of the patient-centered medical home.* Leawood, KS: Author.

Covington, S. N. (2006). Infertility counseling in practice: A collaborative reproductive healthcare model. In S. N. Covington & L. H. Burns (Eds.), *Infertility counseling: A comprehensive handbook for counselors* (2nd ed., pp. 493-507). Cambridge, England: Cambridge University Press.

Coyne, J. C., & Anderson, B. J. (1988). The "psychosomatic family" reconsidered: Diabetes in context. *Journal of Marital and Family Therapy,* 14, 113-123. doi: doi:10.1111/j.1752-0606.1988.tb00726.x

Coyne, J. C., & Smith, D. A. (1994). Couples coping with a myocardial infarction: Contextual perspective on patient self-efficacy. *Journal of Family Psychology,* 8, 43-54. doi:10.1037/0893-3200.8.1.43

Coyne, J. C., Wortman, C. B., & Lehman, D. R. (1988). The other side of support: Emotional overinvolvement and miscarried helping. In B. H. Gottlieb (Ed.), *Marshalling social support: Formats, processes, and effects* (pp. 305-330). Newbury Park, NY: Sage.

Crane, D. (1986). The family therapist, the primary care physician, and the health maintenance organization: Pitfalls and opportunities. *Family Systems Medicine,* 4, 22-30.

Craufurd, D., Dodge, A., Kerzin-Storrar, L., & Harris, R. (1989). Uptake of presymptomatic predictive testing for Huntington's disease. *The Lancet,* 334, 603-605. doi:10.1016/S0140-6736(89)90722-8

Creed, F. (2010). Is there a better term than "medically unexplained symptoms?" *Journal of Psychosomatic Research,* 68, 5-8. doi:10.1016/j.jpsychores.2009.09.004

Cummings, N., Dorken, H., Pallak, M. S., & Henke, C. (1990). *The impact of psychological intervention on healthcare utilization and costs.* San Francisco, CA: The Biodyne Institute.

Czyba, J. C., & Chevret, M. (1979). Psychological reactions of couples to artificial insemination with donor sperm. *International Journal of Fertility,* 24, 240-245.

Dakof, G. A., & Liddle, H. A. (1990, August). *Communication between cancer patients and their spouses. Is it an essential aspect of adjustment?* Paper presented at the American Psychological Association Annual Meeting, Boston, MA.

Danaei, G., Ding E. L., Mozaffarian, D., Taylor B., Rehm, J., Murry, C. J., & Ezzati, M. (2009). The preventable causes of death in the United States: Comparative risk assessment of dietary, lifestyle, and metabolic risk factors. *PLoS Med,* 6(4), e1000058. Retrieved from http://www.plosmedicine.org/article/info:doi/10.1371/journal.pmed.1000058doi:10.1371/journaLpmed.1000058

DeFrain, J. (1991). Learning about grief from normal families: SIDS, stillbirth, and miscarriage. *Journal of Marital and Family Therapy,* 17, 215-232. doi:10.1111/j.1752-0606.1991.tb00890.x

deGruy, E, Columbia, L., & Dickinson, P. (1987). Somatization disorder in a family practice. *The Journal of Family Practice,* 25, 45-51.

de Ridder, D., Geenen, R., Kuijer, R., & van Middendorp, H. (2008). Psychological adjustment to chronic disease. *The Lancet,* 372, 246-255. doi:10.1016/S0140-6736(08)61078-8 de Vries, K., Degani, S., & Eibschita, 1. (1984). The influence of the post-coital test on the sexual function of infertile women. *Journal of Psychosomatic Obstetrics & Gynaecology,* 3, 101-106. doi:10.3109/01674828409017453

Didonna, E (Ed.). (2009). *Clinical handbook of mindfulness.* New York, NY: Springer. doi:10.1007/978-0-387-09593-6

Dietzen, J. (2010, October 7). What does the church say about artificial insemination? *Catholic Courier.* Retrieved from http://www.catholiccourier.com/commentary/other-columnists/what-does-church-say-about-artificial-insemination/?keywords= artificial%20insemination&tag=&searchSectionID=

Doherty, W. J. (1988). Implications of chronic illness for family treatment. In C. Chilman, E. Nunnally, & F. Cox (Eds.), *Chronic illness and disability* (pp. 192-210). Newbury Park, CA: Sage.

Doherty, W. J. (1995). The why's and levels of collaborative family health care. *Family Systems Medicine,* 13, 275-281.

Doherty, W J., & Baird, M. (1983). *Family therapy and family medicine: Towards the primary care of families.* New York, NY: Guilford Press.

Doherty, W. J., Baird, M., & Becker, L. (1987). Family medicine and the biopsychosocial model: The road toward integration. *Marriage & Family Review,* 10, 51-69. doi:10.1300/J002v10n03_03

Doherty, W. J., & Campbell, T. (1988). *Families and health.* Newbury Park, CA: Sage.

Doherty, W. J., & Carroll, J. A. (2002). The citizen therapist and family-centered community building. *Family Process,* 41, 561-568.

Doherty, W. J., & Colangelo, N. (1984). The family FIRO model: A modest proposal for organizing family treatment. *Journal of Marital and Family Therapy,* 10, 19-29. doi:10.1111/j.1752-0606.1984.tb00562.x

Doherty, W. J., Colangelo, N., & Hovander, D. (1991). Priority setting in family change and clinical practice: The family FIRO model. *Family Process,* 30, 227-240. doi:10.1111/j.1545-5300.1991.00227.x

Doherty, W. J., & Harkaway, J. E. (1990). Obesity and family systems: A family FIRO approach to assessment and treatment planning. *Journal of Marital and Family Therapy,* 16, 287-298. doi:10.1111/j.1752-0606.1990.tb00849.x

Doherty, W. J., & McDaniel, S. H. (2010). *Family therapy.* Washington, DC: American Psychological Association.

Doherty, W. J., McDaniel, S. H., & Baird, M. A. (1996). Five levels of primary care/behavioral healthcare collaboration. *Behavioral Healthcare Tomorrow,* 5, 25-27.

Doherty, W. J., & Mendenhall, T. J. (2006). Citizen health care: A model for engaging patients, families, and communities as coproducers of health. *Families, Systems, Health,* 24, 251-263. doi:10.1037/1091-7527.24.3.251

Doherty, W. J., Mendenhall, T. J., & Berge, J. M. (2010). The Families and Democracy and Citizen Health Care Project. *Journal of Marital and Family Therapy,* 36, 389-402.

Doherty, W. J., & Peskay, R. E. (1993). Family systems and the schools. In S. L. Christianson & J. C. Connolly (Eds.), *Home-school collaboration* (pp. 1-18). Washington, DC: National Association of School Psychologists.

Doherty, W. J., & Whitehead, D. (1986). The social dynamics of cigarette smoking: A family FIRO analysis. *Family Process,* 25, 453-459. doi:10.1111/j.1545-5300.1986.00453.x

Domar, A. D., & Prince, L. B. (2011, October). Impact of psychological interventions on IVF outcome. *Sexuality, Reproduction, &. Menopause,* 9, 26-32.

Domar, A. D., Rooney, K. L., Wiegand, B., Orave, 1. J., Alper, M. M., Berger, B. M., & Nikolovski, J. (2011). Impact of a group mind/body intervention on pregnancy rates in IVFpatients. *Fertility and Sterility,* 95, 2269-2273. doi:10.1016/j.fertnstert.2011.03.046

Domar, A. D., Smith, K., Conboy, L., Iannone, M., & Alper, M. (2010). A prospective investigation into the reasons why insure united states patients drop out of in vitro fertilization treatment. *Fertility and Sterility,* 94, 1457-1459. doi:10.1016/ j.fertnstert.2009.06.020

Driscoll, W. D., & McCabe, E. P. (2004). Primary care psychology in independent practice. In R. G. Frank, S. H. McDaniel, J. H. Bray, & M. Heldring (Eds.), *Primary care psychology* (pp. 133-148). Washington, DC: American Psychological Association.

Druley,J. A., Stephens, M. A., & Coyne, J. C. (1997). Emotional and physical intimacy in coping with lupus: Women's dilemmas of disclosure and approach. *Health Psychology,* 16, 506-514. doi:lO.1037/0278-6133.16.6.506

Dym, B., & Berman, S. (1986). The primary health care team: Family physician and family therapist in joint practice. *Family Systems Medicine,* 4, 9-21. doi:10.1037/h0089687

Easton, D. F.,Ford, D., & Bishop, D. T. (1995). Breast and ovarian cancer incidence in BRCAI-mutation carriers: Breast cancer linkage consortium. *American Journal of Human Genetics,* 56, 265-271.

Ebbesen, S. M., Zachariae, R., Mehlsen, M. Y., Thomsen, D., Hejgaard, A., Ottosen, L., ... Good, B. (2009). Stressful life events are associated with a poor in-vitro fertilization (IVF) outcome: A prospective study. *Human Reproduction,* 24, 2173-2182. doi:10.1093fhumrep/dep185

Edelmann, R., Humphrey, M., & Owens, D. (1994). The meaning of parenthood and couples' reactions to male infertility. *British Journal of Medical Psychology,* 67, 291-299. doi:10.1111/j.2044-8341.1994.tb01797.x

Edwards, T. M., Patterson, J., Vakili, S., & Scherger, J. E. (2012). Healthcare policy in the United States: A primer for medical family therapists. *Contemporary Family Therapy: An International Journal,* 34, 217-227. doi:10.1007/s10591-012-9188-4

Eisenberg, L. (1979). Interfaces between medicine and psychiatry. *Comprehensive Psychiatry,* 20, 1-14. doi:10.1016/0010-440X(79)90054-3

Elkaim, M. (1990). *If you love me, don't leave me: Constructions of reality and change in family therapy.* New York, NY: Basic Books.

Ell, K. (1996). Social networks, social support and coping with serious illness: The family connection. *Social Science & Medicine,* 42, 173-183. doi:10.1016/ 0277-9536(95)00100-X

Ell, K., Katon, W., Xie, B., Lee, P. J., Kapetanovic, S., Guterman, J., & Chou, C. P. (2010). Collaborative care management of major depression among low-income, predominantly Hispanic subjects with diabetes: A randomized controlled trial. *Diabetes Care,* 33,706-713. doi:10.2337/dc09-1711

Engel, G. L. (1977). The need for a new medical model: A challenge for biomedicine. *Science,* 196, 129-136. doi:10.1126/science.847460

Engel, G. L. (1980). The clinical application of the biopsychosocial model. *The American Journal of Psychiatry,* 137, 535-544.

Epstein, L. H., Valoski, A., Wing, R. R., & McCurley, J. (1990). Ten-year follow-up of behavioral, family-based treatment for obese children. JAMA, 264, 2519-2523. doi:10.1001/jama.1990.03450190051027

Epstein, R. M., & Peters, E. (2009). Beyond information: Exploring patients' prefer; ences. *JAMA,* 302,195-197.

Epstein, R. M., Quill, T. E., & McWhinney, I. R. (1999). Somatization reconsidered: Incorporating the patient's experience of illness. *Archives of Internal Medicine,* 159, 215-222. doi:10.1001/archinte.159.3.215

Epstein, R. M., Shields, C. G., Meldrum, S., Fiscella, K., Carroll, J., Carney, P., & Duberstein, P. (2006). Physicians' responses to patients' medically unexplained symptoms. *Psychosomatic Medicine,* 68, 269-276. doi:10.1097/01.psy.0000204652. 27246.5b

Fagundes, C. E, Bennett, J. M., Derry, H. M., & Kiecolt-Glaser, J. K. (2011). Relationships and inflammation across the lifespan: Social developmental pathways to disease. *Social and Personality Psychology Compass, S,* 891-903. doi:10.1111/j.1751-9004. 2011.00392.x

Family Caregiver Alliance. (2006). *Factsheet: Caregiver health.* Retrieved from http://www.caregiver.org/caregiver/jsp/content_node.jsp?nodeid=1822

Fiddler, M., Jackson, J., Kapur, N., Wells, A., & Creed, F. (2004). Childhood adversity and frequent medical consultations. *General Hospital Psychiatry, 26,*367-377.

Flegal, K. M., Carroll, M. D., Kit, B. K., & Ogden, C. L. (2012). Prevalence of obesity and trends in the distribution of body mass index among US adults, 1999-2010. *JAMA, 307,* 491-497. doi:10.1001/jama.2012.39

Fletcher, J. M., Frisvold, D., & Tefft, N. (2010). Taxing soft drinks and restricting access to vending machines to curb child obesity. *Health Affairs, 29,* 1059-1066. doi:10.1377/hlthaff.2009.0725

Forkner-Dunn, J. (2003). Internet-based patient self-care: The next generation of health care delivery. *Journal of Medical Internet Research,* 5(2), e8. doi:10.2196/jmir.5.2.e8

Foy, R., Hempel, S., Rubenstein, L., Suttorp, M., Seelig, M., Shanman, R., & Shekelle, P. G. (2010). Meta-analysis: Effect of interactive communication between col; laborating primary care physicians and specialists. *Annals of Internal Medicine, 152,* 247-258. doi:10.1059/0003-4819-152-4-201002160-00010

Frank, A. W. (2004). *The renewal of generosity: Illness, medicine, and how to live.* Chicago, IL: University of Chicago Press.

Frankel, R., Quill, T., & McDaniel, S. H. (Eds.). (2003). *The biopsychosocial approach: Past, present, and future.* Rochester, NY: University of Rochester Press.

Frankel, R. M., & Inui, T. S. (2006). Re-forming relationships in health care. Papers from the Ninth Bi; Annual Regenstrief Conference. *Journal of General Internal Medicine,* 21(Suppl. 1), Sl-S2. doi:10.1111/j.1525-1497.2006.00301.x

Franko, D. L., Thompson, D., Affenito, S. G., Barton, B. A., & Striegel-Moore, R. H. (2008). What mediates the relationship between family meals and adolescent health issues.*Health Psychology,* 27(Suppl. 2), S109. doi:10.1037/0278-6133.27.2 (Suppl.).S109

Franks, M. M., Peinta, A. M., & Wray, L. A. (2002). It takes two: Marriage and smoking cessation in the middle years. *Journal of Aging and Health, 14,* 336-354. doi:10.1177/08964302014003002

Franks, M. M., Shields, C. G., Lim, E., Sands, L. P., Mobley, S., & Boushey, C. J. (2012). I will if you will: Similarity in married partners' readiness to change health risk behaviors. *Health Education & Behavior, 39,* 324-331. doi:10.1177/ 1090198111402824

Freeman, E. W., Boxer, A. S., Rickels, K., Tureck, R., & Mastroianni, L., Jr. (1985). Psychological evaluation and support in a program of in vitro fertilization and embryo transfer. *Fertility and Sterility,* 43, 48-53.

Freeman, T., & Golombok, S. (2012). Donor insemination: A follow-up study of disclosure decisions, family relationships, and child adjustment at adolescence. *Reproductive Biomedicine Online,* 25,193-203. doi:10.1016/j.rbmo.2012.03.009

Frey, J., & Wendorf, R. (1984). Family therapist and pediatrician: Teaming up on four common behavioral pediatric problems. *Family Systems Medicine,* 2, 290-297.

Friedman, E. (1985). *Generation to generations.* New York, NY: Guilford Press.

Friedman, E. (1991, June). *Managing crisis: Bowen theory incarnate.* Audiotape of a presentation at a Family Systems Theory Seminar, Bethesda, MD.

Ganley, R. M. (1986). Epistemology, family patterns, and psychosomatics: The case of obesity. *Family Process, 25,* 437-451. doi:10.1111/j.1545-5300.1986.00437.x

Gehart, D. R., & McCollum, E. E. (2007). Engaging suffering: Towards a mindful re-visioning of family therapy practice. *Journal of Marital and Family Therapy*, 33, 214-226. doi:10.1111/j.1752-0606.2007.00017.x

Gilden, J. L., Hendryx, M., Casia, C., & Singh, S. P. (1989). The effectiveness of diabetes education programs for older patients and their spouses. *Journal of the American Geriatrics Society*, 37, 1023-1030.

Gjerdingen, D., Crow, S., McGovern, P., Miner, M., & Center, B. (2009). Stepped care treatment of postpartum depression: Impact on treatment, health, and work outcomes. *Journal of the American Board of Family Medicine*, 22, 473-482. doi:10.3122/jabfm.2009.05.080192

Glantz, M. J., Chamberlain, M. C., Liu, Q., Hsieh, C. C., Edwards, K. R., Van Hom, A., & Recht, L. (2009). Gender disparity in the rate of partner abandonment in patients with serious medical illness. *Cancer*, 115, 5237-5242. doi:10.1002/ cncr.24577

Glanz, K., Rimer, B. K., & Viswanath, K. (Eds.). (2008). *Health behavior and health education: Theory, research, andpractice* (4th ed.). San Francisco, CA: Jossey-Bass.

Glaser, R., & Kiecolt.-Glaser, J. K. (2005). Stress-induced immune dysfunction: Implications for health. *Nature Reviews. Immunology*, 5, 243-251. doi:10.1038/nri1571

Glenn, M. (1987). *Collaborative health care: A family-oriented model*. New York, NY: Praeger.

Gold, D. R. (2008). Vulnerability to cardiovascular effects of air pollution in people with diabetes. *Current Diabetes Report*, 8, 333-335.

Gold, K. J. (2010). Marriage and cohabitation outcomes after pregnancy loss. *Pediatrics*, 125, e1202-e1207. doi:10.1542/peds.2009-3081

Goleman, D. (2006). *Emotional intelligence*. New York, NY: Bantam.

Golombok, S., Blake, L., Casey, P., Roman, G., & Jadva, V. (2012). Children born through reproductive donation: A longitudinal study of psychological adjustment. *Journal of Child Psychology & Psychiatry*, doi: 10.1111/jcpp12015

Gonder-Frederick, L. A., Cox, D. J., & Ritterband, L. M. (2002). Diabetes and behavioral medicine: The second decade. *Journal of Consulting and Clinical Psychology*, 70, 611-625. doi:10.1037/0022-006X.70.3.611

Gonzalez, S., & Steinglass, P. (2002). Application of multifamily groups in chronic medical disorders. In W. McFarlane (Ed.), *Multifamily groups in the treatment of severe psychiatric disorders* (pp. 315-340). New York, NY: Guilford Press.

Gonzalez, S., Steinglass, P., & Reiss, D. (1987). *Family-centered interventions for people with chronic disabilities: The eight-session multiple family discussion group program*. Washington, DC: Center for Family Research, Department of Psychiatry and Behavioral Science, George Washington University Medical Center.

Gonzalez, S., Steinglass, P., & Reiss, D. (1989). Putting the illness in its place: Discussion groups for families with chronic medical illnesses. *Family Process*, 28, 69-87. doi:10.1111/j.1545-5300.1989.00069.x

Gordon, P. A., & Perrone, K. M. (2004). When spouses become caregivers: Counseling implications for younger couples. *Journal of Rehabilitation*, 70, 27-32.

Gorin, A. A., Wing, R. R., Fava, J. L., Jakicic, J. M., Jeffery, R., & West, D. S. (2008). Weight loss treatment influences untreated spouses and the home environment: Evidence of a ripple effect. *International Journal of Obesity*, 32, 1678-1684. doi:10.1038/ijo.2008.150

Gottman, J. M., & Katz, L. F. (1989). Effects of marital discord on young children's peers interaction and health. *Developmental Psychology*, 25, 373-381. doi:10.1037/ 0012-1649.25.3.373

Granek, L., Tozer, R., Mazzotta, P., Ramjaun, A., & Krzyzanowska, M. (2012). Nature and impact of grief over patient loss on oncologists' personal and professional loves. *Archives of Internal Medicine*, 1426, 1-3.

Greenson, R. (1965). The working alliance and the transference neuroses. *The Psychoanalytic Quarterly,* 34, 155-181.

Greil, A. L. (1997). Infertility and psychological distress: A critical review of the literature. *Social Science & Medicine,* 45, 1679-1704. doi:10.1016/S0277-9536 (97)00102-0

Griffiths, F., Lindenmeyer, A., Powell, J., Lowe, P., & Thorogood, M. (2006). Why are health care interventions delivered over the Internet? A systematic review of the published literature. *Journal of Medical Internet Research,* 7, e1O. Retrieved from http://www.jmir.org/2006/2/e10

Grunau, R. V., Whitfield, M. F., Petrie, J. H., & Fryer, E. L. (1994). Early pain experience, child and family factors, as precursors of somatization: A prospective study of extremely premature and full-term children. *Pain,* 56, 353-359. doi:10.1016/ 0304-3959(94)90174-0

Hagedoorn, M., Kuijer, R. G., Buunk, B. P., Dejong, G. M., Wobbes, T., & Sanderman, R. (2000). Marital satisfaction in patients with cancer: Does support from intimate partners benefit those who need it most? *Health Psychology,* 19, 274-282. doi: 10.1037/0278-6133.19.3.274

Haley, J. (1976). *Problem solving therapy.* San Francisco, CA: Jossey-Bass.

Hämmerli, K., Znoj, H., & Barth, J. (2009). The efficacy of psychological interventions for infertile patients: A meta-analysis examining mental health and pregnancy rates. *Human Reproduction Update,* 15, 279-295. doi:10.1093fhumupd/dmp002

Hanafin, H. (2006). Surrogacy and gestational carrier participants. In S. N. Covington & L. H. Bums (Eds.), *Infertility counseling: A comprehensive handbook for counselors* (2nd ed., pp. 370-386). Cambridge, England: Cambridge University Press.

Harkaway, J. E. (1983). Obesity: Reducing the larger system. *Journal of Strategic & Systemic Therapies,* 2, 2-14.

Harkaway, J. E. (1986). Structural assessment of families with obese adolescent girls. *Journal of Marital and Family Therapy,* 12, 199-201.doi:10.1111/j.1752-0606.1986. tb01639.x

Harp, J. (1989). *Physicians' expectations of therapists.* Rochester, NY: Family Programs, University of Rochester Department of Psychiatry.

Harris, M. A., Antal, H., Oelbaum, R. Buckloh, L. M., White, N. H., & Wysocki, T. (2008). Good intentions gone awry: Assessing parental "miscarried helping" in diabetes. *Families, Systems, & Health,* 26,393-403. doi:10.1037/a0014232

Harvey, J. H. (2002). *Disenfranchised grief.* Champaign, IL: Research Press.

Haynes, A. B., Weiser, T. G., Berry, W. R., Lipsitz, S. R., Breizat, A. H., Dellinger, E. P., ... & the Safe Surgery Saves Lives Study Group. (2009). A surgical safety checklist to reduce morbidity and mortality in a global population. *The New England Journal of Medicine,* 360, 491-499. doi:10.1056jNEJMsa0810119

Hecker, L., Martin, D., & Martin, M. (1986). Family factors in childhood obesity. *American Journal of Family Therapy,* 14, 247-253. doi:10.1080/01926188608 250644

Helgeson, V. S. (1994). Relation of agency and communion to well-being: Evidence and potential explanations. *Psychological Bulletin,* 116, 412-428. doi:10.1037/ 0033-2909.116.3.412

Hepworth, J. (1997). The two-way mirror in my therapy room: AIDS and families. In S. H. McDaniel, J. Hepworth, & W. J. Doherty (Eds.), *The shared experience of illness: Stories of patients, families, andtheir therapists* (pp. 163-172). New York, NY: Basic Books.

Hepworth, J., Gavazzi, S., Adlin, M., & Miller, W. (1988). Training for collaboration: Internships for family-therapy students in a medical setting. *Family Systems Medicine,* 6, 69-79.

Hepworth, J., & Harris, L. (1986, November). *Changing metaphors for the healthcare process: A model of coordinated care.* Paper presented at the Annual Meeting of the National Council on Family Relations, Dearborn, ML

Hepworth, J., & Jackson, M. (1985). Healthcare for families: Models of collaboration between family therapists and family physicians. *Family Relations,* 34, 123-127.

Hill, C. E., Helms, J. E., Tichenor, V., Spiegel, S. B., O'Grady, K. E., & Perry, E. S.(1988). Effects of therapist response modes in brief psychotherapy. *Journal of Counseling Psychology*, 35, 222-233. doi: 10.1037/0022-0167.35.3.222

Hill, C. E., & Knox, S. (2001). Self-disclosure. *Psychotherapy: Theory, Research, Practice, Training*, 38, 413-417. doi:10.1037/0033-3204.38.4.413

Hobbs, N., Perrin, J., & Ireys, H. (1985). *Chronically ill children and their families.* San Francisco, CA: Jossey-Bass.

Hodgson, J., Lamson, A., Mendenhall, T., & Crane, R. (2012). Medical family therapy: Opportunities for workplace development in healthcare. *Contemporary Family Therapy*, 34, 143-146.

Holmes, T. H., & Rahe, R. (1967). The social readjustment rating scale. *Journal of Psychosomatic Research*, 11, 213-218. doi:10.1016/0022-3999(67)90010-4

Homish, G. G., & Loendard, K. E. (2005). Spousal influence on smoking behaviors in a US community sample of newly married couples. *Social Science & Medicine,* 61, 2557-2567. doi:10.1016/j.socscimed.2005.05.005

Hopwood, P., Lee, A., Shenton, A., Baildam, A., Brain, A., Lalloo, F., ... Howell, A. (2000). Clinical follow-up after bilateral risk reducing ("prophylactic") mastectomy: Mental health and body image outcomes. *Psycho-Oncology,* 9, 462-472. doi: 10.1002/1099-1611(200011/12)9:6<462::AID-PON485>3.0.CO 2..J

Horowitz, J. L, Galst, J. P., & Elder, N. (2010). *Ethical dilemmas in fertility counseling.* Washington, DC: American Psychological Association. doi: 10.1037/12086-000

House, J. S., Landis, K. R., & Umberson, D. (1988). Social relationships and health. *Science*, 241, 540-545. doi:10.1126/science.3399889

Hu, F. (2008). *Obesity epidemiology.* New York, NY: Oxford University Press. doi:10.1093/acprof:oso/9780195312911.001.0001

Hudgens, A. (1979). Family-oriented treatment of chronic pain. *Journal of Marital and Family Therapy,* S, 67-78.

Hughes, P. M., Turton, P., & Evans, C. D. (1999). Stillbirth as risk factor for depression and anxiety in the subsequent pregnancy: Cohort study. *British Medical Journal*, 318, 1721-1724. doi:10.1136/bmj.318.7200.1721

Hunt, C. K. (2003). Concepts in caregiver research. *Journal of Nursing Scholarship*, 35(1), 27-32. doi:10.1111/j.1547-5069.2003.00027.x

Hunter, C., Goodie, J., Oordt, M., & Dobmeyer, A. (2009). *Integrated behavioral health in primary care: Step-by-step guidance for assessment and intervention.* Washington, DC: American Psychological Association.

Huygen, F. J. A. (1982). *Family medicine: The medical life history of families.* New York, NY: Brunner/Mazel.

Hymowitz, N., Schwab, M., McNerney, C., Schwab, J., Eckholdt, H., & Haddock, K. (2003). Postpartum relapse to cigarette smoking in inner city women. *Journal of the National Medical Association*, 95, 461-474.

Imber-Black, E. (1988). The family system and the health care system: Making the invisible visible. In F. Walsh & C. Anderson (Eds.), *Chronic disorders and the family* (pp. 169-183). New York, NY: Hayworth. doi:10.1300/J287v03n03_11

Imber-Black, E. (1989). Ritual themes in families and family therapy. In E. Imber-Black, J. Roberts, & R. Whiting (Eds.), *Rituals in families and family therapy* (pp. 47-83). New York, NY: Norton.

Imber-Black, E. (1993). *Secrets in families and family therapy.* New York, NY: Norton.

Imber-Black, E., Roberts, J., & Whiting, R. A. (2003). *Rituals in families and family therapy.* New York, NY: Norton.

Integrated Behavioral Health Project. (2009). *Partners in health: Primary care/county mental health collaboration.* San Francisco, CA: Author. Retrieved from http:// www.ibhp.org/uploads/file/IBHP%20Collaborative%20Tool%20Kit%20finaLpdf

Jacobs, B. (2007). Reliable witness: What it takes to be with your clients to the end. *Psychotherapy Networker,* 31, 35-39, 56.

Jadva, V. (2003). The experiences of surrogate mothers. *Human Reproduction,* 18, 2196-2204.

Jadva, V., Murray, C., Lycett, E., MacCallam, E, & Golombok, S. (2003). Surrogacy: The experiences of surrogate mothers. *Human Reproduction,* 18, 2196-2204. doi:10.1093fhumrep/deg397

Johnson, B., Ford, D., & Abraham, M. (2010). Collaborating with patients and their families. *Journal of Healthcare Risk Management,* 29(4), 15-21. doi:10.1002/ jhrm.20029

Johnson, S. K. (2008). *Medically unexplained illness: Gender and biopsychosocial implications.* Washington, DC: American Psycho logical Association. doi: 10.1037/ 11623-000

Johnson, S. M. (1996). *The practice of emotionally focused marital therapy: Creating connection.* Hove, England: Brunner-Routledge.

Johnson, S. M., Bradley, B., Furrow, J., Lee, A., & Palmer, G. (2005). *Becoming an emotionally focused therapist: The workbook.* New York, NY: Routledge.

Johnson S. M., & Whiffen, V. E. (Eds.). (2005). *Attachment processes in couple and family therapy.* New York: Guilford Press.

Jordan. J. (1978). Poem *for South African women.* Retrieved fromhttp://www.junejordan. net/poem-for-south-african-women.html

Kaplan, C., Lipkin, M., & Gordon, G. (1988). Somatization in primary care: Patients with unexplained and vexing medical complaints. *Journal of General Internal Medicine,* 3, 177-190. doi:10.1007/BF02596128

Kassirer, J. P. (2005). *On the take: Howmedicine's complicity withbig business canendanger yourhealth.* New York, NY: Oxford University Press.

Kathol, R. G., Butler, M., McAlpine, D. D., & Kane, R. L. (2010). Barriers to physical and mental condition integrated service delivery. *Psychosomatic Medicine,* 72, 511-518. doi:10.1097/PSY. Ob013e3181e2c4aO

Katon, W. (1985). Somatization in primary care. *The Journal of Family Practice,* 21, 257-258.

Katon, W., & Russo, J. (1989). Somatic symptoms and depression. *The Journal of Family Practice,* 29, 65-69.

Katon, W., & Unutzer, J. (2006). Collaborative care models for depression: Time to move from evidence to practice. *Archives of Internal Medicine,* 166, 2304-2306. doi:10. 1001/archinte.166.21.2304

Katon, W., Von Korff, M., Lin, E., Walker, E., Simon, G. E., Bush, T., ... Russo, J. (1995). Collaborative management to achieve treatment guidelines: Impact on depression in primary care. JAMA, 273, 1026-1031. doi:10.1001/jama.1995. 03520370068039

Katon, W. J. (2009). Collaborative care: Evidence-based models that improve primary care depressive outcomes. *CNS Spectrums,* 14(Suppl. 14), 10-13.

Kazak, A. E. (2005). Evidence-based interventions for survivors of childhood cancer and their families. *Journal of Pediatric Psychology,* 30, 29-39. doi:10.1093/jpepsy/ jsi013

Kazak, A. E., Kassam-Adams, N., Schneider, S., Zelikovsky, N., Alderfer, M. A., & Rourke, M. (2006). An integrative model of pediatric medical traumatic stress. *Journal of Pediatric Psychology,* 31,343-355. doi:10.1093/jpepsy/jsj054

Kazak, A. E., & Noll, R. B. (2004). Child death from pediatric illness: Conceptualizing intervention from a Family/Systems and public health perspective. *Professional Psychology: Research and Practice,* 35, 219-226. doi:10.1037/0735-7028.35.3.219

Kazak, A. E., Simms, S., Barakat, L., Hobbie, W., Foley, B., Golomb, V., & Best, M. (1999). Surviving cancer competently intervention program (SCCIP): A cognitive-behavioral and family therapy intervention for adolescent survivors of childhood cancer and their families. *Family Process*, 38, 176-191. doi:10.1111/ j.1545-5300.1999.00176.x

Kellner, R. (1986). *Somatization and hypochondriasis.* NewYork, NY: Praeger-Greenwood.

Kellner, R., & Sheffield, B. (1973). The one-week prevalence of symptoms in neurotic patients and normals. *The American Journal of Psychiatry*, 130, 102-105.

Kessler, D. A. (2009). *The end of overeating: Taking control of the insatiable American appetite.* New York, NY: Rodale Books.

Kessler, R., & Stafford, D. (2008). Primary care is the de facto mental health system. In R. Kessler & D. Stafford (Eds.), *Collaborative medicine case studies: Evidence in practice* (pp. 9-24). New York, NY: Springer.

Keye, W.R. (2006). Medical aspects of infertility for the counselor. In S. N. Covington & L. H. Bums (Eds.), *Infertility counseling: a comprehensive handbook for counselors* (2nd ed.; pp. 20-36). Cambridge, England: Cambridge University Press.

Kiecolt-Glaser, J. K., Loving, T. J., Stowell, J. R., Malarkey, W. B., Lemeshow, S., Dickinson, S. L., & Glaser, R. (2005). Hostile marital interactions, pro inflammatory cytokine production, and wound healing. *Archives of General Psychiatry*, 62, 1377-1384. doi:10.1001/archpsyc.62.12.1377

Kim, Y., & Givern, B. (2008). Quality of life of family caregivers of cancer survivors. *Cancer*, 112(Suppl. 11), 2556-2568. doi:10.1002/cncr.23449

Kleinman, A. (1988). *The illness narratives: Suffering, healing andthe humancondition.* New York, NY: Basic Books.

Kleinman, A. (2009). Caregiving: The odyssey of becoming more human. *The Lancet*, 373,292-293. doi:10.1016/S0140-6736(09)60087-8

Kleinman, A., Eisenberg, L., & Good, B. (1978). Culture, illness and care: Clinical lessons form anthropological and cross-cultural research. *Annals of Internal Medicine*, 88, 251-258.

Klonoff-Cohen, H., Chu, E., Natarajan, L., & Sieber, W. A. (2001). Prospective study of stress among women undergoing in vitro fertilization or gamete intrafallopian transfer. *Fertility and Sterility*, 76, 675-687. doi:10.1016/S0015-0282 (01)02008-8

Kowal, J., Johnson, S. M., & Lee, A. (2003). Chronic illness in couples: A case for emotionally focused therapy. *Journal of Marital and Family Therapy*, 29, 299-310. doi:10.1111/j.1752-0606.2003.tb01208.x

Kraft, A. D., Palombo, J., Mitchell, D., Dean, C., Meyers, S., & Schmidt, A. W. (1980). The psychological dimensions of infertility. *American Journal of Orthopsychiatry*, 50, 618-628. doi: 10.1111/j .1939-0025.1980.tb033 24.x

Kramer, B. J. (1997). Gain in the caregiving experience: Where are we? What next? *The Gerontologist*, 37, 218-232.

Krasner, M. S., Epstein, R. M., Beckman, H., Suchman, A. L., Chapman, B., Mooney, C. J., & Quill, T. E. (2009). Association of an educational program in mindful communication with burnout, empathy, and attitudes among primary care physicians. *JAMA*, 302, 1284-1293. doi:10.1001/jama.2009.1384

Kroenke, K., Spitzer, R. L., deGruy, F. V., Hahn, S. R., Linzer, M., Williams, J. B., . Davies, M. (1997). Multisomatoform disorder: An alternative to undifferentiated somatoform disorder for the somatizing patient in primary care. *Archives of General Psychiatry*, 54, 352-358.

Kroenke, K., & Swindle, R. (2000). Cognitive-behavioral therapy for somatization and symptom syndromes: A critical review of controlled clinical trials. *Psychotherapy and Psychosomatics*, 69, 205-215. doi:10.1159/000012395

Krugman, P., & Wells, R. (2006). The health care crisis and what we can do about it. *New York Review of Books*. Retrieved from http://www.nybooks.com/archive/ 2006/mar/23/the-heatlh-care-crisis-and-what-to-do-about-it/O

Kubler Ross, E. (1969). On *death anddying*. New York, NY: Macmillan.

Kubler Ross, E. (1975). *Death: The final stage of growth*. Englewood Cliffs, NJ: Prentice-Hall.

Kuijer, R. G., Ybema, J. R, Buunk, B. P.,de jong, G. M., Thijs-Boer, R, & Sanderman, R. (2000). Active engagement, protective buffering, and overprotection: Three ways of giving support by intimate partners of patients with cancer. *Journal of Social and Clinical Psychology*, 19, 256-275. doi:10.1521/ jscp.2000.19.2.256

Kumanyika, K. S. K., & Brownson, R. C. (2007). *Handbook of obesity prevention: A resource for health professionals*. New York, NY: Springer.

Kushner, K., Bordin, E., & Ryan, E. (1979). Comparison of Strupp and Jenkins' audiovisual psychotherapy analogues and real psychotherapy interviews. *Journal of Consulting and Clinical Psychology*, 47, 765-767.

Lalwani, S., Timmreck, L., Friedman, R., Penzias, A., Alper, M., & Reindollar, R. H. (2004). Variations in individual physician success rates within an in vitro fertilization program might be due to patient demographics. *Fertility and Sterility*, 81, 944-946. doi:10.1016/j.fertnstert.2003.04.005

Latzer, Y., Edmunds, L., Fenig, S., Golan, M., Gur, E., Hochberg, Z., ... Stein, D. (2009). Managing childhood overweight: Behavior, family, pharmacology, and bariatric surgery intervention. *Obesity*, 17,411-423. doi:10.1038/oby.2008.553

Law, D. D., & Crane, D. R. (2000). The influence of marital and family therapy on healthcare utilization in a health maintenance organization. *Journal of Marital and Family Therapy*, 26, 281-291. doi:10.1111/j.1752-0606.2000.tb00298.x

Lee, T. Y., & Sun, G. (2000). Psychosocial response of Chinese infertile husbands and wives. *Archives of Andrology*, 45,143-148. doi:10.1080/01485010050193913

Leff, J., & Vaughn, C. (1985). *Expressed emotion in families*. New York, NY: Guilford Press.

Leff, P. (1987). Here I am, Ma: The emotional impact of pregnancy loss on parents and healthcare professionals. *Family Systems Medicine*, 5, 105-114. doi:10.1037/ h0089703

Leiter, M. P., Frank, E., & Matheson, T. J. (2009). Demands, values, and burnout: Relevance for physicians. *Canadian Family Physician*, 55, 1224-1225.

Lemmens, G., Eisler, I., Heireman, M., Van Houdenhove, B., & Sabbe, B. (2005). Family discussion groups for patients with chronic pain. *ANZJFT: The Australian and New Zealand Journal of Family Therapy*, 26, 21-32.

Leppert, P. C., & Pahlka, B. (1984). Grieving characteristics after spontaneous abortion: A management approach. *Obstetrics and Gynecology*, 64,119-122.

Lerman, C., Croyle, R., Tercyak, K., & Hamann, H. (2002). Genetic testing: Psychological aspects and implications. *Journal of Consulting and Clinical Psychology*, 70, 784-797.

Levie, L. H. (1967). An inquiry into the psychological effects on parents of artificial insemination with donor sperm. *The Eugenics Review*, 59, 97-107.

Lewis, M. A., & Rook, K. S. (1999). Social control in personal relationships: Impact on health behaviors and psychological distress. *Health Psychology*, 18, 63-71. doi:10.1037/0278-6133.18.1.63

Lin, E. H., Katon, W., Yon Korff, M., Tang, L., Williams, J. W., Jr., Kroenke, K., ... & IMPACT Investigators. (2003). Effect of improving depression care on pain and functional outcomes among older adults with arthritis: A randomized controlled trial. *JAMA*, 290, 2428-2429. doi:10.1001/jama.290.18.2428

Livneh, H. (2009). Denial of chronic illness and disability: Part II. Research findings, measurement considerations, and clinical aspects. *Rehabilitation Counseling Bulletin*, 53, 44-55. doi:10.1177/0034355209346013

Lorenz, L. S. (2011). A way into empathy: A "case" of photo, elicitation in illness research. *Health: An Interdisciplinary Journal for the Social Study of Health, Illness and Medicine,* 15, 259. doi:10.1177/1363459310397976

Ludwig, D. S., & Kabat-Zinn, J. (2008). Mindfulness in medicine. *JAMA,* 300, 1350-1352. doi:10.1001/jama.300.11.1350

Lurie, S. J., Schultz, S. H., & Lamanna, G. (2011). Assessing teamwork: A reliable five-question survey. *Family Medicine,* 43,731-734.

Manne, S., & Badr, H. (2008). Intimacy and relationship processes in couples' psycho, social adaptation to cancer. *Cancer,* 112(SuppL 11),2541-2555. doi:10.1002/ cncr.23450

Manne, S. L., Norton, T. R., Ostroff, J. S., Winkel, G., Fox, K., & Grana, G. (2007). Protective buffering and psychological distress among couples coping with breast cancer: The moderating role of relationship satisfaction. *Journal of Family Psychology,* 21, 380-388. doi:10.1037/0893-3200.21.3.380

Manne, S. L., & Zautra, A. J. (1989). Spouse criticism and support: Their association with coping and psychological adjustment among women with rheumatoid arthritis. *Journal of Personality and Social Psychology,* 56,608-617. doi:10.1037/ 0022-3514.56.4.608

Marshall, C. A., Larkey, L. K., Curran, M. A., Weihs, K. L., Badger, T. A., Armin, J., Garcia, F. (2011). Considerations of culture and social class for families facing cancer: The need for a new model for health promotion and psychosocial intervention. *Families, Systems, & Health,* 29, 81-94. doi:10.1037/a0023975

Matthews, R., & Matthews, A. (1986). Infertility and involuntary childlessness: The transition to nonparenthood. *Journal of Marriage and the Family,* 48, 641-649.

Mayo Clinic Staff. (2012, September 9). *Infertility. Causes.* Retrieved from http://www.mayoclinic.com/health/infertility/DS00310/DSECTION=causes

McCall, C., & Storm, C. (1985). Family therapists and family therapy programs in hospital settings: A survey. *Family Systems Medicine,* 3, 143-150.

McCartney, C., & Wada, C. (1990). Gender differences in counseling needs during infertility treatment. In N. Stotland (Ed.), *Psychiatric aspects of reproductive technology* (pp. 141-154). Washington, DC: American Psychiatric Press.

McCubbin, H. I., & Patterson, J. M. (1982). Family adaptation to crises. In H. I. McCubbin, A. Cauble, &J. Patterson (Eds.), *Family stress, coping and social support* (pp. 26-47). Springfield, IL: Thomas.

McCubbin, H. I., & Patterson, J. M. (1983). The family stress process of adjustment and adaptation. In H. I. McCubbin, M. B. Sussman, & J. M. Patterson (Eds.), *Social stress and the family* (pp. 7-38). New York, NY: Hayworth Press.

McDaniel, S. H. (1987). Trapped inside a body without a voice: Two cases of somatic fixation. In S. H. McDaniel, J. Hepworth, & W. J. Doherty (Eds.), *The shared experience of illness: stories of patients, families, and their therapists* (pp. 274-290). New York, NY: Basic Books.

McDaniel, S. H. (1994). Within, family reproductive technologies as a solution to childlessness due to infertility. *Journal of Clinical Psychology in Medical Settings,* 1, 301-308. doi:10.1007/BF01991074

McDaniel, S. H. (1995). Collaboration between psychologists and family physicians: Implementing the biopsychosocial model. *Professional Psychology,* 26, 117-122.

McDaniel, S. H. (2005). The psychotherapy of genetics. *Family Process,* 44, 25-44. doi:10.1111/j.1545-5300.2005.00040.x

McDaniel, S. H., Bank, J., Campbell, T. L., Mancini, J., & Shore, B. (1986). Using a group as a consultant. In L. C. Wynne, S. H. McDaniel, & T. Weber (Eds.), *Systems consultation: A new perspective for family therapy* (pp. 181-198). New York, NY: Guilford Press.

McDaniel, S. H., Beckman, H. B., Morse, D. S., Silberman, J., Seabum, D. B., & Epstein, R. M. (2007). Physician self-disclosure in primary care visits: Enough about you, what about me? *Archives of Internal Medicine,* 167, 1321-1326. doi:10.1001/ archinte.167.12.1321

McDaniel, S. H., & Campbell, T. L. (1986). Physicians and family therapists: The risks of collaboration. *Family Systems Medicine,* 4, 4-8.

McDaniel, S. H., Campbell, T. L., Hepworth, J., & Lorenz, A. (2005). *Family oriented primary care* (2nd ed.). New York, NY: Springer-Verlag.

McDaniel, S. H., Campbell, T. L., & Seabum, D. (1989). Somatic fixation inpatients and physicians: A biopsychosocial approach. *Family Systems Medicine,* 7, 5-16. doi:10.1037/h0089761

McDaniel, S. H., & Cole-Kelly, K. (2003). Gender, couples, and illness: A feminist analysis of medical family therapy. In T. J. Goodrich & L. Silverstein (Eds.), *Feminist family therapy* (pp. 267-280). Washington, DC: American Psychological Association.

McDaniel, S. H., & Fogarty, C. T. (2009). What primary care psychology has to offer the patient, centered medical home. *Professional Psychology: Research and Practice,* 40, 483-492. doi:10.1037/a0016751

McDaniel, S. H., & Hepworth, J. (2003). Family psychology in primary care: Managing issues of power and dependency through collaboration. In R. Frank, S. H. McDaniel, J. Bray, & M. Heldring (Eds.), *Primary care psychology* (pp. 113-132). Washington, DC: American Psychological Association.

McDaniel, S. H., & Hepworth, J. (2004). Family psychology in primary care: Managing issues of power and dependency through collaboration. In R. G. Frank, S. H. McDaniel, J. H. Bray & M. Heldring (Eds.), *Primary care psychology* (pp. 113-132). Washington DC: American Psychological Association.

McDaniel, S. H., Hepworth, J., & Doherty, W. (1992). *Medical family therapy: A biopsychosocial approach to families with health problems.* New York, NY: Basic Books.

McDaniel, S. H., Hepworth, J., & Doherty, W. (1995). Medical family therapy with somatizing patients: The co-creation of therapeutic stories, *Family Process,* 34, 349-362.

McDaniel, S. H., Hepworth, J., & Doherty, W. J. (1997). *The shared experience of illness: Stories of patients, families, and their therapists.* New York, NY: Basic Books.

McDaniel, S. H., & Pisani, A. (2012). Family dynamics and chronic disabilities. In R. C. Talley & J. E. Crews (Eds.), *Multiple dimensions of caregiving and disability* (pp. 11-28). New York, NY: Springer.

McDaniel, S. H., & Rolland, J. (2006a). *Medical family therapy participates in the genomic revolution.* Washington, DC: American Association for Marriage and Family Therapy.

McDaniel, S. H., & Rolland, J. (2006b). Psychosocial interventions for patients and families coping with genetic conditions. In S. Miller, S. H. McDaniel, J. Rolland, & S. Feetham (Eds.), *Individuals, families, andthe newera ofgenetics: Biopsychosocial perspectives* (pp. 173-196). New York, NY: Norton.

McDaniel, S. H., Rolland, J., Feetham, S., & Miller, S. (2006). "It runs in the family:" Family systems concepts and genetically-linked disorders. In S. Miller, S. H. McDaniel, J. Rolland, & S. Feetham (Eds.), *Individuals, families, and the new era of genetics: Biopsychosocial perspectives* (pp. 118-138). New York, NY: Norton.

McDaniel, S. H., & Speice, J. (2001). What family psychology has to offer women's health: The examples of conversion, somatization, infertility treatment, and genetic testing. *Professional Psychology: Research and Practice,* 32, 44-51. doi:10.1037/0735-7028.32.1.44

McEwan, K. L., Costello, P., & Taylor, P. (1987). Adjustment to infertility. *Journal of Abnormal Psychology,* 96,108-116. doi:10.1037/0021-843X.96.2.108

McGoldrick, M., & Walsh, F. (Eds.). (2004). *Livingbeyond loss: Death in the family.* New York, NY:Norton.

McHale, J. P., & Lindahl, K. M. (Eds.). (2011). *Coparenting: A conceptual and clinical examination of family systems.* Washington, DC: American Psychological Association. doi:10.103 7/12328-000

McLean, N., Griffin, S., Toney, K., & Hardeman W. (2003). Family involvement in weight control, weight maintenance, and weight-loss interventions: A systematic review of randomised trials. *International Journal of Obesity,* 27, 987-1005. doi:10.1038/sj.ijo.0802383

Medicare Payment Advisory Commission. (2007). *Report to the Congress: Promoting greater efficiency in medicare.* Washington, DC: National Academies Press.

Meltzer, D., Chung, J., Khalili, P., Marlow, E., Arora, V., Schumock, G., & Burt, R. (2010). Exploring the use of social network methods in designing health care quality improvement teams. *Social Science Medicine,* 71, 1119-1130.

Menning, B. (1977). *Infertility: A guide for the childless couple.* Englewood Cliffs, NJ: Prentice HalL

Mermelstein, R., Lichtenstein, E., & McIntrye, K. (1983). Partner support and relapse in smoking-cessation programs. *Journal of Consulting and Clinical Psychology,* 51, 465-466. doi: 10.1037/0022-006X.51.3.465

Miall, C. E. (1994). Community constructs of involuntary childlessness: Sympathy, stigma, and social support. *Canadian Review of Social Anthropology,* 31, 392-421.

Miller, S. M. (1995). Monitoring versus blunting styles of coping with cancer influence the information patients want and need about their disease. *Cancer,* 76, 167-177. doi: 10.1002/1097-0142 (19950715) 76:2< 167::AID-CNCR2820760203>3.0. CO;2-K

Miller, S. M. (2006). The individual facing genetic issues. In S. Miller, S. McDaniel, J. Rolland, & S. Feetham (Eds.), *Individuals, families, and the new era of genetics: Biopsychosocial perspectives* (pp. 79-117). New York, NY: Norton.

Miller, W., & Rollnick, S. (2002). *Motivational interviewing: Helping people change* (2nd ed.). New York, NY: Guilford Press.

Minuchin, S. (1974). *Families and family therapy.* Cambridge, MA: Harvard University Press.

Minuchin, S., Rosman, B., & Baker, L. (1978). *Psychosomatic families: Anorexia nervosa in context.* Cambridge, MA: Harvard University Press.

Mitnick, S., Leffler, C., & Hood, V. (2010). Family caregivers, patients and physicians: Ethical guidance to optimize relationships. *Journal of General Internal Medicine,* 25, 255-260. doi:10.1007/s11606-009-1206-3

Mittelman, M. S., Haley, W. E., Clay, O., & Roth, D. L. (2006). Improving caregiver well-being delaysnursing home placement of patients with Alzheimer's dementia. *Neurology,* 67, 1592-1599. doi:10.1212/01.wnL0000242727.81172.91

Morisky, D. E., Levine, D. M., Green, L. W., Shapiro, S., Russell, R. P., & Smith, C. R. (1983). Five year blood pressure control and mortality following health education for hypertensive patients. *American Journal of Public Health,* 73, 153-162. doi:10.2105/AJPH.73.2.153

Morse, D. S., McDaniel, S. H., Candib, L. M., & Beach, M. C. (2008). "Enough about me, let's get back to you": Physician self-disclosure during primary care encounters. *Annals of Internal Medicine,* 149, 835-837.

Moynihan, R., & Cassels, A. (2005). *Selling sickness: How the world's biggest pharmaceutical companies are turning us all into patients.* New York, NY: Nation Books.

Mullins, L., & Olson, R. (1990). Familial factors in the etiology, maintenance, and treatment of somatoform disorders in children. *Family Systems Medicine,* 8, 159-175. doi:10.1037/h0089230

Munk-Olsen, T., Laursen, T. M., Pedersen, C. B., Lidegaard, O., & Mortensen, P. B. (2011). Induced first-trimester abortion and risk of mental disorder. *The New England Journal of Medicine,* 364, 332-339. doi:10.1056jNEJMoa0905882

Myers, M. (1990). Male gender-related issues in reproduction and technology. In N. Stotland (Ed.), *Psychiatric aspects of reproductive technology* (pp. 25-35). Washington, DC: American Psychiatric Press.

Nachtigall, R. D., Tschann, J. M., Quiroga, S. S., Pitcher, L., & Becker, G. (1997). Stigma, disclosure, and family functioning among parents of children conceived through donor insemination. *Fertility and Sterility,* 68, 83-89. doi:10.1016/S0015-0282(97)81480-X

National Academy for State Health Policy. (2010). *A tale of two systems: A look at state efforts to integrate primary care and behavioral health in safety net settings.* Retrieved from http://www.nashp.org/publication/tale-two-systems-look-state-efforts-integrate-primary-care-and-behavioral-health-safety-net

National Alliance for Caregiving, in collaboration with the American Association of Retired People. (2009, November). *Caregiving in the U.S. 2009.* Bethesda, MD: Author. Retrieved from http://www.aarp.org/relationships/caregiving/info-12-2009/caregivin_09.html

National Institute of Mental Health. (2012). *Antidepressant medications for children and adults.* Retrieved from http://www.nimh.nih.gov/health/topics/child-and-adolescent-mental-health/antidepressant-medications-for-children-and- adolescents-information-for-parents-and-caregivers.shtml

Neese, L. E., Schover, L. R., Klein, E. A., Zippe, C., & Kupelian, P. A. (2003). Finding help for sexual problems after prostate cancer treatment: A phone survey of men's and women's perspectives. *Psycho-Oncology,* 12,463. doi:10.1002/pon.657

Noble, E. (1987). *Having your baby by donor insemination.* Boston, MA: Houghton Mifflin.

Noffsinger, E. (2009). *Running group visits in your practice.* New York, NY: Springer.

Noyes, R. W., & Chapnick, E. M. (1964). Literature on psychology and infertility. *Fertility and Sterility,* 15, 543-558.

Nutting, P. A., Miller, W. L., Crabtree, B. F., Jaen, C. R., Stewart, E. E., & Stange, K. C. (2009). Initial lessons from the first national demonstration project on practice transformation to a patient-centered medical home. *Annals of Family Medicine,* 7,254-260. doi:10.1370/afm.1002

Ockene, J. K., Nuttall, R. L., & Benfari, R. S. (1981). A psychosocial model of smoking cessation and maintenance of cessation. *Preventive Medicine,* 10, 623-638. doi:10.1016/0091-7435(81)90052-9

Okasha, A., Saad, A., Khalil, A., EI Dawla, A., & Yehia, N. (1994). Phenomenology of obsessive-compulsive disorder: A transcultural study. *Comprehensive Psychiatry,* 35, 191-197. doi:10.1016/0010-440X(94)90191-0

Ory, M. G., Hoffman, R. R., & Yee, J. L. (1999). Prevalence and impact of caregiving: A detailed comparison between dementia and nondement

Palazzoli, S. M., Boscolo, L., Cecchin, G., & Prata, J. (1980). The problem of the referring person. *Journal of Marital and Family Therapy,* 6, 3-9.

Paris, M., & Hogue, M. (2010). Burnout in the mental health workforce: A review. *The Journal of Behavioral Health Services & Research,* 37, 519-528.

Park, E. W., Tudiver, F., Schultz, J. K., & Campbell, T. (2004). Does enhancing partner support and interaction improve smoking cessation? A meta-analysis. *Annals of Family Medicine,* 2,170-174. doi:10.1370/afm.64

Patterson, J. M. (1988). Chronic illness in children and the impact on families. In C. S. Chilman, E. W. Nunnally, & E M. Cox (Eds.), *Chronic illness and disability, families in trouble series* (2nd ed., pp. 69-77). Newbury Park, CA: Sage.

Patterson, J. M. (1989). A family stress model: The family adjustment and adaptation response. In C. N. Ramsey (Ed.), *Family systems in medicine* (pp. 95-118). New York, NY: Guilford Press.

Patterson, J. M. (2002). Integrating family resilience and family stress theory. *Journal of Marriage and Family,* 64,349-360.

Patterson, J. M., & Garwick, A. W. (1994). The impact of chronic illness on families: A family systems perspective. *Annals of Behavioral Medicine,* 16, 131-142.

Patterson, J. M., Peek, C. J., Heinrich, R. L., Bischoff, R. J., & Scherger, J. (2002). *Mental health professionals in medical settings: A primer.* New York, NY: Norton.

Payne, S. (2006). *The health of men and women*. Malden, MA: Polity.

Peek, C. J. (2008). Planning care in the clinical, operational, and financial worlds. In R. Kessler & D. Stafford (Eds.), *Collaborative medicine case studies: Evidence in practice* (pp. 25-38). New York, NY: Springer.

Peek, C. J. (20 11). *A collaborative care lexicon for asking practice and research development questions*. Retrieved from the Agency for Healthcare Research and Quality website: http://www.ahrq.gov/legacy/research/collaborativecare/collab3.htm

Perez, M. A., Skinner, E. C., & Meyerowitz, B. E. (2002). Sexuality and intimacy following radical prostatectomy: Patient and partner perspectives. *Health Psychology*, 21, 288-293. doi:10.1037/0278-6133.21.3.288

Peters, E., Lipkus, L, & Diefenbach, M. A. (2006). The functions of affect in health communications and in the construction of health preferences. *Journal of Communication*, 56(Suppl. 1), S140-S162. doi:10.1111/j.1460-2466.2006.00287.x

Peterson, B. D., Newton, C. R., & Rosen, K. H. (2003). Examining congruence between partners' perceived infertility-related stress and its relationship to marital adjustment and depression in infertile couples. *Family Process*, 42, 59-70. doi:10.1111/j.1545-5300.2003.00059.x

Petok, W. (2006). The psychology of gender-specific infertility diagnoses. In S. N. Covington & L. H. Bums (Eds.), *Infertility counseling: a comprehensive handbook for counselors* (2nd ed., pp. 37-60). Cambridge, England: Cambridge University Press.

Phillips, K. A. (2008). Somatization disorder. In R. S. Porter & J. L. Kaplan (Eds.), *The Merck Manual Home Health Handbook*. Whitehouse Station, NJ: Merck Sharp & Dohme.

Pierce, L. L. (2001). Coherence in the urban family caregiver role with African American stroke survivors. *Topics in Stroke Rehabilitation*, 8, 64-72. doi:10.1310/V5A2-6RKD-GJ9U-AMWC

Piercy, K. W., & Chapman, J. G. (2001). Adapting the caregiver role: A family legacy. *Family Relations*, 50, 386-393. doi:10.1111/j.1741-3729.2001.00386.x

Pigeon, Y., & Khan, o. (2013). *Leadership lesson: Tools for effective team meetings*. Retrieved from the American Association of Medical Colleges website: http:// www.aamc.org/members/gta/faculty_vitae/148582/team_meetings.html

Pratt, K. J., & Lamson, A. (2009). Clinical update: Childhood obesity. *Family Therapy*, 8, 36-48.

Pratt, K. J., Lamson, A. L., Collier, D. N., Crawford, Y. S., Harris, N., Gross, K., ... & Saporito, M. (2009). Camp Golden Treasures: A multidisciplinary residential summer camp promoting weight-loss and a healthy lifestyle for adolescent girls. *Families, Systems, & Health*, 21, 116-124.

Pratt, K. J., Lamson, A. L., Lazorick, S., White, C. P., Collier, D. N., White, M. B., & Swanson, M. S. (2011). Conceptualising care for childhood obesity: A three-world view. *Journal of Children's Services*, 6, 156-171.

Prochaska, J. O., Butterworth, S., Redding, C. A., Burden, V., Perrin, N., Leo, M., ... Prochaska J. M. (2008). Initial efficacy of MI, TTM tailoring and HRI's with multiple behaviors for employee health promotion. *Preventive Medicine*, 46, 226-231. doi:10.1016/j.ypmed.2007.11.007

Prochaska, J. O., & Velicer, W. F. (1997). The transtheoretical model of health behavior change. *American Journal of Health Promotion*, 12, 38-48. doi:10.4278/ 0890-1171-12.1.38

Prouty Lyness, A. M. (2004). *Feminist perspectives in medical family therapy*. New York, NY: Haworth Press.

Pyle, S. A., Haddock, C. K., Hymowitz, N., Schwab, J., & Meshberg, S. (2005). Family rules about exposureto environmental tobacco smoke. *Families, Systems, & Health*, 23, 3-15. doi:10.1037/1091-7527.23.1.3

Quill, T. E. (1985). Somatization: One of medicine's blind spots. JAMA, 254, 3075-3079. doi:10.1001/jama.1985.03360210091038

Rainville, F., Dumont, S., Simard, S., & Savard, M. (2012). Psychological distress among adolescents living with a parent with advanced cancer. *Journal of Psychosocial Oncology,* 30, 519-534. doi:10.10 80/07347332.2012.703765

Ranjan, R. (2011). *Social support and health.* Toronto, Canada: University of Toronto Press.

Regier, D. A., Narrow, W. E., Rae, D. S., Manderscheid, R. W., Locke, B. Z., & Goodwin, F. K. (1993). The de facto US mental and addictive disorders service system: Epidemiologic catchment area prospective 1-year prevalence rates of disorders and services. *Archives of General Psychiatry,* 50, 85-94.

Reiss, D. (1981). *The family's construction of reality.* Cambridge, MA: Harvard University Press.

Reiss, D., Gonzalez, S., & Kramer, N. (1986). Family process, chronic illness, and death: On the weakness of strong bonds. *Archives of General Psychiatry,* 43, 795-804. doi:10.1001/archpsyc.1986.01800080081011

Reiss, D., & Kaplan De-Nour, A. (1989). The family and medical team in chronic illness: A transactional and developmental perspective. In C. J. Ramsey (Ed.), *Family systems in medicine* (pp. 435-444). New York, NY: Commonwealth Fund.

Robinson, P.J., & Reiter, J. (2007). *Behavioral consultation and primary care: A guide to integrating services.* New York, NY: Springer Science. doi:10.1007/978-0-387-32973-4

Rohrbaugh, M. J. (2001). Brief therapy based on interrupting ironic processes: The Palo Alto model. *Clinical Psychology: Science and Practice,* 8, 66. doi:10.1093/ clipsy.8.1.66

Rohrbaugh, M. J., Shoham, V, Trost, S., Muramoto, M., Cate, R. M., & Leischow, S. (2001). Couple dynamics of change-resistant smoking: Toward a family consultation model. *Family Process,* 40, 15-31. doi:10.1111/j.1545-S300.2001. 4010100015.x

Rolland, J. (1984). Toward a psychosocial typology of chronic and life-threatening illness. *Family Systems Medicine,* 2, 245-262. doi:10.1037/h0091663

Rolland, J. S. (1988). Family systems and chronic illness: A typological model. In E Walsh & C. Anderson (Eds.), *Chronic disorders and the family* (pp. 148<en163). New York, NY: Hawthorn Press. doi:10.1300/J287v03n03_10

Rolland, J. S. (1994). *Families, illness, & disability: An integrative treatment model.* New York, NY: Basic Books.

Rolland, J. S. (2006). Living with anticipatory loss in the new era of genetics: A life cycle perspective. In S. M. Miller, S. H. McDaniel, J. S. Rolland, & S. L. Feetham (Eds.), *Individuals, families, and thenew eraof genetics* (pp. 139-172). New York, NY: Norton.

Rolland, J. S., & Williams, J. K. (2005). Toward a biopsychosocial model for 21st century genetics. *Family Process,* 44(1), 3-24. doi:10.1111/j.1545-5300.2005. 00039.x

Rosenberg, T., & Pace, M. (2006). Burnout among mental health professionals: Special considerations for the marriage and family therapist. *Journal of Marital and Family Therapy,* 32, 87-99. doi:10.1111/j.1752-0606.2006.tb01590.x

Rosman, B., & Baker, L. (1988). The "psychosomaticfamily"reconsidered: Diabetes in context-a reply. *Journal of Marital and Family Therapy,* 14, 125-132. doi:10.1111/ j.1752-0606.1988.tb00727.x

Roy-Byme, P. E, Craske, M. G., Stein, M. B., Sullivan, G., Bystritsky, A., Katon, w., ... Sherbourne, C. D. (2005). A randomized effectiveness trial of cognitive-behavioral therapy and medication for primary care panic disorder. *Archives of General Psychiatry,* 62, 290-298. doi:10.1001/archpsyc.62.3 .290

Ruddy, N. B., Borresen, D. A., & Gunn, W. B. J. (2008). *The collaborative psychotherapist: Creating reciprocal relationships with medical professionals.* Washington, DC: American Psychological Association.

Ryder, A. G., Yang, J., Zhu, X., Yao, S., Yi, J., Heine, S. J., & Bagby, R. M. (2008). The cultural shaping of depression: Somatic symptoms in China, psychological symptoms in North America? *Journal of Abnormal Psychology,* 117, 300-313. doi:10.1037/0021-843X.117.2.300

Sabatelli, R., Meth, R., & Gavazzi, S. (1988). Factors mediating the adjustment to involuntary childlessness. *Family Relations,* 37, 338-343.

Sadler, A., & Syrop, C. (1987). *The stress of infertility: Recommendations for assessment and intervention.* Family stress. Rockville, MD: Aspen.

Saleh, R. A., Ranga, G. M., Raina, R., Nelson, D. R., & Agarwal, A. (2003). Sexual dysfunction in men undergoing infertility evaluation: A cohort observational study. *Fertility and Sterility,* 79, 909-912. doi:10.1016/S0015-0282(02)04921-X

Salmon, P., Dowrick, C. F., Ring, A., & Humphris, G. M. (2004). Voiced but unheard agendas: Qualitative analysis of the psychosocial cues that patients with unexplained symptomspresent to general practitioners. *The British Journal of General Practice,* 54, 171-176.

Sander, E. P, Odell, S., & Hood, K. K. (2010). Diabetes-specific family conflict and blood glucosemonitoring in adolescents with Type 1 diabetes: Mediational role of diabetes self-efficacy. *Diabetes Spectrum,* 23, 89-94. doi:10.2337/diaspect.23.2.89

Sargent, J. (1985). Physician-family therapist collaboration: Children with medical problems. *Family Systems Medicine,* 3, 454-465.

Schulte, L E., & Petermann, F. (2011). Familial risk factors for the development of somatoform symptoms and disorders in children and adolescents: A systematic review. *Child Psychiatry and Human Development,* 42, 569-583. doi:10.1007/ s10578-011-0233-6

Schulz, R., & Beach, S. R. (1999). Caregiving as a risk factor for mortality: The caregiver health effects study.JAMA, 282, 2215-2219. doi:10.1001/jama.282. 23.2215

Schulz, R., Burgio, L., Burns, R., Eisdorfer, C., Gallagher-Thompson, D., Gitlon, L. N., & Mahoney, D. F. (2003). Resources for enhancing Alzheimer's caregiver health (REACH): Overview, site-specific outcomes, and future directions. *The Gerontologist,* 43, 514-520. doi:10.1093/geront/43.4.514

Schutz, W. C. (1958). *FIRO: A three-dimensional theory of interpersonal behavior.* New York, NY: Holt, Rinehart & Winston.

Schwartz, L. (1991). *Alternatives to infertility.* New York, NY: Brunner/Mazel.

Scott, J. L., Halford, WK., & Ward, B. G. (2004). United we stand? The effects of a couple-coping intervention on adjustment to early stage breast or gynecological cancer. *Journal of Consulting and Clinical Psychology,* 72, 1122-1135. doi:10.1037/ 0022..006X.72.6.1122

Seabum, D., Lorenz, A., & Kaplan, D. (1992). The transgenerational development of chronic illness meanings. *Family Systems Medicine,* 10, 385-394.

Seabum, D. B., Lorenz, A. D., Campbell, T. L., & Winfield, M. A. (1996). A mother's death: Family stories of illness, loss, and healing. *Families, Systems, and Health,* 14, 207-221.

Seabum, D. B., Lorenz, A. D., Gunn, W. B., Jr., Gawinski, B. A., & Mauksch, L. B. (1996). *Models of collaboration: A guide for mental health professionals working with health care practitioners.* New York, NY: Basic Books.

Seabum, D. B., Morse, D., McDaniel, S. H., Beckman, H., Silberman, J., & Epstein, R. M. (2005). Physician responses to ambiguous patient symptoms. *Journal of General Internal Medicine,* 20, 525-530. doi:10.1111/j.1525-1497.2005.0093.x

Seligman, M. (1988). Psychotherapy with siblings of disabled children. In M. D. Kahn & K. G. Lewis (Eds.), *Siblings in therapy* (pp. 167-189). New York, NY: Norton.

Shapiro, S. (1988). Psychologicalconsequences of infertility in critical psychophysical passages in the life of a woman. In J. Offerman-Zuckerberg (Ed.), *A psychodynamic perspective* (pp. 269-289). New York, NY: Plenum Medical.

Shields, C. G., Finley, M. A., & Chawla, N. (2012). Couple and family interventions in health problems. *Journal of Marital and Family Therapy*, 38, 265-280. doi:10.1111/ j.1752-0606.2011.00269.x

Shields, C. G., Wynne, L., & Sirkin, M. (1992). Illness, family theory, and family therapy: I. Conceptual issues: The perception of physical illness in the family system. *Family Process*, 31, 3-18.

Shindel, A., Quayle, S., Yan, Y., Husain, A., & Naughton, C. (2005). Sexual dysfunction in female partners of men who have undergone radical prostatectomy correlates with sexual dysfunction of the male partner. *Journal of Sexual Medicine*, 2, 833-841. doi:10.1111/j.1743-6109.2005.00148.x

Shirazi, M., & Subhani, J. (n.d.). What does Islam say about artificial insemination? In *Religious questions answered: Logic for Islamic rules* (Chap. 72). Retrieved from http://www.al-islam.org/falsafa/75.htm

Shoham, V., Butler, E. A., Rohrbaugh, M. J., & Trost, S. E. (2007). Symptom-system fit in couples: Emotion regulation when one or both partners smoke. *Journal of Abnormal Psychology*, 116, 848-853. doi:10.103 7/0021-843X.116.4.848

Siegel, D. J. (2010). *Mindsight*. New York, NY: Bantam Books.

Smeenk, J. M., Verhaak, C. M., Eugster, A., van Minnen, A., Zielhuis, G. A., & Braat, D. D. (2001). The effect of anxiety and depression on the outcome of in-vitro fertilization. *Human Reproduction*, 16, 1420-1423. doi:10.1093/humrep/ 16.7.1420

Smith, G. R., Monson, R., & Ray, D. (1986). Psychiatric consultation in somatization disorder. *The New England Journal of Medicine*, 314, 1407-1413. doi:10.1056/ NEJM198605293142203

Speck, R., & Attneave, C. (1972). Network therapy. In A. Ferber, M. Mendelsohn, & A. Napier (Eds.), *The book of family therapy* (pp. 637-665). New York, NY: Science House.

Speice, J., McDaniel, S. H., Rowley, P.,& Loader, S. (2002). A family-oriented psychoeducation group for women found to have a BRCA mutation. *Clinical Genetics*, 62,121-127. doi:10.1034/j.1399-0004.2002.620204.x

Sperry, L. (2009). *Treatment of chronic medical conditions: Cognitive-behavioral therapy strategies and integrative treatment protocols* (pp. 173-188). Washington, DC: American Psychological Association. doi: 10.1037/11850-012

Sperry, L. (2011). *Family assessment: Contemporary and cutting-edge strategies* (2nd ed.). New York, NY: Routledge.

Starr, P. (1994). *The logic of health-care reform*. New York, NY: Penguin.

Staton, J. (2009). *Making the connection between healthy marriage and health outcomes: What the research says*. Retrieved from the National Healthy Marriage Resource Center website: http://www.healthymarriageinfo.org/resource-detail/index.aspx? rid=3371

Steinglass, P. (1998). Multiple family discussion groups for patients with chronic medical illness. *Families, Systems, & Health*, 16, 55-70. doi:10.1037/h0089842

Steinglass, P., Bennett, L. A., Wolin, S. J., & Reiss, D. (1987). *The alcoholic family*. New York, NY: Basic Books.

Steinglass, P., & Horan, M. (1988). Families and chronic medical illness. In F. Walsh & C. Anderson (Eds.), *Chronic disorders and the family* (pp. 127-142). New York, NY: Haworth Press.

Steinglass.R, Temple, S., Lisman, S., & Reiss, D. (1982). Coping with spinal cord injury: The family perspective. *General Hospital Psychiatry*, 4, 259-264. doi:10.1016/ 0163-8343(82)90083-4

Stern, D. (2004). *The present moment in psychotherapy and everyday life*. New York, NY: Norton.

Stotland, N. (1990). *Psychiatric aspects of reproductive technology*. Washington, DC: American Psychiatric Press.

Strosahl, K. (1994). New dimensions in behavioral health primary care integration. *HMO Practice*, 8, 176-179.

Stuart, R. B., & Jacobson, B. (1987). *Weight, sex, and marriage*. New York, NY:Norton.

Sturm, R., & Gresenz, C. R. (2002). Relations of income inequality and family income to chronic medical conditions and mental healthdisorders: National survey. *British Medical Journal*, 324, 20-23. doi:10.1136/bmj.324.7328.20

Sullivan, H. S. (1974). *Schizophrenia as a human process*. Oxford, England: Norton.

Suls, J. M., Davidson, K. w., Kaplan, R. M. (Eds.). (2010). *Handbook of health psychology and behavioral medicine*. New York, NY: Guilford Press.

Sunderam, S., Chang, J., Flowers, L., Kulkarni, A., Sentelle, G., Jeng, G., & Macaluso, M. (2009). Assisted reproductive technology surveillance-United States, 2006. *Morbidity and Mortality Weekly Report*, 58, October 2011. Retrieved from the Centers for Disease Control and Prevention website: http://www.cdc.gov/mmwr/ preview/mmwrhtml/ss5805a1.htm?s_cid=ss5805a1_e

Sutton, G. C. (1980). Assortative marriage for smoking habits. *Annals of Human Biology*, 7, 449-456. doi:10.1080/03014468000004561

Taplin, S., McDaniel, S., & Naumburg, E. (1987). A case of pain. In W. Doherty & M. Baird (Eds.), *Family-centered medical care: A clinical casebook* (pp. 267-275). New York, NY: Guilford Press.

Taylor, H. (2010). The Harris Poll #149. Retrieved from http://www.harrisinteractive. com/NewsRoom/HarrisP0 lls/tabid/447/mid/1508/articleId/648/ctl/ReadCustom %20Default/Default.aspx

Thelen, E., & Smith, L. B. (1994). *A dynamic systems approach to the development of cognition and action*. Cambridge, MA: Massachusetts Institute of Technology.

Thernstrom, M. (2010, December 29). Meet the twiblings.*New York Times Magazine*, 15.

Totman, R. (1979). *Social causes of illness*. New York, NY: Pantheon Books.

Troxel, W. M., & Matthews, K. A. (2004). What are the costs of marital conflict and dissolution to children's physical health? *Clinical Child and Family Psychology Review*, 7, 29-57. doi:10.1023/B:CCFP.0000020191.73542.bO

Uchino, B. N. (2004). *Social support and physical health*. New Haven, CT: Yale University Press.

Umberson, D. J., & Montez, J. K. (2010). Social relationships and health: A flashpoint for public policy. *Journal of Health and Social Behavior*, 51, 54-66.

U.S. Department of Health, Education, and Welfare. (1979). *Healthy people: The surgeon general's report on health promotion and disease prevention* (DHEW Public Health Service Publication No. 79-55071). Washington, DC: U.S. Government Printing Office.

U.S. Department of Health and Human Services, Health Resources and Services Administration. (2008). Women in health profession schools, women's health USA 2008. Washington, DC: U.S. Government Printing Office. Retrieved from http://mchb.hrsa.gov/whusa08 /popchar/pages/107whps.html

U.S. Office of Technology Assessment. (1988). *Infertility: Medical and social choices*. Washington, DC: U.S. Government Printing Office.

Vachon, M. L., Freedman, A., Formo, A., Rogers, J., Lyall, W. A., & Freeman, S. J. (1977). The final illness in cancer: The widow's perspective. *Canadian Medical Association Journal*, 117, 1151-1154.

van Eijk, J., Grop, R., Huygen, E, Mesker, P., Mesker-Niesten, J., van Mierlo, G., ... Smits, A. (1983). The family doctor and the prevention of somatic fixation. *Family Systems Medicine*, 1, 5-15. doi:10.1037/h0090180

van Orden, M., Hoffman, T., Haffmans, J., Spinhoven, P., & Hoencamp, E. (2009). Collaborative mental health care versus care as usual in a primary care setting: A randomized controlled trial. *Psychiatric Services*, 60, 74-79. doi:10.1176/appi. ps.60.1.74

Vera, M., Perez-Pedrogo, C., Huertas, S. E., Reyes-Rabanillo, M. L., Juarbe, D., Huertas, A., ... Chaplin, W. (2010). Collaborative care for depressed patients with chronic medical conditions: A randomized trial in Puerto Rico. *Psychiatric Services*, 61,144-150. doi:10.1176/appi.ps.61.2.144

Verhaak, C. M., Lintsen, A. M., Evers, A. W., & Braat, D. D. (2010). Who is at risk of emotional problems and how do you know? Screening of women going through IVFtreatment. *Human Reproduction*, 25, 1234-1240. doi:10.1093/humrep/deq054

Vilchinsky, N., Dekel, R., Leibowitz, M., Reges, O., Khaskia, A., & Mosseri, M. (2011). Dynamics of support perceptions among couples coping with cardiac illness: The effect on recovery outcomes. *Health Psychology*, 30, 411-419. doi:10.1037/ a0023453

von Bertalanffy, L. (1976). *General system theory: Foundations, development, applications*. New York, NY: George Braziller.

Wagner, E. H., Austin, B. T., Davis, C., Hindmarsh, M., Schaefer, J., & Bonomi, A. (2001). Improving chronic illness care: Translating evidence into action. *Health Affairs*, 20(6), 64-78. doi:10.1377/ hlthaff.20.6.64

Walker, E. A., Unutzer, J., Rutter, C., Gelfand, A., Saunders, K., Von Korff, M., ... Katon, W. (1999). Costs of health care use by women HMO members with a history of childhood abuse and neglect. *Archives of General Psychiatry*, 56, 609-613. doi: 10.1001/archpsyc.56.7.609

Walker, G. (1991). *Systemic therapy with families, couples, and individuals with AIDS infection*. New York, NY: Norton.

Walsh, E (1998). *Strengthening family resilience*. New York, NY: Guilford Press.

Walsh, E (2009). Spiritual resources in family adaptation to death and loss. In E Walsh (Ed.), *Spiritual resources in family therapy* (2nd ed., pp. 81-102). New York, NY: Guilford Press.

Walsh, E, & McGoldrick, M. (1991). *Living beyond loss: Death in the family*. New York, NY: Norton.

Waltzer, H. (1982). Psychological and legal aspects of artificial insemination (A.I.D.): An overview. *American Journal of Psychotherapy*, 36, 91-102.

Wamboldt, M. Z., & Levin, L. (1995). Utility of multifamily psychoeducation groups for medically ill children and adolescents. *Family Systems Medicine*, 13, 151-161. doi:10.1037/h0089356

Wang, W., & Taylor, P. (2011). *For millennials, parenthood trumps marriage*. Retrieved from the Pew Research website: pewresearch.org/pubs/1920/millennials-value-parenthood-over-marriage

Weardon, A. J. Tarrier, N., Barrowclough, C., Zastowny, T. R., & Rahill, A. A. (2000). A review of expressed emotion research in health care. *Clinical Psychology Review*, 20, 633-666.

WebMD. (n.d.). *What are the success rates for IVF? Infertility and in-vitro fertilization*. Retrieved from http://www.webmd.com/infertility-and-reproduction/guide/in-vitro-fertilization?page=2

Weingarten, K. (2010). Reasonable hope: Construct, clinical applications, and supports. *Family Process*, 49, 5-25. doi:10.1111/j.1545-5300.2010.01305.x

Weingarten, K. (2012). Sorrow: A therapist's reflection on the inevitable and the unknowable. *Family Process*, 51, 440-455. doi:10.1111/j.1545-5300.2012.01412.x

White, D. (1990, November 16-18). Letter. *USA Weekend*, 9.

White, M., & Epston, D. (1990). *Narrative means to therapeutic ends*. New York, NY: Norton.

Whitehead, A. N. (1926). *Science and the modern world*. New York, NY: Cambridge University Press.

Whitehead, D., & Doherty, W. J. (1989). Systems dynamics in cigarette smoking: An exploratory study. *Family Systems Medicine*, 7,264-273. doi:10.1037/h0089784

Willerton, E., Dankoski, M. E., & Martir, J. E S. (2008). Medical family therapy: A model for addressing mental health disparities among Latinos. *Families, Systems, & Health*, 26,196-206. doi:10.1037/10917527.26.2.196

Williamson, D. (1991). *The intimacy paradox*. New York, NY: Guilford Press.

Wimberly, S. R., Carver, C. S., Laurenceau, J. P., Harris, S. D., & Antoni, M. H. (2005). Perceived partner reactions to diagnosis and treatment of breast cancer: Impact on psychosocial and psychosexual adjustment. *Journal of Consulting and Clinical Psychology*, 73,300. doi:10.1037/0022-006X.73.2.300

Wood, B. L., Miller, B. D., Lim, J., Lillis, K., Ballow, M., Stern, T., & Simmens, S. (2006). Family relational factors in pediatric depression and asthma: Pathways of effect. *Journal of the American Academy of Child and Adolescent Psychiatry,* 45, 1494-1502. doi:10.1097/01.chL000023 7711.81378.46

Wood, B. L., Watkins, J., Boyle, J. Noguiera, j, Zimand, E., & Carroll, L. (1989). The "psychosomatic family"model: An empirical and theoretical analysis. *Family Process,* 28, 399-417. doi:10.1111/j.1545-5300.1989.00399.x

Wood, L. M., Klebna, K. B., & Miller, B. D. (2000). Evolving the biobehavioral family model: The fit of attachment. *Family Process,* 39,319-344. doi:10.1111/ j.1545-5300.2000.39305.x

Wood, L. M., Lim, J., Miller, B. D., Cheah, P., Zwatch, T., Ramesh, S., & Simmens, S. (2008). Testing the biobehavioral family model in pediatric asthma: Pathways of effect. *Family Process,* 47, 21-40. doi:10.1111/j.1545-5300.2008.00237.x

World Health Organization. (2001). *From bench to bedside: Setting a path for translation of improved sexually transmitted infection diagnostics into health care delivery in the developing world.* Geneva, Switzerland: WHO/TDR Wellcome Trust.

World Health Organization. (2012). *Health topics: Chronic diseases.* Retrieved from http://www.who-int/topics/chronic_diseases/en

Wright, L. M., Watson, W. L., & Bell, J. M. (1996). *Beliefs: The heart of healing in family health and illness.* New York, NY: Basic Books.

Wynne, L. C. (1989). Family systems and schizophrenia: Implications for family medicine. In C. N. Ramsey (Ed.), *Family systems in medicine* (pp. 1-4). New York, NY: Guilford Press.

Wynne, L. C., McDaniel, S. H., & Weber, T. T. (1986). *Systems consultation: A new perspective for family therapy.* New York, NY: Guilford Press.

Wynne, L. C., Shields, C. G., & Sirkin, M. I. (1992). Illness, family theory, and family therapy: 1. Conceptual issues. *Family Process,* 31, 3-18. doi:10.1111/j.1545-5300. 1992.00003.x

Yong, P. L., Saunders, R. S., & Olsen, L. (Eds.). (2010). *The healthcare imperative: Lowering costs and improving outcomes.* Washington, DC: Medicare Payment Advisory Commission.

Young, K. M., Northern, J. J., Lister, K. M., Drummond, J. A., & O'Brien, W. H. (2007). A meta-analysis of family-behavioral weight-loss treatments for children. *Clinical Psychology Review,* 27, 240-249. doi:10.1016/j.cpr.2006.08.003

Zabin, L. S., Hirsch, M. B., & Emerson, M. R. (1989). When urban adolescents choose abortion: Effects on education, psychological status, and subsequent pregnancy. *Family Planning Perspectives,* 21,248-255. doi:10.2307/2135377

Zagieboylo, R. (2012, May). Keynote address at the Masonic Care Hospice Annual Memorial Service, East Hartford, CT.

Zito, J. M., Safer,D. J., dosReis, S., Gardner, J. E, Boles,M., & Lynch, E (2000). Trends in the prescribing of psychotropic medications to preschoolers. JAMA, 283, 1025-1030. doi:10.1001/jama.283.8.1025

Zolbrod, A., & Covington, S. N. (1999). Recipient counseling for donor insemination. In S. N. Covington & L. H. Bums (Eds.), *Infertility counseling: a comprehensive handbook for counselors* (pp. 325-344). Cambridge, England: Cambridge University Press.

索 引

人名索引

あ
アイゼンバーグ（Eisenberg, L.）…094
アッカーマン（Ackerman, N.）…162
アドリン（Adlin, M.）…125
アポストレリス（Apostoleris, N. H.）…078
アンダーソン（Anderson, S.）…332
アンデルセン（Andersen, T.）…080
アンバーソン（Umberson, D.）…016
イリーズ（Ireys, H.）…248
インバー・ブラック（ImberBlack, E.）…024
ヴァション（Vachon, M. L.）…315
ヴァンミデンドープ（van Middendorp, H.）…102
ウィリアムス（Williams, J. K.）…022
ウィリアムソン（Williamson, D.）…xi, 118, 126, 127
ウィン（Wynne, L. C.）…xvii, 024, 039, 081
ウィンガートン（Weingarten, K.）…103
ウェッバー（Weber, T. T.）…024
ウォートマン（Wortman, C. B.）…247
ウォルシュ（Walsh, E.）…207, 317
ウッド（Wood, B. L.）…020, 245, 246
エプスタイン（Epstein, R. M.）…048, 180
エルカイム（Elkaim, M.）…121
エンゲル（Engel, G. L.）…vi, 007, 008, 009, 117, 374, 375
オラヴ（Orav, E. J.）…265
オルソン（Olson, R.）…280

か
カースルズ（Cassels, A.）…xix
カザック（Kazak, A. E.）…240, 246
カッツ（Katz, L. E.）…018, 244, 246
ガバッツィ（Gavazzi, S.）…125, 224
カプラン・デ＝ノール（Kaplan De-Noor, A.）…024, 034
カリ（Kari, N.）…141
ギーネン（Geenen, R.）…102
キエコルト・グレイサー（Kiecolt-Glaser, J. K.）…018
キャメロン（Cameron, J.）…069
キャラハン（Callahan, D.）…030
キャンディーブ（Candib, L. M.）…017, 122
キャンベル（Campbell, T.）…ix, 017
キャンベル（Campbell, T. L.）…040, 082, 118, 277
キューブラー・ロス（Kübler-Ross, E.）…318
クイジャー（Kuijer, R.）…102
クーンズ（Coons, H. L.）…080, 347, 348, 349
クック（Cook, C.）…219
グッド（Good, B.）…094
クラインマン（Kleinman, A.）…094, 266, 319, 320
クラフト（Kraft, A. D.）…222
グリーンバーグ（Greenberg, C.）…347, 361, 362, 363
クリスタキス（Christakis, N. A.）…171
クリントン（Clinton, B.）…349
クリントン（Clinton, H.）…xiii, xvi, xvii, xx
クルーグマン（Krugman, P.）…xix
クレイマー（Kramer, N.）…020
クレイン（Crane, D.）…075
クレーン（Crane, D. R.）…275, 341
グレン（Glenn, M.）…082
ケネディ（Kennedy, E.）…109
ケネディ（Kennedy, J. F.）…110

407

ケルナー（Kellner, R.）…270, 272
コイン（Coyne, J. C.）…199, 247
コールケリー（Cole-Kelly, K.）…126
コステロ（Costello, P.）…224
ゴットマン（Gottman, J. M.）…018, 244, 246
コランジェロ（Colangelo, N.）…021, 172, 173
コロンビア（Columbia, L.）…265
ゴンザレス（Gonzalez, S.）…020, 051, 302, 325
コンブリック＝グラハム（Combrinck-Graham, L.）…050

さ
サーキン（Sirkin, M. I.）…039, 081
サドラー（Sadler, A.）…228
サバード（Savard, M.）…019
サリヴァン（Sullivan, H. S.）…104
シーゲル（Siegel, D.）…023
シールズ（Shields, C. G.）…039, 081, 208
ジェイコブソン（Jacobson, B.）…177
シェフィールド（Sheffield, B.）…270
シェルトン（Shelton, N.）…141
シマード（Simard, S.）…019
ジューウィット（Jewitt, K.）…364, 365, 366
シュッツ（Schutz, W.）…021, 172
シュワブ（Schwab, J.）…163
ショア（Shore, B.）…118
ジョーダン（Jordan, J.）…346
ショーハム（Shoham, V.）…162
ジョンソン（Johnson, S.）…102
シロップ（Syrop, C.）…228
スウィフト（Swift, J.）…115
スコット（Scott, L.）…xx
スター（Starr, P.）…xvii
スターン（Stern, A.）…xx
スターン（Stern, D.）…023
スチュアート（Stuart, R. B.）…177
ステイングラス（Steinglass, P.）…020, 031, 051, 302, 325
ストリープ（Striepe, M. I.）…080
スパーク（Spark, G. M.）…210
スミス（Smith, D. A.）…199
スミス（Smith, G. R.）…274
セラ（Cella, D. E.）…222
セリグマン（Seligman, M.）…252
ソンタグ（Sontag, S.）…115

た
チキン（Cecchin, G.）…091
チャウラ（Chawla, N.）…208
チャン（Chiang, O.）…347, 350, 351, 352, 353
ディグルイ（deGruy, E.）…265
ディッキンソン（Dickinson, P.）…265
ディム（Dym, B.）…082
テイラー（Taylor, P.）…224
デフレイン（DeFrain, J.）…214
デライダー（deRidder, D.）…102
ドアティ（Doherty, W. J.）…v, ix, 017, 021, 023, 031, 067, 121, 162, 171, 172, 173, 175, 176, 180, 415, 416, 419
ドーマー（Domar, A. D.）…234
トットマン（Totman, R.）…012
トロクセル（Troxel, W. M.）…018
トロスト（Trost, S. E.）…162

な
ナヤビット（Najavits, L.）…222
ノール（Noll, R. B.）…240

は
バーウィック（Berwick, D. M.）…xxii
ハーカウェイ（Harkaway, J. E.）…171, 175, 176, 180
バーグチ（Bagchi, D.）…168
バージ（Berge, J. M.）…170, 248
バースキー（Barsky, A. J.）…265
ハープ（Harp, J.）…090
バーマン（Berman, S.）…082
ハイモウィッツ（Hymowitz, N.）…163
パイル（Pyle, S. A.）…163
ハウス（House, J. S.）…016
バガロッズィ（Bagarozzi, D.）…332
パタソン（Patterson, J. M.）…248, 249
ハックバース（Hackbarth, A.）…339
ハドック（Haddock, C. K.）…163
バトラー（Butler, E. A.）…162
パラツォーリ（Palazzoli, S. M.）…091
ハリス（Harris, M. A.）…247
バリント（Balint, M.）…118, 131
バンク（Bank, J.）…118, 222, 230
ピアス（Pierce, L. L.）…334
ピーク（Peek, C. J.）…004, 066, 344
ピーターズ（Peters, E.）…048
ビーチ（Beach, M. C.）…122, 209

ビングー=ホール（Byng-Hall, J.）…330
ファーリー（Farley, T.）…267
ファウラー（Fowler, J. H.）…171
フィン（Finn, H.）…209
フィンレイ（Finley, M. A.）…208
フー（Hu, F.）…168
ブッチ（Buch, C.）…080
プラータ（Prata, J.）…091
ブラックモア（Blackmore, E. R.）…214
プラット（Pratt, K. J.）…171, 182
フランク（Frank, A.）…115
フリードマン（Friedman, E.）…344
プリュース（Preuss, H. G.）…168
ブルッフ（Bruch, H.）…169
フロイト（Freud, S.）…352
ベアード（Baird, M.）…ix, 023, 067, 074
ベイカー（Baker, L.）…020, 046
ベイカン（Bakan, D.）…012, 013
ベイツ（Bates, D. W.）…265
ベイトソン（Bateson, G.）…006
ヘプワース（Hepworth, J.）…v, x, 040, 120, 121, 125, 126, 277, 416, 419
ペリン（Perrin, J.）…248
ベル（Bell, J. M.）…019
ヘルゲセン（Helgeson, V. S.）…013
ホイゲン（Huygen, F. J. A.）…275
ボイト（Boyte, H.）…141
ボーエン（Bowen, M.）…xiv, 162
ホグソン（Hodgson, J.）…341
ボスコロ（Boscolo, L.）…091
ボゾルメニィ・ナジ（Boszormenyi-Nagy, L.）…210
ホッブス（Hobbs, N.）…248
ホバンダー（Hovander, D.）…172
ホフマン（Hoffman, E. M.）…080
ホラン（Horan, M.）…031
ホワイト（White, D.）…236
ホワイトヘッド（Whitehead, A. N.）…340
ホワイトヘッド（Whitehead, D.）…162

ま
マイヤーズ（Myers, M.）…222
マウクシュ（Mauksch, L.）…069
マキューアン（McEwan, K. L.）…224
マクゴールドリック（McGoldrick, M.）…317
マクダニエル（McDaniel, S. H.）…v, ix, xxiv, xxvi,
022, 024, 040, 082, 083, 084, 092, 118, 119, 122, 123, 225, 233, 235, 276, 277, 373, 375, 378, 379, 415, 419
マシューズ（Matthews, K. A.）…018
マシューズ（Matthews, R.）…225
マンシーニ（Mancini, J.）…118
ミニューチン（Minuchin, S.）…020, 244, 245, 261
ミラー（Miller, S. M.）…296
ミラー（Miller, W.）…125, 165
ムリンス（Mullins, L.）…280
メッシュバーグ（Meshberg, S.）…163
モイニハン（Moynihan, R.）…xix
モーゲンスターン（Morgenstern, D.）…080
モース（Morse, D. S.）…122
モンソン（Monson, R.）…274

ら
ライト（Wright, L. M.）…019
ラムソン（Lamson, A.）…xxiv, 171, 341
ランディス（Landis, K. R.）…016
リージャー（Regier, D. A.）…xvi
リース（Reiss, D.）…020, 024, 034, 051, 302, 325
リーマン（Lehman, D. R.）…247
レイ（Ray, D.）…274
ロウ（Law, D. D.）…275
ローボー（Rohrbaugh, M. J.）…162, 202
ローランド（Rolland, J. S.）…021, 022, 023, 033, 034, 198
ロールニック（Rollnick, S.）…165
ロスマン（Rosman, B.）…020, 244
ロレンツ（Lorenz, A.）…040, 277

わ
ワトソン（Watson, W. L.）…019

事項索引

アルファベット

AIDS…088, 093, 120, 159, 230, 271, 333
DSM（Diagnostic and Statistical Manual of Mental Disorders）…264, 265
FAAR モデル…021, 249
HMO →健康維持機構
REACH プログラム…315
SSRI…xxi

かな

あ
アイソモーフィック…182
アタッチメント…198, 208
新しい医療制度…xxii
アディソン病…111
アドヒアランス…017, 068, 076, 078
　　予約 ── …068
アルツハイマー病…012, 015, 033, 116, 188, 315, 321
医学的に説明不可能な症状…264, 276
医学的問題…011
医学における人間的側面…117
医学の言語…281
医学の文化…365
怒り…040, 044, 045, 058, 093, 101, 104, 106-108, 110, 188, 190, 197, 198, 207, 216, 218, 220, 223, 229, 231, 239, 242, 252, 253, 260, 274, 287, 301, 305, 314, 316, 329, 330, 335
怒り対平穏…106
育児介護休業法…311
医師との力関係…026
医師の権力乱用…097
医師のフラストレーション…182
1型糖尿病…015, 247
一体性（家族FIROモデル）…022, 172-175, 177-179, 181
一体性によるコントロール…183
一般システム理論…007, 009, 010
遺伝学ヘルスケアチーム…308
遺伝子検査…022, 293-308
医療専門家と家族の協働…269
医療と地域社会の分断…005
医療内部の分断…004
ウエイト・ウォッチャーズ…180
ウォームハンドオフ…077, 078, 275, 277
運動不足…159, 182, 290
オーバーイーターズ・アノニマス…180
オープンな話し合い…256
重荷対安堵…108
親と医療従事者…253

か
介護者…iv, 062, 132, 205, 272, 273, 311-316, 319-321, 328, 334, 335, 418
　　── の抑うつ…317
　　── への臨床的戦略…320
外在化…053, 199, 203
階層型モデル…135, 136, 138, 139, 140
階層的な力…126
潰瘍性大腸炎…021, 245
拡大家族…010, 013, 210, 212, 226, 228, 233, 235, -237, 252, 316
過少機能…327
過剰機能…327
家族FIROモデル…021, 171-174, 177
家族医療クリニック…368
家族からの情報…016
家族機能…104, 240, 246, 248
家族合同セッション…257, 316
家族サポートグループ…321
家族性大腸がん…304
家族中心のアプローチ…160
家族との協働…010, 012, 065, 141, 280
家族内の秘密…231
家族における連合…175
家族のアイデンティティ…210
家族の遺産…210
家族の急性期反応…019
家族の健康と疾患のサイクル…017
家族の行為者性…036, 055, 076
家族の疾患の評価…018
家族の情緒的な経験…103
家族の親交…036, 059
家族の信念…103, 250, 257, 316, 331
家族の心理社会的リスク・レベル…240
家族の神話…330
家族の脆弱性…018
家族の相互作用パターン…160, 322
家族の強さとの共鳴…121
家族の物語…038, 101, 105, 210, 308
家族の歴史…040, 105, 192, 193
家族への共感…036, 060
家族要因…vi, 013, 273
家族力動…ix, 009, 021, 022, 244, 245, 249-251, 253, 260, 320, 321, 323, 329
活動的メンバー…150-153, 345
活動の取り入れ…057
カップルセラピー…186, 187, 193, 196, 198, 207, 208, 215, 223, 233, 276, 285, 304, 305, 317
カップルの親の病気…187

カップルの脆弱性…185
過保護…020, 032, 199, 200, 243-246, 250, 252, 254
絡みあった関係…020, 245, 246, 248
環境的な喫煙…163
がんクリニック…361
関係中心の医療的ケア…095
がん好発の性格…016
監視行動…297
患者中心のアプローチ…036, 160
患者中心の医療ホーム…xxii, 149, 341, 367
感情焦点化療法…006, 102, 198
感情表出（EE）…202
関節リウマチ…021
儀式…214-216, 218, 238, 320, 329, 330-333
喫煙…016-018, 022, 025, 107, 111, 121, 147-149, 159, 160-167, 172, 182, 183, 202
　　──と禁煙のパターン…162
機能障害…020, 034, 081, 191, 221, 264, 270
逆転移…116, 120
協調…013, 020, 066, 071, 083, 085
共同意思決定…323
協働型モデル…135-140
協働的家族ヘルスケア…141
協働的ケア…010, 024, 066-071, 073, 082, 087, 089, 098, 263, 275, 353-367, 370
協働における力関係の解決…097
協働への課題…091
恐怖対勇気…108
業務範囲…128
筋ジストロフィー…013, 015, 255, 257
グループ訪問…054, 137
クローン病…xiv, 020, 047, 243, 245, 246
ケアシステムの断片化…341
ゲイ…120, 204
血圧コントロール…xvi
結合力…334
ゲノミクス…xxiii, 294, 302
原家族…025, 118, 120, 192-194, 208, 242, 254, 259
健康維持機構…xvii, xx, 024, 070, 071, 075, 079, 175
健康行動…xi, xxiii, 016, 018, 022, 025, 075, 076, 119, 121, 132, 159, 160, 164, 172, 173, 177, 182, 183, 202

　　──と感情…102
健康習慣…159
健康心理学…016, 075, 116, 163
健康における性の問題…017
見当違いの具体性という誤信…340
行為者性（agency）…012-014, 022, 076, 095, 102, 110, 112, 113, 179, 182, 183, 192, 195, 212, 214, 215, 307, 313, 320, 323, 325, 330, 343
行動医学…x, 014, 016, 017, 067, 075
行動コントロール…160
合同セッション…068, 075, 080-082, 090, 129, 257, 277, 285, 287
行動変容の新しい技術…183
行動保健…066, 069, 073, 078, 129, 217, 354, 355, 360, 366-368
　　──の文化…365
コーチング…163
心と身体…062, 265, 291, 366
個人と家族の分断…003
子どもの肥満…169, 170, 177, 183
コミュニケーションの促進…036, 046, 049, 256
コミュニティ
　　──の定義…135
　　インターネット上の──…053
孤立対繋がり…112
コルチゾール値…008
コンサルテーション…075, 145, 163, 167, 178, 202, 241, 258, 274, 277, 289, 326, 345, 349, 350, 351, 353, 354, 358, 359, 362, 368
　　システム論的な──…075
コントロール（家族FIROモデル）…022, 172-182
コントロールのダンス…201, 203
コンプライアンス…xviii, 017, 173
さ
罪悪感…029, 044, 104, 107, 108, 111, 180, 188, 197, 198, 216, 218, 225, 242, 244, 252, 278, 304, 322, 325
　　親の──…241
罪悪感対許し…107
再生医療内分泌センター…364
サポートグループ…054, 214, 274, 321
三角関係化…004, 020, 070, 081, 085, 086, 088, 098, 245, 246, 251, 253, 254, 258, 323
　　専門家の間での──…241
産後うつ病…068
ジェノグラム…025, 028, 040, 119, 187-190, 215,

226, 263, 280, 282, 299
　　── ワーク…xiv
ジェンダーの課題…127
子宮内胎児死亡…213, 216
自己開示…122, 123, 172
自己覚知…117
システムの階層…007, 008
システム論
　　── 志向のセラピスト…153, 213
　　── 的視点…255, 260, 340, 341, 342, 343
　　── 的ファミリーセラピー…x, xiv
施設内協働…072
事前指示書…323
疾患遺伝子…301
疾患合併症…015
疾患タイプと家族ライフサイクル…021
疾患と身体への不安…026
死に対処するための耐性…117
自分たちらしさ（アイデンティティ）…036, 051
死別…024, 216, 313, 317-319, 418
市民型ヘルスケア…139-155
　　── プロジェクトの教訓…154
市民型モデル…135-140
社会的再適応評価尺度…018
社会的支援と健康…016
若年性アルツハイマー病…050
柔軟性の欠如…020, 245, 246
出産前診断…303
出生時の外傷的障害…242
受動対能動…111
守秘義務…086-088, 305, 334, 355, 362
腫瘍医…287, 318
循環器疾患…160, 168
ジョイニング…067, 279, 291
紹介…083
　　── のエチケット…086
情緒的言語…285
衝動的過食…180
小児科クリニック…163, 350
小児科病院…353
小児の肥満…xxi, 170
小児慢性疾患…239, 240, 248, 249, 252, 255, 260
女性の不妊症…213, 221
　　── の治療法…232

心筋梗塞…089, 200, 282, 284
親交（Communion）…012-014, 022, 059, 101, 102, 110, 112, 113, 182, 183, 192, 257, 307, 313, 321, 343
人工授精…083, 084, 226-230, 235
　　精子提供による ──（DI）…229
心身症家族…020, 244, 245, 246, 261
　　── モデル…020, 245, 246, 261
心臓移植…049
心臓発作…xiv, xviii, 019, 028, 033, 042, 044, 046, 056, 081, 105, 107, 109, 110
身体化患者…263, 266-270, 272, 274-277, 279, 286, 290, 291
身体化固着…266, 267
　　── のスペクトル…271
身体化症状…263-266, 271, 272, 277, 278, 288, 290
「心配性」…264
親密性（家族FIROモデル）…022, 090, 172-174, 232
心理教育…036, 053, 076, 078, 082, 086, 212, 228, 299, 302, 304, 320, 364
　　家族 ──…208, 316
心理社会主義…125
心理社会的固着…285
心理社会的な説明…266
睡眠の問題…159
ストレスと疾患…016
ストレスホルモン…018
性機能不全…203
聖職者…218, 308
生殖技術…209, 212, 213
生殖に関する秘密…004, 086-089, 104, 110, 111, 221, 231, 238, 326
生殖補助医療…xxiii, 226, 227, 233, 237
精神生理学的障害…264
精神的な健康と身体的な健康の分断…003
精神病理…105, 273
精神力動論…269
生態系の分断…003
性的な関係…031, 197, 204, 205, 253
生物学的マーカー…018
製薬会社…xviii, xix, xxi
脊髄損傷…015, 019, 021, 033
セクシュアリティ…204, 208, 211

世代間の威嚇…126
積極的なかかわり…199
絶望対希望…106
セラピスト
　　── が精通しているべき疾患…015
　　── 自身の家族の見方…031
　　── 自身の歴史…025, 121
　　── にとっての不妊…213, 225
　　── の医師に対する否定的な態度…127
　　── の自己…115, 123, 161
　　── の自己開示…123, 226
セルフマネージメント…076, 078
全国家族介護者支援プログラム…311
全身性エリテマトーデス…033
喘息…xvi, 015, 033, 034, 054, 095, 163, 239, 243, 244, 245, 249-252, 258, 259, 316
選択的中絶…213, 217
前立腺がん…197, 204, 278, 282
喪失対再生…109
ソーシャルサポート…212, 215, 234
た
体外受精…212, 226, 227, 232
対人関係神経生物学…023
代理母…209, 213, 226, 227, 232, 235, 236, 237
多発性硬化症…015, 016, 206
多理論統合モデル…163, 164
単一遺伝疾患…295, 305
男性の不妊症…222
地域参画型調査法…144
チームビルディング…342
力関係…xxiii, 026, 071, 097, 098, 172, 173, 174, 176, 177, 286, 291
乳房切除術…204, 305
着床前遺伝子診断…234
着床前診断…233
忠誠心…112, 188, 189, 224, 322
長期治療センター…358
治療の三角形…023
治療の四角形…023
「伝染」の恐怖…242
動機づけ面接…077, 078, 163, 165, 166, 168, 178, 342
統合失調症…011, 202
統合的ケア…066
透析…xviii, 028, 057

動的システム理論…009
糖尿病…xvi, xviii, xxi, 003, 015, 020, 028, 030, 034, 050, 054, 068, 070, 076, 082, 116, 121, 123, 128-130, 135, 139, 144, 146, 160, 167, 179, 183, 190, 192, 197, 201, 206, 239, 243, 245-247, 253, 261, 295, 308, 342, 358, 363
　　── コントロール…xvi
同胞…111, 233, 236, 248-253, 256, 257, 259, 317, 323
同盟…161
届かない援助…247
鈍化反応…296
な
ナースプラクティショナー…010, 065, 066, 073, 074, 212, 268-270, 275, 285, 289, 308, 333
2型糖尿病…015, 168, 247
ニコチンとタバコ依存症に対抗する学生たち（The Student Against Nicotine and Tobacco Addiction: SANTA）…148
乳がん…xxi, 016, 054, 102, 111, 204, 278, 293, 294, 304, 305, 307, 308, 309, 322, 330, 348
乳がんのサーベイランス…293
『人間存在の二重性』…012
妊娠喪失…209-216, 237, 238
認知行動療法…006, 011, 269, 272
ネイティブアメリカン…139
嚢胞性繊維症…239, 243, 248, 250
ノーマライズ…044, 101, 103
は
パーキンソン病…021, 033, 034, 327
パートナーシップ…065, 136-138, 140, 144, 147, 152, 345
　　── 理論…138
バイオサイコソーシャルアプローチ…xi, 007, 081, 266, 269, 270, 285, 293, 351, 357
肺気腫…015, 162
バイセクシュアル…204
排卵誘発ホルモン剤…232
バウンダリー…167, 172-175, 181, 182
白血病…242
発達面のニーズ…251
発達面の問題…242, 253
バリントグループ…118
ハンチントン病…295, 305, 306, 307
反復性臍疝痛症候群…245
ピアスーパーヴィジョン…125

非線形変化…009
悲嘆…106-109, 196, 198, 214, 215, 220, 230, 238, 242, 255, 260, 285, 293, 312, 313, 318, 329, 330, 333, 334
ヒトゲノム…022
非難と自責…042
皮肉な過程…202
否認…042
否認対受容…105
否認と分離…318
肥満…xvi, xxi, 015, 022, 090, 146, 159, 160, 163, 167-181, 183, 202, 247, 358
肥満治療プログラム…170
肥満と家族に取り組むための技法…178
肥満度指数…168
肥満の家族要因…170
秘密対共有…110
病気と疾患…094
病気に対する信念…040
病気の意味…039
病気の物語…038, 104, 116, 192, 194, 280
病気を秘密にしたいニーズ…110
不安症…043, 364
不安障害…068
フィジシャンアシスタント…010, 065, 077
不確実性の許容…269, 276, 281, 286
服薬アドヒアランス…068
婦人健康センター…348
不確かさへの耐性…117
『2つの違う気持ち』…104
物議を醸す病気…264
不妊…xi, xxiii, 073, 209-214, 219-231, 234, 235, 237, 238, 306, 364
　　── サポートグループ…224
　　── 治療…211-214, 224, 227-229, 234, 237, 238, 306, 364
プライマリケア…015, 054, 066-071, 118, 122, 126-129, 287-290
不倫…175, 177, 185, 196, 216
ヘモグロビンA1c…076
変化の段階モデル…164
　　── の限界…164
変性疾患…015
保護的な緩衝…199, 200
勃起障害…028, 204

ボディ・イメージ…204
ポリオ…111
ま
マインドフルネス…131, 272, 276
マネージド・ケア…xvii, 170
慢性疾患…021, 159
『慢性疾患の子どもとその家族』…248
慢性疲労症候群…272
未解決の悲嘆…255, 329, 330
3つの課題…024
3つの世界の視点…004, 183, 344
ミラーニューロン…023
民主主義と市民権のためのセンター…141
無意味対有意味…109
メタフレームワーク…006, 234, 255
メタボリック・シンドローム…168
メディカルファミリーセラピスト
　　── のセルフケア…131
　　── の定義…007
免疫機能不全…008
モデリング…280
や
役割の明確化…075, 083, 085, 098, 125, 128, 129
ら
らせん型モデル…050
リーダーシップ…140, 142, 143, 145, 150, 152, 343, 344
　　── の成立過程…136-138
リーダーとしての自己…344
離婚…018, 180, 181, 206, 214, 218, 231, 297
流産…209, 213-216
両価的な感情…126, 165, 314
両親との未解決の問題…126
リラクセーション訓練…212
臨床健康心理士…348
臨床的段階…035, 036
倫理学…030, 310, 343
レジメン…129, 240, 247, 253
　　医学的 ──…011, 017
レジリエンス…192, 206, 207, 254
ローランドの疾患類型学…021, 033

著者について

スーザン・H・マクダニエル, PhD……Susan H. McDaniel, PhD

ロチェスター大学 Dr. Laurie Sands 特別栄誉教授（家族と健康）（Dr. Laurie Sands Distinguished Professor for Families & Health ＝優れた功績を成した教授職に与えられる）で，ロチェスター大学医療センターの精神医学科附属家族研究所（Institute for Family in the Department of Psychiatry）所長，家庭医療学科（Department of Family Medicine）の副部門長，親・家族中心ケア医師コーチング・プログラム（Parent-and Family-Centered Care Physician Coaching Program）のディレクターを務める。Dr. マクダニエルは数々のジャーナル記事および 13 冊の本を執筆し，*Family, Systems & Health* の共同編集者を 12 年間務めた。現在は *American Psychologist* の共同編集者である。彼女はアメリカ心理学会の理事会，コラボレイティヴ・ファミリー・ヘルスケア協会（Collaborative Family Healthcare Association）の理事会の一員である。多くの受賞歴があり，2007 年にはアメリカ心理学財団（American Psychological Foundation）の Cummings PSYCHE 賞，2009 年には協働的ケアへの優れた貢献に対し Donald Bloch MD 賞，2011 年には Society of Teachers of Family Medicine 審査員特別賞，2012 年にはメンタリングにおいて Elizabeth Hurlock Beckman 賞を受賞した。

ウィリアム・J・ドアティ, PhD……William J. Doherty, PhD

ミネソタ大学家族社会科学部教授であり，そこで彼はミネソタ・カップルズ・オン・ザ・ブリンクス（Minnesota Couples on the Brink／Couples on the Brink ＝瀬

戸際のカップル）支援プロジェクト，市民型専門職モデル教育センター（Citizen Professional Center）の所長を務める。ファミリー・リレーションズ全国協議会（National Council on Family Relations）の会長を務め，アメリカ夫婦・家族療法学会（American Association for Marriage and Family Therapy）より夫婦家族療法における特別功労賞を授与された。彼はまた「家庭医療と地域保健」学部（Department of Family Medicine and Community Health）の非常勤教授である。彼は専門家向けの10冊の本と一般人向けの4冊の本を執筆した。Dr. ドアティの専門的焦点は協働的家族医療ケアに加え，健康と社会的問題に向け共同で解決策を生み出すための地域社会への参加と，離婚の危機にある夫婦向けの新たな臨床診療形態にある。

ジェリ・ヘプワース, PhD……Jeri Hepworth, PhD

ファミリーセラピストで，コネチカット大学医学部で家庭医療の教授と副部門長を務める。彼女は30年以上にわたり，家庭医，プライマリケア，精神医学，メンタルヘルス臨床家の指導にコラボレーションとチーム開発に焦点化して取り組んだ。アカデミックメディスンフェローシップの経営幹部リーダーシップを修了後，上記の医学部において指導力とリーダーシップを重視したファカルティディベロップメントプログラムのディレクターも務める。彼女は過去に家庭医療教育協会（Society of Teachers of Family Medicine）の会長を務め，現在，家庭医療学術協議会（Council for Academic Family Medicine）の議長である。Dr. ヘプワースの研究活動は，家族と健康における医療分野の心理社会的事象への専門技術，および行動医学のプライマリケアへの統合に焦点をあてている。多数の出版に加え，彼女は *Medical Family Therapy, The Shared Experience of Illness, Family Oriented Primary Care* の共著者である。Dr. ヘプワースは組織的リトリートを意欲的に指導し，国内外からコンサルトを受け，多数の職能団体の理事またはリーダー的地位を歴任した。また5つの専門誌の諮問委員を務める。

訳者 (50音順)

小笠原知子 …… おがさわら・ともこ／2章, 6章, 付録

2002年より渡米。カニシウス大学大学院でスクールカウンセリング修士を修めた後，ロチェスター大学医学歯学部大学院精神科家族療法プログラムにて，夫婦家族療法（Marriage and Family Therapy）を習得。その後，ミネソタ大学大学院家族社会学博士課程にて家族療法を専攻。インターンおよびポスト・インターン期間に，メディカルファミリーセラピーや摂食障害児への家族療法の臨床トレーニングを受ける。2012年より日米を結ぶ被災地での家族支援プロジェクトに参加。「あいまいな喪失」理論紹介と導入実施に貢献する。2015年より金沢大学保健管理センター特任助教。

辻井弘美 …… つじい・ひろみ／4章, 7章, 8章, 10章, 13章, 14章

東京外国語大学卒業，インディアナ大学大学院カウンセリング学科修士課程，California School of Professional Psychology 夫婦家族療法学科修士課程修了。臨床心理士，米国認定カウンセラー（NCC），家族療法家。東京大学留学生センター，Children's Hospital, San Diego を経て，現在，国立成育医療研究センターこころの診療部心理療法士。訳書：Stephen Murphy-Shigematsu『多文化間カウンセリングの物語（ナラティヴ）』東京大学出版会，2004.

永嶋有希子 …… ながしま・ゆきこ／3章, 7章, 11章, 12章, 著者について

2004年兵庫医科大学卒業，大阪大学医学部附属病院にて初期研修終了，三重大学総合診療科にて後期研修終了，沖縄米国海軍病院にて1年間日本人インターンとして勤務。2011年よりNY州ロチェスター大学にて3年間の家庭医療科レジデンシーを終了後，ファミリーセラピーの知識を深めるべく2年間の同科ファカルティーディベロップメントフェローシップを終了，2016年に帰国後，関西でプライマリケアと行動医学ケアの協働ケアを目指し活動中。

監訳者

渡辺俊之……わたなべ・としゆき／序，初版へのまえがき，第2版へのまえがき，1章，5章，9章

1959年群馬県生まれ。1986年東海大学医学部卒業。医学博士。東海大学医学部講師，高崎健康福祉大学教授を経て，現在，東海大学健康科学部教授。専門は力動的精神療法，家族療法，リエゾン精神医学，サイコネフロロジー，リハビリテーション心理学。日本精神分析学会認定スーパーヴァイザー，日本家族研究・家族療法学会認定スーパーヴァイザー

主な著訳書「介護者と家族の心のケア」（単著：金剛出版，2005）／「ケアを受ける人の心を理解するために」（単著：中央法規出版，2005）／バイオサイコソーシャルアプローチ―生物・心理・社会的医療とは何か？（共著：金剛出版，2014）／バリー・J・ジェイコブス「がん告知 そして家族が介護と死別をのり越えるとき―物語とQ&Aで理解する介護家族の心のケア（監訳，星和書店，2014）ほか多数。

メディカルファミリーセラピー
患者・家族・医療チームをつなぐ統合的ケア

印　刷	……………………………………………	2016年9月 5 日
発　行	……………………………………………	2016年9月15日
著　者	……………………………………………	スーザン・H・マクダニエル
		ウィリアム・J・ドアティ
		ジェリ・ヘプワース
監訳者	……………………………………………	渡辺俊之
発行者	……………………………………………	立石正信
発行所	……………………………………………	株式会社 金剛出版
		〒112-0005東京都文京区水道1丁目5番16号升本ビル二階
		電話03-3815-6661　振替00120-6-34848
印刷・製本	……………………………………………	音羽印刷株式会社

ISBN978-4-7724-1515-6　C3011　©2016 Printed in JAPAN

バイオサイコソーシャルアプローチ
生物・心理・社会的医療とは何か？

［著］＝渡辺俊之　小森康永

●四六判　●並製　●260頁　●定価 **3,400**円＋税
● ISBN978-4-7724-1380-0 C3011

生物・心理・社会モデルを
これからの臨床のために磨き上げる。
知ってるつもりのバイオサイコソーシャルアプローチ，その本質と広がり。

看護師・コメディカルのための
医療心理学入門

［著］＝野口普子

●B5判　●並製　●248頁　●定価 **2,800**円＋税
● ISBN978-4-7724-1482-1 C3011

医療現場でどのように心理学が活用できるのかを概説し，
多様な人間関係を含む医療現場での
「こころの問題の扱い方」について考える。

家族療法テキストブック

［編］＝日本家族研究・家族療法学会

●B5判　●上製　●368頁　●定価 **5,600**円＋税
● ISBN978-4-7724-1317-6 C3011

家族療法が日本に本格導入されて以来
30年の理論と実践を集大成した，
本邦の家族療法家たちによる初の家族療法の教科書。